中国传统体育养生学

主　编　管勇生

副主编　王献斐　管继辉

编　委　田文林　李　平

　　　　唐大鹏　冯　伦

全国百佳图书出版单位

中国中医药出版社

·北　京·

图书在版编目（CIP）数据

中国传统体育养生学／管勇生主编．—北京：
中国中医药出版社，2021.4（2024.1重印）
ISBN 978-7-5132-6565-2

Ⅰ．①中…　Ⅱ．①管…　Ⅲ．①体育保健学-中国-高等学校-教材　Ⅳ．①G804.3

中国版本图书馆 CIP 数据核字（2020）第 257613 号

中国中医药出版社出版

北京经济技术开发区科创十三街 31 号院二区 8 号楼
邮政编码　100176
传真　010-64405721
河北省武强县画业有限责任公司印刷
各地新华书店经销

开本 787×1092　1/16　印张 28.5　字数 673 千字
2021 年 4 月第 1 版　2024 年 1 月第 4 次印刷
书号　ISBN 978-7-5132-6565-2

定价　88.00 元
网址　www.cptcm.com

服 务 热 线　010-64405510
购 书 热 线　010-89535836
维 权 打 假　010-64405753

微信服务号　zgzyycbs
微商城网址　https：//kdt.im/LIdUGr
官方微博　http：//e.weibo.com/cptcm
天猫旗舰店网址　https：//zgzyycbs.tmall.com

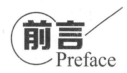

前言
Preface

　　随着经济和社会的发展、民众生活水平的提升以及全球"健康推进"计划的实施，健康已经成为人类共同关注的焦点，成为世界各国追求富强、文明的重要内容。国家把"预防"作为倡导健康中国的第一位，倡导国民养成健康的生活观念，改善健康的生活环境，选择健康的生活行为。而学校是国民进行体育健康素质教育最重要的前沿阵地，根据《中国统计年鉴2019》和国家统计局2019年发布数据显示，我国现有在校学生2.82亿人，2019年中国大陆总人口14亿人，也就是说，学校体育能对健康中国战略主体约五分之一的人口产生影响，学校体育的健康发展是健康中国的根基，在健康中国战略下，全民健康是"桥"，学校体育就是"桥墩"，医疗服务是"桥梁"，政府保障是"桥面"。只有桥墩根基打得牢，才有联结桥墩的桥梁和坦途的桥面，健康中国这座桥才能无比坚固，承载中华民族向中国梦大踏步地迈进。

　　中国传统体育养生是我们祖先源于对生命的理解和认识而创造出来的一种既集中国传统文化和古代哲学，又融合各家所长而形成的自我保养、防病健身、延年益寿的方法体系。经历数千年的实践和发展，已充分证明了传统体育养生在强身健体、防病治病等方面具有的巨大作用效果。在当今快速发展的时代，传统体育养生的健身方法仍然具有十分重要的意义，尤其是在实现健康中国、全民健身，增强人民体质的过程中，其健身的理论与方法必将发挥不可替代的作用，将成为全人类在未来社会健身运动发展中最有效的健身方法之一。

　　为贯彻落实习近平总书记关于教育、体育的重要论述和全国教育大会精神，学校把体育工作摆在更加突出位置，构建德、智、体、美、劳全面培养的教育体系，坚持健康第一的教育理念，推广中华传统体育项目，让中华传统体育在校园绽放光彩，帮助学生在体育锻炼中享受乐趣、增强体质、健全人格、锤炼意志，培养全面发展的社会主义建设者和接班人。高校开设中国传统体育养生学课程，可以学习、继承、弘扬中华民族传统体育文化，树立崇高的爱国主义思想和共产主义品德，应用马克思主义的哲学思想、现代科学理论学习研究传统体育养生学，掌握传统养生学的基本思想体系、源流与发展、内容特征及终身体育教育中的意义，结合大学生的特点，在体育教育中发展新的知识领域，利用养生学的思想与方法进行保健养生。高等院校具备研究、应用、教学和倡导传统体育养生学的能力。用先进的文化思想，新颖的教学理论，启迪学生思维，拓展知识面，培养创新能力，适应社会发展的人才需求，为造福亿万大众做出我们应有的努力和贡献。

该教材分为上篇、下篇两部分，与以往教材相比，本教材主要有以下特色：

（1）有图与文字相配，实现了内容与目标的对应，对教师和学生使用教材有启示性的作用。

（2）教材内容难度适中，既可作为普通高校体育专业选修课程和公共体育选修课程教材，又可作为终身体育锻炼的工具书。

本教材由河南农业大学管勇生任主编，河南农业大学王献斐、管继辉任副主编。具体编写分工如下：管继辉编写了第一章、第五章；唐大鹏编写了第二章；管勇生编写了第三章、附录；王献斐编写了第四章、第九章；田文林编写了第六章；冯伦编写了第七章；李平编写了第八章。

为保证教材的准确性和适用性，在编写的过程中，编者翻阅了大量体育养生、传统养生的著作及相关文献，对教材中所引用文献著作中的资料和图片，在此编者表示感谢。由于编者水平所限，不妥之处在所难免，敬请广大读者提出宝贵意见，以便再版时补充、完善、修改。

编　者

2021 年 3 月

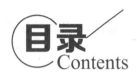

目录
Contents

「上 篇」

第一章　中国传统体育养生学概述 ················· 3

　第一节　中国传统养生学概念 ··············· 4

　第二节　中国传统养生的形成和发展 ··········· 7

　第三节　中国传统养生的五大流派 ············ 19

　第四节　传统体育养生学的内容和分类 ·········· 51

　第五节　传统体育养生的特点和功能 ··········· 57

第二章　传统体育养生学基础理论 ··············· 61

　第一节　阴阳学说 ····················· 61

　第二节　五行学说 ····················· 68

　第三节　精气神学说 ··················· 72

　第四节　天人合一学说 ················· 74

　第五节　形神合一学说 ················· 75

　第六节　经络学说 ····················· 77

第三章　传统体育养生学与现代科学 ············· 95

　第一节　传统体育养生的生理学分析 ··········· 95

　第二节　传统体育养生的心理学分析 ··········· 101

　第三节　传统体育养生的社会学分析 ··········· 115

　第四节　传统体育养生功法锻炼的基本原则 ······· 120

　第五节　传统体育养生功法锻炼的基本要领 ······· 127

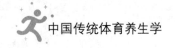

「下 篇」

第四章　健身气功功法 ···································· 133

第一节　易筋经 ···································· 133

第二节　八段锦 ···································· 161

第三节　五禽戏 ···································· 171

第四节　六字诀 ···································· 196

第五节　练功十八法 ································ 216

第五章　太极养生功法 ···································· 241

第一节　二十四式简化太极拳 ························ 241

第二节　三十二式太极剑 ···························· 274

第三节　养生太极掌 ································ 293

第六章　心理养生 ···································· 331

第一节　人心向善 ···································· 331

第二节　清净养神与闲情逸致 ························ 335

第三节　忍为先与戒怒莫愁不生气 ···················· 340

第四节　调摄情绪与学会幽默 ························ 342

第五节　静坐与胎息 ································ 345

第七章　起居养生 ···································· 350

第一节　环境淡雅 ···································· 350

第二节　起居有常 ···································· 351

第三节　睡眠有方 ···································· 353

第四节　房中养生 ································ 355

第八章　饮食养生 ···································· 363

第一节　食品 ···································· 363

第二节　各类食品的营养价值 ························ 366

第三节　药食同源 ···································· 372

第四节　平衡膳食——饮食养生的基本原则 ·············· 374

第九章　运动处方 ···································· 377

第一节　运动处方概述 ······························ 377

第二节　运动处方的分类 ···························· 378

第三节　制定运动处方的基本原则与程序 …………………………………… 384

第四节　运动处方的基本内容 ………………………………………………… 390

第五节　运动处方的格式 ……………………………………………………… 397

第六节　自我评价与健康处方范例 …………………………………………… 399

附录　交流展示的组织与评判 ………………………………………………… 420

主要参考文献 ………………………………………………………………… 432

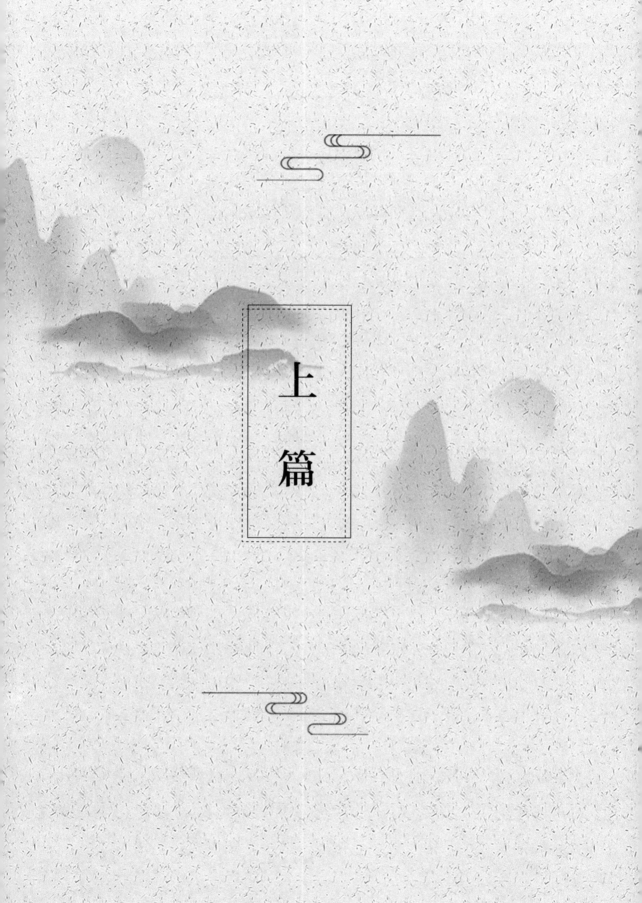

上篇

第一章　中国传统体育养生学概述

　　传统体育养生学是中国传统养生学的一个分支，是古代的养生学说与强身健体的锻炼方法相结合的民族文化遗产。传统体育养生是通过人体自身的姿势调整、呼吸锻炼、意念控制，使身心融为一体，达到增强人体各部分功能，诱导和启发人体内在潜力，起到防病、治病、益智、延年的作用。因此，传统体育养生学是一门涉及身心互相作用的复杂生命现象和规律的人体科学。

　　传统体育养生学是一门交叉性学科，它包含了运用传统养生学的观点和方法来研究人的身体活动或运动的理论与实践，既有医学的含义，也有体育的属性，但又有区别。一般的医疗方法，主要依靠药物的性能和医生的技巧来进行治疗康复，对患者来讲，自身是被动的；传统体育养生旨在发挥人的主观能动性，通过自身的锻炼，有意识地自我控制心理、生理活动，取得增强体质、防病治病的效果。而体育运动除了有增强体质的要求外，还具有竞争性和对抗性，如跳高时要求跳得高，举重时则要求举得重，体操动作追求"高、难、美、新"，球类运动的对抗性更为激烈。这些运动常有挑战人体极限的目的和要求，追求人体外在的强壮和健美。

　　传统体育养生则重视加强人体内部运动，调整人体内部的功能，也就是精、气、神的锻炼，它不追求短期内身体的激烈运动和外在的变化，而是通过姿势、呼吸、意念的整体锻炼，逐步地调整生理、心理功能，加强对人体的健康效应。它的动作一般具有柔和、缓慢、均匀的运动特点，这种运动方式能有效地防止和避免由于剧烈运动给身体造成的损伤，是一项适合各种年龄层人群活动健身的体育项目，尤其适合体质弱者和慢性病患者锻炼。

　　体育养生是否等同于体育保健与康复呢？保健与康复作为医学的一个专用术语，是近代西方医学传入我国后才有的，它是指集体和个人所采取的医疗预防和卫生防疫相结合的综合措施。从个体保健与康复来说，两者的含义基本相似，都是借助于人体自身的运动，达到强身健体、延年益寿的目的。但在文化背景、基础理论、认知方法、运动形式等方面，存在着一定的差异。

　　传统体育养生学是养生学和传统体育的有机结合，它既体现了养生学的特征，又发挥了传统体育的特有功能，它是理论与实践、考古与展望、自然与社会、生理与精神等多种复合成分的综合，真正体现了通过体育锻炼起到颐养生命、增强体质、防治疾病、提高健康水平的功效，并具有丰富的人类文化学内涵。

　　传统体育养生历史悠久，包含着许多极为精湛的实践和理论。几千年来，它对中华民族的整个思想文化，包括哲学思想、政治思想、军事思想、文学思想、宗教思想，乃至身

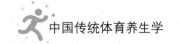

心修养、中医理论等，都有着深刻影响。在漫长的岁月中，随着人民群众在生产劳动和疾病斗争中的认识，以及我国朴素的哲学思想和各种自然科学的指导与影响，传统体育养生不断地得到充实完善，形成了具有中国特色的养生理论与方法的一门科学。时代在发展、进步，人们的生活与健康的水平越来越高，保健强身、延年益寿已成为人们的追求目标，传统体育养生必将为人类的健康长寿事业做出更大的贡献。

第一节　中国传统养生学概念

在对"中国传统养生学"的概念进行界定前，应当先理清"中国""传统""养生"的基本含义。

一、"中国"的范围

"中国"一词的界定并不是一个简单的地理学和政治学命题，而是一个涉及历史学和文化学的复杂命题。

追溯历史，华夏民族在黄河流域建国，由于地处四方之中、文化发达，因而被称作"中国""中华"。后来，"中国"的地理范围和相应的行政区划处于不断变化、调整过程中。因此，对于"中国"的理解我们应该坚持历史与现状兼顾的原则。

二、动态、流动的"传统"

"传"，原指古驿道沿途设有许多驿站，传递信息，使者每到一个驿站，便可换乘车马，继续赶路。可见，"传"的含义是指"站—传—站"的意思，引申为相传继续，代代相传的意思。"统"，本义为茧的头绪。段玉裁《说文解字注》云："众丝皆得其首，是为统。"所以，"统"被引申为一脉相承、世代相继。

"传统"由单一概念转变为联结的概念，是取"传"的相传继续和"统"的世代相承某种根本性的东西之意。中国社会科学院语言研究所编写的《现代汉语词典》中认为"传统"是指"世代相传、具有特点的社会因素，如文化、道德、思想、制度等"。从这一认识出发，本教材认为：

1. 传统，绝非历史上所有事物的统称，更不是过去的概括，而是对今天依然产生影响的过去的存在。

2. 过去的文化只要能与今天建立起某种关联，我们就应该承认其为传统。因为其本身已经留存下来，具有"传"的意味，其对今天具有意义，也就拥有了"统"的含义。

传统是流动的、动态的，我们应该动态地看待中国传统养生，在厘清中国传统养生的源流与基本内容的基础上进行合理地扬弃，以便为"全民健身计划"服务、为社会主义现代化建设服务。

三、养生：保养生命

天地之间人为贵，《礼记·礼运》曰："人者，其天地之德，阴阳之交，鬼神之会，五行之秀气也。""人者，天地之心也，五行之端也。"作为"天地之心""五行之端"的人，养生是其题中应有之意。在古代文献中，"养生"一词的含义主要有三个。

（一）保养生命

在这个意义上使用养生一词的文献主要有：

1.《管子·白心》：既知行情，乃至养生。

2.《庄子·养生主》：吾闻庖丁之言，得养生焉。

3.《吕氏春秋·节丧》：知生也者，不以害生，养生之谓也。

（二）维持家国生计

在此意义上使用养生一词的文献主要有：

1.《孟子·梁惠王章句上》：谷与鱼鳖不可胜食，材木不可胜用，是使民养生丧死无憾也。

2.《申鉴·政体》：国无游民，野无荒业，财不虚用，力不妄加，以周民事，是谓养生。

（三）子女供养父母

在此意义上使用养生一词的文献主要出现在《孟子·离娄下》：养生者不足以当大事，惟送死可以当大事。

本教材中所使用的"养生"为第一种含义——保养生命。在这一意义上养生与摄生、保生、卫生、寿世等有基本相同的内涵。

四、"中国传统养生"的内涵与外延

在阐明了"中国""传统""养生"的基本意蕴后，本教材把"中国传统养生"界定为：中华民族依据中国传统文化、根据生命发展规律所创造的以延长寿命、提高生命质量为目的的理论和方法。

按照不同的标准，中国传统养生的方法大致有三种不同的分类。

第一，按分布领域，可分为：儒家养生、道家养生、佛家养生、中医养生、武术养生五大流派。其中，中医养生比较成熟，已成"中医养生学"，形成了特有的理论与技术体系，而其他四家尚待进一步提炼与总结。

第二，按功法特点，可分为：静功、动功。一般而言，凡讲究入静、调息、存神、养气，而采用静态的、相对固定的练功姿势为主的功法，属于静功；虽然结合"意"与"气"的锻炼，而练功姿势以多变的肢体运动形式为特点的功法，则属于动功。

第三，按生活化原则，可分为：饮食养生（含药物）、起居养生（含房中）、心理养生、导引养生四大内容。

古今中外对于养生的见解例证如下：

清代纪昀（1724—1805，字晓岚）在一篇与妻子探讨如何教育子女的家书中提到教育子女"约言之有四戒四宜：一戒晏起，二戒懒惰，三戒奢华，四戒骄傲。既守四戒，又须规以四宜：一宜勤读，二宜敬师，三宜爱众，四宜慎食。以上八则，为教子之金科玉律"，"后辈之成功立业，尽在其中焉"。

近代中国著名国画家齐白石（1864—1957），由一个木匠成长为名满天下的艺术大师，享年93岁，这与他的养生"七戒"（戒饮酒、戒吸烟、戒狂喜、戒悲愤、戒空想、戒懒惰、戒空度）有极大的关系。

被毛泽东同志赞誉为"华侨旗帜，民族光辉"的陈嘉庚（1874—1961）先生，于1944年自编了"八条养生经验"：一是吃的东西要清淡，不宜食油荤及辛辣刺激之物，每餐多吃小菜及水果；二是吃东西要固定按时，使之易于消化，那么排泄也按时且轻快；三是应有一种嗜好，借此促进人生兴趣，使身心有所寄托，而最优嗜好，莫过于屋外轻微活动；四是多晒太阳，多吸新鲜空气，无论晴雨都要走路，养成不怕风雨的习惯；五是每日读报，明了世情、国情；六是勿忧闷，事事乐观，多游历、看合心意的书籍；七是打消复古思想及追怀往昔等诸多不适情绪，即"既往不咎"；八是乐善好施，以尽义务，凡是认定的事，只要一息尚存，都是可以办到的。这样，即使不幸去世，精神亦可长存不死。

中国民俗学的奠基人钟敬文（1903—2002）享99岁高龄。当有人向其请教养生之道时，他总是笑着告诉对方："其实也没有什么，就是要做到三点：小事糊涂、美味莫贪、运动。"

国医大师张灿玾先生认为："养生是一个比较复杂的问题，它包括养形与养神两个方面，而养神尤为重要。神虽寄于形，然形常随神而动，故神伤者，形难健。故必寓养于生活、工作、学习之中。凡事顺其自然，衣食温饱亦足矣。适寒暑，节哀乐，劳逸适度，动静结合，再辅之以必要的锻炼身体的方法，则长生虽不可及，而长寿亦能有望。"

年轻的国医大师张学文手书《养生四应歌》曰："脑子应多用，肢体应多动。心胸应开阔，饮食应素盛。"

而另一位国医大师周仲瑛则将其养生之道概括为"吃得好，睡得香，想得开"九个字。

曾有人对《红楼梦》中长寿者（甄士隐140岁，焦大113岁，张道士110多岁，王一贴100多岁，刘姥姥100多岁，贾代儒90多岁，贾母83岁）的高寿经验进行总结，最后归结为"人生百岁过八关"，即"饮食与居住有保障"，"不要生气与紧张"，"随着身份的改变，心态尽快转变"，"随'日出日落'作息，保证一个好睡眠"，"饮食上以素为主，以粗为主"，"保证有足够的饮水"，"坚持体育活动"，"按摩静坐"。

不管是纪晓岚的"四戒四宜"、齐白石的"七戒"、陈嘉庚的"八条养生经验"、钟敬文的"养生三点"、张灿玾的"养形与养神论"、张学文的"养生四应歌"、周仲瑛的"九字养生真经"，还是《红楼梦》中长寿者的"人生百岁过八关"，都从不同侧面点明了养生的四大内容，即：饮食、起居、心理、导引。

苏联有位名叫兹马诺夫斯基的医学博士，他经过长期的调查研究，提出了一个著名的健康长寿公式：健康＝（情绪稳定+经常运动+合理饮食）/（懒惰+饮酒+吸烟）。另据国外研究表明，坚持下列五项可延长人的寿命：一是每天吃一份未加工的蔬菜可延寿2年；二是将身体体重指数控制在25~35，可延寿3年；三是每周吃5次、每次吃2盎司（约57克）坚果，可延寿3年；四是多交朋友可延寿7年；五是退休后的生活依旧丰富多彩，可延寿 7.5 年。兹马诺夫斯基的"健康长寿公式"和国外的相关研究亦涉及中国传统养生的四大内容，与中国传统养生思想有殊途同归之妙。

值得一提的是，首届国医大师郭子光认为，"中西方在探索延年益寿的方法上，有许多相近相似的主张，比如都强调合理的生活方式、适当的运动锻炼、良好的饮食习惯、稳定的思想情绪、卫生的居住环境以及和谐的社会生活，也都积极寻求抗衰老的药物等。但因各自的文化背景和指导思想不同，在具体方法上则各有特点，存在显著差别"。

总之，中国传统养生的五大流派、四大内容在具体的养生实践过程中，要掌握一个"辨证施养"的原则，即因人、因时、因地施养，这是中国传统养生的精髓，可看作中国传统养生的"三大法宝"。

在限定好了"中国的范围""动态、流动的传统""养生的基本意蕴"后，中国传统养生学的概念也就呼之欲出了，它是指：中华民族"坚持性命双修，道德为本，通过穷理悟性和功法锻炼，以调整由于自然因素或社会因素而失去平衡的心理状态和生理状态，使身心经常处于平衡、协调、愉悦的最佳境界，从而实现尽其天年的科学"。

第二节　中国传统养生的形成和发展

传统养生的历史在我国源远流长，其产生和发展的渊源可以追溯到远古时代。当时人类处于饥寒交迫之中，过着衣不蔽体、茹毛饮血的生活，是谈不上养生与长寿的。但火的发现，为人类的发展起了巨大的推动作用，因为火的应用改善了人类茹毛饮血的生活，人们吃熟食，不仅缩短了对食物的消化过程，使人体获得更多的营养，也防止了一些肠道传染病。此外，火的应用，可使人类战胜严寒，温暖人体的肢体关节、胸腹、腰背。除了祛除寒冷之外，我们的祖先还懂得了一些用火治病的简单医疗方法，如灸、熨等，用以治病除疾、养生防病。由此可知，从广义的角度来说，自从发现并应用了火，人类就开始了养生防病、益寿延年的实践活动。

劳动是人类独有的特点，也是人类赖以生存的手段。我们的祖先在与大自然斗争的过程中，逐渐地认识了自然界，并通过自己的劳动，努力创造条件，以适应自然、改造自然。如由于"古者禽兽多而人少，于是民皆巢居以避之，昼拾橡栗，暮栖木上"（《庄子·盗跖》），说明古人筑巢穴，栖木上是为了躲避野兽，以防猛兽的伤害。《易·系辞》又说："上古穴居而野处，后世圣人易之以宫室，上栋下宇，以待风雨……"这说明，随着时间的推移，当时的人们已经懂得改变居住环境以适应寒暑之变。

一、传统养生活动的萌芽与雏形时期

我国今存比较成熟的文字系统，最早的应推公元前十四世纪殷商时代的甲骨文了，在甲骨文上，已有一些生理（如女子乳房胀为"母"字，产妇临产先出水后儿头先露的"流"字等）和疾病（如牙上生洞的"龋"字）的记载，还有一些关于个人卫生方面的记载，如有表示洗发的"沐"字，表示洗澡的"浴"字，有关于集体卫生（如大扫除称"寇帚"）的记载。据此可知，当时已经有了防病保健的思想萌芽。

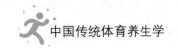

商朝的开国宰相伊尹也颇谙养生之道，在先秦诸子的著作中，提到伊尹是精于烹调技术的人。在《吕氏春秋·孝行览》中，也记载了他的食养食调之论，说："时疾时徐，灭腥去臊除膻，必以其胜，无失其理，调和之事，必以甘酸苦辛咸。"至周代，进入奴隶制社会以后，除疾病治疗外，对食物营养也十分重视，据《周礼·天官》记载，当时宫廷中已有专门的营养医生，指导"六饮、六膳、百馐、百酱"等多方面的饮食问题，同时还结合时令，指导安排四季的饮食，管理配膳，提出饮食之宜忌等，可见古代对于食养、食疗极为重视。

二、传统养生学基本理论形成时期

所谓形成时期是指从春秋战国到秦汉这段历史时期，这个时期是社会形态由奴隶制向封建制过渡，并初步形成大变革时期，从而使生产关系发生了巨大的变化。当时在学术界产生的著名学派就有"九流十派"之多，因而在学术思想方面出现了"百家争鸣"的局面，中医养生学也相应兴起，不论在养生理论和实践上，都有很大的发展。

（一）儒家养生说

儒家学派的鼻祖孔子，就是我国古代养生大师，并且为养生学说奠定了理论基础，如孔子的"君子有三戒，少之时，血气未定，戒之在色；及其壮也，血气方刚，戒之在斗；及其老也，血气既衰，戒之在得"。这里的"三戒"，即根据人的年龄不同，生理特点不一样而提出的具体养生方法。除三戒外，孔子还提出了"仁者寿"的养生理论，如他在《中庸》中提出"修身以道，修道以仁"，"大德必得其寿"，意思是只有具备高尚道德修养的人，才可获得高寿。另外，孔子对于饮食卫生还提出了某些宜忌问题，他说："食不厌精，脍不厌细，食饐而餲，鱼馁而肉败不食。色恶不食，臭恶不食，失饪不食，不时不食。"（《论语·乡党》）从而明确指出了食品要精细，烹调要得当，进餐要定时，以及变色、变味、腐败变质的食品都不宜食。这些饮食卫生要求，是减少疾病，增进健康的重要一环。

除孔子外，孟子亦提出了许多正确的养生思想，如他非常强调精神调摄，指出："养心莫善于寡欲。"人不可能没有欲望，但只能在社会许可的条件下实现欲望，不可有过分的要求。孟子尝曰："我四十不动心。"意思是在我四十岁后，要自己能掌握自己的情绪，不因情志所动，不为名利所惑，情不动则心安。不但孟子强调寡欲，荀子亦是这样，如《荀子·正名》谓："欲不待可得，而求者从所可。"意思是，欲是人生固有的，既不可贪得无厌地纵情任性，又不可去、止，要"从所可"，根据实际情况，适当满足欲望。

（二）道家养生说

此指春秋战国时的"黄老"或"老庄"学派，至汉始称道家。道家学说虽以老聃、庄周为基，但其形成却在战国时齐国的稷下学宫。稷下学宫数千人，以道家居多。

道家所主张的"道"，是指天地万物的本质及其自然循环的规律，自然界万物处于经常的运动变化之中，道即是其基本法则。《道德经》第二十五章中"人法地，地法天，天法道，道法自然"就是关于道的具体阐述。

"虚"为道家养生之第一大要，老子言"虚其心"，庄子言"虚无"，宋子言"虚其欲"。虚为何如此重要呢？"虚者万物之始也，故曰可以为天下始"，"虚而无形谓之道"，"道生一，一生二，二生三，三生万物"，可见虚即道，道即自然。自然能化育万物，虚为万物之始，始者，物之初也。生之本，本乎自然，善养生者，当从虚中悟出生的道理来。

总之，道家一派，一方面崇尚自然，提倡所谓"返朴归真""清静无为"的处世哲学，一方面又提倡养生，希望能够"长生久视""寿敝天地"。所有这些思想，促进了他们对生命来源的探索和卫生保健的讲求。

（三）杂家养生思想

《吕氏春秋》是先秦杂家学派的代表作，就养生思想而论，它是先秦诸子著作中，内容最丰富的。书中主张趋利避害，顺应自然。《吕氏春秋·尽数》云："天生阴阳、寒暑、燥湿，四时之化，万物之变，莫不为利，莫不为害。圣人察阴阳之宜，辨万物之利以便生，故精神安乎形而年寿得长焉。长也者，非短而续之也，毕其数也。毕数之务，在乎去害。"何为害？五味太过，五者充形则生害，此其一，乃饮食为害；七情太胜，过胜则伤神，乃情志为害，此其二；六淫太过，太过则伤精，乃六淫为害，此其三。知其三害而避之，使之无过。自然神安而形壮，年寿很长。此外，《吕氏春秋》还提倡动形以达郁，即认为人之精气血脉以通利流畅为贵，若郁而不畅达，则百病由之而生，如《吕氏春秋·尽数》里云："流水不腐、户枢不蠹，动也，形气亦然，形不动则精不流，精不流则气郁。"从而明确指出"动"对于健康的重要性。

（四）法家养生思想

管子认为"精"是生命的物质基础，故主张存精以养生，如他所说，"精也者，气之精者也"，"凡人之生也，天出其精，地出其形，合此以为人"，"精存自生，其外安荣，内脏以为泉源"。此外，他又提出存精的具体方法，其曰"爱欲静之，遇乱正之，勿引勿摧，福将自归"，此即为节欲存精。

（五）中医学养生思想

《黄帝内经》是我国医学现存最早的经典著作，它的问世不仅奠定了中医学的理论基础，也为中医养生学的形成奠定了理论基础。

第一，提出了许多重要的养生学原则和方法，如调和气血、法于阴阳、形神兼养、起居有常、谨和五味等。

第二，对生命的起源及发展规律的认识是唯物的，是符合实际的。如原文提出"人以天地之气生，四时之法成"，"天地合气，命之曰人"，"生之来谓之精，两精相搏谓之神"等。此外，《黄帝内经》还对人体生、长、壮、老的生命规律有精妙的观察和科学的概括，不仅注意到年龄阶段的变化，也注意到了性别上的生理差异。

第三，把人与自然界看成一个整体，强调人要适应自然界的变化，避免外邪侵袭，如指出要"顺四时而适寒暑"，"春夏养阳，秋冬养阴"，"虚邪贼风，避之有时"，从而开辟了我国防病与养生的先河。

第四，重视对衰老的探索。在《黄帝内经》中详细论述了衰老的变化过程、原因，并提出了许多行之有效的延缓衰老的措施，初步建立了老年病防治的理论基础。

第五，明确提出治未病，把预防提到战略高度来认识。

由上可知，《黄帝内经》对养生学的发展所起的作用是巨大的，也可以说，中医养生学理论体系的建立是和《黄帝内经》分不开的。

汉代的一些医学家、思想家对《黄帝内经》的养生学说，作了某些补充和发挥。

王充提出了人之寿夭与先天禀赋有关的观点，如他在其代表作《论衡》中，论及生死寿夭，延年之道者近二十篇。他说："夫禀气渥则体强，体强则其命长；气薄则其体弱，体弱则命短。"从而明确指出了先天禀赋强者寿长，先天禀赋弱者寿短的观点。

华佗是东汉末年有名的医家，也是杰出的养生家，据《后汉书》记载，华佗"晓养性之术，年且百岁而犹有壮容，时人以为仙"。首先，华佗积极推行吕不韦的运动延年说，如他对弟子吴普说："人体欲得劳动，但不当使极尔，动摇则谷气得消，血脉流通，病不得生，譬如户枢不朽是也。"（《三国志·方技传》）。其次，他继承《庄子》"吐故纳新、熊经鸟申"的法则，在实践中创立了动形养生的五禽戏法，这种仿照虎、鹿、熊、猿、鸟五种动物动作姿态的锻炼方法，不仅简便易行，而且对后世保健起了积极的促进作用。他的弟子吴普施行五禽戏法，至"九十余，耳目聪明，齿牙完坚"。

医圣张仲景也非常重视养生，他曾批评那些不注意养生的人说："怪当今居世之士，曾不留神医药，精究方术，上以疗君亲之疾，下以救贫贱之厄，中以保身长全，以养其生。"他还特别强调饮食与养生的关系，如他在《金匮要略》里说："凡饮食滋味，以养于生，食之有妨，反能为害……若得宜则益体，害则成疾，以此致危。"同时还明确指出，饮食之冷热，五味之调和，以适宜为度，方可起到养生的作用，反之，于身体有害。

《神农本草经》是一部成书于东汉时代的中药专著，此书把药物分为上、中、下三类。其中上品药物为补养类，计一百二十多种，多具有补益强身、抗老防衰之功效，提倡以药物增强身体健康，如人参、黄芪、茯苓、地黄、杜仲、枸杞等，均为强身益寿之品，后世医家据此而创制了不少抗老防衰的方药。

在秦汉时期，由于秦始皇、汉武帝，都是长生不老的热烈追求者，所以社会上出现了一批自称持有长生术的方士和得道之人，道家也得到很大发展。于是乎，炼丹术、服石法、神仙术以至房中术之类的养生书充斥天下。还有不少的道家提倡迷信、妄图炼制金丹以求长生不老。如在公元前219年，方士徐福奉秦始皇之命出海找长生不老药，就是最明显的例子。自然，鼓吹和信奉炼丹、服石可使人不老不死者，不但无益，反而有害，误服者多中毒暴死。故自汉以后，许多医家都指出乱服丹石之害。但也应看到，当时统治者的谋求长生，客观上促进了方士对炼丹、服石、导引等养生方法的探索。东汉时期的魏伯阳，即总结了前人经验，著成《周易参同契》三卷，阐述了炼丹的理论和气功的理论和方法。所述炼丹之术，在化学史上有重要贡献，对气功的论述，至今仍有研究和参考价值。

1973～1974年，在长沙马王堆发掘的西汉文帝初元十二年（公元前168年）的墓葬中发现一些养生的资料，如彩绘的《导引图》《养生方》《却谷食气》《十问》等，这批古书据学者考证，多数是战国中后期至秦初时期写成的。《导引图》主要介绍了44幅导引身姿，包括呼吸运动，徒手运动和一些利用器械的运动；《养生方》是一部以养生为主的方书；《却谷食气》《十问》也介绍了一些养生理论和技艺。

三、传统养生学发展充实时期

此指晋、南北朝、隋、唐、五代这段历史时期。东汉时期传入的佛教与在秦汉时代就盛行的道教，在这个时期极为盛行。一些著名的医家，如葛洪、陶弘景、孙思邈就属于道家。魏晋时期，统治者把道家学说作为统治劳动人民的思想武器，从而使老子养生之说也得到了一定的继承和发展。自隋王通提出儒、佛、道"三教归一"的纲领后，唐代的统治阶级就把儒、佛、道三教作为官方的正统思想。儒、佛、道三家著作中的养生内容，被当时的医家和方士所继承，并巧妙地加以融合、发挥，从而使中医养生的理论和方法有了较大的发展和充实。

（一）葛洪养生说

葛洪是东晋著名医学家，字稚川，自号抱朴子，丹阳句容人，其一生主要是在炼丹及从事医药的实践中度过的，著《抱朴子》《肘后备急方》，是我国历史上著名的养生学家。他首先从预防为主的思想出发，提出"养生以不伤为本"，认为良好的生活习惯有利于长寿。葛洪非常重视节嗜欲、保性命的养生法则，他说："且夫善养生者，先除六害，然后可以延驻于百年。何者是耶？一曰薄名利，二曰禁声色，三曰廉货财，四曰损滋味，五曰除佞妄，六曰去沮嫉。六者不除，修养之道徒设尔。"至于养生功法，他认为以轻便易行、有益身心为原则，不必拘于时辰、名物、身姿，"或伸屈，或俯仰，或行卧，或倚立，或踌躅，或徐步，或吟或息，皆导引也，不必每晨为之，但觉身有不理则行之"。此外，葛氏还继承秦汉诸家的养生学思想，强调精气对养生防衰的重要作用，提出"身劳则神散，气竭则命终……气疲欲胜，则精灵离身矣"。从上可知，葛洪虽以炼丹著称于世，然其养生思想非止一端，为养生学的发展做出了贡献。

（二）陶弘景的养生说

陶弘景精于医学，通晓佛、道，"至十岁，得葛洪《神仙传》，昼夜研寻，便有养生之志"（《梁书·处士传》），后来成为历史上有名的养生学家。他辑录了"上自神农以来，下及魏晋之际，但益于养生者"，撰写了一部《养性延命录》，为现存最早的一部养生学专著，在养生理论和方法上，都比前代有所发展。由于养生得法，终年81岁。《养性延命录》的主要养生观点如下：

首先他继承了《黄帝内经》里"天人一体"的整体观念，认为天地自然界是人体生命活动的源泉，指出人体"载形魄于天地，资生长于食息"，并引用《妙真经》等书的论述，精辟地阐明了在整体观念指导下进行养生的理论认识。例如，《养性延命录·教诫篇》里说："仙经曰：我命在我不在天。"这个口号使人们认识到养生过程中努力发挥主观能动作用，完全可以达到健康长寿之目的。他还认为，人体生命的基本要素是形和神："故人所以生者，神也；神之所托者，形也。神形离别则死，死者不可复生，离者不可复返。"故他把调神、养形作为养生的"都领大归"，这与《黄帝内经》中关于"故能形与神俱，而尽终其天年，度百岁乃去"的养生思想是一脉相承的。

其次，他收录了梁代以前各类书籍所载的养生法则和养生学家的方术，可概括为顺应四时、调摄情志、节制饮食、适当劳动、节欲保精、服气导引等六个方面。尤其是在气功导引方面，陶氏集合了古代练气功诸家之大成，提出一整套方法，如书中记载："常每旦啄齿三十六通，能至三百弥佳，令人齿坚不痛。次则以舌搅漱口中津液，满口咽之，三过之。次摩指少阳令热，以熨目，满二七止，令人目明。每旦初起，以两手叉两耳极，上下热按之，二七止，令人耳不聋。次又啄齿漱玉泉三咽，缩鼻闭气，右手从头上引左耳二七，复以左手从头上引右耳二七止，令人延年不聋。次又引两鬓发举之一七，则总取发两手向上，极势抬上一七，令人气血通，头不白。又法摩手令热，以摩面，从上至下，去邪气，令人面上有光彩。又法摩手令热，雷摩身体，从上至下，名曰干浴，令人胜风寒，时气热、头痛，百病皆除。"这个周身按摩的方法为后世医家所接受，因而流传下来，直到清代，甚至 20 世纪初期的一些养生书籍中都记载着这个方法，可见影响之大。

总之，《养性延命录》对于推动养生学发展，有着重要的研究价值。

（三）佛家养生思想的渗入

汉明帝时，摄摩腾、竺法兰始入中国，明帝首创白马寺以居之，自是佛法兴而僧徒渐盛，至东晋南北朝，佛和道则成为当时占支配地位的意识形态。佛学的传入，对我国医药学的发展也有一定促进作用。佛学本身所追求的最终目标是"彻悟成佛"，然而没有健康的身体就不能进行修炼，所以佛学中也含有与佛教教义结合在一起的有关养生健身的思想、观点和方法。如在修习禅定的过程中，有调身、调气、息心静坐的方法，这种方法是有强健身体、却病延年作用的。又如达摩《易筋经》原为佛门养生健身功法，后成为中医养生学中的健身术之一。此外，佛学讲究调理人与自然、社会的"互存关系"，因而十分重视环境调养，植树造林。其寺院地址的选择多为环山傍水，山清水秀之处，既是佛教修行之处，又是养性怡人之环境。还有，佛家的不少戒律，是对酒、色、食、财等诸方面欲念的节制和约束，以使人专心修禅，这种思想融入养生学后，极大地丰富和充实了养生学"固精""节欲""养神"的内容。

（四）唐代名医孙思邈养生说

孙思邈，陕西耀县人，集前代医、道、佛、儒各家养生之说，加上自己数十年丰富的实践经验，著成养生专论，内容丰富，功法众多，在我国养生学上具有承前启后的作用。其突出贡献如下：

第一，认为人能否延年益寿，与能否有效地预防疾病、推迟衰老有密切关系，从而继承和发展了《黄帝内经》中"治未病"的思想。

第二，奠定了我国食疗食养学的基础。如他明确指出："安身之本，必资于食；救急之道，必凭于药。不知食宜者，不足以存生也。不明药忌者，不能以除病也。是故食能排邪而安脏腑，悦神爽志，以资血气，若能用食平疴，释情遣病者，可谓良工。"可见，孙氏认为饮食是防治疾病的一种重要手段。他在《备急千金要方》中，列食养、食疗食物154 种，分为谷米、蔬菜、果实、鸟兽四类，其中大部分是日常食品，并论述其性味、功效，以供人们酌情选用。该书又列"补益"专项，对病后虚弱、年老体弱者，提供了不少有益方剂。

第三，强调性的卫生。他认为既要适当节制，又勿强忍硬抑，如他在《备急千金要方·养性·房中补益第八》里说："凡觉阳事辄盛，必谨而抑之，不可纵心竭意以自贼也。"为了防止性生活不当引起或诱发某些疾病，还明确指出："男女热病未瘥，女子月血、新产者，皆不可合阴阳。"（《千金翼方·养性禁忌第一》）

第四，重视妇幼保健。他破历代医书之惯例，在《备急千金要方》一书中，首列妇科三卷，次列儿科二卷，除疾病治疗外，对妇幼保健的论述甚详，称得上是世界上从社会角度强调妇幼保健的第一人。

第五，融道、佛、儒、医于一体，收集、整理、推广养生功法。孙思邈认为导引、吐纳、按摩等并非少数隐士、佛、道所行的神秘之法，一般人均可进行。他说："每日必须调气补泻，按摩导引为佳，勿以康健便为常然，然常须安不忘危。"

从上可以看出，孙思邈不愧是个养生大家，其主要著作《备急千金要方》与《千金翼方》，几乎概括了过去与当时的主要养生论述，同时还引进了国外的养生资料，因而成为研究宋代以前的有关养生方面的重要著作，是我国养生发展史上有价值的医学文献。

至今尚存的养生学专著，以这一时期为最早，有东晋许逊《灵剑子》、梁代陶弘景《养性延命录》，隋代巢元方《巢氏病源补养宣导法》，唐代王焘《外台辑养生导引法》等，共十一种。其书佚存目者，尚有张湛《养生集要》、王仲丘《养生纂录》、高福《摄生录》、郭霁《摄生经》、斐煜《延寿赤书》、郑景岫《四时养生论》、穆殷《四气摄生论》等七种。

四、传统养生学基本成熟时期

此指宋金元、明、清这段历史时期，这是中国封建社会的中期和后期。

（一）宋金元时期的养生学

北宋末年官方出版的《圣济总录》，共二百卷，二百多万字，包括内、外、妇、儿、五官、针灸及养生、杂治等66门，内容十分丰富。该书前数卷大量论述了当时流行的"运气"学说，而且对养生保健的一些方法做了相当详尽的介绍，可见，当时十分肯定这些方法的效果，并倡导这些保健方法的运用。此外，北宋政府组织编纂的方剂专书《太平圣惠方》里亦有许多摄生保健的内容，并且尤其注意药物与食物相结合的方法，记述了各种药酒、药粥等。针灸学在宋金元时期有了很大发展，除了不少针灸专著出版外，又出现了子午流注针法，主张依据不同时间，选择不同穴位，达到治疗保健目的。

两宋、金元时期，中医学出现了流派争鸣，产生了著名的金元四大家——刘完素、张从正、李杲、朱震亨，他们分别采用泻火、攻邪、补土、滋阴等法防治疾病，这给疾病的防治开创了新的领域，同时极大地推动了中医养生学的发展。

刘完素主张养生重在养气。他在《素问病机气宜保命集·原道论》中，强调气是生命的最基本物质，原文曰："人受天地之气，以化生性命也。是以形者生之舍也，气者生之元也。"对于养气方法，他认为当从调气、守气、交气三方面着手。

李东垣继承刘完素对气的重视，进一步发挥道："气乃神之祖，精乃气之子，气者，精神之根蒂也……积气以成精，积精以全神。"他认为人体之气主要来源于脾胃，所以在论养生时，特别提出"脾胃将理法"。其调养脾胃的方法主要有三个方面：一是调节饮食护养脾胃，他认为"饮食不节"是酿成内伤的一个重要原因；二是调节情志保护脾胃，如他说"凡愤怒、悲思、恐惧，皆伤元气"，说明精神情志密切关系着生理变化，尤其是脾胃功能；三是防病治病顾护脾胃。

朱丹溪则强调阴精对人体的作用，因而在治病与养生上，都以滋阴为主。如他认为，人随着年龄增大，其阴更衰，故老年病，更多由阴虚造成。出于对阴精的重视，朱氏非常强调节欲，主张晚婚，所著《格致余论》中有《色欲箴》篇。此外，《格致余论》中专有一节叫《养老论》，其中叙述了年老时出现的症状与保养方法，朱丹溪根据他的"阳常有余，阴常不足"与重视脾胃的学术思想，提出老人具有脾胃虚弱与阴虚火旺的特点。因此，在养生方面，主张既要注意节制饮食，又要避免摄入燥热动火的药物或食物。

张子和的养生要点在于主张祛邪扶正，认为邪去则正气自安，反对唯人参、黄芪"为补"的狭隘观点，发展了汗、吐、下三法，从而形成了独特的医疗和保健风格。他还提出"养生当用食补，治病当用药攻"的主张，其养生保健思想的核心是"君子贵流不贵滞"。在防病保健中，还特别重视人与社会环境的整体观和身体与情志的整体观，从而丰富了中医学中有关心身医学、医学社会学的内容。

这个时期除金元四大家对养生学的贡献外，值得一提的是中医老年医学在这个时期得到了长足的发展。在这一时期里，先后产生了陈直、邹铉、邱处机、王珪等著名的养生学家，并有陈直《养老奉亲书》、邱处机《摄生消息论》、王珪《泰定养生主论》等养生专著问世，使中医养生学的理论和方法日趋完备。

宋代陈直撰《养老奉亲书》，元代邹铉在此书的基础上续增三卷，更名为《寿亲养老新书》，这是在中医学遗产中目前能见到的最早的老年医学专书。其内容颇为详尽，自老人应当如何保养、饮食调治、服用哪些药物，直到如何照顾老人，几乎可以说是应有尽有。后来，明代出现另一本老年医学专著《遵生八笺》，其中四时调摄所用的药物，多由《寿亲养老新书》转录，可见此书在中医养生文献中所占的重要地位。元代范阳郡张壬宏，依陈氏之书所言以奉母，其母寿高八旬。书中主要养生思想可归纳如下：

第一，主张饮食调养。他说："其高年之人，真气耗竭，五脏衰弱，全仰饮食以资气血。若生冷无节，饥饱失宜，调停无度，动成疾患。"意思是对于五脏虚弱、真元之气已经损伤的老人，要完全依赖饮食来补充气血，若饮食不能很好调理，就会引起疾病。对于已经发生了疾病的老人，应当首先采取饮食治疗，因为这样不致伤害老人脏腑。只有在饮食治疗无效的时候，才开始使用药物。此外，书中还提出了对于老人饮食的具体要求，即"老人之食，大抵宜其温热熟软，忌其黏硬生冷"。

第二，重视精神养生。《寿亲养老新书》里记载了这样一首诗："自身有病自心知，身病还将心自医，心境静时身亦静，心生还是病生时。"说明陈氏、邹氏是非常重视精神调养的，他们还针对老年生理、心理，具体列举七条养老防病的方法，其云："太乙真人曰：一者少言语养真气；二者戒色欲养精气；三者薄滋味养血气；四者咽津液养脏气；五者莫嗔怒养肝气；六者美饮食养胃气；七者少思虑养心气。人由气生，气由神往，养气全神，可得真道。"

第三，提倡顺时养老。陈氏在四时摄养篇里提出"当春之时，其饮食之味宜减酸益甘，以养脾气""当夏之时，宜减苦增辛以养肺气""当秋之时，其饮食之味宜减辛增酸，以养肝气""当冬之时，其饮食之味宜减咸而增苦，以养心气"的观点，认为如此则既不使当旺之气过于亢盛，又不使所克之气有所伤伐。

第四，注意医药扶持。《寿亲养老新书》提出：老年人医药调治应采取"扶持"之法，即用温平、顺气、补虚和中、促进食欲之方来调治，切不可峻补猛泻，这些服药原则，即使在现在，也是很适用的，因为此是根据老人的生理特点提出的。由于老人气血已衰，精神减耗，所以不能像对待年轻人那样，既用汤药，又行针灸，欲速则不达，反会危及生命。

第五，强调起居护理。对老人起居，书中要求"竭力将护，以免非横之虞"，原因是老年之人、体力衰弱，动作多有不便。具体护理方法是：床的三面要设屏风，以防风冷，因为老人抵抗力弱，易于感冒。老人行动不便，因而床榻要比一般的低三分之一，以便于上下床。老人的座椅也要低些，双足能够接触地面，左右设置栏杆，前面放个茶几，以免老人从椅子上摔下来。老人衣服不宜宽长，长则走路时易拌跤，宽则衣服不着身，不能保暖，故须窄衣贴身，这样体温不致散失，自然气血流通，四肢和畅。总之，要时时处处为老人提供便利条件，细心护养。

仅从上面所论即可知，《养老奉亲书》的确是一部值得发掘、整理、研究的老年病防治学专书，其所述的各个方面，至今用于防治老年病，仍有实际意义。

这个时期除老年医学得到大力发展外，中医饮食保健学的发展进入了一个新的阶段，取得了显著的成绩，其标志之一是元代饮膳太医忽思慧的《饮膳正要》问世。此书为我国古代营养学专著之一，是保存到现在比较完整的营养专著。本书共三卷，内容丰富，有文有图。本书从健康人的实际饮食需要出发，以正常人膳食标准立论，制定了一套饮食卫生法则。书中非常讲究配膳，记载了各种汤、羹、浆、膏、煎、油、茶，以及各种烧饼、包子、馒头、粥、面等膳食的制作及其作用，尤其是在第二卷"诸般汤煎""食疗诸病"中，有不少具有实际意义且易实行的，如木瓜煎、荔枝膏、枸杞茶、桃煎等。此外，书中还阐述了若干关于"养生避忌""妊娠食忌""饮酒避忌""乳母食忌""四时所宜"等问题，内有不少是值得重视的。

除上述著名养生家及其代表作外，宋元时期还有不少值得一提的养生专著，著名的有：周守忠的《养生类纂》《养生月览》，蒲虔贯的《保生要录》，李鹏飞的《三元延寿参赞书》，姚称的《摄生月令》，刘词的《混俗颐生录》，愚谷老人的《延寿第一绅言》，姜悦的《养生月录》，韦行规的《保生月录》，瞿祐的《居家宜忌》和《四时宜忌》等。以上诸书均为养生学的发展做出了不同程度的贡献。

另外，有些文人学士对中医养生学也很重视，如苏轼的《问养生》《养生说》，陆游的《养生诗》等。张鉴著的《赏心乐事》一书，提出将一年中十二月的气候变化与自然风景相结合，培养老年情趣，旨在"四气调神""风景与人为一"，用大自然的美景陶冶性情。这种利用自然环境，导引精神怡悦来养浩然正气，祛病延年的方法，适宜老年人安排生活，其在防治学上的贡献，不应忽视。

（二）明清时期的养生学

明清时期是指 1368 年朱元璋建立明王朝，至清代鸦片战争时止，这段时期是中国封建社会的后期。医学领域里的百家争鸣，大大促进了对老年病防治的研究，进一步丰富和完善了中医养生学的内容，并使养生学得到更大范围的发展，其突出的标志是：从明代到新中国建立前夕的 580 多年中所出版和刊行的养生类著作，比明清以前 2200 多年间所发行的总量还要多。这一时期里，先后产生了张景岳、高濂、曹廷栋等著名养生学家，并有尤乘《寿世青编》、万全《养生四要》、高濂《遵生八笺》、冷谦《修龄要旨》、袁了凡《摄生三要》、胡文焕《寿养丛书》、曹廷栋《老老恒言》等养生专著问世，从而使养生学的内容不断充实和完备。在明代整理的道家著作《正统道藏》里，记述了很多导引、气功、按摩等方法，对于防病保健亦有重要意义。

养生要重"命门"，此观点的代表人物是赵献可、张景岳，他们极力反对刘完素、张子和等以寒凉药物攻伐肾阳，主张用温补药物峻补真火，如赵献可说："余所以谆谆必欲明此论者，欲世之养身者、治病者，得以命门为君主，而加意于火之一字。"此即主张养生及治病均以保养真火为要。张景岳认为阴与阳这一对立统一体中，阳是起主导作用的，因此，他提出"阳强则寿，阳衰则夭"，而阳气之根在命门，命门主乎两肾，所以养阳必须养命门（肾）。他说："是命门总乎两肾，而两肾皆属于命门。故命门者为水火之府，为阴阳之宅，为精气之海，为死生之窦，若命门亏损，则五脏六腑皆失所恃，而阴阳病变无所不至。"在此思想指导下，张景岳特别注重用温补真元的方法防治疾病，这对改变当时那种滥用寒凉、败胃伤阳、致成时弊的情况，是有重要意义的。除此贡献外，张景岳还非常强调治形。治形之说，虽早已有之，但著专论，则首推张景岳。他认为，养生必须养形，因为形乃神明之宅，养形则可安神，神安则身自健，故他在《景岳全书·治形论》里指出："善养生者，可不先养此形，以为神明之宅；善治病者，可不先治此形，以为兴复之基乎？"明确指出了养生与治病，都必须重视养形的主张。张景岳以前的养生家多重养神，从未响亮地提出"养形"。另外，张氏还特别重视中年养生，提出："人于中年左右，当大为修理一番，则再振根基。"这种强调中年调养，求复振兴的思想，对于防止早衰、预防老年病，无疑具有积极意义。

调养五脏的法则，是李中梓在总结前人经验的基础上提出来的，他从调神、节食、保精等方面著养心说、养肝说、养脾说、养肺说、养肾说，从而为五脏调养法的完善做出了贡献。高濂则从气功调养方面提出了养心坐功法、养肝坐功法、养脾坐功法、养肺坐功法、养肾坐功法，也极大地丰富了调养五脏的学说。但以上各家对以养何脏为主，认识颇异。如李中梓力倡以调养脾肾为中心的五脏调养法，提出肾为先天之本，脾为后天之本，先天分水火论治，后天则分饮食、劳倦论治；汪绮石主张肺、肾、脾三脏俱重；而郑官应则认为养心脾为要。

运用药物养生在这个时期有了很大发展。如在万密斋的《养生四要》中就提出了中和既济的制方原则，原文曰："无阳则阴无以长，无阴则阳无以化，阴阳互用，如五色成文而不乱，五味相济而得和也。凡养生却邪之剂，必热无偏热，寒无偏寒；温无聚温，温多成热，凉无聚凉，凉多成寒，阴则奇之，阳则偶之，得其中和，此制方之大旨也。"

值得一提的是，明清时期的养神益身学说有了新的开拓。如认为保养之法虽可数以万计，但养神为首，并重申前人"大怖生狂""大恐伤肾""临危冒险则魂飞，戏狂禽异兽则神恐"及"好憎者使人心劳，弗疾去则其志气日耗，所以不能终其寿"等论点，突出过激情绪的重大危害。认为"笑"与"让"（谦让）是对心身健康有益的良好情绪；而"恼"与"斗"则是不良刺激，对形神健康有损伤作用。故歌曰："笑一笑，少一少；恼一恼，老一老；斗一斗，瘦一瘦；让一让，胖一胖。"这与现代所谓"笑一笑，十年少；愁一愁，白了头"同出一理。这段时期，还特别重视精神情绪在治疗中的作用，所以说："能守戒忌，则功过于药之半矣"。为此，清代画家高桐轩提出以耕耘、把帚、教子、知足、安居、畅谈、漫步、沐浴、高卧、曝背等作为养生"十乐"。

这一时期关于饮食调养的论述也极为丰富，尤以李时珍的《本草纲目》为代表，它对中医营养学的发展起到了无法估量的作用。这首先表现在，他提供了有关饮食营养的丰富资料，仅谷、菜、果三部就有 300 余种，虫、介、禽、兽有 400 余种。其次，是在《本草纲目》中保存了不少食疗佚文，如孟诜的《食疗本草》等。最后，收载了很多食疗方法，故凡整理研究中医营养学，必读《本草纲目》。

动静结合的养生方法，先秦已初步奠立，到了明清时期又有了进一步发展，并备受重视。李梴在《医学入门》中指出："精神极欲静，气血极欲动。"明确提出"静养精神，动养形体"的辩证关系。清代大养生家曹廷栋虽认为"养静为摄生首务"，但他却很重视动以养生的重要作用，如他在《老老恒言·导引》里指出："导引之法甚多，如八段锦、华佗五禽戏、婆罗门十二法、天竺按摩诀之类，不过宣畅气血、展舒筋骸，有益无损。"并创"卧功、坐功、立功"三项，以供老年锻炼之用。方开进一步指出动静必须适宜，切忌过动或过静，如他说："动静合宜，气血和畅，百病不生，乃得尽其天年。"

重视老年养生是明清时期养生保健的又一大特点。明代嘉靖皇帝晚年追求长生之举，客观上对社会上重视老年人颐养保健，起了促进作用。清代一些皇帝多次举行"千叟宴"和敬老活动，并且赴宴的老人均可获得皇帝的恩赐和赏金，凡受到恩赐的老年人都注于史册。曹廷栋根据自己的长寿经验，并参阅三百余家有关养生的著作，针对老人的特点，进行了全面的论述，具体而实用，继承和发扬了中医养生学，为中医老年病学做出了重要贡献。清代名医叶天士在《临证指南医案》里，记载了三百多例中老年病治验，对其病机提出中年以"阳明脉衰"为主，六十岁以上老人则以"肾虚"为主，并提出"久病入络"的精辟论点，为治疗老年病开辟了活血化瘀的新途径。龚廷贤搜集了大量延年益寿的秘方，并把重要者编成口诀，故流传较广，他还写了《衰老论》，对变老的原因做了专题研究。徐灵胎在寿命长短的问题上，提出了新的论点，认为在受生之时已有定分，这个定分就是"元气"，因此寿命的长短决定了元气的盛衰存亡，所以强调"谨护元气"，这既是人们的养生之道，又是医者的用药之道。

明清时期比较出名的养生专著还有息斋居士的《摄生要语》、皆春居士的《食色绅言》及《男女绅言》、冯曦的《颐养诠要》、黄兑楣的《寿身小补》。以上这些养生著作都极大地丰富了传统养生学的理论和方法，为养生学的进一步完备做出了贡献。

自 1840 年的鸦片战争至中华人民共和国成立以前，由于帝国主义的入侵、清代腐朽的封建主义的统治，再加上后来半殖民地半封建社会的形成，中国人民生活在水深火热之

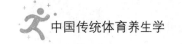

中，又哪里谈得上养生呢？养生学的发展也几乎停滞不前，甚至到了几近夭折的境地，不但养生著作很少，理论和方法亦无任何进展。能够值得一提的养生著作仅有蒋维乔的《因是子静坐法》、席裕康的《内外功图说辑要》、任廷芳的《延寿新书》、胡宣明的《摄生论》、沈宗元的《中国养生说集览》等。

五、传统养生保健进入新阶段

新中国诞生后，在毛泽东主席关于"中国医药学是一个伟大的宝库，应当努力发掘，加以提高"指示指引下，养生保健也得到不断发展，这主要表现在：

第一，防保健成效卓著。在"面向工农兵，预防为主，团结中医药，卫生工作与群众运动相结合"的卫生工作方针指引下，开展了以除害灭病为中心的广泛的群众性爱国卫生运动，并进行了大规模的防治传染病工作。短期内消灭了鼠疫、霍乱、天花、黑热病等急性传染病，其他如疟疾、麻疹、猩红热、白喉、脊髓灰质炎、流脑、痢疾、丝虫病、血吸虫病等多种严重危害人民健康的传染病，也得到较好的控制和防治，发病率显著下降，大大提高了人民的健康水平。

第二，老年保健的研究蓬勃发展。自20世纪50年代末至60年代初，就开展了对老年病学的研究，之后成立了老年病研究室。尤其是近年来全国各地又相继成立老年病防治研究所及很多老年保健委员会等组织机构。1988年以来，先后召开过中华全国中医学会老年医学会脾胃病、心系病、肾虚证学术交流会，中国中西医结合研究会心血管病、第三届虚证与老年医学学术会议。在老年医学教育方面，我国一些医学院校先后开设了老年医学必修课和选修课。在老年保健的科研方面，我国各地探索衰老与长寿的奥秘，进行流行病学调查及老年病学基础研究和临床研究，各方面的工作都不断取得新进展，提出了各种各样的衰老学说和延年益寿的方法，从不同的角度和深度反映了衰老本质的部分真理。

第三，高度重视妇幼卫生。中华人民共和国成立后，妇幼保健成为国家社会主义卫生事业的一个重要组成部分，到1982年底，全国已恢复建立了851个妇幼保健机构，全国平均每县有一个妇幼保健机构，其专业人员已发展到6万多人。据典型调查，婴儿死亡率在城市已下降到1.2%左右，在农村，条件和工作较好的地区下降到2.5%左右，较之1949年以前的20%下降是明显的。目前，妇幼保健工作正向提高产科质量、开展围生期保健、提高胎儿质量、确保母子健康方面发展。

第四，养生专著大量问世，人们自我保健意识大大加强。几十年来，大量重印或校勘注释出版了近代一些养生名著，包括一些道、儒、佛、武等家的有关养生著作。在整理古代文献，总结临床经验，结合研究的基础上，对自古以来的养生理论和方法进行了系统的整理，从而先后编著出版了多种专著和科普著作，并且翻译了不少国外有关养生保健的书刊。这些都极大地充实和丰富了传统养生学的内容，使其正向古代和现代相结合、西医和中医相结合、内容全面的现代养生保健学发展。

随着人们生活水平的极大提高，大家越来越关注自己的身体健康，并且希望长寿，这是世界发展的必然趋势。笔者相信，大量的养生学著作问世，一定有助于推动我国预防保健事业的发展，并且大大提高人们的健康水平。

第三节 中国传统养生的五大流派

中华民族是一个"贵生"的民族，在长期的演化过程中，中国传统养生逐渐形成了道家养生、儒家养生、中医养生、释家养生、武术养生五大流派。这五大流派犹如东、南、西、北、中五根立柱，共同支撑起中国传统养生学这棵参天大树。

一、道家养生：道法自然

章太炎云："道之名，于古通为德行道艺，于今专为老聃之徒。"道由"达名"渐成道家专指，中间有一个发展的过程。在《史记·太史公自序》中，司马迁之父司马谈认为儒墨诸家各有利弊，能合之者惟道家："道家……其为术也，因阴阳之大顺，采儒墨之善，撮名法之要。"故能会通合一。"因道家对其道有特殊的解释与强调，故特称为道家。"这里的道家包括道教和丹道，将之称为道学亦无不可。

道家的基本思想表现为"道统万物""抱朴守真""自然无为""崇俭抑奢""柔弱不争""重生养生"六个方面。这些思想是相互联系、密不可分的。其中，依据陈寒鸣在《先秦诸子百家之学与中国文化述论》中的叙述："道统万物的思想是处于核心地位、起支配作用的，是与道家的宇宙观、自然观和历史观紧密相连的、被高度理论化了的思想，其反映出道家对于世界的统一性与多样性关系的稳定看法，属于思维方式的范畴。抱朴守真反映的是一种价值取向，而价值取向是由思维方式所派生而来的。一定的价值取向又派生并规定着实现价值的行为原则，故由抱朴守真的价值取向而导致了顺应自然的行为原则和崇俭抑奢的生活信条，以及不与物迁的处事原则。而柔弱不争则是在体悟了'反者道之动'，这一'道'的特性之后而提出来的处世之道。重视养生则是为了全真葆生，保持和恢复人的纯真本性，进而实现体道、得道这一终极目标，因为身心健康、形神皆全才能'载道''执道'，才能够成为'道'的体悟者和承担者。在具体的个体身上，更是体现着上述基本思想的密切联系：体察了天地自然客观规律，必然能够顺应自然、不为物累、不与物迁；而具有不为物累、俭约不奢的崇高品德，才能做到抱朴守真、柔弱不争；崇尚质朴、不争私利者一定能保持淡泊宁静、节俭不奢；而能做到崇俭抑奢、顺应自然、不为物累、抱朴守真的人则自然深得养生之道，能够保持自身的身心健康，实现人格的宗善。"

（一）先秦时期的道家养生思想

"道家学派源于原始社会母系氏族的文化传统。"进入文明社会以后，其又经历了漫长的发展历史，据《汉书·艺文志》所载，在《老子》一书之前，就有《伊尹》《太公》等众多道家之书。春秋战国时期《道德经》的出现标志着道家学派、道家养生的正式形成。

老子之后，庄子则是道家养生的主要阐述者。早在殷商时期，就已经发展为以天帝为中心的神仙系统，周代则进一步发展为天神、地祇、人鬼三个体系。庄子在其《逍遥游》中提到了居住着神人的"藐姑射之山"。在这里居住的神人"肌肤若冰雪，绰约若处子；

不食五谷，吸风饮露"，此外还具有"乘云气，御飞龙，而游乎四海之外"的神异能力。《列子》不但进一步明确了"藐姑射之山"的位置——海河洲，而且还提到了一个叫作"归墟"的大壑，位于渤海之东很远的地方，有岱舆、员峤、方壶、瀛洲、蓬莱五座山，在这里居住的人都是仙人、神人。

《庄子·杂篇》一般认为是庄子后学的作品，其中《天子》篇对"天下之治方术者"进行了全面概括，完成了对先秦儒道两家人格分类的系统化，这一系统包括两个部分：

第一部分为内圣之事，分为四层：圣人—至人—神人—天人。其划分的依据是，"不离于宗，谓之天人"，"不离于精，谓之神人"，"不离于真，谓之至人"，"以天为宗，以德为本，以道为门，兆于变化，谓之圣人"。

第二部分为外王之事，分为四层：圣人—君子—百官—民。其划分依据是，"以仁为恩，以义为理，以礼为行，以乐为和，熏然慈仁，谓之君子"，"以法为分，以名为表，以参为验，以稽为决，其数一二三四是也，百官以此相齿"，"以事为常，以衣食为主，蕃息畜藏，老弱孤寡为意，皆有以养，民之理也"。

上述两个部分中，圣人为连接两个序列的纽带。庄子以此完成了生命理想与现实人生的接轨。

老子、庄子二人的养生思想为秦汉后道家养生思想的发展打下了坚实的基础。"人法地，地法天，天法道，道法自然"，《道德经》中的这句话可看作道家养生思想的总纲。在"道法自然"这种思维方式影响下的道家养生最大的特点就是"身国同构""人法自然"。

在"人法自然"的引领下，先秦道家养生形成了顺应自然、动静结合、内外兼顾的养生观、爱惜精神、处其和的养生原则以及相应的养生方法。

1. 先秦道家的养生观

（1）顺应自然，无为而治

天人合一是人与自然关系的最佳境界，这要求养生者认识人与自然本身所固有的客观规律，并依据这些规律来养生，才可以达到健康长寿的目的。

"人之生也柔弱，其死也坚强。草木之生也柔脆，其死也枯槁。故坚强者死之徒，柔弱者生之徒。"庄子不但以"庖丁解牛"的故事来说明养生要"依乎天理"，而且鉴于社会生活中有许多以柔克刚的事例，提出了养生"贵柔"的思想，在养形上推崇回归到婴儿的状态。

现在许多人从老子的"无为""不争""身退""不敢为天下先"等观点出发，认为道家是悲观、避世的隐士哲学，实际上这是对老子最大的误解。"世人但知老子以'无为'为体，而不知老子以'无不为'为用；但知老子示人以'不争'，而不知老子的目的是'天下莫能与之争'……由此可知，老子之道并非消极无为，而是反对违背自然规律去妄为和时机不到而强为。"

（2）形神并养，侧重于神

形神关系是中国哲学讨论的重点命题之一。受中国传统文化的影响，中国传统养生大都主张在形神共养、身心并修，这一点在道家中亦有反映。如《庄子》中就认为："形全者神全。""其形化，其心与之然。"另外，养形与养神还可相互促进，"抱神以静，形将自正"。因此，先秦道家养生比较注重形神、身心的并修、共养。

"养志者忘形。""神全者，圣人之道也。"形神共养并不等于形神在养生上占据同等重要的地位，在这方面先秦道家似乎更为强调养神的重要性。如老子就认为："吾所以有大患者，为吾有身，及吾无身，吾有何患。"庄子则追求精神超越物质的肉体，进入毫无约束的"逍遥游"境界。

（3）动静结合，以静为主

先秦道家在主张以静制躁来养神的同时，强调以动导神使之专一，两者相互促进来达到身心并修、延年益寿的目的。

"静为躁君"，"中不静，心不治"，清静养神是道家养生的一个鲜明特点。但人的精神是一直处于活动中的，它不可能不运动。庄子注意到了这一点，他作了一个形象的比喻："水之性，不杂则清，莫动则平，郁闭而不流，亦不能清，天德之象也。故曰，纯粹而不杂，静一而不变，淡而无为，动而以天行，此养神之道也。"

（4）内外兼顾，鞭后而寿

"开之曰：'闻之夫子曰：善养生者，若牧羊然，视其后者而鞭之。'威公曰：'何谓也？'田开之曰：'鲁有单豹者，岩居而水饮，不与民共利，行七十而犹有婴儿之色。不幸遇饿虎，饿虎杀而食之。有张毅者，高门县薄，无不走也，行年四十而有内热之病以死。豹养其内而虎食其外，毅养其外而病攻其内，此二子者，皆不鞭其后者也。'"由《庄子·达生》中的这段话我们可以看出，单豹善于保养身心，但对外部的威胁没有戒心。而张毅注意防御来自外部的威胁，却不注意保养身心。两人都没有内外兼修，因而都不能健康长寿。

《庄子》这种"鞭后而寿"的思想与现在的"木桶原理"有一定的共通之处。它要求善于养生者要"内修形神，使延年愈疾，外攘邪恶，使祸害不干"。

2. 先秦道家的养生原则

（1）物极必反，贵和有度

"和"是中国哲学的一个重要概念，它要求处理任何事情都要有一个度，不能过。先秦道家早已认识到这一点。如老子认为："终日号而不嗄，和之至也。知和曰常，知常曰明。"《庄子·在宥》记广成子说："我守其一，以处其和，故我修身千二百岁矣，吾形未常衰。"明确地提出了"处其和"的养生原则。

（2）唯神是守，爱惜精神

先秦道家养生重神而轻形，必然会有"纯素之道，为神是守；守而勿失，与神为一"的认识。而为了更好地保养精神，先秦道家在"唯神是守"的前提下又提出了"爱惜精神"的养生原则。如老子认为："治人事天，莫若啬。夫惟啬，是谓早服；早服谓之重积德。重积德则无不克，无不克则莫知其极……是谓深根固柢，长生久视之道。"另外，从"夫惟啬，是谓早服"来看，这一原则还隐含着养生要早做准备的含义。

3. 先秦道家的养生方法

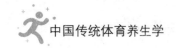

（1）少私寡欲，抱朴守真

"五色令人目盲；五音令人耳聋；五味令人口爽；驰骋畋猎，令人心发狂；难得之货，令人行妨。是以圣人为腹不为目，故去彼取此。"老子意识到声色对人健康长寿的损害，提出了"见素抱朴，少私寡欲"的养生主张。

"贵富显严名利六者，勃志也。容动色理气意六者，谬心也。恶欲喜怒哀乐六者，累德也。去就取与知能六者，塞道也。此四六者，不荡胸中则正，正则静，静则明，明则虚，虚则无为而无不为也。"庄子认为情欲使人"累德""勃志""谬心"，影响人的健康，而提出了顺应人的自然之情（安时而处顺），拒绝世俗的哀乐之情（哀乐不能入也）的主张。

（2）修养自然性道德法

德利于修身养性，提高健康水平，与儒家一样，道家亦十分重视"德"在养生方面的重要作用。"含德之厚者，比于赤子"，老子认为道德涵养高的人，身体像婴幼儿一样柔软，脸色像婴幼儿一样红润。庄子进一步发挥了老子的这种思想，提出"德全者形全，形全者神全""德全而神不亏"的观点。但道家反对儒家所倡导的世俗性道德而提倡具有超功利性、非人为性的自然性道德。

（3）"心斋"与"坐忘"

心斋与坐忘是道家养心的两个具体方法，其中心斋是排除心中的一切杂念，使心虚静得像斋戒一样；坐忘就是凝神静坐以忘心。这两种方法开端于老子的"致虚极，守静笃"，而由庄子直接提出。庄子认为："虚者，心斋也。""堕肢体，黜聪明，离形去知，同于大通，此谓坐忘。"

（4）吐纳与导引

吐纳就是"吐故纳新"，是一种以调节呼吸为主的养生方法，导引就是"导气令和，引体令柔"的意思。先秦道家多用两者作为"养形"的重要手段。

"吹呴呼吸，吐故纳新，熊经鸟申，为寿而已矣；此导引之士，养形之人，彭祖寿考者之所好也。"在这里庄子明确地提出了"吐纳"和"导引"的概念，并具体描绘了两种方法的具体操作过程。

（二）道教的贡献

先秦老庄之后，道家思想经过秦汉黄老之学、魏晋玄学、隋唐道教重玄学与宋元道教内丹心性学的发展，不断得以完善。与此同时，道教的出现，更是进一步推动了道家养生的发展。

"中国文化的根柢全在道教"，"支配中国一般人的理想与生活的，乃是道教的思想"，鲁迅和许地山的这两句话说出了道教在中国人日常生活中的重要作用。"在我国漫长的封建社会中，道教与儒家、佛教曾以三教并称，对我国古代的政治、经济、历史和思想、文化、科学技术诸方面都产生过深刻的影响。如果说，儒家是以'三纲五常'为基础，'天地君亲师'为核心，提倡'存天理，去人欲'的封建正统学派；佛教是以'戒定慧'三字为中心，内心修养为手段，以求超脱生死，涅槃成佛，追求来世的宗教；那么可以说，道教则是在我国古代宗教信仰的基础上，以'道'为最高信仰，神仙学说为核心，性命双修为手段，追求今生今世、长生不老的宗教。"先秦道家养生思想主张顺应自然以养生，但存在重神轻形、重自然轻社会的倾向，秦汉至隋唐时期道教开始试图纠正这种偏差。

中国社会科学院胡孚琛教授在他的《道学通论》一书中，从宗教形成和发展历史的角度，对"道教"的含义做出了如下概括："所谓道教，是中国母系氏族社会自发的以女性生殖崇拜为特征的原始宗教在演变过程中，综合进古老的巫史文化、鬼神信仰、民俗传统、各类方技术数，以道家黄老之学为旗帜和理论支柱，囊括儒、道、墨、医、阴阳、神仙诸家学说中的修炼思想、功夫境界、信仰成分和伦理观念，在度世救人、长生成仙进而追求体道合真的总目标下神学化、方术化为多层次的宗教体系。它是在汉代及以后特定的历史条件下不断汲取佛教的宗教形式，从中华民族传统文化的母体中孕育和成熟的以'道'为最高信仰的具有中国民众文化特色的宗教。"而其创始者就是东汉中叶的张道陵。

佛教经典，以经、律、论为架构。但道教的经典称为《道藏》，采用了一种特殊的"三洞四辅"方式。其中"三洞"即洞真部、洞神部、洞玄部，"四辅"即太平部、太清部、太玄部、正一部。其中洞真部所收大致为上清道经典；洞神部，原收三皇派经典，隋唐后，因三皇派式微，遂将注释老子、庄子、列子之书及部分天师道经典归入其中。另外，将胎息、养气、呼吸吐端以及烧炼丹药者，亦收入此部；洞玄部所收大抵灵宝道经典；平部以太平道经典为主，兼收北宗丹法；太清部收录了老庄之外的诸子书（如墨子、孙子、尹文子、韩非子、公孙龙子、淮南子、抱朴子等）。太玄部收录了内丹系统的著作，但偏于南宗；正一部，主要收录正一天师道经典，另外也收录一些南北宗丹法及神霄、雷法等。

后来，在汉人五行学说的影响下，"中央黄老君""太上老君"的观念开始出现。"太上老君"观念出现后，不少人开始认为太上老君就是老子（如正一道），或他们之间有某种关联性，并出现了"老子变化说"。

上清道兴起后，推出了新的至上神——元始天尊。但奉三皇文的道士们根本不信太上老君和元始天尊，他们信奉的是天皇、地皇、人皇。为了统合这些分歧，遂出现了"一气化三清"之说，谓元始天尊、太上老君和灵宝真君均是大道一气所化。"借由这些巧妙的说法，众水分流、彼此不相统属的关系，乃得到新的组织关联，整合成一个大家族，各安其位。"

"道教思想中，有些本于老子，有些依据墨家，有些属于儒家，乃是就其个别状而说，若由其总体形态看，那么，或许我们该说它是汉代哲学的体现。"汉代哲学，以气言道。以东汉时期流传最早的太平道经典《太平经》来说，《太平经》一百七十皆以"天地格法"来立论，认为天地之道是依据三统、四时、五行、六甲、七星、八卦、十天干、十二地支配合而成的。

"道教无论何派，都认为生命本身是极可宝贵珍惜的，都贵生而恶死。"为实现长生不死的宗教使命，道教非常重视人的健康长寿问题。有学者指出："道学是中国传统养生学的主要指导思想，它集中了养生学术之大成，一部由五千四百多卷道书组成的《道藏》就是一部包罗万象的养生百科全书。"

初期道教将神仙方术与行善积德结合在一起，但仍相信只要相信神仙和祈求福仙，神仙就会降临并保佑大家，可以说，此时的道教仍未摆脱极力外求的性质。发展到葛洪、寇谦之和陶弘景的时候，道教外求的成分逐渐减少，积德行善成了道教徒的刻意追求、成为修道成仙的必由之路。正如葛洪所说："积善事未满，虽服仙药，亦无益也。若不服仙药，并行好事，虽未便得仙，亦可无卒死之祸矣。"另外，对"调和阴阳"观念的重视，使房中术成为道教养生的重要手段。东汉的张道陵首倡"房中术"。其后，张道陵的儿子张衡、孙子张鲁以及冷寿光、甘始、东郭延年、左慈等房中术家纷纷登场。正是在这些术士的影响下，帝王们普遍乐此不疲。至班固时，他对房中术的宗旨进行了简明而扼要的概括和总结："乐而有节，则和平寿考；及迷者弗顾，以生疾而陨性命。"

（三）责学的探索与全真教的"性命双修"

先秦道家的养生之道主张兼顾生理、心理、自然、社会四方面的因素，蕴含着一个整体养生模式。"道教及道士所贵，在于精神内养。"在形神共养、自然与社会兼顾的前提下，先秦道家养生还表现出重调神轻养形，重自然轻社会的倾向。后世道家普遍加强了对"形"的重视，以至于早期道教"众术合修"，突出了养形的主导地位。到兴盛于金元时期的全真教更是明确地提出了"性命双修"的命题。可以说，成熟的道教"它所讲的清静无为，并不是对喧闹现实生活的回避，也不是对现实生活的无所作为。成熟的道教所说的清静无为，是一种极高的处事不乱的人生修养，所谓'不乱即清静，流畅即无为'"。"成熟的道教所标榜的清静无为，实际上就是指那些大隐于市间而起用无碍的人，所谓'小隐在深山，大隐在世间'。正如陶渊明的诗：'结庐在人境，而无车马喧。问君何能尔？心远地自偏。采菊东篱下，悠然见南山。山气日夕佳，飞鸟相与还。此中有真意，欲辩已忘言。'陶渊明虽不是全然的道家人物，然而，他的诗所体现出的那个精神境界，却可以说是成熟道教的精神境界。"

1. 司马谈的观点

"夫神大用则竭，形大劳则敝。形神骚动，欲与天地长久，非所闻也……凡人所生者神也，所托者形也。神大用则竭，形大劳则敝，形神离则死。死者不可复生，离者不可复反，故圣人重之。由是观之，神者生之本也，形者生之具也。不先定其神，而曰'我有以治天下'，何由哉？"思想偏向道家的司马谈认为"神者生之本""形者生之具"，形神相互依存，缺一不可，为此养生亦应形神兼养，如此才能"与天地长久"。

2. 玄学的探索

魏晋时期盛行的玄学是以老庄思想为主体的一个哲学思潮。它崇尚自然，不重视对外在事物的追求。但嵇康的遭遇给当时和后来的养生家提出了一个严峻的课题——如何处理养生与社会的协调问题。

嵇康（223—262），安徽宿县人，三国时期著名的文学家、思想家、养生家。著有《养生论》《答难养生论》《难宅无吉凶摄生论》《答释难宅无吉凶摄生论》等养生著作。嵇康认为一个人的寿命不是命中注定的，而是由本人如何立身处世来决定的。他的这一思想对后世影响极大。

嵇康本人性格潇洒、清心寡欲，为著名的"竹林七贤"之一。其养生思想颇为丰富，如在《养生论》中他提出："神躁于中，而形丧于外，犹君昏于上，国乱于下也。""修性以保神，安心以全身，爱憎不栖于情，忧喜不留于意，泊然无感，而体气和平。又呼吸吐纳，服食养身，使形神相亲，表里俱济也"等。但因嵇康对当时掌握政权的司马氏不满，而遭钟会构陷，为司马昭所杀。这一事件促使养生家不得不重视与社会的沟通和协调问题。如东晋葛洪主张"内以治身，外以为国"。养生家不能偏于一术，要"众术合修"。南朝陶弘景的《养性延命录》就汇集了前人的各种养生术；南北朝的颜之推在"单豹养与内而丧于外，张毅养于外而丧于内，前贤所戒也。嵇康著养生之论而以傲物受刑，石崇冀服饵之征而以贪溺取祸，往世之所迷也"的启示下则提出了"夫养生者先须虑祸，全身保性，有此生然后养之，勿徒养其无生也"的养生主张。

3. 全真教的"性命双修"

宋元时期，道教得到了较大程度的发展，全真教、太一教、真大道教等新兴教派纷纷产生，但太一教和真大道教影响不大。并且从元朝开始，由张伯端开创、具有理论优势的南宗内丹派和由王重阳开创、具有势力优势的北宗内丹派逐渐合并，其结果是北、南两宗炼丹派都归于全真教门下。延至明清，天师道与上清派、灵宝派合流为正一教，道教正式分为全真教和正一教两大教派，但正一教在清代衰弱，而全真教却得到中兴。而其中兴的原因，任继愈在《中国道教史》中认为"全真教的兴起，是晚唐以来日渐兴盛的内丹派道教在民族矛盾空前尖锐、符箓道教及其凋敝的合宜条件下迅猛发展的结果，是汉族庶族地主阶级的意识在道教中的一种反映"。

"全真道在道教史上的地位，类似于禅宗在佛教史上的地位和宋明理学（包括理学、心学和气学）在儒学史上的地位。道学、全真学、禅学代表着中国哲学的三个理论高峰。""全真学"这个高峰的创立者王重阳生活在一个文化深厚、道教昌盛的社会氛围里，"他的性情中又有着对生命本源的强烈追求，故上下求索，初期研习儒家经史，欲走入世报国之路而几番受挫；后来在道教高人指点下，归向以道治心救世之途，决心'跳出阴阳造化关，一心向道莫回还'。不仅如此，他还是位不肯循旧而意在独创的得道者，一旦有悟便自立自行其道，而不顾世情之反对，故有'害风'之佯狂，'活死人墓'之闭炼，自焚茅庵径直东行之异举。他有深沉的文化根基，有超绝的悟性，又有开宗立派的教主意识、宗师气象和刚毅不拔的传教信念，所以能够拓立新兴教派，使全真道异军突起，流传广远。"王重阳悟道在关中，传道、创教在胶东，并以胶东"三州五会"为基础，依靠"全真七子"的努力而传播至山东、陕西、河北、河南等北方各地。全真教的宗旨是通过修炼成仙，"围绕这个目的，全真道首重修心……倡导出家苦行，以便使人心达到清静的要求，再下手依法修炼丹道周天以结丹，然后抛却躯壳，飞天成仙"。"色财丛里寻超越，酒肉林中觅举升"，王重阳所理解的长生是"真性不乱，万缘不挂，不去不来，此是长生不死也"，这在教义上是一大改革。北宋张伯端在《悟真篇·序》中说："教虽分三，道乃归一"，认为三教乃殊途同归，但仍强调以道为主。王重阳本人出身儒门，又一度深入过佛教，最后归于道教。他打破门户之见，高举起三教一家、三教平等的大旗，他认为："儒门释户道相通，三教从来一祖风。"他将儒释道三教形象地比喻为"一根树生三枝也"。他教道众读书首选《心经》《道德经》和《孝经》三书。在全真教中，儒、释、道、墨均能在其中找到踪迹。其中，孝行是儒家的伦理原则，济世救难则带有墨家遗风。

"但见无为为要妙，岂知有作是根基"，北宋张伯端阐述性命双修丹法时主张"先命后性"，认为"命之不存，性将焉存"。王重阳则将之反过来，他在《重阳授丹阳二十四诀》中写道："根者是性，命者是蒂。""宾者是命，主者是性。"认为"只用心中清静两个字，其余都不是修行"，"真清真静，抱元守一，存神固气，乃真功也"，并提出了先性后命的养生观。这种养生观"大略是教人先收心降念，做对境不染的明心见性功夫，使心定念寂，然后静坐调息，按钟吕派传统内丹法程序，依次炼精化气，炼气化神，炼神还虚"。

全真教还将养生与治国连为一体。王重阳《重阳真人金关玉锁诀》中曾有一问，曰："何者是富国安民？"王重阳答："男子女人身中各有九江四海。"问的是国家，答的是身体。这正是道教身体与国体合一的表现。这一思想可上推至《老子河上公注》，该书的基本观点正是："治身与治国，本于同一原理，长生久视之法，即是治国安民之术。"

王重阳不但率领"全真七子"发动了一场空前的道教修炼活动，而且还留下了大量的诗文著述。其中比较重要的有王重阳的《重阳全真集》《重阳教化集》《重阳立教十五论》《重阳真人金关玉锁诀》《重阳授丹阳二十四诀》《五篇灵文》《重阳分梨十化集》，马钰的《丹阳真人直言》《丹阳真人语录》《渐悟集》《丹阳神光灿》《洞玄金玉集》，邱处机的《大丹直指》《栖霞长春子丘神仙磻溪集》，王处一的《云光集》，刘处玄的《至真语录》《仙乐集》，谭处端的《云水集》，郝大通的《太古集》，孙不二的《女丹内功次第诗》等。这些诗文著作为我们研究全真道养生思想提供了极大便利，有意者当细读之。

（四）道家养生法体系

从外求神仙的道教到刻意求善的道教，是道教发展的一大进步。然而，两者都未达到后来心性本体论道教（智慧解脱的道教）的成就。心性本体论的道教把"识心见性"作为道教的最根本问题，这与佛家的禅宗、宋明理学有异曲同工之妙。王重阳的全真道以及吕洞宾的道教、成玄英的重玄学、张伯端的正一道等就属于这种智慧解脱性的道教。智慧解脱的道教的真正的目的，也是追求健康人生的，而不是舍此（人生）取彼（神仙）的，在智慧解脱的道教观念里，神仙只不过是一个一语双关的宗教概念面已，既有其宗教层面上含义，也有其隐喻的非宗教等层面上的智慧人生的含义。

在葛洪"藉众术之共成长生"这种"众术合修"思路的影响下，在"成仙"的道路上道家养生形成了复杂而庞杂的道家养生法体系。道家把人体看作是由形、气、神三个层次组成的巨型动态开放系统。在养生方法上，导引等养生方法是养形的，行气、胎息、龟息等是炼气的，内视、存思、守一是炼神的。另外，服药补血、服气补气、采光养神等则借助外力以自固。晋代道家养生家张湛将这些养生方法概括为十要："一曰啬神，二曰爱气，三曰养形，四曰导引，五曰言语，六曰饮食，七曰房室，八曰反俗，九曰医药，十曰禁忌。"陈兵通过梳理，将道家养生法归结为如下十二类：

1. 炼神类：坐忘、心斋。
2. 气法类：行气、胎息、服气。
3. 守窍类：守一、存神。
4. 存思类：存思内景、存思外景。

5. 内丹类：独修、合修、先命后性、先性后命、性命双修。

6. 动功类：导引、按摩、武术。

7. 辟谷类：辟谷服气、辟谷服药、辟谷饮水。

8. 服食类：草木药、符水。

9. 摄养类：饮食、行走坐卧、生活起居、语言、情绪。

10. 道医类：祝由、内治、外治、药物。

11. 房中类：御女、采战、采补。

12. 金丹类：无机药物金丹、混合药物金丹。

另外，陈耀庭、李子微、刘仲宇将之归结为守一、存思、导引、吐纳、胎息、服食、外丹、内丹、房中、起居等十大内容，导引养生法之多由此可见一斑。

"道满天下""大取则大得福"。老子以"圣人"作为生命最高境界的理想人格，庄子以"至人""真人"作为生命最高境界的理想人格。唐宋五代时期，钟吕内丹学则设计了"法有三成""仙有五等"的成仙证真之阶。

道家所设计的这些生命境界由低到高可分为功利境界、全生境界、自由境界三个层次。其中，功利境界是世俗之人所处的生命状态；全生境界以维护和保全自然生命为重，是老子关注的重点；自由境界逍遥无待，为庄子所重。人能达到全生境界、自由境界，自然就能"成仙"而长寿了。

二、儒家养生：德立延年

"真正影响中国人养生观更深者，应该是儒家。""影响中国人养生观更深、更大的，或许不是道家，而是儒家。在中国文化上的许多方面，均是以儒家为主干，而道家为辅弼，养生亦不例外。"1988 年 1 月，全世界 75 位诺贝尔奖获得者聚会巴黎，探讨人类如何面向 21 世纪的问题。席间，瑞典科学家阿尔文博士讲道："人类要生存下去，就必须回到 25 个世纪之前，去汲取孔子的智慧。"就像 1789 年法国大革命将"己所不欲勿施于人"写进《人权宣言》一样，阿尔文博士的这一论断震撼了西方。儒家"祖述尧孙，宪章文武"，其养生思想可以追溯甚早。如《易经·颐卦》就提出了"养正则吉"的主张。经孔子、孟子、荀子以及后世白居易、苏轼、陆游、宋濂、曹廷栋等人的不断丰富与完善，儒家养生逐渐成为中华民族"生命的学问"。

（一）先秦儒家养生思想

儒家养生思想由孔子奠基，孟子、荀子对其进行了阐发。该派养生非常重视社会因素对人健康长寿的重要性，非常强调"礼"、道德修养和中庸之道在养生中的作用。

1. 先秦儒家养生的发展阶段

先秦养生从孔子至荀子可分为四个阶段。

（1）儒家养生的创立

孔子是先秦儒家养生的开创者。儒家以前，修养的目的多数为政治性修德，其目标是成为更好的统治者。而孔子修养的目标是变为君子、贤人、圣人。这样，儒家养生就成为

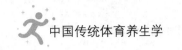

以成人之道为核心的修养之学，其所追求的是"从心所欲不逾矩"的自由境界。

孔子创立儒家养生的理论标志是仁学的建立。孔子提出了"知者乐水，仁者乐山。知者动，仁者静。知者乐，仁者寿"的观点。这里的"仁者寿"三个字正是儒家养生的要诀。

"仁者寿"的原因何在呢？孔子认为："仁者不忧；知者不惑；勇者不惧。""仁者，人也。""仁者爱人"，人的本质是仁。这改变了以往"以利为标准看待人的状况"，"使人从利益追求中挺立起精神追求，重新确立了人的本质"。这样的仁者，内在充盈自得、自省无咎无失，所以能长寿。

（2）儒家养生的拓展

关于孔子优秀的弟子，在《史记》中有两种说法。一为《史记·孔子世家》曰："孔子以诗书礼乐教，弟子盖三千焉，身通六艺者七十有二人。"一为《史记·仲尼弟子列传》说："受业身通者七十有七人。"不管是72人、还是77人，他们都是孔门弟子中的杰出者。孔子去世后，"儒分为八"，这八家对孔子思想各有继承和发展，但"基本上是以感性的体悟方式零散地提出"。

（3）儒家养生的内向发展

据《史记》记载，孟子"受业子思之门人"。1993年，在湖北荆门郭店一号楚墓发现了一部分儒家简。李学勤先生认为："这些儒书的发现，不仅证实了《中庸》出于子思，而且可以推论《大学》确可能与曾子有关。""子思是一个重视自身人格独立的人"，其《中庸》在儒家养生上的贡献就是发展了养生的日常性，使养生方法生活化、养生主体平民化、养生根据可理解化。

孟子从小就受到了良好的教育，他继承和发展了《中庸》的思想，认为每个人都有内在的善性。"仁者寿"，孟子所追求的"永恒拥有德"的人会延长其自然生命，也会成为"死而不亡者"，成为精神不亡的永恒者。可以看出，孟子的养生思想是倾向于"向内追寻"的。在修养方法上他更为强调"由心知性""由心显性""存心养性"。

（4）儒家养生的向外发展

荀子生活在战国末期，该时期，统一的趋势日渐明显，诸子思想出现了融合的倾向。荀子正是在融合百家的基础上将儒家养生继续向前推进。

荀子一生游历了赵、齐、楚、秦等国，目睹了战争的残酷和人性的丑恶。他认为"天"和"人性"都是自然而然的，认识问题要从现实出发，承认既成世界。基于这一认识，荀子强调养生的途径是"格物外求"，通过不断的学习"将外界的东西化为己有而使自己精神达到一定的目标"。

经过孔子、孟子、荀子等人的努力，先秦儒家的养生思想为后世儒家养生之道提供了一个基本框架。这个基本框架主要体现在身心共养观、动静结合观和重视养心、标举"中庸"、修德养生以及格物外求、反省内求等方面。

2. 先秦儒家的养生观

"先秦儒家的修养理论主要是以修心为主的修德、养神等，也就是说主要是精神修养"，但并不排斥肉体的修养。为此，先秦儒家形成了身心共养、动静结合的养生观。

（1）身心共养的养生观

"形具而神生"，先秦道家明确地提出了形先神后的关系，主张形神结合、身心并修来养生。儒家养生的开山者孔子一方面提出了"仁者寿"和"故大德……必得其寿"等命题，强调心理因素对健康的重要性。另一方面，孔子特别提倡饮食养生之法。其《论语》的"乡党篇"记的就是孔子饮食起居之事，其中曰："齐（zhāi），必有明衣，布。齐必变食，居必迁坐。食不厌精，脍不厌细……虽蔬食菜羹，瓜祭，必齐如也。"这段话的大意是说："孔子斋戒时必先沐浴、穿上用布做的浴衣。斋戒时，定改变平日的饮食、居住地也由内室换到外室。吃饭时，粮食不嫌舂得精，鱼肉不嫌切得细……即使是粗茶淡饭，临吃时也定要祭拜一下。祭拜时，要毕恭毕敬。"儒家养生中的这些饮食养生之道，现在读起来颇多启发。

饮食养生法主要是保证身体的健康，从上述两个方面来看，孔子本人是推崇身心共养的。

（2）动静结合的养生观

"知者乐水，仁者乐山，知者动，仁者静，知者乐，仁者寿。"先秦儒家养生强调身心共养来养生。如果说养心的关键是"静"，那么养身的关键则是"动"。孔子提倡"动静以义"的生之道，在强调"仁者静"的同时，重视"动"的重要作用，其教授弟子"射""御"等锻炼身体的内容就是明证。

3. 先秦儒家的养生原则

（1）修德养心

"先秦儒者的道德修养活动是其精神修养的核心内容。"先秦儒家大都持"主心说"，在养生上主张养心为主，而养心又以修养高尚的品德为上。"君子坦荡荡，小人长戚戚"，"仁者无忧"，正因为道德高尚的人"坦荡荡""无忧"，所以他们一般长寿。这一点对后世养生影响深远且得到了现代相关研究的证明。

须要说明的是，儒家所倡导的道德与道家不同。道家是出世的，对他们而言心情平静是道德的高级境界，而世俗的道德情感功利性太强，不是出于自然而是出于人为，所以道家普遍反对这类道德情感。儒家是主张入世的，提倡带有功利性的道德情感。在具体的操作层面上以"礼"来约束言行，认为言行做到"中庸"就达到了道德的高级境界。

（2）高举"中庸"

朱熹《中庸章句集注》云："'中者，不偏不倚、无过不及之名。庸，平常也。'子程子曰：不偏之谓中，不易之谓庸。中者，天下之正道，庸者，天下之定理。"中庸之道要求养生要适中，不能太过与不及。

孔子对符合中庸之道的"中行"性格特别推崇："不得中行而与之，必也狂狷乎。狂者进取，狷者有所不为也。"有"中行"性格的人，往往能有效地控制自己的情绪，达到"中和"的状态，正如《中庸》所言："喜怒哀乐之未发，谓之中；发而皆中节，谓之和。中也者，天下之大本也；和也者，天下之达道也。致中和，天地位焉，万物育焉。"

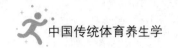

4. 先秦儒家的养生路径与方法

先秦儒家养生的目标是成就一个圆满的人，达到"止于至善"的境界。而要达到这一目标，先秦儒家提出了"格物外求"和"反省内求"两个路径。其中"格物外求"的方法主要有闻见、思虑、学习、解蔽、虚一而静，"反省内求"的方法主要有寡欲、求放心、诚、慎独、养气、践行等。当然，在具体的养生过程中，这两种方法也有互相借用的情况。

（1）格物外求的方法

闻见："不闻不如闻之，闻之不若见之。"先秦儒家特别强调闻见在养生中的重要作用。我们只有在日常生活中多闻多见，才能充分广泛地认识人性，进而有利于强化对生命的认识。

思虑：通过闻见获得的认识需要思虑对其进行加工整理。而这个加工处理的过程主要包括三个方面：一是所闻所见是否符合事实（即所谓的"正名"）；二是对所闻所见进行归类统一（即知通统类）；三是要闻见符合圆满人性规定的事物，而那些不符合圆满人性规定的则避之而不闻，即孔子所说的："非礼勿视，非礼勿听，非礼勿言，非礼勿动。"

学习："古之学者为己，今之学者为人。君子之学也，以美其身；小人之学也，以为禽犊。"学习的目的是为了自己，使自己成为一个"圣人"，而不是取悦于世。

解蔽：解蔽就是不带有一己之偏，按照事物原来的样子看待万物。而要达到这一境界，按照孔子的说法则须要学习，他在《论语·阳货》中说："好仁不好学，其蔽也愚；好知不好学，其蔽也荡；好信不好学，其蔽也贼；好直不好学，其蔽也绞；好勇不好学，其蔽也乱；好刚不好学，其蔽也狂。"而按照荀子的说法则须要"无欲无恶、无始无终、无近无远、无博无浅、无古无今"，只有这样才能"兼陈万物而中悬衡焉"。

虚一而静：这是荀子所提出的养生方法。只有做到了虚一而静才能知"道"，从而把握万物，最后归于"静"。

（2）反省内求的方法

寡欲：欲望是遮蔽圆满人性的重要因素之一，所以儒家养生特别强调"寡欲"二字。如孔子就倡导根据不同年龄阶段身心发展的特点来养生，他认为："君子有三戒：少之时，血气未定，戒之在色；及其壮也，血气方刚，戒之在斗；及其老也，血气既衰，戒之在得。"孔子的这种养生思想开创了后世中国传统养生节欲养生的先河。继之者孟子则提出了"养心莫善于寡欲"，以及"大人者，不失其赤子之心者也"的养生主张。但须要说明的是，儒家与基督教、佛教、道教等相比，最重视人有情欲这个现实了，从来不主张"禁欲、去欲"，而是使其"获得正当的满足。但一心沾在色、货、名上，生出种种念头，或为色、为货、为名而殉身害己，伤人害义，那就是被私欲掩蔽良知了。"正是在此意义上，宋明理学提出了"存天理灭人欲"的主张。这里的"灭人欲"，"不是说人不要有、不可以有欲望。去人欲，只是说克制、去除人自私自利，好名、好色、好货等欲求，时刻体察到我们还有一颗能上通天道、上合天理的良心罢了"。

求放心："学问之道无他，求其放心而已矣。""求放心就是用意识把遮蔽在潜意识层面的本心显现出来"，这样就可以"存其心，养其性，所以事天也。夭寿不贰，修身以俟之，所以立命也"，最后成为一个真正的人。

诚："诚者，天之道也。诚之者，人之道也。"天之道和人之道是诚的两个层次。儒家养生认为，只有"天下至诚"，才能"与天地参矣"。由此可见，诚是反省内求、修养身心的重要方法。颜之推《颜氏家训》的第一句话便是："夫圣贤之书，教人诚孝，慎言检迹，立身扬名，亦已备矣。"

慎独："所谓诚其意者，毋自欺也……君子必慎其独也……富润屋，德润身，心广体胖，故君子必诚其意。"在这里，《大学》不但提出了"德润身""心广体胖"，而且提出了"勿自欺""慎独"的养生方法。

"自昔孔门相传之法，一则曰慎独，再则曰慎独。"王阳明弟子刘宗周工夫所重在于慎独。他五十四岁时成立了证人社，并订立了社约。后来他在写《人谱》时，就把社约修订为《证人要旨》收入书中，其大旨就是慎独。

"吾日三省吾身，为人谋而不忠乎，与朋友交而不信乎，传不习乎。"为提升自己的道德修养，儒家要求每天都审查自己有无过失。改过之法，具见于《功过格》。而具体制定功过格条目者，当首推金大定十一年（1171年）净明道所作之《太微仙君功过格》。该功过格记有功格三十六条、过律三十九条。据清代石成金《传家宝》记载，宋代范仲淹、苏洵等皆作有功过格。明末，此风尤盛，佛教人士更是大力推广。

养气：气是一个具有复杂内涵的概念，张岱年认为"气是中国古代哲学中表示现代汉语中所谓物质存在的基本观念"，并认为孟子所谓的"浩然之气"是一种精神境界。

孟子的"浩然之气"要"配义与道"靠"直养"才能养成。只要具备了这种"气"，就能在生活中保持生活的自尊，达到"富贵不能淫，贫贱不能移，威武不能屈"的"大丈夫"境界。而要达到这种境界，则须经得起生活的磨炼，孟子云："故天将降大任于斯人也，必先苦其心志，劳其筋骨，饿其体肤，空乏其身，行拂乱其所为，所以动心忍性，增益其所不能。"

"凡治气养心之术，莫径由礼，莫要得师"，孔子的另一继承者荀子一方面强调礼以修德要寻求老师的帮助，另一方面提出了善行以养气的主张，认为："扁善之度，以治气养生，则身后彭祖。"这一点比孔子的"四勿"、孟子的"配义与道"更具有操作性。

先秦儒家人物多长寿者，如孔子七十三岁，孟子八十四岁，子贡七十一岁，子思八十二岁，子夏八十八岁，就连以"短命"著称的颜渊也活到了四十一岁。而道家人物，老子年龄不可考，列子、庄子七十六岁，尹文子六十六岁，子华子、杨朱六十一岁，平均起来低于儒家。即便是老子，传说也不过活到一百二十岁左右，不及荀子。荀子的年龄，史书记载很明确，齐宣王时，他游学齐国，年已五十多岁。春申君死后，荀子终老于兰陵。这样算来，荀子活到了一百四十岁以上。今人有对此怀疑者，认为荀子五十游齐实为十五，即便这样，荀子还是活过了百岁。况且，春申君卒后，荀子又不知活了多久。有的记载说他曾见过李斯相秦，甚至见过秦亡。如果这样，荀子的年龄便是令人咋舌了。先秦儒家长寿如斯，我们不得不惊叹于儒家养生的神奇魅力。

（二）秦汉至隋唐儒家养生思想的调整与完善

"道家与儒墨等诸家在生命价值问题上的最大区别是，道家充分认识到生命自身的可贵，视生命的自然存在为人生基本的首要的价值，即道家重视自然生命的内在价值；而儒墨等诸家都或多或少无识甚至忽视生命自身的价值，强调和凸显生命的社会价值，往往以社会价值取代生命的自然价值，从孔子的'志士仁人，无求生以害仁，有杀身以成仁'到孟子的'舍生而取义'，无不如此。"先秦儒家养生主张大养生观，"把养生作为政治与改造社会的工具"。秦汉至隋唐儒家养生在进一步发展先秦养德为本、重养生不苟生养生思想的前提下，开始大胆吸收道家的某些思想来弥补其在重视自然因素上的不足。

董仲舒承接儒家传统，提出了"天人感应"的观点，主张"循天之道，以养其身"。在汉儒辑成的《礼记·礼运》中指出："故圣人作则，必以天地为本，以阴阳为端，以四时为柄，以日星为纪，月以为量，鬼神以为徒，五行以为质，礼义以为器，人情以为田，四灵以为畜。以天地为本，故物可举也；以阴阳为端，故情可睹也；以四时为柄，故事可劝也；以日星为纪，故事可列也；月以为量，故功有艺也；鬼神以为徒，故事有守也；五行以为质，故事可复也；礼义以为器，故事行有考也；人情以为田，故人以为奥也；四灵以为畜，故饮食有由也。"而在《春秋繁露》一书中，董仲舒专门列出了"通国身"一篇，对治国与治身相通的道理进行论述，他说："气之清者为精，人之清者为贤。治身者以积精为宝，治国者以积贤为道。身以心为本，国以君为主。精积于其本，则血气相承受；贤积于其主，则上下相制使。血气相承受，则形体无所苦；上下相制使，则百官各得其所。形体无所苦，然后身可得而安也；百官各得其所，然后国可得而守也。夫欲致精者，必虚静其形；欲致贤者，必卑谦其身。形静志虚者，精气之所趣也；谦尊自卑者，任贤之所事也。故治身者，务执虚静以致精，治国者，务尽卑谦以致贤。能致精则合明而寿，能致贤则德泽洽而国太平。"董仲舒的这种思想与《吕氏春秋》"治身与治国，一理之术"的思想是相通的。这表明秦汉时期儒家更为重视社会因素对养生的作用。另外，自从孔子提出"仁者寿"的命题后，儒家养生多重德。但对于仁者为什么能长寿，董仲舒在《春秋繁露·循天之道》中的解释是："仁人之所以多寿者，外无贪而内清净，心平和而不失中正，取天地之美以养其身，是其且多且治。"

秦汉至隋唐时期王充已经注意到先天素质与长寿的关系，他在《论衡·气寿篇》中认为："夫禀气渥则其体强，体强则其命长；气薄则其体弱，体弱则命短，命短则多病寿短。"当然，王充的结论并不完全符合实际，但在当时的历史条件下能提出这样的学术观点已难能可贵。

秦汉至隋唐时期，儒家养生对道家等其他思想进行了大胆的借鉴。如董仲舒在《春秋繁露》提出了"循天之道，以养其身，谓之道也"的主张。正是在注意吸收道家思想的情况下，秦汉至隋唐的儒家养生思想开始重视自然因素对于养生的重要作用，从而使儒家的养生模式转而变成兼顾生理、心理、社会、自然四因素的整体养生模式。

（三）宋明理学的"修德养心"

"宋明以后，儒者论养生，多走三教合一的路子。这跟整个中国文化的大趋势有关，非个人好恶问题。"当个人利益与家国利益发生矛盾时，儒家更为看重家国的利益，此时它更加强调人的社会责任与义务。由于先秦儒家认为人生的首要价值就是治国平天下，所以儒家养生对形神关系、人与自然的关系探讨较少。为克服这一缺陷，东汉以后的儒家积极借鉴道家、禅宗的思想，在养形与养神的关系、自然与养生的关系等方面有所突破，进一步丰富、完善了儒家养生思想。

宋以后，儒家出入道佛，兼收并蓄而产生出"新儒学"程朱理学和陆王心学。受禅宗明心见性的影响，阐述"养心之道"成为宋明儒生们的主要任务。至"二程"之前的邵雍时，儒家"养气"的实践功夫已达到了相当高的境界。邵雍在《宇宙吟》中曰："宇宙在乎手，万物在乎身。绵绵而若存，用之岂有勤。"在《摄生吟》中，邵雍说："握固如婴儿，作气如壮士。二者非自然，皆出不容易。""心为身之主，志者气之师。沉珠于深渊，养自己天地。"两首诗探讨的炼气，"其内容应当接近于心气同流的层次"。明儒邹元标说功夫有两种：一种是因持志而入者，如识仁则气自定；一种是由养气入者，如气定则神目凝。又有由交养入者，如陈白沙诗云："时时心气要调停，心气功夫一体成，莫道求心不求气，须教心气两和平。"

"他人不是地狱"，"社会不是深渊"，儒家养生以入世的情怀，高举修齐治平的大旗，以"为天地立心，为生民立命，为往圣继绝学，为万世开太平"为理想，依靠"立德""立言""立功"来达到"死而不亡者寿"的目的。

三、中医养生：未雨绸缪

"医家养生在我国几千年的历史中一直被奉为'养生之正宗'。"中医养生形成于先秦时期，而宋以后有所转向。龚鹏程认为中医传统"古重伤寒，宋以后重温热；古重针灸，宋以后重汤液；古为巫医道医，宋以后为儒医；亦犹儒学之有汉宋也。至于河间丹溪泻火滋阴之争，则如汉学中有古今文之争、宋学中有程朱陆王之别"。龚先生的这一见解对我们梳理中医养生的历史演化有重要的借鉴作用。

（一）中医养生的元典：《黄帝内经》

《黄帝内经》，简称《内经》，共十八卷一百六十二篇，是迄今为止地位最高的中医理论经典著作，被奉为"至道之宗，奉生之始"。至于其成书年代，多数学者认为其基本内容写于战国后期，后来陆续有所增补。

《黄帝内经》作为书名，始见于刘歆所著《七略》。但《七略》后来亡佚，所以现存最早记载其书名的是东汉班固的《汉书·艺文志·方技略》。但《七略》和《汉书·艺文志·方技略》并未明确指出该书的具体内容，也未指出《素问》和《灵枢经》是其组成部分，东汉张仲景第一次指出他编撰《伤寒杂病论》时参考了《素问》，西晋皇甫谧第一次指出"《针经》九卷，《素问》九卷，二九十八卷，即《内经》也。"

"内"一般是就内容而言，正如丹波元胤《医籍考》所说："犹《易》内外卦，及《春秋》内外传，《庄子》内外篇，《韩非子》内外诸说，以次第名焉者，不必有深意。""经"本义指织物的纵线（横线叫纬）后延伸为规范、法规、原则，"作为典范的书籍"书名称"经"始于汉代。其所以冠以"黄帝"之名，并非黄帝所作，而仅是"受汉代托古风气的影响，不外乎申明其道也正、其源也远而已"。

《内经》作为书名，一开始并不是《黄帝内经》的简称。后来，因为《黄帝内经》在医学经典中的特殊地位，自西晋皇甫谧后，遂为《黄帝内经》的专称。

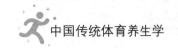

《黄帝内经》包括《素问》和《灵枢经》两部分。《素问》在张仲景的《伤寒杂病论》中首次出现以后，从无变更。对《素问》之名的解释，梁代首诠该书的全元起认为："素者，本也。问者，黄帝问岐伯也。方陈性情之源，五行之本，故曰'素问'。"北宋林亿认为全元起之解"义未甚明"，明代吴昆、张介宾等认为《素问》应是黄帝与岐伯"平日讲求""平素问答""平素讲问"的记录。

《灵枢经》亦名《九灵》《九灵经》《九墟》《针经》。该书作为《黄帝内经》分册首见于唐代王冰《黄帝内经素问注》。在该书中，王冰将《灵枢经》与《针经》两名并列，但可以看出《灵枢经》就是《针经》，乃一书而两名。学者一般认为"灵枢"之名为王冰所为，其成书年代当比《素问》略早。

（二）《黄帝内经》养生思想

中医养生，西医治病。中医的养生之道主要蕴藏在《黄帝内经》一书中，该书奠定了后世中医养生学的基本理论框架。可以说，《黄帝内经》的出现是中医养生学形成的标志。

1. 中医养生观

（1）以情制情

《黄帝内经》将人的情志与脏腑联系起来，并进一步将人体内脏与五行相搭配，这样据五行相生相克的理论，《黄帝内经》认为人的情志活动亦存在相生相克的关系，为此《黄帝内经》提出了以情制情的养生观。

（2）形神兼顾

《黄帝内经》认为："五脏已成，神气舍心，魂魄毕具，乃成为人。""百岁，五脏皆虚，神气皆去，形骸独居而终矣。"从这两句我们可以看出《黄帝内经》认为先有形体，后有心神，两者兼备才成为人。形与神是相互依存的关系，如果神去了而独留下形，人也就不存在了。为此，《黄帝内经》认为养生只有"形与神俱"，才能"尽终其天年，度百岁乃去"。

"静则神藏，躁则消亡"，养神要靠清净来完成，而养形怡神则主要靠适度运动，因为《黄帝内经》已经认识到："出入废，则神机化灭；升降息，则气立孤危。故非出入，则无以生长壮老已；非升降，则无以生长化收藏。是以升降出入，无器不有。"只有适度运动才能得到较好的锻炼，只有动静结合，神才能得到较好的保养，《黄帝内经》中的这种养生思想对后世有很大的影响。

（3）顺时养生

"五脏者，所以参天地，副阴阳，而运四时，化五节者也。"《黄帝内经》以天人感应的哲学理论体系为基石，认为人与自然是相互关联、息息相关的。四时节气变化是自然界的规律，为此，《黄帝内经》明确地提出了"故智者之养生也，必顺四时而适寒暑，和喜怒而安居处，节阴阳而调刚柔。如是则邪僻不至，长生久视"的养生观点，并专门有《四气调神大论》专篇来讨论顺时调神的问题。

2. 中医养生原则

（1）治未病

与道家、儒家养生相比，中医养生的最大特色就是在主张整体养生的前提下，提出了

"治未病"的养生原则。

"是故圣人不治已病治未病，不治已乱治未乱，此之谓也。夫病已成而后药之，乱已成而后治之，譬犹渴而穿井，斗而铸锥，不亦晚乎！"《黄帝内经》的这种"不治已病治未病"思想主要包括"平素养生，防病于先""防微杜渐，欲病救萌""已病早治，防其传变"等三个方面的内容。

"上医医未病之病，中医医欲起之病，下医医已病之病。"目前，中医的治未病思想得到了世界各国人民的普遍重视。1996 年，世界卫生组织在《迎接 21 世纪的挑战》报告中指出："21 世纪的医学，不应继续以疾病为主要研究领域，而应当以人类健康作为医学研究的主要方向。"也就是说，21 世纪医学的重心应从"治已病"转向"治未病"。2007 年 1 月，国务院副总理吴仪在全国中医药工作会议上讲话时适时地指出："随着疾病谱的改变，医学模式由生物模式向生物、心理、社会和环境相结合模式的转变，以及现代医学的理念由治愈疾病向预防疾病和提高健康水平方向做出调整，'治未病'的重要性将会进一步凸显出来。"为此，她呼吁要加强"治未病"方面的研究。

（2）得神者生

形体与精神是相互依存的关系，但在养生上两者并不是对等的关系。在形与神的重要性上，《黄帝内经》似乎更为重视"神"对养生的重要作用。如该书认为："心者，君主之官，神明出焉。""失神者死，得神者生。"

（3）平和适中

与先秦其他养生思想一样，先秦中医养生亦强调平和适中的养生原则。如《素问》认为："上古之人，其知道者，法于阴阳，和于术数，食饮有节，起居有常，不妄作劳，故能形与神俱，而尽终其天年，度百岁乃去。"《灵枢经》亦有类似的认识："故智者之养生也，必顺四时而适寒暑，和喜怒而安居处，节阴阳而调刚柔。如是则邪僻不至，长生久视。"

（4）全德养生

与儒家养生一样，《黄帝内经》亦特别强调德对身心健康的重要性。如《素问》认为上古至人长寿的原因之一就是因为他们"淳德全道"，而上古圣人"所以能年皆度百岁，而动作不衰者，以其德全不危也"。

3. 养生方法

（1）四时养生法

《素问·四气调神大论》已经认识到春温、夏热、秋凉、冬寒的四季变化规律，并在此基础上提出了养生须要注意的问题及违背的危害。这是中国养生史上第一次系统阐发根据四时变化规律来养生的论述，对后世养生思想产生了深远的影响。

（2）节情制欲养生法

节欲对养生有利，《黄帝内经》通过对"上古之人"和"今时之人"的对比中给我们提示了这一道理："上古之人，其知道者，法于阴阳，和于术数，食饮有节，起居有常，不妄作劳，故能形与神俱，而尽终其天年，度百岁乃去。今时之人不然也，以酒为浆，以妄为常，醉以入房，以欲竭其精，以耗散其真，不知持满，不时御神，务快其心，逆于生

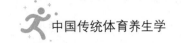

乐，起居无节，故半百而衰也。夫上古圣人之教下也，皆谓之虚邪贼风，避之有时，恬惔虚无，真气从之，精神内守，病安从来？是以志闲而少欲，心安而不惧，形劳而不倦，气从以顺，各从其欲，皆得所愿。故美其食，任其服，乐其俗，高下不相慕，其民故曰朴。是以嗜欲不能劳其目，淫邪不能惑其心，愚智贤不肖，不惧于物，故合于道。"

（3）气功养生法

"正气存内，邪不可干"，《黄帝内经》特别重视气功对于培育"正气"的重要作用，认为："上古有真人者，提天地，把握阴阳，呼吸精气，独立守神，肌肉若一，故能寿蔽天地，无有终时，此其道生。"

（三）中医养生思想的调整与完善

中医的发展大致经历了巫医、道医和儒医三个发展阶段。"上古巫祝实施医疗工作，是普遍存在于世界各角落、各民族中的事。其术法各不相同，但有一个基本观念是相同的，那就是巫祝常以鬼神邪魔来解释病因。故治病其实也就是驱邪赶鬼镇煞的过程。"至《黄帝内经》出，"邪"被解释为"邪气"，而治病之法，也由驱鬼变为祛除患者之"邪气"，"这是中国医学上的第一次大转变"，"经此变动后，《黄帝内经》所代表的'调经理气医学论'，成为医术正宗"。巫医由此分化为巫和医。

旋即，随着道教的产生，东汉末"道医"终于走上了历史的舞台。"道教在创始、发展过程中奉行的是一条以医传教、借医弘道的立宗创教模式。"这种模式使道医随道教的发展、完善而逐渐深入人心。如"杏林春暖""悬壶济世"和"橘井泉香"都与道医有关。其中，"杏林春暖"说的是汉末三国时与华佗、张仲景齐名的"建安三神医"董奉在庐山行医时不收取报酬，只要求病愈者在山上栽种杏树。时间一长，庐山一带的杏树逐渐多了起来。杏成熟后，董奉便将这些杏变卖成粮食接济穷苦百姓。人们被董奉高尚的医德所感动，就这样，"杏林"逐渐成为医生的专用词。"悬壶济世"说的是东汉时一位卖药的"壶公"，常悬壶于市且其药相当灵验。为此，后世称行医为"悬壶"。"橘井泉香"说的是西汉时期湖南有位叫苏耽的道人在成仙之前，告诉他的母亲，明年会有疾疫流行。到时可用庭中井水与橘叶来治疗，第二年，果然疫病大发，苏耽的母亲便用井水和橘叶施救众人，救人无数。后来，人们常用"橘井"为医术取名。

宋以后，医术渐与儒业合流。国家不但设立了特定的教育机构，而且儒生从医者颇多，他们"不但以《易经》等儒家经典来解释医籍，排斥禁咒、服食、辟谷、调气诸法，且不承认神仙家及房中术可列入医学传统中，形成另一次典范转移的变革。'道林养性'之说，渐成'儒门事亲'之业"，是为"儒医"。此时的儒者重视医术，除了自己的养生外，更与孝亲之实际需求有关。金代张从正的《儒门事亲》就是代表，认为："医家奥旨，非儒不能明；药品酒食，非孝不能备也。故曰：为人子者，不可不知医。"另如明末名医傅山，本是儒生；近代儒者章太炎最自负其医学。中医养生，正是在中医、巫医、道医、儒医的这种转化过程中开始调整与完善。

1. 秦汉至隋唐时期的调整

秦汉至隋唐时期道家养生、儒家养生思想得到进一步发展，尤其是佛教的进入、禅宗的出现更是给中国传统养生输入了新鲜的血液。以整体养生为特色的中医养生此时开始借鉴儒家、道家、佛家的养生思想，博采众长而又融会贯通，进一步推动了中医养生思想的发展。该时期中医养生思想的养生观、养生原则基本上没有突破《黄帝内经》所设定的框架，只是在论证的深刻性、周密性上有所进步。相对而言，秦汉至隋唐时期，中医养生方法取得的成就较为突出，这主要体现在华佗五禽戏的创编和孙思邈首次提出的饮食怡神法上。

（1）五禽戏导引养生法

关于导引的内容，《庄子》一书只简单记述了"吹呴呼吸"和"熊经鸟申"，而《淮南子》"六禽戏"——"熊经、鸟伸、凫浴、猿躣、鸱视、虎顾"，只是增加了一些导引术式。

记载具体的练功方法。《汉书·艺文志》中有《黄帝杂子步引》（十二卷）和《黄帝岐伯按摩》（十卷）似乎是导引养生方面专著，但可惜都散佚了。1973年，长沙马王堆三号汉墓出土的《导引图》，是迄今所见秦汉时期导引术的最完整资料。该导引图共44幅，包括有呼吸运动、肢体运动与器械运动三大类，动作结构已相当完善。在此基础上，汉代名医华佗终于创编了"五禽戏"。

"吾有一术，名五禽之戏：一曰虎，二曰鹿，三曰熊，四曰猿，五曰鸟。亦以除疾，兼利蹄足，以当导引。体有不快，起作一禽之戏，怡而汗出，因以著粉，身体轻便而欲食。普施行之，年九十余，耳目聪明，齿牙完坚。"五禽戏的具体操作步骤，在《云笈七笺》收录的《养性延命录》中有比较详细的记载："虎戏者，四肢距地，前三踯，却二踯；长引腰，侧脚，仰天，即返距行，前却，各七过也。鹿戏者，四肢距地，引项反顾，左三右二；伸左右脚，伸缩亦三亦二也。熊戏者，正仰，以两手抱膝下，举头，左僻地七，右亦七；蹲地，以手左右托地。猿戏者，攀物自悬，伸缩身体，上下一七，以脚拘物自悬，左右七，手钩却立，按头各七。鸟戏者，双立手，翘一足，伸两臂，扬眉鼓力，各二七；坐伸脚，手挽足趾各七，缩伸二臂各七也。夫五禽戏法，任力为之，以汗出为度。"在该书中，不但对五禽戏的具体操作步骤进行了描绘，而且提出了五禽戏的锻炼原则——"任力为之，以汗出为度"。

华佗所创编的五禽戏不仅促进了中国传统养生动功的大发展，而且对中国武术亦产生了重要的影响。如少林功夫中"上乘至精至神之术"的"五拳"以及太极拳、形意拳等。

（2）饮食怡神法

合理饮食能够"排邪而安脏腑，悦神爽志，以资血气"，为此孙思邈倡导饮食怡神养生法，认为"若能用食平疴释情遣疾者，可谓良工。长年饵老之奇法，极养生之术也"。

鉴于"食风者则有灵而轻举，食气者则和静而延寿，食谷者则有智而劳神，食草者则愚痴而多力，食肉者则勇猛而多嗔"（孙思邈《备急千金要方·卷七十九·食治》），即不同"食物"对人体身心的不同影响，为达到"和静而延寿"的目的孙思邈提倡"食气"。

2. 宋元明清时期的完善

《黄帝内经》养生思想深受道家思想的影响，其整体养生的特点"治未病"的养生原则及四时养生法等对后世都产生了深远的影响。但该书的养生思想含有一些神秘乃至迷信的成分，带有一定的机械性和形而上学色彩。宋元明清时期，中医养生在《黄帝内经》设定的框架下自觉地吸收道家、儒家、佛家的养生思想，继续前进并有所突破。这突出地表现在张景岳的《景岳全书·治形论》上。

"老子曰：吾所以有大患者，为吾有身；及吾无身，吾有何患？余则曰：吾所以有大乐者，为吾有形；使吾无形，吾有何乐……无形则无吾矣……奈人昧养形之道，不以情志伤其府舍之形，则以劳役伤其筋骨之形，内形伤则神气为之消靡，外形伤则肢体为之偏废，甚至肌肉尽削，其形可知。其形既败，其命可知。然则善养生者，可不先养此形以为神明之宅，善治病者，可不先治此形以为兴复之基乎。"（张景岳《景岳全书·传忠录·治形论》）。这里，张景岳针对老子"轻形"的观点明确地提出了自己的主张——重形，并将养形分为养护内形（实际上就是养神）和外形两个部分，颇有新意。更为重要的是，在明清时期，中医养生逐渐向通俗化的方向发展，出现了龚廷贤《延年良箴》等通俗性作品，开始较大面积地服务于普通老百姓。

《黄帝内经》为我们提出了四种理想的养生楷模：第一种是"提携天地，把握阴阳"的人，他们的寿命最长，称之为"真人"；第二种是"和于阴阳，调于四时"的人，他们已经掌握了自然规律，能够自觉地按照自然规律养生，称为"至人"；第三种是"处天地之和，从八风之理"的人，也就是能及时顺应自然的人，属于"圣人"；第四种是"贤人"，能够效法自然规律，及时学习适应自然。但愿我们在做到"贤人"的基础上，向"圣人""至人""真人"迈进。

2009 年 6 月 19 日，国家人力资源和社会保障部、卫生部、国家中医药管理局在北京召开表彰大会，对新中国成立 60 年来首届评选出的 30 位"国医大师"进行了表彰。"自古名医多长寿"，通过对王玉川、王绵之、方和谦、邓铁涛、朱良春、任继学、苏荣扎布（蒙医）、李玉奇、李济仁、李振华、李辅仁、吴咸中、何任、张琪、张灿玾、张学文、张镜人、陆广莘、周仲瑛、贺普仁、班秀文、徐景藩、郭子光、唐由之、程莘农、强巴赤列（藏医）、裴沛然、路志正、颜正华、颜德馨等 30 位"国医大师"养生经验的总结，发现"他们共有的经验是：淡泊名利，乐于奉献；饮食有节，以素为常；起居有序，不妄作劳；适度锻炼，动静结合；心胸宽阔，善待他人"。这些经验恰好涉及起居养生、饮食养生、心理养生、运动养生四个方面，体现了中医"整体养生"的思想精髓。

四、释家养生：戒定生慧

"在中国传统文化中，儒家提供了人本主义传统，道家贡献了自然主义传统，佛家宣扬的是解脱主义传统。"在"解脱主义传统"的影响下，佛教形成了"因果报应""人生是苦""一切皆空""出世解脱"等基本命题，主张涅槃清寂，超脱生死轮回，其思想主流贯解脱而非养生。但由于佛教追求"明心见性"，特别重视精神修炼，其基本教义和修行方法客观上对修行的人们有一定的养生作用。

中国与印度同为四大文明古国之一，两国间的文化接触历史悠久。公元前 2 世纪，自西汉张骞通西域始，印度文化便随丝绸之路进入中国。大约在西汉末年，佛教由印度传入中国。但印度佛教早在 12 世纪末 13 世纪初就被消灭了，而在中国却兴盛并全部保留了下来。自传入中国后，佛教"一直是自发或自觉地寻求与中国文化的结合"。最终，佛教终于在隋唐时期完成了中国化的进程，并产生了天台宗、华严宗、禅宗等新的佛家宗派。其中，"天台宗学人吸收道教的丹田、炼气和神仙等说法，作为本宗的修持方法，主张先成仙后成佛。华严宗学人竭力吸取《周易》思想和儒家道德，作为本宗思想体系的内容。禅宗学人也是在道家的自然无为、玄学家的得意忘言和儒家的心性学说的熏陶和影响下，创立以'不立文字''教外别传'和'性净自悟'为宗旨的宗派。"

"佛教有显密之分，一般认为显宗重在修心，密宗重在修身。实际上人的身心是不能截然分开的，只是显宗主张即性成佛，重在修心，密宗强调即身成佛，故在修心的同时更多地注意到身对心的反作用，进而修心的同时注意修身。另外，由于众生的根器不同而立二宗，使众生有所选择，有所侧重而已。总之，只有身心双修，全性起修，才能明心见性，福智圆满，方能登上圣位，获得解脱。因此，不管是显宗抑或是密宗，都有许许多多的养性修命的途径和方法。"一方面，佛教认为四大皆空，生命无常，反对对假象身体的贪恋执着；另一方面，佛教又认为人身难得，如果疾病缠身，既无法安心修道，死后还有可能堕入畜生、饿鬼、地狱三恶道。为"假借修真"，佛教又倍加珍惜健康，注重对疾病的预防和治疗。这其中所隐含着的养生理念，对人们具有重要的借鉴意义。

（一）"五戒十善"与止观法

佛教以"四大皆空"（地、水、火、风）、人生即苦为核心，以追求"入灭"（即涅槃）为最高境界。关于该教对中国文化的影响，中国著名史学家陈寅恪和比较文学专家吴宓曾有一段谈话，陈寅恪先生认为："佛教实有功于中国甚大。""自得佛教之裨助，而中国之学问，立时增长元气，别开生面。"与西方文化的知识之树不同，中国文化可看作是一棵生命之树。佛教既然对中国这棵生命之树增长了元气，自然也对中国传统养生产生了深远的影响。"从思想层面上看，佛教主要是对人生——人的生命与人的行为两方面展开论说，涉及的问题相当广泛……应当说，佛教是其广大信徒追求理想境界的一种认识方式和实践方式，也是人类生存与发展的生活经验与特殊智慧，其中所包含的合理因素是值得我们甄别借鉴和批判继承的。"佛教以有生为空幻，重视精神的超脱。"与其他宗教完全以信仰为基础不同，佛教的解脱，除信仰外，还可靠智慧来获得"，而智慧又从宗教实践中获得，即"定生慧"。

1. 五戒十善

定生慧的前提是要用正确的方式来约束人。而这种"正确的方式"，佛教将之归纳为"戒"和"善"。佛教宗派较多、戒数不一，其中比较常见的是五戒、八戒、十戒和具足戒。

五戒是不杀生、不偷盗、不邪淫、不妄语、不饮酒，这是佛家信徒终生应遵守的戒规。

五戒之外，再加上不眠坐高广华丽之床、不装饰打扮与观听歌舞、不食非时食（正午过后不吃饭）三戒即为八戒。八戒之中，前七戒为戒，后一戒为斋。八戒是临时奉行之戒，受戒期间，临时过着出家僧人一样的生活。

十戒是7~20岁出家男女（男称沙弥、女称沙弥尼）奉行的戒律，其内容与八戒相似，它将不装饰打扮与观听歌舞分为两戒，然后再加上不蓄金银财宝一戒合为十戒。

具足戒，又称大戒，是佛家比丘和比丘尼所受的戒律，其戒条说法不一。我国僧人在隋唐以后都依《四分律》受戒。其中比丘戒250条、比丘尼戒348条。

佛教的这些戒律对人的身体健康是极为有利的。《弘明集·奉法要》中指出的"不杀则长寿，不盗则常泰，不淫则清净，不欺则人常敬信，不醉则神理明治。已行五戒，便修岁三月六斋"便说明了这一点。

与戒律相应的是"十善"，即不杀生、不偷盗、不邪淫、不妄语、不两舌、不恶口、不绮语、不贪、不嗔、不痴。《坛经》将"奉行十善"与明心见性直接联系起来，把它们看作修善心去恶心的重要途径。这又与儒、道两家的修德养生法类似，同样对人身心的完善、对人的长寿有重要的作用。

2. 止观法

佛教的基本理论为苦、集、灭、道"四圣谛说"。其中苦谛认为生命是痛苦的，我们每一个人都是苦着和挣扎着来到这个世界；集谛指人生痛苦之根由；灭谛为人生之目标（涅槃）；道谛指为摆脱痛苦，进入涅槃之道路、方法。小乘佛教注重的是自身的修行和解脱，而大乘佛教则是以慈悲心为本，行入世的事业，强调普度众生。不管是大乘佛教还是小乘佛教，都离不开止观法。

"止观法是佛教万法之本"，关于什么叫止观，有各种各样的解释，"通俗地讲，止就是止息一切后天的世俗妄念，使心高度集中在某一处，专注于某一境，达到湛湛寂寂，一念不生，为的是更好地显现先天的清净本元心……观，就是通过观想来破除烦恼妄见，而且通过修炼使心灵离开后天的烦扰，进入先天的定静后，再对宇宙万事万物（包括人自身的生理、心理）进行推求、简择、照察、观想，从中获得种种真谛，产生种种智慧。对于一切达到历历明明，万象森然"。这样看来，"止观不限于传统的静坐默想，而是要体现在日常生活的一切方面，即在日常生活的住、行、坐、卧等四威仪中也要有止有观，随时随地做到止观双修"。

（二）慧能：直接面对事实本身的生存智慧

"在隋唐佛教各个宗派中，禅宗的中国化特色是最为典型的"，而"唐中期以后，宗派争鸣，禅宗以其独特的传教方式及其僧团组织方式得以发挥其特殊优势，成为势力最大、影响最深的宗派，影响不但遍及全国，还远播海外"。《坛经》正是一本禅宗著作，它由禅宗六祖慧能口述完成，是我国僧人著作中唯一称经的重要典籍。关于其地位，有学者认为："慧能《坛经》在中国佛教史和禅宗史上的意义，是无论怎样估计也不会过高的。"

通常而言，宗教经典要么是传达神的旨意（如《圣经》），要么是教授精英的说教（如《塔木德》）。而《坛经》则截然不同，"它是一个被视为'獦獠'（近似于'动物'的未开化者）、一个不识字的樵夫经历与感悟的口述"。"与学术'精英'著作不同的是，《坛经》突出了山野樵夫的生存经历与体验"，其基本哲学思想是"直接面对事实本身。它重视事实的直接做，直接接触，直接显现，直接体验；而真谛，就在事实之中；真谛，就是'事实真相'"。这似乎匪夷所思，但其道理却十分简单。宗教所面对的最重要的问题就是人的生死。而只有生活在社会最底层的人才有可能经受人生中最多、最严峻的生死考验，进而对生死讲出最精辟的道理。

"慧能严父，本贯范阳，左降流于岭南，作新州百姓。此身不幸，父又早亡。老母孤遗，移来南海。艰辛贫乏，于市卖柴。"慧能生而不幸，三岁时，父亲早亡，只能与母亲靠到集市上卖些柴草为生。谋生，成了慧能的头等大事。慧能所要考虑的是柴米油盐等日常生活中一个人生存最基本的必需品。面对生活的艰辛，慧能年龄虽小，但不逃避困难，而是敢于面对并尽力克服之。

在"尽力克服"困难的过程中，慧能养成了根据具体情况和实际需要，巧妙应对的"契机智慧"。依靠这种"契机智慧"，慧能走出了一条"不惟书""不谋权势"，适合自己的成佛之道、养生之路。

早在先秦时期，老子就提出"以智治国，国之贼""治大国若烹小鲜"的主张。"烹小鲜"是人们生活中的小事，但这凡人小事中往往蕴含着"大道理"。慧能正是在食物的缺乏和寻找过程中，在触摸到生存底线的前提下寻求到了"大道理"，从而成为一代佛门宗师、养生大家。

（三）禅宗的基本思想与养生

"人性本清净"和"定慧一体"是禅宗的两个基本教义，这两个基本教义中蕴含有丰富的养生思想。

1. 人性本清净

方立天教授认为，心性与直觉是中国佛教哲学思想的两大要点。《坛经》认为："我心自有佛，自佛是真佛，自若无佛心，何处求真佛？汝等自心是佛，更莫狐疑。外无一物而能建立，皆是本心生万种法。故经云：心生种种法生，心灭种种法灭。"对禅宗而言，佛在自己心中。佛本身是清净的，那么人性、人心也应是清净的。但在现实生活中，人由于受到诱惑，产生了种种妄想，使本来清净的人性沾染上了"尘埃"。修佛的目的就是去掉心中的妄想，从而净心而能自悟本心。这与道家"致虚极，守静笃"和儒家的"人生而静，天之性也"的观点是一致的，同样对人的身心健康有一定的作用。

作为佛教的一种，禅宗缜密、深刻的"养心之道"的论述，一方面对儒家新理学、全真教的产生起到了较大的推动作用，另一方面其本身所蕴含的养生思想，对道家养生、儒家养生、中医养生、武术养生等的调整与完善提供了绝佳的思想元素。

2. 定慧一体

"中国佛教实践论的本质是直觉论，直觉论典型地反映了中国佛教学者锐利、独特的思维方式。"佛教的直观思维方式多种多样，但最为重要的是般若现观和禅悟。般若是指洞见一切事物及道理的佛教最高智慧，其具体方法很多，但以直接与认识对象沟通，与对象合二为一，直观认识对象的"现观"最富典型意义；禅悟"其实质是提倡心净自悟，即心即佛，无论是机锋、棒喝，还是呵祖骂佛，都是为了寻求心灵的自我解脱"。而这种"寻求心灵自我解脱"的禅悟思维方式与"定""慧"紧密相连。

"定"指心专注一境而不散乱的精神状态，在中国它常常与"禅"连称为"禅定"。佛门弟子修习的正业是"一禅二诵"。禅定时要求呼吸自然，"不声、不结、不粗，出入绵绵，若存若亡"，神色安详、心无杂念。慧能根据明心见性、立相无念的思想，把成佛完全归于内心的自觉，只要做到"无念"，无论干什么，行住坐卧，都算是禅定，都可以成佛。"这样就把佛教的禅定与世俗完全融为一体，使禅宗进一步世俗化。"

"慧"指由"定"而产生的智慧。在早期佛家时期，"定""慧"是分开讲的，发展至南禅时，禅宗讲"定""慧"结合在一起并称，提出了"定慧一体，不是二"的主张。

如何才能做到"定慧一体"呢？慧能认为应"先立无念为宗，无相为体，无住为本"，这实际上是一种净心的方法，与庄子"心斋"有类似的养生功效。

3. "祖师禅"与养生

佛教虽有不同观点流派，但都主张学佛要经过"禅定"这一阶段。

在我国古代的静功体系中，以内丹术与坐禅最为重要。其中坐禅源自印度，在中国获得了很大的发展。尤其是隋代智颛所创立的天台宗，对国外的坐禅影响很大。

禅宗的思想源于禅学，但不同于禅学。禅学有两个特点：一是"藉教悟宗"，即依据经典教义去修习；二是"静坐渐修"，即修行者闭目枯坐，渐修而悟，但禅宗却不同。《坛经》反对"住心观静，长坐不卧"式的坐禅，而提出了自己的禅定方法："善知识，何名坐禅？此法门中，无障无碍，外于一切善恶境界，心念不起，名为'坐'；内见自性不动，名为'禅'。善知识，何名'禅定'？外离相为禅，内不乱为定。外若著相，内心即乱：外若离相，心即不乱……善知识，于念念中，自见本性清净，自修自行，自成佛道。"

慧能这种反对文字、讲求顿悟的禅法与其他禅法不同。因此，禅学把以往的传统佛学称为"如来禅"，即以如来的经典为修习依据的佛学；而慧能以后的禅宗则被称为"祖师禅"，意即靠祖师传授，自己领悟。

"佛向心中作，莫向身外求"，"祖师禅"是一种直指人心的清心净心之法，与道儒两家所主张的清静养神法有异曲同工之妙。

4. 少林功夫与养生

公元 496 年（北魏孝文帝太和二十年），雄才大略的孝文帝为跋陀建造了少林寺供其"居之，公给衣供"。跋陀是禅、律高僧，他的两大弟子僧稠（480—560）和慧光（487—536）继承了他的事业。南朝宋时（420～479），被称为"禅宗初祖"的菩提达摩来到中国。约 490 年，菩提达摩在嵩山一带穴居。其主要弟子有僧副、道育、慧可等。武德二年（619 年），王世充在洛阳称帝，号"郑国"，派其侄王仁则扼守柏谷庄，并将之改称辕州。武德四年（621 年），少林寺上座善护，住持志操、都维那惠，寺僧昙宗、普惠、明嵩、灵宪、普胜、智守、道广、智兴、僧满、僧丰等十三人在粮州司马赵孝宰等人的配合下，里应外合，夺取了辕州，摘拿了王仁则，归顺了秦王李世民。此后，少林寺逐渐走向兴盛。

"尽管达摩祖师与少林寺关系不明，但长期在少林寺地区内活动是毫无疑问的"，"少林寺成为禅宗祖庭，达摩祖师为禅宗多祖师，这是历史产物。我们应当尊重历史，因为这里面凝结着古人一代又一代的真诚和理解"。作为禅宗祖庭，少林寺产生的少林功夫讲求"禅武双修"，坐禅、易筋经、武术技艺、素食主义等均对延年益寿十分有益。

（1）"禅武合一"的少林功夫

"中国之拳术，虽派别繁多，要知皆寓有哲理之技术。"武术黏附佛教，是中国武术的奇缘，是中国佛教的奇观。少林武术对佛教的黏附，保证了少林武术在一个相对稳定的环境中成长起来，形成了完整而丰富的少林功夫专业技术体系。

少林功夫专业技术体系包括拳术、器械和少林绝技三大类。据少林寺拳谱记载，少林武术套路有 708 套，其中拳术和器械套路 552 套，另有七十二绝技、擒拿、格斗、卸骨、点穴、气功等各类攻法套路 156 套。现在重新收集整理的少林寺拳术套路 178 套，器械套路 193 套，对练 59 套，其他套路 115 套，共计 545 套。这仅仅是对嵩山少林寺武术规模的统计，如果把南少林武术和北少林武术以及民间流传的套路算进去，少林武术的技术体系恐怕还要丰富得多。

少林功夫拳术以拳种分主要包括少林金刚拳、少林五合拳、少林看家拳、心意把、大洪拳、小洪拳等；以地域分则包括嵩山少林拳法、南少林拳法和北少林拳法等。

少林功夫技术体系中的器械主要包括少林刀、枪、剑、棍、九节鞭、暗器、稀有兵器（虎头钩、方便铲、达摩杖、牛角拐等）等，其中以少林棍最为有名。"诸艺宗于棍，棍宗于少林"（茅元仪），"以剑技（棍法）名天下"（俞大猷）的少林棍法内容丰富，富有特点。少林棍法动作简洁，朴实无华，套路短小精悍，攻防明显。依据"打人千万，不如一扎"的原理，少林棍法"兼枪带棍，三分棍法，七分枪法"（程冲斗）。其主要内容有小夜叉一、二、三路，大夜叉棍、阴手棍，破排一、二、三、四、五、六路，六合阴手棍、六合风里夜叉棍、白蛇棍、风火棍、俞家棍等。

少林绝技包括格斗、少林气功、少林打插秘诀、少林点穴法、少林摘拿法、少林七十二艺、少林长寿法、少林寺伤科等。

（2）少林武术的德行思想

"技击之道，尚德不尚力，重守不重攻"（妙兴大师），根植于"仁义之国""礼仪之邦"文化土壤之中的少林武术，尚武与尚德并存。

少林武术崇德主要表现在以下几个方面：一，对"分筋截脉"技术的重视。"兵刃之举，圣人不得已而为之，而短打宁可轻用乎？故即不得不打，仍示之以打而非打不可之打，而分筋截脉之道出焉。圣人之用心苦也。夫所谓截脉者，不过截其血脉，壅其气息，使心神昏迷，手脚不能动，一救而苏，不致伤人。"二，狠毒招式练左手的规定。少林阴劲轻功一指禅、朱砂掌、仙人掌等功"着人必死，无药可救，似太嫌狠毒，有乖仁道"，为了防止"无意中伤人"，因此规定这些功法宜练左手。三，少林戒律的约束。少林武德受到禅宗教义、孔孟仁学价值观和英雄侠义精神的影响而集中地表现在少林戒约上。如杂"八打""八不打"等，蔡宝忠研究认为少林戒约的发展经过了四个阶段：从佛教"五戒律"到少林武术"十禁约"的出现为第一阶段；少林武术"十戒约"的出现为第二阶段；明末清初重订少林戒约为第三阶段；1984 年少林武术新戒约的出现为第四阶段。从上述四个阶段看，少林戒约的发展变化有"从微观到宏观""由旧款到新生"等的特点。系统研究、整理少林武术的这些武德思想对于少林武术的承传和发展将起到十分重要的作用。

（3）少林伤科与养生思想

古印度输入中国的学问总称"五明学"，即内明（佛学）、因明（相当于逻辑学）、声

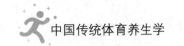

明（语言、文字学）、工巧明（工艺、技术、历算学）、医方明（医学）。"这五种学术在印度，好像六艺在我国，被视为国粹。"随着佛学的进入，印度医学亦传入中国。在中国许多佛教寺庙内不但供奉有药师佛，而且还出现了镇江神医僧、鉴真和尚等著名佛医。汉代名医华佗曾受到印度医学的影响，有学者认为"华佗可说是融印度医术与本国医术为一体的先驱"，陈寅恪先生更是怀疑华佗为天竺人。印度医学对中国的影响可见一斑。

禅宗祖庭、佛学圣地少林寺的僧人们在习武的过程中难免会出现一些伤病，这促使少林伤科发展完善起来。少林伤科属于佛家伤科（主要是骨伤科）的一部分，其学派的形成以明代异远真人的《跌损妙方》面世为代表，该书的学术思想主要表现为：临证首务，当辨死生、察目验伤、按穴论治、治法灵活和用药平和，善使归经等几个方面。异远真人后，少林伤科代有传人，得到不断的丰富和完善。少林伤科以解剖学说、气血学说、经络学说、藏象学说、阴阳五行学说等为基础理论，特色主要表现为内伤诊治、穴道论、伤科辨证及遣方用药等方面。

"固灵根（内气）而动心（意念）者，武艺也；养灵根而静心者，道艺也。"武术与养生相互联系，某种意义上可以说养生是武术的基础，武术是养生的致用，"保护自己和消灭对方本来是统一的"。少林养生思想是少林寺僧在长期的实践中逐渐发展起来的。据清代少林和尚玄贵所撰写的《少林寺长寿旨要》记载，少林寺长寿法（养生法）的内容有十三种，即参禅养生法、膳食健脾法、阳光照身法、冷水浴身法、寒暑风育法、气功延寿法、走越轻身法、硬功壮体法、金刚固体法、金刚延寿法、医秘延寿法、按摩疏内法、武术健身法。

（4）少林武术的美学思想

"起舞莲花剑，行歌明月弓"，少林武术与中国美学、艺术等有着天然的联系，不断地对中国传统美学思想进行了黏附、吸纳。如中国传统美学的"韵""气""形神""趣""意境"集中地体现在少林武术"短小精悍""步法随便""拳打一线"和"卧牛""滚出滚入""神形一体""曲而不曲，直而非直""起望高，缩身而起""朴实无华"等的风格特点上，形成了少林武术独有的"术语美""姿态美""劲力美""节奏美"和"结构美"。

佛教认为生命存在共有地狱、饿鬼、畜生、阿修罗、人、天、声闻、缘觉、菩萨、佛十个层次（十界），佛是由修性而达到了最高境界。少林功夫作为少林寺僧人的生活组成部分，被纳入学佛修禅的过程中。修习少林武术一般有九个阶段，即结缘、仰慕、抱负、痴迷、行动、认识、信仰、感悟、见性。"无所住而生其心"，少林禅宗追求现世解脱成佛，当少林寺僧人将这种精神贯穿到少林功夫的习练过程中时，便获得了跟其他流派不同的武术养生效果。

五、武术养生：术道合一

中国哲学不同于希腊哲学，希腊哲学的对象是自然，以自然界为主要课题（习于外看），而中国哲学的对象是生命，以生命为主要课题（惯于内求）。作为人体文化的武术当然不可避免地要受到中国哲学的影响，而这种影响主要表现在武术巧妙地将健身和技击融为一体。健身是保养生命，而技击则是保存生命，两者本来就是统一的，在此角度上可以说武术是一种如何保养生命和保存生命的学问。"武术既是竞技，又是健身"，"武术生于搏击，用于健身"，这些观点恰是对此的最好注脚。

武术健身具有"机理深邃、健身于乐""内容丰富、老少咸宜""身心化一、肌体协调""气神两合、内外兼修"的特性，随着社会的发展，武术的健身功能逐渐得以强化而最终形成了健身武术——木兰拳，"练为养"的武术健身思想得以成熟。

（一）武术的健身功能

武术具有健身的功能，先民对此已有较清醒的认识。从《管子·小匡》中的"有拳勇股肱之力，筋骨秀出于众者"的记载，可以看出当时的人也许已经认识到"拳勇"与"筋骨秀出于众"的关系。从《史记·太史公自序》中"非信廉仁勇，不能传兵论剑，与道同符，内可以治身，外可以应变，君子比德焉"的记载我们可以看到，先人对"传兵论剑"与"治身"有一定关系已有所认识。唐代的《开元释教录》有"宫中常议日百僧斋，王及夫人手自行食，斋后消食习诸武艺"的记载，说明"习武艺"与"消食"有一定的关系。唐代还认识到角抵与健身的关系，从"七月中元节，俗好角力相扑，云秋瘴气也"的记载来看，人们已认识"角力相扑"可以抵御"瘴气"的侵害。

"武术对人体的探索一直以来以技击实践为推动力。从最初的本能自卫需要到后来的军旅武术，一直以最大的破坏力为目标。但明清之后，随着太极、形意等拳派的出现，武术家吸收了内丹技术与道、儒两家的哲学观，将武术训练最终提升为某种人生哲学的实践。但它对内炼技术的贡献，在于人体力的开发和姿势合理化的尝试。站桩与动功至今仍是气功研究的热点。"中国在"天人合一"的生命观，"贵生""重己"的身体观的影响以及历代知识精英的努力下，形成了发达的养生思想，明清之际，这种思想普及于社会，从而使武术与导引养生的交融、吸收成为可能。

明代问世的《易筋经》"构建起了武术功法的理论框架，辑录了丰富的武术功法，收入了促进武术功法训练成效的保障措施，并且始终沿着以增进习练者身心健康的方向不断发展"，可以说《易筋经》的出现"标志着武术功法运动已经在武坛中率先自成体系并率先迈入了体育化进程"。另外，该时期的武术家长乃周还详细地阐述了"练形以合外，练气以实内"的"内外兼修"的拳学主张。

最为重要的是明清时期出现了集武术、导引、中医理论为一体，以"详推用意终何在，延年益寿不老春"为习武主张的太极拳。无独有偶，少林拳亦提出了"习此技术者，以强健体魄为要旨"的拳学主张。这些都将武术养生推向了一个新的高度。

（二）颜李学派"文武兼修"的思想

颜元（1635—1704），初姓朱，乳名园儿，19岁中秀才时，取学名邦良，字易直。37岁除夕，自易名为"元"，其浑然之字可能是此时所起，39岁由蠡县回原籍博野县，恢复颜姓，其姓名开始称为颜元。因颜元中年后倡导习行学说，"立志做书本以外的学问"，"样样都去实行，自己打靶，自己赶车"，书屋名为"习斋"，所以世人尊称他为习斋先生。

梁启超称赞说："中国两千年提倡体育的教育家，除颜习斋外只怕没有第二个人。"颜元热心于教育活动，执教四十多年，逐渐形成了"文武兼修"的"实学"思想，后经李塨（1659—1733）"第二大弟子"王源（1648—1710）等高足的努力，终于成为轰动一时的"颜李学派"。该学派积极主张"文武兼修"且躬身实行，把武术的修炼纳入自己的学术体系中，成为其鲜明的特色。

1. 颜李学派教育的主要内容

颜元"在政治、经济、哲学和教育思想等方面，都努力熔铸先儒的进步思想于一炉"。在哲学认识论上，他强调"见理于事""因行得知"的唯物主义反映论观点。在社会改革问题上，他提出"七字富天下：垦荒、均田、兴水利；以六字强天下：人皆兵、官皆将；以九字安天下：举人才、正大经、兴礼乐"。在教育思想上，以"转气运人"自喻的颜元认为"救弊之道，在实学，不在空言……实学不明，言虽精，书虽备，于世何功，于世何补"。他在《存学编》中指出："著《存学》一编，申明尧、舜、周、孔三事、六府、六德、六行、六艺之道，大旨明道不在诗书章句，学不在颖悟诵读，而期如孔门博文、约礼，身实学之，身实习之，终身不懈者。"高度概括了颜元的"实学"教育思想主要体现在"三事三物"的治学内容和"实习实行"的治学途径两个方面。颜元强调"动以致强"，在教育内容上提倡"文武兼修"，尽管他走的是"以复古为解放"的老路，但的确是中国早期思想启蒙的光辉一页。

2. 颜元及其门人的体育实践活动

颜李学派的学者不但是理论家，更是实践家。颜元身体非常健康，他不但有《四存编》惠世，更是弹琴、骑马、技击、医术等方面的能手。李塨、王源等也大抵如此。

"一身动则一身强"，颜元主张"常动则筋骨竦，气脉舒"，此话与今天的"生命在于运动"异曲而同工，他认为真儒应像孔子一样"文武兼修"，既身体强健又博学多才，在这种思想指导下，颜李学派极为重视体育活动。

"盖先生之学，自蒙养时即不同也"（李塨），生活在多慷慨悲歌之士的燕赵大地之上的颜元从小即与体育结下了不解之缘，他的武术根底既有家学，又有师承。当他确立了自己的实学思想后，更是主动、自觉地"终夜不辍"地坚持练习射箭、拳法、刀枪剑棍等技艺，并最终成为一个不凡的武术家。

1691 年，为宣传自己的学术主张、结交豪士，颜元以 57 岁的高龄开始南游中原。在开封街上，颜元遇见颇不寻常的朱超（字越千），便约来寓所沽酒对酌，谈论经济，论毕，颜元提剑便舞，并作"舞剑歌"以抒心中之情："八月秋风凋白杨，芦荻萧萧天雨霜，有客有客夜彷徨。彷徨良久鸲鹆舞，双眸炯炯空千古，纷纷世儒何足数，直呼小儿杨德祖。樽中有酒盘有餐，倚剑还歌行路难，美人家在青云端，何以赠之双琅耳。"由此推测，颜元有可能是带剑出游且剑舞达到较高的水平。过开封后，颜元辗转来到商水，以"吴名士"之名拜访了一位名叫李子青（木天）的侠士，并与之论学比武。李子青也是一位"文武双全"的人，他基本同意颜元的观点，两人"折竹为刀"比武，"舞相击数合，中子青腕"，于是李子青大惊，他万万没想到颜元武技如此之高，感叹道："吾谓君学者尔，技至此乎！""遂深相结"，并且让他的三个儿子拜颜元为师。由此来看，颜元不但精于

"遍地花草"的"花法武艺"——"剑舞",更精于技击,说颜元是一位"打练合一"的武术家当不会太过。王源在《颜习斋先生传》中详细地记述了这次会见,毛泽东在《体育之研究》中说颜元"学击剑之术于塞北,与勇士角而胜焉"就是指这件事。如颜元大弟子李塨武有家学,对射学犹有兴趣,著有《学射录》,是今天我们研究古代射箭的珍贵资料。颜元晚年弟子王源,性刚好学,尤好兵法,有《兵论》传世。颜元主持漳南书院时带在身边的弟子钟陵舞刀时"观者如堵,莫不嗟叹"。

1682年,李晦夫(李塨父)设"谷日筵",颜元的朋友、弟子皆来欢聚,席间大家舞刀(单、双)、技击、步射、作文赋诗,这种带有豪气的"学术沙龙"活动可看作一次颜门"文武"大展示。

3. 颜李学派设学与执教中对"武"的重视

颜元从1658年设"思古斋"执教到1704年逝世,教学生涯达47年,教育思想逐步完善,最终形成了他的实学教育思想。

"学校也,教文即以教武",颜元认为学校教学应"文武"兼顾,基于这种认识,他把射、御等教育写进"习斋教条"中,列为学校的"必修课",规定"五、十日习射"。

1696年,颜元因被三请"不得已"前往肥乡主持漳南书院,当时的漳南书院只建有一斋学舍,于是颜元与当时的学师郝文灿商量,本着"宁粗而实,勿妄而虚"的原则对校舍进行了规划。设"文事斋""武备斋""经史斋""艺能斋"四斋和北向"暂设"的"理学斋""帖括斋"两斋。为"武备"训练的需要还在书院门西建有"步马射圃",武备斋主要设兵法、战法、射、御、技击等科目。讲学之外,颜元就带领学生"习礼、习射、习书数,举石超距,技击歌舞",书院生机勃勃。习讲堂竣工时,颜元为之书联一对,曰:"聊存孔绪励习行,脱去乡愿禅宗训诂帖括之套;恭体天心学经济,斡旋人才政事道统气数之机。""励习行""学经济"可看作漳南书院的"校训""校风",其实学教育思想可见一斑。

颜李学派"文武兼修"的实学思想在历史上曾产生过巨大影响。颜元一生偏居家乡一隅,活动范围主要集中在以蠡县、博野为中心的直隶中部及京兆地区,即今河北和北京一带。超出这个范围的活动仅有东出寻父和南游中原两次。但由于颜元思想的魅力、社会条件的需要以及颜元和颜门弟子(尤其是李塨和王源)的努力等合力的作用,清初颜学在学界和政府官吏中已有影响。

晚清,由于社会形式的变化,颜李学派重新得到重视。19世纪60年代,公羊学大师戴望著《颜氏学记》,遭到朱一新、程仲威(著有《颜学辩》)等人的猛烈反驳,尊颜与批颜之争开始。民国初年在学界梁启超、政界徐世昌的大力推广下,颜李学大兴。颜李学派的思想还深深影响了青年毛泽东。近些年,对颜李学派的研究兴盛起来,出版了不少的论著和关于颜李学派的言论集,彰显了颜李学派学术思想的巨大魅力。

(三)"体育救国思潮"下的武术强种运动

近代,列强侵扰,中国力倡"尚武精神","这一代充满担当精神与悲剧意识的仁人志士,颇多以游侠许人或自许的诗文,而其生存方式与行为准则也有古侠遗风",这股"遗风"形成了中国新文化运动中的一个重要思想学派——体育救国论。梁启超指出"其

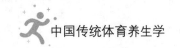
人皆为病夫，其国安得不为病国"，并撰写了《中国之武士道》以宣扬"尚武精神"。

体育救国的理论，源于孙中山"强国强种"的体育主张。孙中山认为"夫欲图国力之坚强，必先求国民体力之发达"，他还为精武体育会题词"尚武精神"、为上海中华武术会题词"尚武楼"。新文化运动的旗手陈独秀提出了"兽性主义"的主张，认为中国"自古以来，专门讲德育，智育也还稍稍讲究，惟有体育一门，从来没人提倡……以至全国人斯文委弱，奄奄无生气，这也是国促种弱的一个原因"。1917 年，青年毛泽东以"二十八画生"的别名在《新青年》杂志上发表了《体育之研究》的论文，发出了"文明其精神，野蛮其体魄"的号召，提倡"兽性主义"。青年才俊恽代英亦在 1917 年的《青年进步》杂志上发表了体育研究论文《学校体育之研究》。伴随着"体育爱国热潮"的兴起，一些军界人物、武术人士亦重视武术的作用，对武术的发展起到了积极的作用，如张之江、霍元甲等。中央国术馆成立的目的就是"以达明耻教战，自卫图强之使命"，为此，张之江提出了"强种救国，御侮图存"的口号。精武体育会的陈公哲认为，"精武之直精神"是"人人摒嗜欲，淡名利，事务求实践，力戒虚骄，斯造成一世界最完善，最强固之民族"。

"体育救国"呼声四起的时代氛围中，武术的健身功能进一步得到宣扬、强化，如在张伯苓创办的南开学校里，极为重视体育锻炼，"南开最好的学生"周恩来在南开就读时就曾跟韩慕侠"学会国术健身方法"。

适应时代的发展，此时各传统武术拳派普遍注重自己拳种的锻炼效果。如姜容樵将其师张占魁自编且自己常年坚持锻炼的功法简化为十二式，作为形意拳的基础练功手段；王芗斋创编的"意拳"则强调站桩（养生桩和技击桩）的锻炼，培养元气。成立于 1911 年的北京体育研究社在 1919 年"呈教育部请定武术教材文"中，认为中国武术"为最良好之运动法"，并具体列举了武术的八大优点，即"使人身全体内外平均发育，得精神之修养，增进智慧，陶冶性情，便于锻炼，富于应用，材料丰富，老幼咸宜"。

此时太极拳沿着"延年益寿不老春"的思路进一步向健身化、大众化方向发展。主张体育教育化、体育普及化的褚民谊认为"太极拳最适合普及于全民推展，其理由即为'三不费主义'：不费钱、不费时、不费力"，他据自己所学的太极拳改编成太极操推广且取得了巨大的成功。

"土洋体育之争"后，针对武术缺乏科学性的质疑，"国术科学化"成为一种趋向，从此人们开始有意识地运用西方的解剖学、生理学、生物力学等"科学"研究武术，出现了《科学的内功拳》《科学化的国术·六路短拳》等学术著作，这种思潮直接影响到现代的武术研究。

（四）新中国武术健身功能的强化

1949 年以前的中国武术"徒以文字推行，而无实际有力的执行机构"。中华人民共和国成立后，党和国家领导人高度重视武术问题。1949 年 10 月，政务院批准筹备成立中华全国体育总会，朱德同志在筹备会上指出："要广泛地采用民间原有的许多体育形式。"筹备委员会主任冯文彬指出"要开展武术活动"。1952 年 6 月毛泽东同志给中华全国体育总会写了"发展体育运动，增强人民体质"的题词，号召开展各种体育运动。在此社会大背景下，中国武术事业蒸蒸日上，为了国民体质的需要，武术的健身功能进一步强化。

为更好地让武术为大众健身服务，中华人民共和国成立后开始了一系列以太极拳为重点的创编工作，"实用技击功能逐渐减弱，强身健体功能更加突出"的新编太极拳渐次浮出水面。

1953 年，全国民族形式体育表演及竞赛大会在天津举行，会议期间，国务院副总理兼体委主任贺龙接受记者采访时对武术工作发表了重要意见，他认为对于民间流传的武术宝山我们须要做三件事：一，探明情况，发掘出来；二，淘洗、整理；三，在开拓新境界和博采众长的基础上提高拳艺。1954 年国家体委制定了"挖掘、整理、研究、提高"的武术工作"八字方针"，武术工作的重点是挖掘整理和全民普及，为此成立了武术研究室，解散了 1954 年成立的国家武术队，决定以太极拳为突破口，普及开展群众性武术，武术的健身功能进一步强化。常年习武的作家萧军对此有一个清醒的认识，他认为现代武术具有体操作用的健身、艺术作用的表演和技击作用的自卫三大职能，随着历史进程健身与表演日渐增强，而自卫逐渐衰弱。

1. 24 式太极拳的创编

为开展好群众性武术，国家体委邀请了吴图南、陈发科、高瑞周、田镇峰、李天骥、唐豪等太极拳名家，开始了创编"精简太极拳"的工作。但创编的结果是该套拳成了综合套路，内容包括各个门派的一些主要动作，结果普遍反映不好，不利于普及而宣告失败。

1955 年，毛伯浩、李天骥、唐豪、吴高明等再次研究后，决定以流传面和适应性最广泛的杨式太极拳为基础创编，最终简化太极拳问世。由于该套路共 24 个动作，所以人们习惯上称为"24 式太极拳"。简化太极拳的创编，给当时武术界的保守思想以巨大冲击，曾引起了一些质疑、攻击，但因为它广泛的适应性、健身性，最终还是赢得了人心、征服了习练者。1959 年，周恩来总理向来华访问的日本政治家古井真实先生推荐太极拳，李天骥应约进行了教学工作，教学内容就是 24 式太极拳。目前北京大学、中国人民大学、南开大学等高校已纷纷把该拳纳入体育课的教学内容，自 1956 年到现在，据有关研究人员保守的调查统计数字，已有 100 多个国家、十几亿人学练过。

有人把 24 式太极拳的创编认为是"20 世纪太极拳史上最伟大的变革之一"，是"拳为民所用"的重要功臣，如此看来是有一定道理的。

2. 太极柔力球和东岳太极拳的创编

太极柔力球创始于 1991 年，创编者是山西晋中卫校的白榕副教授，该项目将太极拳原理和网球运动结合在一起而形成了一项新的健身运动项目，受到人们的喜爱。2006 年 5 月 22 日国务院总理温家宝陪同正在北京访问的德国总理默克尔游览北京菖蒲河公园时，专门向默克尔介绍了太极柔力球的运动方法。

"东岳太极拳"创编于 2000 年，创编者是门惠丰和阚桂香，共包括东岳太极拳（15式、二段），东岳太极拳竞赛套路（37 式、四段），东岳太极剑（25 式、二段）、刀（29式、二段）、枪（32 式、二段）、棒（原地 8 式，移动 8 式、二段）和太极拳推手等套路和技术，并创制了可伸缩的"多功能三节枪"，拓宽了武术器械及技术的发展，丰富了健身武术的内容。2003 年，"北京市武协东岳太极拳研究会"创立，专门对"东岳太极拳"

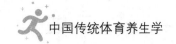

进行系统研究。

太极拳自觉地以"延年益寿不老春"作为自己的练功指南，以至于出现了"太极拳——现代养生运动"的提法。有的中国体育史专著也把太极拳放入养生章节中，反映了人们对太极拳健身功能的高度认可，学者指出的"太极拳演化的历程就是逐步去技击以适应健身的过程"观点，基本反映了太极拳演化的这种趋势。目前，"为了更好地落实《全民健身计划纲要》，构建节约型和谐社会"，辽宁省辽阳市计划通过"太极拳进学校，太极拳进工厂，太极拳进机关，太极拳进农村"的活动，广泛普及太极拳，把辽阳市建设成为"太极城"。

3. 八套武术健身功法的推出

除太极拳外，人们还在进一步挖掘武术的健身功能，八套武术健身功法的推出就是一个好的兆头：

2002 年，国家体育总局武术运动管理中心响应党中央号召，用先进的文化娱乐活动占领思想文化阵地，开展了在全国范围内征集武术健身功法的活动，最后评选出八种武术功法：一，厦门大学呈报的"形意强身功"，申报人林建华；二，湖北武术运动管理中心呈报的"天罡拳十二式"，申报人马志富；三，天津市体育局呈报的"龟鹤拳养生操"，申报人张鸿骏；四，贵阳市体育局呈报的"太极藤球功"，申报人刘德荣；五，北京市老年体协、首都体育师范学院呈报的"流星健身球"，申报人谢志奎；六，江西武术运动管理中心呈报的"五形动法"，申报人王安平；七，对外经济贸易大学呈报的"九式太极操"，申报人张旭光；八，沈阳体育学院呈报的"双人太极球"，申报人于海。2004 年 10 月，在河南郑州举办的首届国际传统武术节上，向世界展示了八种武术健身功法并获得成功。经过一年多的修改，2006 年 6 月 20 日，国家体育总局武术运动管理中心在北京召开大会，为八种武术健身功法颁发了证书。至此，历时四年久的全国武术健身功法征集活动画上了圆满的句号。另外，按照武术健身的思路，张广德创编了被誉为"武术运动的一个新发展，武术的金项链"的导引养生功。

可以看出，武术的健身功能经历了初步认识、功能强化、科学论证和自觉发掘等认识过程，这个认识过程凸显了人们的武术健身思想。

4. 健身的武术——木兰拳出现

沿着武术健身化的思路和以太极拳为首的传统武术健身功能的不断强化，木兰拳在上海兴起，并迅速向全国扩散。

木兰拳的形成大致经历了三个阶段：第一，初创阶段。20 世纪 70 年代，上海民间拳师杨文娣在峨嵋派花架拳的基础上创编了木兰花架拳。第二，各流派形成阶段。杨文娣去世后，她的弟子结合自身体悟，形成王式、应式、卓式、施式等不同风格的练法，经上海武术院冯如龙先生提议，将木兰花架拳简称为"木兰拳"。第三，统一定型阶段。为打破各门派各执一词的狭隘框框，中国大世界武术竞技交流中心邀请木兰拳的各派代表对木兰拳套路进行了进一步提炼创新。同时拍摄了科教电影——《中国木兰拳》，译成 8 国文字向世界推广、发行。

1994 年 7 月，在国家体委武术研究院主办的第 1 届全国木兰拳技术研讨会上，中国武术研究院张耀庭院长代表国家体委、中国武术协会宣布木兰拳为中国武术的第 130 个拳种。

1999 年 10 月，《木兰拳二十八式》《木兰单扇三十八式》《木兰单剑四十八式》3 个规定套路和《木兰拳竞赛规则》编写完成并通过了国家体育总局武术运动管理中心的审定。

2000 年 10 月在江西南昌举行了全国首届木兰拳比赛，这些都标志着木兰拳技术的成熟与完善。

木兰拳将太极拳、气功、舞台造型、现代健美、音乐等融为一体，富浓郁的民族体育特色，含徒手、单扇、双扇、单剑、双剑等套路，尤其受到中老年女性的欢迎。木兰拳的兴起和其健身功能的不断完善标志着"健身武术"的成熟与完善。

第四节　传统体育养生学的内容和分类

中华民族是极富创造力的民族，五千年的悠悠岁月，各种文化的碰撞，丰富多彩的社会生活，这些得天独厚的条件不仅使中华民族对人的生命问题进行了细致入微的思考和执着的追求，而且将思考的结果大胆付诸实施，从而发展出了一个博大精深的体育养生体系，其中最具特色的就是导引和武术，它们为中华民族的繁衍和发展做出了不可磨灭的贡献。

一、导引

导引这一术语，最早见于先秦典籍《庄子·刻意》中："吹呴呼吸，吐故纳新，熊经鸟申，为寿而已矣。此导引之士，养形之人，彭祖寿考者之所好也。"我国现存最早的医学典籍《黄帝内经》指出："中央者，其地平以湿，天地所以生万物也众，其民食杂而不劳，故其病多痿厥寒热，其治宜导引按跷，故导引按跷者，亦从中央出也。"唐代王冰对此注释为"导引，谓摇筋骨，动肢节"，"按为折按皮肉，跷为捷举手足"，认为导引就是肢体筋骨的锻炼和按摩。晋代李颐把导引注释为"导气令和，引体令柔"，导引就是使气息和顺、肢体柔活。唐代李琳在《一切经音义》中提道："凡人自摩自捏，伸缩手足，除劳去烦，名为导引。"明确自我按摩也包括在导引之内。根据古人的解释，导引包含了导气、引体、按跷等内容。虽然各有侧重，解释的内容也有所不同，但都认为导引具有伸展肢体、宣导气血、防治疾病的作用，是一种主动性地对形体和精神的自我调节、自我补益、自我增强的锻炼手段与方法。

如今，"气功"这一术语在养生学中被广泛运用。导引与气功既有联系又有区别。依据古代文献资料，"导引"这个养生术语先于"气功"，"气功"两字在古代练功书中极少见到。题名晋代许逊的《净明宗教录》中就有"气功阐微"之称；宋代《云笈七签》有"论曰：气功妙篇，气术之道数略同，专其精通则世一二，且诸门咽气或功繁语暗，理叙多端"；至清末，尊我斋主人编的《少林拳术秘诀》中把气功分为练气和养气，而以静功站桩为养气之法，以动功运气为练气之法，当时也只是把气功作为武术的内容之一。将

"气功"这一术语真正用于医学临床，始见于 1933 年由董志仁所撰《肺痨病特殊疗养法——气功疗法》，但流行不广，未引起医学界的重视。直到中华人民共和国成立后，刘贵珍提出并推广气功疗法，著书立说，这一名称才随其功法普及而广为人知。按词义理解，"气功"偏重人体对"气"的锻炼，以引气为主，具有宣导气血的作用；而"导引"则偏重肢体的运动，以导体为主，具有舒筋活络的功效。

导引功法流派繁多，内容丰富，根据功法锻炼时的主要特点，按照导引锻炼的调身、调息、调心三要素，基本可分成三大类：练功时身体姿势处于相对安静状态，以调心、调息为主，不断加强意念对自身控制能力的功法，属于静功；练功时以多变的肢体运动形式为特点，调身、调息为主，通过身体姿势变化对气机运行影响的功法，属于动功；运用自身按摩、拍击等锻炼方法，达到疏通经络、调和气息、增进健康的功法，属于保健功。

各种功法的动静分类，是以每一种主体功法的特点加以区分的。实际上，不少静功中也结合肢体运动和按摩拍击等动作，运用于功前、功后，或穿插于不同的练功阶段中，不过仅作为辅助措施而已。动功功法在明代以前基本上是不结合静功练法的，明代以后，动功功法开始融入静功的练法，如结合意念与呼吸的锻炼，显著地提高了动功功法的锻炼效果，这也是动功功法有别于现代体操的基本点。按摩、拍击这类功法也常被用作动功、静功锻炼的辅助功法。

（一）静功

静功，是指在练功过程中练功者的形体和位置基本保持不动，并结合意念运用和呼吸调整，以达到锻炼身体内部功能为目的的导引功法。静功练习可以使人体心神宁静、杂念减除、气血和畅、精气充沛。

静功练习时，一般采取坐、卧、站等姿势。无论采取哪一种姿势，都要做到全身稳定、内部舒松、避免僵直和松垮。具体要求：虚领顶劲，头正身直，下颌微收，眼帘下垂，耳注于息，舌抵上腭，眼敛观鼻，鼻对脐，含胸拔背，两腋松开，沉肩垂肘，松腰松胯，尾闾中正。在保持正确姿势的前提下，使身体内外最大限度地处于松静状态，神经、内脏、关节、肌肉就能充分放松。

呼吸调整一般采用均匀、细缓、深长的腹式呼吸。可先从自然呼吸锻炼入手，自然呼吸一般是不用意、不拿劲，一切顺其自然，待呼吸达到均匀、细缓、深长时，逐渐进入腹式呼吸锻炼。腹式呼吸时，一般是与意念相结合，即意念注意着呼吸，这一过程是"以意引气"，学会腹式呼吸，必须在松、静、自然的呼吸基础上进行，不能感气，意念也不可过于紧张，以不爽不徐为宜。呼吸的调整，可使身体进一步得到放松和入静，锻炼、诱发、调整人体内的"真气"，并循经络运转全身。

意念的锻炼是静功的主要环节，练意在古代称为调心、凝神、存神，就是在练功时要把注意力集中到身体的某些指定部位上或某一事物上，使人的思想、情绪、意识逐渐安静下来，排除杂念，使大脑进入一种宁静、虚空、轻松的境界。这能使人体各器官和组织得到放松而消除疲劳，使气血调和、经络疏通、精神充盈，从而调动人体内在的潜力，发挥自我调节的生理功能。练功时，对姿势和呼吸的调整，都是在意念活动支配的作用下进行的，因此，意念在导引锻炼中起着主导作用。但是须要注意的是意念活动要在自然的前提下进行，要"似有意似无意""勿忘勿助"，不可强行操作，以免造成精神上的紧张。按照对调心和调息锻炼的侧重，静功又可以分为以下两类：

1. 以锻炼呼吸为主的静功

这类功法强调以锻炼腹式呼吸为主，其方法主要有：顺腹式呼吸法、逆腹式呼吸法、停闭呼吸法、丹田呼吸法、胎息法和六字诀吐纳法等通过呼吸锻炼来调动人体的内气，使之逐步聚集、储存于身体的某一部位，并循经络运行，疏通经络气血。

2. 以锻炼意念为主的静功

其主要方法有：以"定点意守"为特点，意守身体某一部位，如丹田、穴位、脏器等，以此为过渡，使思想逐渐入静，达到"凝神聚气"的效应；以意守体内或体外的意境，按照既定的自我暗示内容作认真的想象，体内如五脏、色体、液流、气流等，体外如自然景观、珍奇动物、特定人事等，诱导进入一种入静、放松的境界；以意念引导经气在人体内循经络运转，一般多以任、督脉为主线，或沿任、督脉循环，以此来锻炼人体内部经气的运行。

（二）动功

动功是与静功相对而言的，它通过练功者肢体运动的不断变化，意气相随，起到体内气血畅通、舒筋活络的作用。显然，动功着重于"动"的锻炼，其功法一般具有松静自然、柔和均匀、意气相随、动静相兼等特点。操作方法由肢体运动、呼吸调整和稳念运用三个部分组成。根据"流水不腐，户枢不蠹，动也，形气亦然，形不动则精不流，精不流则气郁"和"动摇则谷气得消，血脉流通，病不得生，譬如户枢终不朽也"的指导思想，从古至今，养生家创造了许多动功功法。这些功法的动作大致包括了肢体的侧屈、拧转、仰俯等活动，并按一定的规律有节奏地运动，达到强筋健骨、提高关节的灵活性和加强全身的气血流通，以及全面增强体质的目的。在呼吸锻炼上，有的动功功法强调呼吸和动作的协调配合。一般当动作为开、伸、起、收、蓄时，配以吸气；合、屈、落、放、发时，配以呼气。也有的动功功法是呼吸顺其自然，不强调注意呼吸。无论采取什么呼吸方式，都应该注意呼吸的自然通畅，不可憋气。动功锻炼，既要求是在想安静状态下进行，又要求动作和意念相结合，精神贯注，思想集中到每个动作上去对强调呼吸锻炼的动功，更要掌握好每一次呼吸，使其恰到好处，有助于动作和意念的结合。动功锻炼可起到"外练筋骨皮，内练精气神"的作用。按照动功锻炼内练和外练的侧重，又可分为以下两类。

1. 以内练为主的动功

这类功法，肢体运动顺其自然，注意意念的调节和呼吸的锻炼，以此达到疏通经络、调和气血、平衡阴阳和增强调整脏腑的功能。锻炼时不仅要显得轻松、柔和、缓慢，精神集中、专心致志，心平气和、呼吸自然、气沉丹田，以意为主、劲由意生、力出自然，而且还要有内在的道劲。如从古代导引舞发展而成的仿生式导引五禽戏和针对医疗保健需要而编创的八段锦、十二段锦，以及由太极拳衍生的太极导引等功法就真有这两点，其运动量相对较小，比较适合中老年人、体弱者及慢性病患者练习。

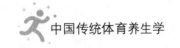

2. 以外练为主的动功

这类功法比较注重肢体运动，有时还做活动幅度较大的发力动作，以加强对肌肉、关节、筋骨的牵拉，并能有效地发展肌肉力量、灵活关节运动、增强韧带弹性。动作刚柔相济，相互转化，刚中有柔，柔中见刚，不拘不僵，肢体的运动影响到不同部位肌肉的紧张度和负重力的大小，调节血液循环，使循环血量再分配，促进身体内部气的运行，改善脏腑和经络的功能活动。外静内动，意念上要保持松静状态，以利气血畅行。要根据动作调整呼吸，使两者自然协调配合。有些功法的动作要求发力，一般在蓄气时须要吸气，发力时须要呼气，以气助力，气力相合，力贯四肢。如以锻炼筋骨肌肉、强身壮力为主的易筋经，以及从一些武术基本功移植过来的功法就具有这些特点，其运动量相对较大，比较适合青年人和身体强壮者练习。

（三）保健功

运用简单的手法，通过自己的双手或器具在体表某些部位或全身进行按摩、点穴拍打，以达到防病保健、养生益寿或减轻某些疾病症状的目的，称为保健功。保健功是导引术中的一种辅助功法，主要包括自我按摩法和自我拍击法。既可用于保健，也可用于治疗，对体弱者和老年人尤为适宜。

1. 自我按摩法

按摩法在古代归属于导引，多与其他功法结合练习，因此，导引按摩往往并称。后世的按摩法，主要用于临床治疗，多为他人按摩，故逐渐从导引中分离而成为独立的医学分科。列入导引内容的按摩，主要以保健养生为目的，即自我按摩。常见的练功方法有目功、耳功、舌功、叩齿、漱津、浴面、项功、揉肩、擦胸、搓腰、搓尾间、摩丹田、浴手、浴臂、浴大腿、揉膝、擦涌泉等。常用的手法有点、推、拿、揉、握、按、压、摩等。操作时，可重点在某一部位上进行，也可全身操作，其顺序一般是头面、躯干、上肢、下肢，也有的循人体经络进行。

2. 自我拍击法

用手或器具有节律地拍打自己身体的某一部位，对身体产生震动刺激且有消除疲劳、疏通经络、调和气血的作用。这一类手法较为简单，拍击时应根据需要，刚柔相济，要求腕关节放松，在腕关节屈伸的同时，前臂协调动作，以增加拍打的弹性，并保持一定的平稳性和节奏感，使力量得以渗透，加强其作用和效果。常用的手法有拍、击、叩、弹、啄等。自我拍击的范围可重点在某一部位或全身，也有一定顺序，如古人说的"行打功，先左后右，凡手足四面，胁肋腰腹、肩腋臂腿、脊膂、臀囊俱打到。若腹中有恙，腹须多打，打觉畅舒，正以祛病也。但必须顺打而下，依次而行，切勿颠倒错乱"。对于拍击方法也有"不必太重，先轻后重，总以打去自觉适宜为度，切勿勉强"的要求。

二、武术

中国武术讲究形神合一、内外兼修。内养性情，固本保元，外练筋骨，手足矫健，历来被人们视为养生之道。武术在我国古代既是一种训练格斗技能的有效手段，又是一种强筋骨、理脏腑的锻炼方法。特别是许多出现较晚的武术套路，都是在考虑"武"与"健"密切结合的前提下创编出来的。把武术运动用于保健养生，在我国有着悠久的历史。

中国武术的内容丰富多彩，流派繁多，按照其运动形式和技法特征进行区分，主要有套路运动、功法运动和格斗运动三大类。用于养生保健方面，主要有套路运动和功法运动。

（一）套路运动

使人体各部分得到全面的发展，这是武术套路运动显著的特点。因为无论是包含踢、打、摔、拿的拳术，还是包罗击、刺、劈、格的器械，每个套路中都包含着许多不同的动作，既有快速的劈击，又有柔缓的划抹；既有前吐后吞，又有左旋右转；既有腾空高跃，又有贴底穿盘。这些动作都可以从多方面增进人体健康，全面发展身体素质，对力量、耐力、速度、灵敏、柔韧等各种素质的发展都有着良好的影响，练武术可以强健筋骨只是外在的表现，武术的健身作用更主要的是显示在对人体中枢神经系统和内脏器官的锻炼方面，这就是平时所说的精、气、神锻炼。中国古代导引养生术认为，精、气、神是人体生命活动的原动力与物质基础，是生命存在的方式，犹如自然界的运动变化离不开太阳、月亮与星星一样，故有"天有三宝日月星，人有三宝精气神"之说。"精"是构成人体的物质基础，是人体各种营养物质的总称，精充盈，生命力强，抵御外邪的能力亦强；"气"是指充养人体的一种精微物质，具有维持生命活动的功能，元气充沛，脏腑组织功能健旺，身体健康而少病；"神"是指人的思想意识活动，是内在的脏腑之气在外的表现，神由精气而生，但反过来又能支配精气的活动。精、气、神三位一体，互相关联，互相促进，其中精是基本、气是动力、神是主导，精充、气足、神全，是健康长寿的保证。

武术套路作为一种健身手段，与中国古代的导引养生术有着密切的关系。中国导引术讲究吐故纳新，武术套路也同样要求调息运气。如长拳演练时，根据姿势的变化，可选择"提、托、聚、沉"的呼吸方法；太极拳也有"气沉丹田"的要求；形意拳练习时则要求"以气催力""心与意合、意与气合、气与力合"。这都说明了呼吸与动作的结合，不仅能够使动作完成得更加合理，而且增强了对内脏器官的锻炼。从武术锻炼的角度来看，静是本体，动是作用；静是养气，动是运气。心静才能神凝，神凝才能养气生精、练精化气，而后才能气贯四肢。练拳时，一举手、一投足，都要求全神贯注，劲力凝聚，神主意、意率气、气随形，才算合乎要求。练之日久，神、势、劲三者合一，此时便能意到气到、气到力到、内外合一。这种状态提高了人体对外界变化的适应能力，可以起到祛病强身、益寿延年的作用。套路运动根据其形式和风格特点，可以分成以下四类。

1. 拳术

拳术是徒手练习的套路运动。主要拳种有长拳、太极拳、南拳、形意拳、八卦掌、八极拳、通背拳、翻子拳、劈挂拳、戳脚、少林拳、地躺拳、象形拳等。拳术的内容非常丰富，有证可考的拳种就有一百多种，它们各具不同的演练特点，不同拳种的锻炼，对人体产生的影响是多方面的，它们可以互相补充，使武术的健身作用得到更好的发挥。

2. 器械

器械的种类很多，可分为短器械、长器械、双器械、软器械等。短器械主要有刀、

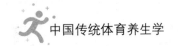
剑、匕首等；长器械主要有枪、棍、大刀、朴刀等；双器械主要有双刀、双剑、双钩、双枪等；软器械主要有九节鞭、三节棍、绳镖、流星锤等。

3. 对练

对练是两人或两人以上按照预定的程序进行攻防格斗的套路运动。包括徒手对练、器械对练、徒手和器械对练。

4. 集体操练

集体操练是集体进行的徒手、器械或徒手与器械的演练，可变化队形、图案，可用音乐伴奏，要求队形整齐、动作协调一致。

（二）功法运动

武术功法运动是为掌握和提高武术套路与格斗技术，培育武技所需的人体潜能，提高身体某一运动素质或锻炼某一特殊技能而编成的专门练习，具有养生、健身、护身及增强技击能力等作用。主要特点表现为以个人单独练习为主要锻炼形式，练习方法简便易学，可以反复交替练习，练习难度循序递增，锻炼效果逐渐提高。武术功法源远流长，随武术的萌生而兴起，随武术的发展而昌盛，随武术的演进而变化。武术功法内容相当丰富，用于养生的功法主要有提高肢体关节活动幅度及肌肉伸缩性能的柔功和锻炼形、意、气、劲完整一体的内功。

1. 柔功

柔功是锻炼提高身体柔韧素质的基本手段，历来受到习武者的重视。经常练习可以提高肌肉、韧带的柔韧性与弹性，增强关节的灵活性与稳定性，发展速度、幅度、力量、协调性和控制能力，起到强筋壮骨、疏通经络、调和气血的功效。随着武术套路技术的发展，无论是动作规范的要求，还是演练艺术性的表现，都需要柔功的基础。柔功已逐步形成了一套由浅入深、较为完整而系统的练习方法，主要有肩臂功法、腰部功法、腿部功法，每一功法都有明确的训练目的。肩臂功法，主要用于增进肩关节韧带的柔韧性，加大肩关节的活动范围，发展肩臂力量，提高上肢运动的敏捷、松长、舒展、环转等能力，主要的练习方法有压肩、绕环、抢背等。腰部功法，主要用于增大腰部的活动幅度，发展腰部力量，提高腰部的柔韧性、灵活性、协调性，是提高身法演练技巧的关键，主要的练习方法有俯腰、甩腰、涮腰、下腰等。腿部功法，主要用于加大髋关节的活动幅度，发展腿部的柔韧性、灵活性和力量等素质，提高下肢的伸屈、弹踢、跳跃等能力，主要的练习方法有压腿、扳腿、劈腿和踢腿等。

2. 内功

内功是以练气、养气为基本形式，通过以气助势、以气助力、以气养生的修炼，达到内外兼修、内强外壮、增强武术功力、发展武术技能的目的。武术内功是武术技法与古代气功相结合的产物，伴随着攻防技术的产生、发展而逐步完善。按照内功在武术健身作用中的表现形式，还可以分为外壮类内功和内养类内功。这两类内功虽然在意念运用、效果表现和练习形式上有所区别，但是经过持之以恒的锻炼，都可以达到健身、强身的目的。外壮类内功是一种采用以意领气、以气运身、以身催力为基本锻炼手段的练习形式，是为了增强身体的运动素质，如力量、速度、耐力等，达到意与气合、气与力合、内外合一、劲力齐整的目的。外壮类内功的练习形式可动可静，但不管采用何种形式，都要注意呼吸与劲力、劲力与意念的配合。少林强壮功就是典型的外壮类内功。内养类内功是为了培本筑基、强身健体而进行的锻炼。练功形式一般分为动式和静式两种，不管采用何种形式，都强调精神与肢体的放松、意念的专注、对某一部位的意守与呼吸的细匀深长，并以此调理脏腑、疏通经络、增强体质。太极桩功、养生太极拳等都是群众喜闻乐见的武术内养类内功。

第五节 传统体育养生的特点和功能

一、传统体育养生的特点

（一）既能养生，又能治病

养生就是"治未病"，旨在通过调养精神和形体来增强体质，治疗疾病，保持健康，达到延年益寿的目的。人的健康状况，疾病的发生与否，取决于人体正气的强弱。传统体育养生的锻炼是通过姿势的调整、呼吸的锻炼、心神的修养来疏通经络、活跃气血、协调脏腑、平衡阴阳，起到锻炼真气、培育元气、扶植正气的作用，达到抵御外邪、抑病强身的目的。

另有一种致病因素，即七情：喜、怒、忧、思、悲、恐、惊，这七情在一般情况下，大多属于生理活动的范围，并不足以致病。但是，如果长期的精神刺激，或突然遭受到剧烈的精神创伤，超过生理活动所能调节的范围，就会引起体内阴阳、气血、脏腑的功能失调而发生疾病。传统体育养生锻炼时，强调放松身体、平衡呼吸、安静大脑，同时直接作用于中枢神经及自主神经系统，形成不良情绪对大脑的刺激，降低大脑的应激性反应，从而维持人体内环境的相对稳定，预防疾病的产生。正如《素问·上古天真论》中说："恬恢虚无，真气从之，精神内守，病安从来。"

（二）强调整体观，以内因为主的运动

整体观是中医理论的指导思想，同样适用于传统体育养生。"天地一体""五脏一体""天人相应"等理论认为，宇宙是一整体，人体五脏也是一整体。人生活在宇宙之中、与天地相应，人的生命活动，其生理变化与大自然的整个运动联系在一起，自然界的运动变化常常直接影响着人体，而人体受自然界的影响也必然相应地引起生理或病理上的反应。因此，人们必须善于掌握自然界的变化，顺从天地之和，只有这样，才能较好地进行守神、调息和形体的锻炼，达到强身治病、延年益寿的目的。

传统体育养生的作用不是强调发展身体某部分功能或治疗某种疾病，而是通过调身、调息、调心的综合演练，达到调整中枢神经系统，增强身体的抵抗能力和适应能力，改善整个身体功能。练功要求的松弛身体、宁静思想、意守丹田、调整气息，都是整体锻炼的

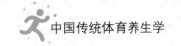

方法。通过这些锻炼，使睡眠改善，食欲增加，精力充沛，正气旺盛。不少体弱或有病的人，就是在身体内部力量逐渐充实的基础上，摆脱了病理状态，增强了体质，提高了健康水平。有的人在针对某种慢性病锻炼的同时，其他疾病也随之减轻或治愈。毫无疑问，这与传统体育养生的整体作用是分不开的。

传统体育养生是一种自我身心锻炼的运动，它是依靠自身锻炼，掌握一定的方法和要领、获得效果，从而战胜疾病，增进健康。欲得其效，就要求练功者树立信心，发挥主观能动性，勤学苦练，持之以恒。练功一定要符合客观规律，选择合适功法，领悟练功要领，由浅入深，由简到繁，不要急于求成，因为锻炼有一个过程，功夫逐渐积累起来，达到了一定的程度，才能对身体起到调整作用，获得预期的效果。

（三）内外合一，形神兼备的练功方法

所谓"内"，指的是心、意、气等内在的情志活动和气息运动；所谓"外"，指的是手、眼、身、步等外在的形体活动。练静功时，一般采用坐、卧、站等安静的姿势，结合意念的集中与各种呼吸方法进行锻炼，姿势、呼吸、意念三者不可分割。动功由肢体运动、呼吸锻炼、意念运用三个部分组成，除了外在表现为肢体运动外，还要求达到"动中有静"，即注意力集中，情绪安定，并根据动作变化，配以适当的呼吸方法，达到形、意、气的统一。武术虽然内容丰富，刚柔有别，但都十分注重内外合一、形神兼备的练功方法。如长拳要求姿势舒展，动作灵活、快速有力、节奏明显、动作活动幅度较大，强调"精、气、神合一"，"心动形随，意发神传"，要体现攻防含义的意识，并根据架势的变化，采用"提、托、聚、沉"的运气方法，达到"心与意合，气与力合"；太极拳动作轻柔圆活，处处带有弧形，运动绵绵不断，前后贯穿，要求"以心使身"、意识引导动作、呼吸均匀深长、气沉丹田。这些练功方法，对外能利关节、强筋骨、壮体魄，对内能理脏腑、通经络、调精神，使身心得到全面发展。

（四）具有广泛的适应性

传统体育养生不仅锻炼价值高，而且内容丰富，形式多样，不同的功法有着不同的动作结构、技术要求、风格特点和运动量，不受年龄、性别、体质、时间、季节、场地、器械的限制，人们可以根据自己的需要和条件，选择合适的项目来进行锻炼，十分有利于传统体育养生的普及和开展。通过锻炼，提高了防病治病的能力，增强了体质，增进了健康。

二、传统体育养生的功能

（一）培补元气

人体的健康状况，取决于元气的盛衰。元气充沛，则后天诸气得以资助，从而脏腑协调、身心健康；当先天禀赋不足或后天因素损及元气时，诸气失助而衰败，导致一系列疾病的发生。传统体育养生的锻炼，非常重视培补人体元气，如练功中意守丹田、命门之法，是由于先天之精藏于肾，肾位于腰部，因此，通过意守和吸、抵、摄、闭的呼吸锻

炼，使肾中元精益固，"精化为气"，元气自充。练功元气充沛后，则可更好地激发与推动脏腑进行正常有效的生理活动，这对维持身体健康具有重要意义。

（二）平衡阴阳

阴阳的动态平衡是维持人体正常生理活动的基础，阴阳平衡关系破坏，就意味着疾病的发生。中医学认为，疾病的发生、发展、诊断、治疗、转归等，都是以阴阳学说为理论依据，"阴盛则阳病，阳胜则阴病"。传统体育养生中养生治病的机理，必然也寓于阴阳变化之中，如对阴盛阳虚的患者就应选择练习动功，以求助阳胜阴；而对阴虚阳亢的患者，则应选择练习静功为主，养阴阻阳。夏季练功以静功为主，以防耗阳；冬季练功则以动功为主，以防阴盛。病势向上（如肝阳上亢），则意念向下；而病势向下（如气虚脱肛），则意念向上。所有这些，皆为平衡阴阳。

（三）疏通经络

经络遍布全身，是人体气、血、津液运行的通道，是联络五脏六腑的生理结构。经络有广泛而重要的生理作用，概括起来，可以运行气血，营内卫外、联络脏腑、病邪传变、诊察病机等。因此，传统体育养生的医疗保健作用，也必将通过流通经络这一机制来实现。练功时，意识注意的部位，大多是腧穴部位，它是经络气血流注汇聚和经气出入的地方；以意引气，多见循经络运行，这种经气传感现象，通过锻炼可以获得；肢体的活动或按摩拍打，触动气血循经络互流。百脉皆通，气血充盈，在医疗、保健方面有着重要作用。

（四）调和气血

气血是构成人体的重要组成部分，是维持人体生命活动不可缺少的精微营养物质，气具有推动、温煦、防御、固摄和气化等作用，血具有营养和滋润等作用。正常情况下，气血之间维持着一种"气为血之帅，血为气之母"的相辅相成的动态平衡状态，称为"气血调和"，而"气血不和，百病乃变化而生"。传统体育养生中的"意守"，就起到调和气血的作用。练静功时，有意守病灶的方法，即病灶在哪里，意念亦放在哪里，以意领气至病灶，气能推动血液至病灶，从而改善病灶部位的血液供应，加强营养和滋润作用，使病灶组织得以修复，恢复气血调和的状态。

（五）调理脏腑

中医学说将人体器官分为两大类：心、肝、脾、肺、肾，称为脏；胆、胃、小肠、大肠、膀胱称为腑。脏腑功能状态的正常与否，决定着人体的健康和疾病，脏腑失调是人体失去健康的病理基础。传统体育养生锻炼中，几乎所有的动作都是以腰为主宰，腰部命门是主要锻炼之处，命门相火旺盛，肾气则充沛。肾阳相火是其他脏腑生理活动的原动力。命门元阳之火充足，则脾阳得资，脾气充足健运，后天水谷得以消化，精微物质得以运化，从而为人体脏腑、经络乃至四肢百骸的正常活动提供了物质基础，这就是传统体育养生何以能全面增强体质的道理。传统体育养生中的"调心"，调心神，心清

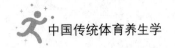

神凝，则身安气和，并使魂、魄、意、志处于协调安定状态，这样即能使五脏安和、心身健康。

因此，坚持传统体育养生的锻炼，有助于人体的阴阳得以平衡、经络得以疏通，气血得以调和、脏腑得以调理、元气得以充沛、身体的抗病能力得以增强，从而达到防治疾病、强身健体、延年益寿的目的。

【复习思考题】

1. 传统体育养生是一门怎样的学科？它和一般的体育运动有什么区别？
2. 传统体育养生包含哪些主要内容？
3. 试述长期进行传统体育养生项目的锻炼，会对人体的健康产生哪些作用？

第二章　传统体育养生学基础理论

第一节　阴阳学说

阴阳五行学说是我国古代朴素的辩证唯物的哲学思想。古代医学家借用阴阳五行学说来解释人体生理、病理的各种现象，并用以指导总结医学知识和临床经验，这就逐渐形成了以阴阳五行学说为基础的中医学理论体系。

阴阳学说是以自然界运动变化的现象和规律来探讨人体的生理功能和病理的变化，从而说明人体的功能活动、组织结构及其相互关系的学说。

一、万物论阴阳

任何事物均可以阴阳来划分，凡是运动着的、外向的、上升的、温热的、明亮的都属于阳；相对静止的、内守的、下降的、寒冷的、晦暗的都属于阴。我们把对于人体具有推进、温煦、兴奋等作用的物质和功能统归于阳，对于人体具有凝聚、滋润、抑制等作用的物质和功能归于阴，阴阳是相互关联的一种事物或是一个事物的两个方面。

阴阳学说认为：自然界任何事物或现象都包含着既相互对立，又互根互用的阴阳两个方面。阴阳是对相关事物或现象相对属性或同一事物内部对立双方属性的概括。阴阳学说认为：阴阳之间的对立制约、互根互用，并不是处于静止和不变的状态，而是始终处于不断的运动变化之中。"阴阳者，有名而无形"（《灵枢·阴阳系日月》）；"一阴一阳之谓道"（《易传·系辞》），道指道理、规律；"阴阳者，天地之道也，万物之纲纪，变化之父母，生杀之本始，神明之府也"（《素问·阴阳应象大论》）。

（一）阴阳的特性

凡运动的、外向的、上升的、温热的、明亮的、无形的、兴奋的，都属于"阳"。

凡相对静止的、内向的、下降的、寒冷的、晦暗的、有形的、抑制的，都属于"阴"。

1. 阴阳的相关性

阴阳的相关性指用阴阳所分析的事物或现象，应该是在同一范畴、同一层次或同一交点的，即相关的基础上的。不相关的事物或现象不宜分阴阳。如：以天而言，则昼为阳，夜为阴。

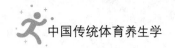

2. 阴阳的普遍性

阴阳的普遍性指凡属于相关的事物或现象，都可以用阴阳对其各自的属性加以概括分析，如：水与火、动与静。

3. 阴阳的相对性

阴阳的相对性指各种事物或现象的阴阳属性不是一成不变的，在一定条件下可以转化，如：中原十月份的气候较之七月份的炎夏，属阴；但较之十二月份的严冬，又属阳。

4. 阴阳的可分性

阴阳的可分性指阴阳之中可再分阴阳，如：以天而言，昼为阳，夜为阴；白昼又可再分，上午为阳中之阳，下午为阳中之阴；黑夜亦可再分，前半夜为阴中之阴，后半夜为阴中之阳。

（二）阴阳之间的相互关系

1. 阴阳之间的交感相错

交感指阴阳的交互作用，相错则是指这种相互作用十分错综复杂。阴阳交感是万物得以产生和变化的前提条件。

2. 阴阳的对立制约

阴阳的对立制约，古人称之为阴阳相反。一是指阴阳属性都是对立的、矛盾的，如：上与下、水与火。二是指在属性相对立的基础上，阴阳还存在着相互制约的特性，对立的阴阳双方相互抑制，相互约束，表现出阴强则阳弱、阳胜则阴退的错综复杂的动态联系。

3. 阴阳的互根互用

阴阳的互根互用关系，古人称之为阴阳相成。一是指凡阴阳皆相互依存，即阴和阳任何一方都不能脱离对方而单独存在，如：上为阳，下为阴，如果没有上，也就没有所谓的下。二是指在相互依存的基础上，某些范畴的阴阳还体现出相互资生、相互为用的关系特点。

4. 阴阳的消长和平衡

"消长"指阴阳两者始终处于运动变化之中。所谓"消"，意为减少、消耗；所谓"长"，意为增多、增长，它们指的是数量的变化。古代思想家以消长来概括阴阳的运动变化，其基本形式包括：①阴消阳长，阳消阴长，表现为阴阳双方的你强我弱，我强你弱，这种形式主要是和阴阳的对立制约关系相联系的；②阴阳皆长，阴阳皆消，表现为阴阳矛盾统一体的我弱你也弱，我强你也强，它主要是和阴阳的互根互用关系相联系的。

"平衡"是指阴阳之间的消长运动如果是在一定范围、一定程度、一定限度、一定时间内进行的，这种消长运动往往不易察觉，或者变化不显著，事物在总体上仍旧呈现出相对的稳定，此时就称作"平衡"。

5. 阴阳的相互转化

阴阳转化是指在一定条件下，阴阳可各自向其对立的属性转化，它主要是指事物的总的阴阳属性的改变。任何事物都存在阴阳两个方面，阴阳的孰主孰次就决定了这一事物当时的主要特性。事物内部阴阳的主次不是一成不变的，他们处于消长变化之中，一旦这种消长变化达到一定阈（音同育，意为界限）值，就可能导致阴阳属性的相互转化。阴阳的转化一般都出现在事物变化的"物极"阶段，即"物极必反"。如果说"阴阳消长"是一个量变过程的话，则阴阳转化往往表现为量变基础上的质变。阴阳转化必须具备一定的条件：即"物极必反"，这里的极，是指事物发展到了极限、顶点，这个是促进转化的条件。

阴和阳是相关事物的相对属性，存在着无限可分性；阴阳的相互作用是事物发生、发展和变化的根本原因；阴阳的对立制约、互根互用和相互转化，就是阴阳之间相互关系和相互作用的具体形式；而阴阳之间的相互作用是在阴阳双方不断的消长运动中实现的；若各种形式的阴阳消长运动处于一定限度、一定范围、一定时间之内，表现为动态平衡，整个事物就处于正常状态，反之，就往往陷于异常状态。

（三）阴阳学说的基本内容

就人整体部位而言：上部为阳，下部为阴；体表为阳，体内为阴；背部为阳，腹部为阴。

就四肢而言：四肢外侧为阳，内侧为阴。

就筋骨皮肤而言：筋骨在内故为阴，皮肤在外故为阳。

就内脏而言：六腑传化物而不藏为阳，五脏藏精气而不泻为阴。

就五脏本身而言：心、肺居于上焦故为阳，肝、脾、肾居于中焦故为阴。

阴阳学说的基本内容包括阴阳对立、阴阳互根、阴阳消长和阴阳转化四个方面。

1. 阴阳对立

阴阳对立即指世间一切事物或现象都存在着相互对立的阴阳两个方面。如上与下、天与地、动与静、升与降等，其中上属阳，下属阴；天为阳，地为阴；动为阳，静为阴，升属阳，降属阴。而对立的阴阳双方又是互相依存的，任何一方都不能脱离另一方而单独存在。如上为阳，下为阴，而没有上也就无所谓下；热为阳，冷为阴，而没有冷同样就无所谓热，所以可以说，阳依存于阴，阴依存于阳，每一方都以其相对的另一方的存在为自己存在的条件，这就是阴阳互根。

阴阳之间的对立制约、互根互用并不是一成不变的，而是始终处于一种消长的变化过程中，阴阳在这种消长变化中达到动态的平衡。这种消长变化是绝对的，而动态平衡则是相对的。比如白天阳盛，人体的生理功能也以兴奋为主；而夜间阴盛，人体的生理功能相应的以抑制为主。从子夜到中午，阳气渐盛，人体的生理功能逐渐由抑制转向兴奋，即阴消阳长；而从中午到子夜，阳气渐衰，则人体的生理功能由兴奋渐变为抑制，这就是阳消阴长。

阴、阳双方在一定的条件下还可以互相转化，即所谓物极必反。比如，某些急性温热病，由于热毒极重，大量耗伤身体元气，在持续高烧的情况下，可突然出现体温下降、四肢厥冷、脉微欲绝等症状，就是由阳证转化为阴证的表现。可以说，阴阳消长是一个量变的过程，而阴阳转化则是质变的过程。阴阳消长是阴阳转化的前提，而阴阳转化则是阴阳消长发展的结果。

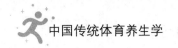

2. 阴阳格拒

阴阳格拒，是阴阳失调病机中比较特殊的一类病机，主要包括阴盛格阳和阳盛格阴两方面。主要由于某些原因引起阴和阳的一方盛极，因而壅盛于内，将另一方排斥格拒于外，迫使阴阳之间不相维系，从而形成真寒假热或真热假寒等复杂的临床现象。

阴盛格阳，即阴阳内外格拒。系指阴寒之邪盛极于内，逼迫阳气浮越于外，相互格拒、排斥的一种病理状态。其疾病的本质虽然是阴寒内盛，但由于其格阳于外，故其临床表现，反见面红烦热、欲去衣被、口渴、狂躁不安等热象。因其阴寒内盛，格阳于外所致，故为真寒假热。此外，阴盛于下，虚阳浮越，亦可见面红如火，称为戴阳，亦是阳虚阴盛，阴阳之间不相维系的一种表现。

阳盛格阴，系指邪热内盛，深伏于里，阳气郁闭于内，格阴于外的一种病理状态。多见于热病的热盛至极，反见"热极似寒"的四肢厥冷、脉沉伏等寒象。由于其疾病之本质是热盛于里，而格阴于外，故称为真热假寒。这种四肢厥冷，又称之为"阳厥"或"热厥"。

3. 阴阳互损

阴损及阳，系指由于阴液（精、血、津液）亏损，累及阳气生化不足，或阳气无所依附而耗散，从而在阴虚的基础上又导致了阳虚，形成了以阴虚为主的阴阳两虚病理状态。

阳损及阴，系指由于阳气虚损，无阳则阴无以生，久之则阴液生化不足，从而在阳虚的基础上又导致了阴虚，形成了以阳虚为主的阴阳两虚病理状态。

4. 阴阳失调

阴阳失调，是指人体阴阳的平衡协调状态，由于某些因素的作用而遭到破坏，导致阴阳之间出现阴阳偏胜、阴阳偏衰、阴阳互损、阴阳格拒和阴阳亡失等情况，是对人体各种病理状态的高度概括。

阴阳失调之说，首见于《黄帝内经》。如《素问·阴阳应象大论》说的"阴胜则阳病，阳胜则阴病。阳胜则热，阴胜则寒"和《素问·调经论》说的"阳虚则外寒，阴虚则内热；阳盛则外热，阴盛则内寒"等。

5. 阴阳偏胜

阴或阳的偏盛，主要是指"邪气盛则实"的实证病机。病邪侵入人体，在性质上，必从其类，即阳邪侵袭人体，则邪并于阳，而形成人体的阳偏胜；阴邪侵袭人体则邪并于阴，而形成人体的阴偏胜。

由于阴和阳是相互制约的，一般来说，阳长则阴消，阴长则阳消。所以阳偏胜必然会耗阴，从而导致阴液不足；阴偏盛也必然会损阳，从而导致阳气虚损。

（1）阳偏盛

阳主动、主升而为热，所以阳偏盛时，多见人体的功能活动亢奋、代谢亢进，人体反应性增强，热量过剩的病理状态。一般来说，阳盛的病机，多指阳气亢盛而阴液未虚的实热证。进一步发展，可成为阳盛阴虚之证。

阳盛的形成，多由于感受温热阳邪，或虽感受阴寒之邪，但入里从阳而化热，或情志内伤，五志过极而化火，或气滞、血瘀、食积等郁而化热所致。临床多见壮热、烦渴、面红、尿赤、便干、苔黄、脉数。若阳热亢盛过久，则必耗阴液，故阳盛实热病证，易于煎灼人体阴液，久之亦可导致人体津液不足，阴精亏损，转化为实热伤阴的病证，此即是"阳胜则阴病"。

（2）阴偏盛

阴主静，主内收而为寒，故在阴偏盛时，多见身体的功能活动代谢低下，热量不足，以及病理性代谢产物积聚等阴寒内盛的病理状态。一般来说，阴偏盛，多指阴邪偏盛而阳气未衰的寒实证，进一步发展可导致阳虚，则成为阴盛阳虚之证。

阴盛的形成，多由外感阴寒之邪，或过食生冷，阴寒内盛，遏抑身体的阳气，或由素体阳虚，阳不制阴，而致阴寒内盛。前者属实，后者则为虚实夹杂。此外，阴寒之邪壅盛，日久必伤阳气，故阴盛实寒病证常可导致虚衰，出现身体生理功能活动减退情况，此即"阴盛则阳病"。

6. 阴阳偏衰

阴或阳的偏衰，是指"精气夺则虚"的虚证。所谓"精气夺"，包括了人体的精、气、血、津液等基本物质的不足及其生理功能的减退，同时也包括了脏腑、经络等生理功能的减退和失调。

（1）阳偏衰

阳偏衰，即是阳虚，是指身体阳气虚损，功能减退或衰弱，身体反应性低下，代谢活动减退，热量不足的病理状态。多由于先天禀赋不足，或后天饮食失调，或劳倦内伤，或久病损伤阳气所致。

阳气不足，一般以脾肾阳虚为主，尤以肾阳虚衰（命门之火不足）最为重要，这是由于肾阳为诸阳之本的缘故。由于阳气虚衰，阳虚不能制阴，阳气的温煦功能减弱，脏腑经络等组织器官的功能活动亦因之而减退，血和津液的运行迟缓，水液不化而阴寒内盛。这是阳虚则寒的主要机理。

阳虚则寒，临床可见面色苍白、畏寒肢冷、舌淡脉迟等寒象，亦可见到蜷卧神疲、小便清长、下利清谷等虚象，以及由于阳虚气化无力，阳不化阴，水液代谢功能减退或障碍而导致的水湿停滞等病变。

（2）阴偏衰

阴偏衰，即是阴虚，是指人体的精、血、津液等阴液亏耗，其滋养、宁静的作用减退。多由于阳邪伤阴，热邪炽盛伤津耗液，或因五志过极化火伤阴，或因久病耗伤阴液所致。

阴虚，虽然五脏皆可发生，但一般以肺、肝、肾之阴虚为主，其他脏腑之阴虚，久延不愈，最终亦多累及肺肾或者肝肾，所以临床上以肺肾阴虚与肝肾阴虚为多见。因为，肾阴为诸脏阴液之本，所以，肾阴不足在阴偏衰的病机中又占有极其重要的地位。

所谓阴虚则热，是指阴液不足，不能制约阳气，阳气相对亢盛，从而形成阴虚内热、阴虚火旺和阴虚阳亢等病理表现。阴虚内热多有全身性虚热，五心烦热，骨蒸潮热，消瘦，盗汗，口干，舌红，脉细数；阴虚火旺多有咽干疼痛、牙龈肿痛、颧红升火、咯血或痰中带血等症；阴虚阳亢多见眩晕耳鸣、肢麻、肌肉颤动等症。

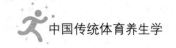

7. 阴阳亡失

阴阳的亡失，是人体的阴液或阳气因大量消耗而亡失，是生命垂危的一种病理状态，主要包括亡阳和亡阴两类。

亡阳，是指人体的阳气发生突然性脱失，导致全身功能突然衰竭的一种病理状态。多由外邪过盛，正不敌邪，阳气突然大量耗伤而脱失；或由于素体阳虚，正气不足，又加疲劳过度等多种因素所诱发；或过用汗法，阳随津枯、阳气外脱等所致。慢性消耗性疾病之亡阳，多由于阳气严重耗散而衰竭，虚阳外越所致。主症是大汗淋漓，汗稀而凉，肌肤手足逆冷，精神疲惫，神清淡漠，甚则昏迷，脉微欲绝等阳气欲脱之象。

亡阴，系指人体的阴液大量消耗或丢失，而致全身功能严重衰竭的一种病理状态。多由热邪炽盛，或邪热久留，煎灼阴液，或因慢性消耗性疾病，阴液耗竭所致。主症多见汗出不止，汗热而黏，手足温，喘渴烦躁，甚则昏迷谵妄，脉数无力，舌光绛无苔等。

由于阴与阳相互依存，故阴亡，则阳必无所依附而浮越于外，阴亡之后可迅速导致亡阳，"阴阳离决，精气乃绝"，生命亦告终结。

二、阴阳学说在中医诊断和治疗中的应用

（一）体现阴阳学说思想

1. 阴阳的对立制约

阴阳两个方面的相互对立，主要表现为它们之间的相互制约、相互消长。

阴与阳相互制约和相互消长的结果是达到动态平衡，称为"阴平阳秘"，如果这种平衡遭到破坏即是疾病的形成，如人类生活在自然界中，春夏秋冬四季变化自有其规律，若冬天应寒反暖，则人体的生命活动也受影响，易引起疾病。

2. 阴阳的互根作用

阴阳是对立统一的。阳存于阴，阴依存于阳。阴阳都以对立的存在为条件。任何一方都不能脱离对方而单独存在，这就是阴阳的互根作用。阴阳互根作用既是事物发展变化的条件，又是阴阳转化的内在根据。因此，双方在一定条件下是可以转化的。

3. 阴阳的消长平衡

阴阳之间的相互制约、互根互用，并不是永远处于静止和不变的状态，而是始终处于不断的变化之中，即所谓"消长平衡"。阴阳就在这种运动变化中，生生不息。但任何一方太过盛或太过衰，破坏了"阴消阳长，阳消阴长"的动态平衡，就会引起身体的不适。

4. 阴阳的相互转化

阴阳学说认为：阴阳对立的双方在一定条件下可以向其相反的方向转化，如阴转化为阳。如寒饮中阻患者本为阴证，但由于某种原因，寒饮可以化热，即为阴证转化为阳证。阳证也可以转化为阴证，如某些急性温热病，由于热毒极重，大量耗伤元气。在持续高热的情况下，可以突然出现体温下降、面色苍白、四肢厥冷、脉微欲绝等阳气暴脱的危象，这种病症变化，即属于阳证转化为阴证。但如果抢救及时，处理得当，四肢转温，色脉转

和，阳气得以恢复，病情又可出现好的转机，可见阴阳互相转化是有条件。

阴阳的消长（量变）和转化（质变）是事物发展变化全过程的密不可分的两个阶段，消长是转化的前提，转化是消长的结果。

综上所述，阴和阳是事物的相对属性，因而存在着无限可分性，阴阳的对立制约、互根互用、消长平衡和相互转化等，是说明阴和阳之间的相互关系不是孤立、静止不变的，它们之间是相互联系、相互影响、相反相成的。这一点对我们理解中医学阴阳学说的运用非常重要。

（二）说明与诊疗

阴阳学说贯穿在中医理论体系的各个方面，用来说明人体的组织结构、生理功能、疾病的发展规律，并指导着临床诊断和治疗。

1. 说明人体的组织结构

人体所有结构既是有机联系的，又可划分为阴阳两部分。人体脏腑组织，就部位来说，上部为阳，下部为阴；体表属阳，体内属阴；就其背腹四肢内外侧来说，则背属阳，腹属阴，四肢外侧为阳，四肢内侧为阴。以脏腑来分，五脏属里，藏精气而不泻，故为阴，六腑属表，传化物而不藏，故为阳。五脏之中又各有阴阳之分，即心肺居于上部（胸腔）属阳，肝脾肾位于下部（腹腔）属阴。若具体到每一脏腑则又有阴阳之分，即心有心阴、心阳，肾有肾阴、肾阳等。总之，人体组织的上下，内外表里，前后各部分之间及内脏之间，无不包含着对立统一。

2. 说明人体的生理功能

人体正常的生命活动，是阴阳两个方面保持对立统一协调关系的结果。如以功能物质而言，功能属阳、物质属阴，人体的生理活动是以物质为基础的，没有物质运动就无以产生生理功能。人体功能与物质的关系，也就是阴阳相互依存、相互消长的关系。如果阴阳不能相互为用而分离，人的生命也就终止了。

3. 说明人体的病理变化

疾病发生是因"阴阳失调"，如"阴盛则寒""阳盛则热""阳虚则寒""阴虚则热""阳损及阴""阴损及阳""阴阳两虚"等病证，并且病证在一定条件下可以相互转化。

4. 用于疾病的诊断

（1）诊治方面

用阴阳的属性来分析病情，如以色泽、声音、呼吸、气息来分辨阴阳，还可以脉象部位分阴阳。寸为阳，尺为阴，浮大洪滑为阳，沉小细涩为阴等。

（2）辨证方面

阴阳是八纲辨证的总纲。在临床中首先要分阴阳，才能抓住疾病的本质，大到整个病证，小到一个脉证；同样外科分类、诊断也可用阴阳来分：如疔、痈、丹毒、脓肿等多为阳证，感染性结核、肿瘤等慢性疾病，表现为苍白、平塌、不热、不痛、隐痛等多为阴证。

总之，疾病的诊断要以分辨阴阳为首务，只有掌握阴阳的属性，才能在临床中正确运用。

5. 用于疾病的治疗

（1）确定治疗原则

调整阴阳，补其不足，泻其有余，恢复阴阳的相对平衡是治疗的基本原则：①阴阳偏盛的邪气有余之实证采用"损其有余"的方法。阳盛则热，宜用寒药制其阳，即"热者寒之"；阴盛则属寒实证，宜用温热药以制其阴，即"寒者热之"，因二者均为实证，所以称这种治疗原则为"损其有余"，即"实则泻之"。②阴阳偏衰总治则：实则泻其有余，虚则补其不足，阳虚者扶阳，阴虚者补阴，使阴阳偏衰的异常现象回归平衡的正常状态。

（2）归纳药物主要性能

药物的性能主要依据其气（性）、味和升降沉浮来决定。而药物的气味和升降沉浮，又皆可用阴阳来归纳说明，作为指导临床用药的依据。

药性：主要指寒、热、温、凉四种，又称"四气"。其中寒凉属阴（凉次于寒），温热属阳（温次于热）。能减轻或消除热证的药物，一般属于寒性或凉性，如黄芩、栀子等。反之，能减轻或消除寒证的药物，一般属于温性或热性，如附子、干姜之类。

五味：就是辛、甘、酸、苦、咸五种味。淡味或涩味，习惯上称为五味。其中辛、甘、淡属阳，酸、苦、咸属阴。

升降浮沉：一般具有升阳发表、祛风散寒、涌吐、开窍等功效的药物，多上行向外，其性升浮，升浮者为阳；而具有泻下、清热、利尿、镇惊安神、潜阳息风、消导积滞、降逆、收敛等功效的药物，多下行向内，其性皆沉降，沉降者为阴。

第二节　五行学说

一、五行学说的基本概念

五行，即是木、火、土、金、水五种物质的运动。

五行学说认为世界上的一切事物，都是由木、火、土、金、水五种基本物质之间的运动变化而生成的。同时还以五行之间的生克关系来阐释事物之间的相互联系，认为任何事物都不是孤立的、静止的，而是在不断的相生、相克的运动之中维持着协调平衡。这即是五行学说的基本含义。

二、五行学说的基本内容

木的特性：古人称"木曰曲直"。"曲直"实际是指树木的生长形态，为枝干曲直，向上向外周舒展，因而引申为具有生长、升发、条达舒畅等作用或性质的事物，均归属于木。

火的特性：古人称"火曰炎上"。"炎上"是指火具有温热、上升的特性，因而引申为具有温热、升腾作用的事物，均归属于火。

土的特性：古人称"土爰稼穑"，是指土有种植和收获农作物的作用，因而引申为具有生化、承载、受纳作用的事物，均归属于土，故有"土载四行"和"土为万物之母"之说。

金的特性：古人称"金曰从革"。"从革"是指"变革"的意思，引申为具有清洁、肃降、收敛等作用的事物，均归属于金。

水的特性：古人称"水曰润下"。是指水具有滋润和向下的特性，引申为具有寒凉、滋润、向下运行的事物，均归属于水。

（一）事物的五行属性归类

1. 归类法

事物的五行属性是将事物的性质与五行的特性相类比得出的，如事物与木的特性相类似，则归属于木；与火的特性相类似，则归属于火等。例如：以五脏配属五行，则由于肝主升而归属于木，心阳主温煦而归属于火，脾主运化而归属于土，肺主降而归属于金，肾主水液而归属于水。以方位配属五行，则由于日出东方，与木的升发特性相类，故归属于木；南方炎热，与火的炎上特性相类，故归属于火；日落于西，与金的肃降特性相类，故归属于金；北方寒冷，与水的特性相类，故归属于水。

2. 推演法

如：肝属于木，则肝主筋和肝开窍于目的"筋"和"目"亦属于木；心属于火，则"脉"和"舌"亦属于火；脾属于土，则"肉"和"口"亦属于土；肺属于金，则"皮毛"和"鼻"亦属于金；肾属于水，则"骨"和"耳""二阴"亦属于水。

3. 关联法

五行学说还认为属于同一五行属性的事物，都存在着相关的联系。如方位的东和自然界的风、木以及酸味的物质都与肝相关。对人体来说，是将人体的各种组织和功能归结为以五脏为中心的五个生理系统。

（二）五行的生克乘侮

1. 相生与相克

相生，是指这一事物对另一事物具有促进、助长和资生的作用；相克，是指这一事物对另一事物的生长和功能具有抑制和制约的作用。相生和相克，在五行学说中认为是自然界的正常现象；对人体生理来说，也是属于正常生理现象。正因为事物之间存在着相生和相克的联系，才能使自然界维持生态平衡，使人体维持生理平衡，故说"制则生化"。

五行相生的次序是：木生火，火生土，土生金，金生水，水生木。

五行相克的次序是：木克土，土克水，水克火，火克金，金克木。

由于五行之间存在着相生和相克的关系，所以从五行中的任何"一行"来说，都存在着"生我""我生"和"克我""我克"四个方面的联系。

　　"生我"和"我生"，在《难经》中比喻为"母"和"子"的关系。"生我"者为"母"，"我生"者为"子"，所以五行中的相生关系又可称作"母子"关系。如以火为例，由于木生火，故"生我"者为木；由于火生土，故"我生"者为土。这样木为火之"母"，土为火之"子"；也就是木和火是"母子"，而火和土又是"母子"。

　　"克我"和"我克"，在《黄帝内经》中称作"所不胜"和"所胜"，即是"克我"者是"所不胜"，"我克"者是"所胜"。再以火为例，由于火克金，故"我克"者为金；由于水克火，故"克我"者为水。

　　相生与相克是不可分割的两个方面。没有生，就没有事物的发生和成长；没有克，就不能维持其正常协调关系下的变化和发展。只有依次相生，依次相克，如环无端，才能生化不息，并维持着事物之间的动态平衡。

　　2. 相乘与相侮

　　五行的相乘、相侮，是指五行之间正常的相克关系遭遇破坏后所出现的不正常现象。

　　相乘：乘，即是以强凌弱的意思。五行中的相乘，是指五行中某"一行"对被克的"一行"克制太过，从而引起一系列的过度克制反应。

　　当五行中的某"一行"本身过于强盛，可造成被克的"五行"克制太过，促使被克的"一行"虚弱，从而引起五行之间的生克制化异常。例如：木过于强盛，则克土太过，造成土的不足，即称为"木乘土"。另一方面，也可由五行中的某"一行"本身虚弱，因而对它"克我一行"的相克就显得相对的增强，而其本身就更衰弱。例如：木本不过于强盛，其克制土的力量也仍在正常范围。但由于土本身的不足，因而形成了木克土的力量相对增强，使土更加不足，即称为"土虚木乘"。

　　相侮：侮，在这里是指"反侮"。五行中的相侮，是指由于五行的某"一行"过于强盛，对原来"克我"的"一行"进行反侮，所以反侮亦称反克。例如：木本受金克，但在木特别强盛时，不仅不受金的克制，反而对金进行反侮（即反克），称作"木侮金"，这是发生反侮的一个方面。另一方面，也可由金本身的十分虚弱，不仅不能对木进行克制，反而受到木的反侮，称作"金虚木侮"。

　　相乘和相侮，都是不正常的相克现象，两者之间是既有区别又有联系，相乘与相侮的主要区别是：前者是按五行的相克次序发生过强的克制，从而形成五行间相克关系的异常；后者则是与五行相克次序发生相反方向的克制现象，从而形成五行间相克关系的异常。两者之间的联系是在其发生相乘时，也可同时发生相侮；发生相侮时，也可以同时发生相乘。如：木过强时，既可以乘土，又可以侮金；金虚时，既可以受到木的反侮，又可以受到火乘。

三、五行学说在中医学中的应用

（一）说明脏腑的生理功能与相互关系

　　1. 说明五脏的生理活动特点，如肝喜条达，有疏泄的功能，木有生发的特性，故以肝属"木"；心阳有温煦的作用，火有阳热的特性，故以心属"火"；脾为生化之源，土有生化万物的特性，故以脾属"土"；肺气主肃降，金有清肃、收敛的特性，故以肺属"金"；肾有主水、藏精的功能，水有润下的特性，故以肾属"水"。

2. 说明人体脏腑组织之间生理功能的内在联系，如肾（水）之精以养肝，肝（木）藏血以济心，心（火）之热以温脾，脾（土）化生水谷精微以充肺，肺（金）清肃下行以助肾水，这就是五脏相互资生的关系。肺（金）气清肃下降，可以抑制肝阳的上亢；肝（木）的条达，可以疏泄脾土的壅郁；脾（土）的运化，可以制止肾水的泛滥；肾（水）的滋润，可以防止心火的亢烈；心（火）的阳热，可以制约肺金清肃的太过，这就是五脏相互制约的关系。

3. 说明人体与外界环境、四时五气和饮食五味等的关系。

总之，五行学说应用于生理，就在于说明人体脏腑组织之间，以及人体与外在环境之间相互联系的统一性。

（二）说明脏腑间的病理影响

如肝病可以传脾，是木乘土；脾病也可以影响肝，是土侮木；肝脾同病，互相影响，即木郁土虚或土壅木郁；肝病还可以影响心，为母病及子；影响肺，为木侮金；影响肾，为子病及母。肝病是这样，其他脏器的病变也是如此，都可以用五行生克乘侮的关系，说明它们在病理上的相互影响。

（三）用于疾病的诊断和治疗

1. 在疾病诊断上的运用

从本脏所主的色、味、脉来诊断本脏病。如面见青色，喜食酸味，脉见弦象，可以诊断为肝病；面见赤色，口味苦，脉象洪，可以诊断为心火亢盛。脾虚的患者，面见青色，为木来乘土；心病之人，面见黑色，为水来乘火，等等。

从他脏所主的色、味、脉来诊断五脏疾病的传变情况。如脾虚患者，面见青色，脉现弦象，为肝病传脾（木乘土）；肺病之人，面见红色，脉现洪象，为心病传肺（火乘金）。五脏中任何一脏有病，都可以传及其他四脏，用五行学说来分析，存在着相乘、相侮、母病及子和子病及母四种传变关系。

从色与脉之间的生克关系来判断疾病的预后。如肝病面色青，见弦脉，为色脉相符。如果不见弦脉，反见浮脉，则属相胜之脉，即克色之脉（金克木），为逆，主预后不良；若见沉脉，则属相生之脉，即生色之脉（水生木），为顺，主预后良好。

2. 在疾病治疗上的运用

（1）控制五脏疾病的传变

如肝病能传脾（木乘土），预先予以补脾，防其传变，"见肝之病，知肝传脾，当先实脾"。

（2）确定治疗原则

根据相生关系确定的治疗原则，概括为"补母泻子"法，即"虚则补其母，实则泻其子"。补母，是针对具有母子关系脏腑的虚证而治疗的，如肝虚补肾，因为肾为肝之母，所以补肾水可以生肝木。泻子，是针对具有母子关系的实证而治疗的，如肝实泻心，因为心为肝之子，所以泻心火有助于泻肝木。

根据相克关系来确定治疗原则，可以概括为"抑强扶弱"法，即泻其克者之强，补其被克者之弱。如肝木太过而乘脾土，肝木太过为强，必须泻之，脾土为弱，必须补之。

（3）制定治疗方法

药物治疗方面，如滋水涵木法，是用滋补肾阴以涵养肝阴的方法，适用于肾阴亏损而肝阴不足的病证；又如培土生金法，是用健脾益肺的方法，适用于脾失健运而肺气虚弱的病证；又如扶土抑木法是用疏肝健脾药治疗肝旺脾虚的一种方法。

此外，可以利用五行的克制作用来调节情志。如悲可以胜怒，是因为悲为肺志属金，怒为肝志属木的缘故。

在实际运用的过程中，阴阳五行学说常常是相互联系，不可分割的。阴阳五行学说的结合，不仅可以说明事物矛盾双方的一般关系，而且可以说明事物间相互联系、相互制约的较为具体和复杂的关系，从而有利于解释复杂的生命现象和病理过程。

第三节　精气神学说

精、气、神均为道教内丹学术语。从渊源上看，道教内丹学的精、气、神概念乃发端于先秦哲学与医学。《周易·系辞上》说："精气为物，游魂为变，是故知鬼神之情状。"意思是说，精致的气凝聚而成物形，气魂游散而造成变化，考察物形的变化，这就能够知晓"鬼神"的真实状态。在上古哲学中，不仅有"精气"的概念，而且有"精神"的概念，《庄子·列御寇》在描述"至人"的生活状态时即使用了"精神"的术语。在《庄子》中，"精神"指的是人的"心志"。战国以来的医家既使用"精气"概念，也使用"精神"概念。如《素问·生气通天论》即说："阴平阳秘，精神乃治；阴阳离决，精气乃绝。"《素问》这里所谓"阴"指的是蕴藏"精气"的脏腑，而"阳"指的是保卫脏腑的外围组织。在《素问》看来，脏腑必须平和，而外围组织则应坚固而不泄漏。如果脏腑与外围组织不能配合，则精气就耗散不能生存了。

传统哲学与医学的"精神"与"精气"概念被道教所吸收，并且重组而成"精、气、神"。道教内丹学称精、气、神为人的"三宝"。"精"指的是构成人体生命组织的精华，这种精华可以从先天与后天两个层面来理解。"先天之精"，是与生俱来的，所以又叫作"元精"，它是本原性的精华，"后天之精"指的是营养人体的精微物质。与"精"相对应，"气"也有先天与后天的区分。"先天之气"是人体原发性的"气"，故而有"元气"之称，它体现了先天原火的推动，所以，写作"炁"。从字形上看，"炁"字底下四点，表示火在下燃烧，这种"火"是生命的原动力。至于"后天之气"指的是呼吸之气与水谷之气，对于人的生存来说是必不可少的，但这必须通过"神火"的温养才能成为内丹修炼的能源。在内丹学中，"神"也有先天与后天之别。"后天之神"指的是"识神"，它的作用是认知与分别，这种"识神"对于学习知识是有用的，老子《道德经》称"为学日益"讲的就是如何通过"识神"的作用来增加知识。但就内丹修炼来讲，必须靠"先天之神"的观照，这种"先天之神"又叫作"元神"，它是人本来的自我慧光，元神之观照，是一个减损识神的过程，老子《道德经》称"为道日损"，就是排除识神的干扰，从而进入无为的直觉状态。这样，元神观照，而"后天之气"转换为"先天之气"，于是元精培补，生命焕发出恒久的青春。

精、气、神本是古代哲学中的概念，是指形成宇宙万物的原始物质，含有元素的意思。中医认为精、气、神是人体生命活动的根本。在古代讲究养生的人，都把"精、气、神"称为人身的三宝，如人们常说的："天有三宝日月星；地有三宝水火风；人有三宝神气精。"所以保养精气神是健身、抗衰老的主要原则，尤其是当精气神逐渐衰退变化，人已步入老年的时候就更应该珍惜此"三宝"，古人对这点非常重视。荀子认为："养备而动时，则天不能病；修道而不贰，则天不能祸。"这里说明两个意思：一个是说要注意精气神的物质补充，二是强调不可滥耗"三宝"。

什么是精？精是构成人体、维持人体生命活动的物质基础。从广义上说，精包括精、血、津液，一般所说的精是指人体的真阴（又称元阴），不但具有生殖功能，促进人体的生长发育，而且能够抵抗外界各种不良因素影响而免于发生疾病。因此，阴精充盛不仅生长发育正常，而且抗病能力也强。精的来源，有先、后天之分。先天之精是秉承于父母的，它在整个生命活动中作为"生命之根"而起作用，但先天之精须要不断地有物质补充才能保证人的精不亏，才能发挥其功能，这种物质即是后天之精。后天之精是来自饮食的营养物质，亦称水谷精微。有了营养物质的不断补充，才能维持人体生命活动。古人云："肾为先天之本，脾胃为后天之本。"所以说，人脾胃功能的强健，是保养精气的关键，即"得谷者昌，失谷者亡"；古人云"高年之人，真气耗竭，五脏衰弱，全赖饮食以资气血"。故摄入营养全面均衡的饮食，才是保证后天养先天的重要手段。《备急千金要方》就说过："饮食当令节俭，若贪味伤多，老人脾胃皮薄，多则不消，彭亨短气。"这样反不利于健康。怎样才算"饮食有方"呢？归纳前人经验，不外乎定时、定量、不偏、不嗜而已。只有在饮食得宜的基础上，才能考虑药物滋补的问题。服用补益药物时，一定要在医生的指导下"辨证施补"，不然也可能会适得其反。总之，合理的食补和药补对于身体的保养是很重要的。

什么是气？气是生命活动的原动力。气有两个含义，既是运行于体内微小难见的物质，又是人体各脏腑器官活动的能力。因此，中医所说的气，既是物质，又是功能。人体的呼吸吐纳、水谷代谢、营养敷布、血液运行、津流濡润、抵御外邪等一切生命活动，无不依赖于气化功能来维持。在《寿亲养老新书》中谓："人由气生，气由神往。养气全神可得其道。"书中还归纳出古人养气的一些经验："一者，少语言，养真气；二者，戒色欲，养精气；三者，薄滋味，养血气；四者，咽津液，养脏气；五者，莫嗔怒，养肝气；六者，美饮食，养胃气；七者，少思虑，养心气。"此七者强调了"慎养"，但由于气是流行于全身、不断运动的，所以人体也要适当地运动，促进脏腑气机的升降出入，才会有利于维持人体的正常生理功能。因此，古人提倡"人体欲得劳动，但不可使之极（过度）"。我国流传下来的多种健身运动及养生术，就是以动养气的宝贵遗产。

什么是神？神是精神、意志、知觉、运动等一切生命活动的最高统帅。它包括魂、魄、意、志、思、虑、智等活动，通过这些活动能够体现人的健康情况。如：目光炯炯有神，就是神的具体体现。古人很重视人的神，《素问·移精变气论》也说："得神者昌，失神者亡。"因为神充则身强，神衰则身弱，神存则能生，神去则会死。中医治病时，用观察患者的"神"，来判断患者的预后，有神气的，预后良好；没有神气的，预后不良。这也是望诊中的重要内容之一。

精、气、神三者之间是相互滋生、相互助长的，他们之间的关系很密切。从中医学讲，人的生命起源是"精"，维持生命的动力是"气"，而生命的体现就是"神"的活动。所以说精充气就足，气足神就旺；精亏气就虚，气虚神也就少。反过来说，神旺说明气足，气足说明精充。中医评定一个人的健康情况，或是疾病的顺逆，都是从这三方面考虑的。因此，古人称精、气、神为人身"三宝"是有它一定道理的。古人有"精脱者死，气脱者死，失神者死"的说法，以此也不难看出精、气、神三者是人生命存亡的根本。

第四节　天人合一学说

天人合一是中国传统文化中易学的思想，也是中国哲学的具体思想。

最早提及天人合一思想的是庄子，及至汉代，在《春秋繁露》一书中，董仲舒将天人合一思想汇总成为哲学思想体系，并由此构建了中华传统文化的主体。中华民族几千年来充满生机与活力的发展到现在，与这种深刻的认识是分不开的。

《黄帝阴符经》开篇第一句："观天之道，执天之行，尽矣。"体察天道，顺天而行，所有道理尽在其中。清代的纪晓岚在《四库全书·总目提要·易类》中说："《易》之为书，推天道以明人事也。"宋代最伟大的哲学家邵雍在《皇极经世书·观物外篇》中说："学不际天人，不足以谓之学。"同样，庄子也说"不以人灭天"（《秋水》），"天与人不相胜"（《大宗师》）。

老子也说"昔之得一者：天得（取得）一以清；地得一以宁；神得一以灵；谷（河谷）得一以盈；万物得一以生；侯王得一以为天下贞（首领）。"（《老子》第三十九章）

天人合一的"一"，与老子所说的"一"是同一个概念，即统一整合之意。

一、无处不相应

天人合一讲的是天地人三者之间的内在关系，即天地人三才之道。"天地无心而成化"，"云行雨施，品物流形"。脱离了自然而只讲人是不对的，而只有天地没有人也是不行的，那样就是荒凉，有了人才可以体会大道。他们是唇齿相依、契合无间的。天人合一是天人有序而和谐，人生有序而和谐，这已经成为中国哲学的基本关怀。老子"人法地，地法天，天法道，道法自然"是对天人关系的进一步阐释。道，即要效法自然而来（人法地，地球上接近百分之七十是水，人体也是这样），这是天人合一的终极契合。

其大无外、其小无内，有其外必有其内，有其内也必有其外，内外相应。这是天人相应的具体运用。中医也是在这个指导原则下来论断的，这便是古人所说的"医易同源"，二者纲领是一样的。

《黄帝内经》说："春生、夏长、秋收、冬藏，是气之常也，人亦应之。"一天当中，子时是对应着"冬"的时令的，冬天主"藏"，强调要潜藏，这样才能积蓄力量。了解了这一点，你就明白了古人为什么强调"进入子时一定要睡觉"了。其实就是从时间的角度来强调"天人相应"。可见，天人相应也是养生之道。

二、通经，还要致用

司马迁是董仲舒的学生，《史记》中"究天人之际，通古今之变，成一家之言"（司马迁《报任安书》，载于《汉书·司马迁传》）的思想就是来自天人相应。司马迁说"天尚不全"（《史记·龟策列传》），说明天地间根本就没有一个纯粹的完美可言。常人都追求完美，完美是没有固定标准的，为着一个没有固定的标准去拼命地追求，人很累，意义也不大。

"人有悲欢离合，月有阴晴圆缺，此事古难全。"（《水调歌头·明月几时有》）苏东坡也深谙此中道理。

"花未全开月未圆，看花候月思依然。明知花月无情物，若使多情更可怜。"（《十三日吉祥探花》）这是宋代蔡襄情物天人的感怀。

"一阴一阳之谓道"，有满有缺才符合真正的大道。世间许多大道理，知道并不难，难就难在具体运用上。"运用之妙，存乎一心"，这种妙，难以传授，全在感悟。所以师父传弟子，效果各不一，其关键原因就是出在"运用"二字上。

三、大知的路径

研易的人都知道"善为易者不占"这句话，它是天人相应思想的最直接体现。它最早由孔子提出——"不占而已矣"，是《论语·子路篇》中孔子谈及恒卦九三爻辞所说的话（帛《易》中《要》篇亦有述），荀子将它总结为：善为易者不占！（《荀子·大略》）这句话的本意就是说：如果真正明白易学的道理，凡事是不用推占的，因为它本身具有规律性。具体来讲，这种境界就是：在外行面前是外行，在内行面前是内行。

善易者不占，就是先见之明，占只是形式。先见之明是神明，不是精明；精明是小聪明，神明是大智慧，即庄子所说的"大知"。

四、觉悟的分类

天人合一、天人相应，在治学方面，了解一个东西一定要相应。为什么有的人对古人的文章心领神会感慨万千？为什么会有千年万里不隔毫芒的认同感，而有的却是麻木不仁？这就是相应与否的表现。

第五节　形神合一学说

形神合一亦可称为形与神俱、形神兼备。这一理论可以上溯至《墨子·经（上）》

的"刑（形）与知处"说，它在肯定身体活动产生精神活动的前提下，道明了一条真理，说明了一种事实。

形神合一的思想在中医学中反映得最为突出，可以说是祖国医学理论与实践的一块基石。例如，《素问·上古天真论》说："上古之人……食饮有节，起居有常，不妄作劳，故能形与神俱，而尽终其天年，度百岁乃去。"又如《灵枢·邪客》云："心者，五脏六腑之大主也，精神之所舍也，其脏坚固，邪弗能容也。容之则心伤，心伤则神去，神去则死矣。"这第二段话是第一段话中所谓"形与神俱"的具体化，其中所说的"心"，既主宰人的五脏六腑的生理活动，又是人的精神活动的器官，如果因某种不良因素的影响而受到伤害，那么人的精神就会消失，人的生命也就完结了。可见，只有当人的身体与精神紧密地结合在一起，即形与神俱、形神合一，才能保持与增进健康，享尽天年，"度百岁乃去"。

"人禀天地阴阳之气以生，借血肉以成其形，一气周流于其中以成其神，形神俱备，乃为全体"。可见，人体生命运动的特征，即是精神活动和生理活动的总体概括。

人生的生命活动是十分复杂的，以物质、能量代谢为特征的脏腑功能活动，和以脏腑的生理活动相应的高级精神活动（意识、思维、情感等）的协调统一，是在"心神"主导作用下完成的。现代研究表明，社会—心理因素并不是人类情绪变化的唯一刺激因素。自然现象的变化同样可以引起情绪发生相应变化。如四时更迭、月廓圆缺、颜色、声音、气味、食物等，都可作用于人体，使之发生情绪改变，进而影响人体生理活动。这说明人体的生理、心理活动是随时随地互相转化，相互影响，有机地统一在一起的。"形神合一"的生命观的具体内容，为中医养生学奠定了坚实的理论基础，并长期有效地指导着中医的临床实践，并且为现代科学进一个弄清生命的本质，提供了可贵的线索。

形体的保养和精神的摄养，使得形体健壮，精力充沛，二者相辅相成，相得益彰，从而身体和精神都得到均衡统一的发展。中医养生学的养生方法很多，但从本质上看，归纳起来，不外"养神"与"养形"两大部分，即所谓"守神全形"和"保形全神"。

一、守神全形

在形神关系中，"神"起着主导作用，"神明则形安"。故中医养生观是以"调神"为第一要义，养生必须充分重视"神"的调养。调神摄生的内容很丰富，可以从多方面入手。①清静养神：精神情志保持淡泊宁静状态，减少名利和物质欲望，和情畅志，协调七情活动，使之平和无过极。②四气调神：顺应一年四季阴阳之变调节精神，使精神活动与五脏四时阴阳关系相协调。③气功练神：通过调身、调心、调息三个主要环节，对神志、脏腑进行自我锻炼。④节欲养神：虽说性欲乃阴阳自然之道，但过度则伤精耗神、节欲可保精全神。⑤修性怡神：通过多种有意义的活动，如绘画、书法、音乐、下棋、雕刻、种花、集邮、垂钓、旅游等，培养自己的情趣爱好，使精神有所寄托，并能陶冶情感，从而起到怡情养性、调神健身的作用。总之，守神而全形，就是从"调神"入手，保护和增强心理健康以及形体健康，达到调神和强身的统一。

二、保形全神

形体是人体生命存在的基础，有了形体，才有生命，有了生命才能产生精神活动和具有生理功能。因此，保养形体是非常重要的。张景岳说"形伤则神气为之消"，"善养生者，可不先养此形以为神明之宅；善治病者，可不先治此形以为兴复之基乎"。这里着重强调神依附形而存在，形盛则神旺，形衰则神惫，形体衰亡，生命便可告终。如何做好保形全神呢？人体形体要不断地从自然界获取生存的物质，进行新陈代谢，维持人体生命活动。"保形"重在保养精血，《景岳全书》说："精血即形也，形即精血也。"《素问·阴阳应象大论》指出："形不足者，温之以气，精不足者，补之以味。"阳气虚损，要温补阳气，阴气不足者，要滋养精血。可用药物调补及饮食调养，以保养形体。此外，人体本身就还自然界一个组成部分。因此，保养身体必须遵循自然规律，做到生活规律、饮食有节、劳逸适度、避其外邪、坚持锻炼等，才能有效地增强体质，促进健康。

由上所述，我们可以得到这么两点结论：

1. 要想长寿，就必须注重养生，也就是"养生兼顾身与心。"

2. 要想长寿，在很大程度上更要注意养心，即保持和增进心理健康。我国不少百岁寿星的长寿秘诀中几乎都包括心胸坦荡、乐观开朗，如江苏常州的一位百岁老人总结自己的长寿经验是："药补不如食补，食补不如动补，动补不如心补。"这"心补"的基本内涵就是开心、乐观。

养神和养形有着密切的关系，二者不可偏废，要同时进行。"守神全形"和"保形全神"，是在"形神合一"论推导下，对立统一规律在养生学中的运用，其目的是为了达到"形与神俱，而尽终其天年"。

第六节 经络学说

经络是中医所指人体内气血运行通路的主干和分支。

人体运行气血的通道，包括经脉和络脉两部分，其中纵行的干线称为经脉，由经脉分出网络全身各个部位的分支称为络脉。《灵枢·经脉》云："经脉十二者，伏行分肉之间，深而不见；其常见者，足太阴过于内踝之上，无所隐故也。诸脉之浮而常见者，皆络脉也。"经络的主要内容有：十二经脉、十二经别、奇经八脉、十五络脉、十二经筋、十二皮部等。其中属于经脉方面的，以十二经脉为主，属于络脉方面的，以十五络脉为主。它们纵横交贯，遍布全身，将人体内外、脏腑、肢节联成为一个有机的整体。

现代经络的分形"细胞群—自身调节—神经—体液协同模型"，以经络细胞群为主体的经络实质的新模型，较传统的延续多年的"神经—体液""神经—内分泌—免疫"假说有许多优势，它能比较轻松且顺其自然地解释清楚"神经—体液"假说等费很大劲和很大周折也解释不清的简单经络现象。而若将现代、精致、实体、单纯、单一的"经络—细胞—社会模型"，用于传统古代（古典）的，粗糙、朴素、宏观、整体、概括、模糊、不精细的"经络"恐又有失偏倚，失去中医的整体性特征，故又将传统的人体三种调节的另两种：神经调节和体液调节补充、综合加入"经络的细胞群模型"使其更具中医的整体性。因此，又提出了更具整体（全面）和概括性的经络"细胞群—神经—体液"多系统协同模型或"细胞—社会—缝隙—神经—体液（内分泌—免疫）"多系统协同说，"细胞—缝隙—结缔组织—血管—淋巴—体液（内分泌—免疫）—神经"多元系统协同假说等。

一、什么是经络

经络学说是祖国医学基础理论的核心之一，源于远古，服务当今。在两千多年的医学长河中，一直为保障中华民族的健康发挥着重要的作用。

《黄帝内经》载："夫十二经脉者，人之所以生，病之所以成，人之所以治，病之所以起。"而经脉则"伏行分肉之间，深而不见……诸脉之浮而常见者，皆络脉也"，并有"决生死，处百病，调虚实，不可不通"的特点，故针灸"欲以微针通其经脉，调其血气，营其逆顺出入之会，令可传于后世"。由此可见，经络理论对指导中医各科实践有着决定性的作用。

经络是什么，存在于人体何处？经络有哪些作用，是通过什么途径实现的？这些问题既是中外科学家研究的重大课题，也是老百姓非常想了解的奥秘。至今，尽管有关经络的研究已取得相当的成果，有了很大的进展，但无论是实验研究，还是假说论证，就其总体来说，仍处于百家争鸣的科学数据和理论学说的形成、积累阶段。因此，有关经络的科学结论还需要长期的、艰苦的探索与研究。

二千五百年前，中国诞生了现存第一部医学巨著——《黄帝内经》，在这部典籍中，一个重要的概念贯穿于全书，那就是经络。经络是经脉和络脉的总称，古人发现人体上有一些纵贯全身的路线，称之为经脉；又发现这些大干线上有一些分支，在分支上又有更细小的分支，古人称这些分支为络脉，"脉"是这种结构的总括概念。

《黄帝内经》对经络的认识是从大量的临床观察中得来的，记载这些临床观察的文献，近年来已在马王堆帛书、张家山竹简和绵阳木人经络模型等出土文物中逐渐找到。这些早期文献主要描述了经脉系统，并涉及了三种古老的医疗手段：一个是灸法，一个是砭术（即用石头治病的一种医术），另一个就是导引术（一种古老的养生术），而经脉是这三种医术施用时借助的途径。

随着冶炼技术的发展，人们制成了金属针，称为微针，并用微针对经脉进行治疗。《黄帝内经》分为两部书，其中之一叫作《灵枢经》，也称为《针经》，就是专门论述用微针治疗的著作。《黄帝内经》对经络做了系统的总结，在经脉之外，增加了络脉、经别、经筋、皮部和奇经等新的概念，它们共同组成了经络系统，成为古人心目中人体最重要的生理结构。《黄帝内经》还阐述了经络的功能，即运行气血、平衡阴阳、濡养筋骨、滑利关节、联络脏腑和表里上下以及传递病邪等。《黄帝内经》对经络系统及其功能的认识，主要来自长期的临床观察，也包含一些推理分析的结果和取象比类的描述。由于《黄帝内经》的概念体系是两千多年前的，给现代人理解它的思想内涵带来了极大的困难。因此，从文献和实验等多个方面揭示古典经络概念的内涵，是中医研究者的任务。

二、循经感传探经络

半个多世纪以来，国内外学者对经络问题进行了不懈的探索，首先遇到的问题，就是古人所说的经络是否真实存在。当时，有人认为古人所说的经络就是现代解剖学中的血管，并不存在一套独立的经络系统。另一方面，国外有人声称发现了经络的实体，结果被我国学者证明是一种假象。

二十世纪五十年代，人们在针刺中发现了一种奇怪的现象：有些人接受针刺治疗时，会产生一种沿经脉路线移动的感觉。后来正式命名这一现象为循经感传现象，能产生这一现象的人称为"经络敏感人"，但这类人只占人群中的很小一部分。循经感传现象的发现，扭转了人们认为经络就是血管的观点，因为血管显然无法形成这种感觉循经移动的现象。另外，人们还发现循经脉路线的皮肤电阻较低，这些现象为验证经络的客观存在奠定了一定的基础。

到了七十年代，人们对循经感传现象进行了更为深入的研究，发现了循经感传的一些奇异特性：

- 速度较慢，为每秒厘米量级。
- 可被机械压迫和注射生理盐水及冷冻降温所阻断。
- 可出现回流和乏感传。
- 可绕过疤痕组织及通过局部麻醉区，可趋向病灶。
- 循经感传的路线上有时出现血管扩张、轻度水肿并可测出肌电发放。
- 发现部分截肢患者在截肢部位出现幻经络感传。

这些现象使人们对经络的认识走向复杂化，因为单纯的神经传递或血液流动均无法解释上述特点。不过，由于循经感传的这些特性主要依赖患者的主观感觉和描述，其真实性要打一定折扣，故而同期进行的一些可见经络现象和经络客观检测的研究显得十分重要。其中包括刺激穴位时循经出现的皮肤过敏、色素带，沿经检测到微小声波（循经声发射）、隐性循经感传（一种90%以上人都存在的经络敏感现象），以及其他一些循经物理特性。

八十年代中期，经络的研究受到了国家的高度重视，诞生了我国第一个国家级经络课题，即"七五"国家攻关课题——"十四经循经路线的客观检测"。这时，科学家们已不满足于通过主观感知等简单的手段说明经络的存在，而是试图通过更科学的手段证明经脉路线的客观存在。这期间的最重要发现莫过于用 γ 照相机拍摄到同位素循经脉路线运动的轨迹。使用生物物理学手段对经络进行研究成为经络研究的一大特点，研究者先后发现经脉路线上具有低电阻、高声振动和较好的声光热传导以及同位素迁移等物理学特性。这些工作被总结在一部重要经络研究著作——《针灸经络生物物理学》之中，它是客观证实经络存在的一个里程碑。

进入九十年代，我国又先后进行了"八五"和"九五"两个国家级经络攀登计划项目，研究从现象逐渐深入到本质，课题围绕着循经感传的原理、经脉脏腑相关和经脉线的

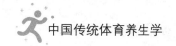

理化特性三个方面展开，形成了若干个假说：

- 神经论：认为循经感传是神经元之间兴奋传递的结果。
- 体液论：认为中医经络中的气血指人体中的各种体液，经络是体液运行的通道，体液运动刺激神经产生循经感传。
- 能量论：认为经络是某种物理能量与信息的传输渠道。

三、经络的作用

（一）联系脏腑，沟通内外

《灵枢·海论》指出："夫十二经脉者，内属于腑脏，外络于肢节。"人体的五脏六腑、四肢百骸、五官九窍、皮肉筋骨等组织器官，之所以能保持相对的协调与统一，完成正常的生理活动，是依靠经络系统的联络沟通而实现的。经络中的经脉、经别与奇经八脉、十五络脉，纵横交错，入里出表，通上达下，联系人体各脏腑组织；经筋、皮部联系肢体筋肉皮肤；浮络和孙络联系人体各细微部分。这样，经络将人体联系成了一个有机的整体。

经络的联络沟通作用，还反映在经络具有传导功能。体表感受病邪和各种刺激，可传导于脏腑；脏腑的生理功能失常，亦可反映于体表。这些都是经络联络沟通作用的具体表现。

（二）运行气血，营养全身

《灵枢·本脏》指出："经脉者，所以行血气而营阴阳，濡筋骨，利关节者也。"气血是人体生命活动的物质基础，全身各组织器官只有得到气血的温养和濡润才能完成正常的生理功能。经络是人体气血运行的通道，能将营养物质输布到全身各组织脏器，使脏腑组织得以营养，筋骨得以濡润，关节得以通利。

（三）抗御病邪，保卫人体

营气行于脉中，卫气行于脉外。经络"行血气"而使营卫之气密布周身，在内和调于五脏，洒陈于六腑，在外抗御病邪，防止内侵。外邪侵犯人体由表及里，先从皮毛开始。卫气充实于络脉，络脉散布于全身而密布于皮部，当外邪侵犯人体时，卫气首当其冲发挥其抗御外邪、保卫人体的屏障作用。如《素问·缪刺论》所说："夫邪之客于形也，必先舍于皮毛，留而不去，入舍于孙脉，留而不去，入舍于络脉，留而不去，入舍于经脉，内连五脏，散于肠胃。"

四、经络系统组成

（一）概述

经络，是经脉和络脉的总称。经络是运行全身气血、联络脏腑肢节，沟通上下内外的通路。经脉是主干，络脉是分支。

以十二经脉为主，其"内属于脏腑，外络于肢节"，将人体内外连贯起来，成为一个有机的整体。十二经别是十二经脉在胸、腹和头部的重要支脉，沟通脏腑，加强表里经的联系。十五络脉是十二经脉在四肢部和躯干前、后、侧三部的重要支脉，起沟通表里和渗灌气血的作用。奇经八脉是具有特殊作用的经脉，对其余经络起统率、联络和调节气血盛衰的作用。此外，经络的外部、筋肉也受经络支配分为十二经筋，皮肤也按经络的分布分为十二皮部。

（二）十二经脉

十二经脉是经络学说的主要内容。"十二经脉者，内属于脏腑，外络于肢节"，这概括说明了十二经脉的分布特点：内部，隶属于脏腑；外部，分布于躯体。又因为经脉是"行血气"的，其循行有一定方向，就是所说的"脉行之逆顺"，后来称为"流注"；各经脉之间还通过分支互相联系，就是所说的"外内之应，皆有表里"。

1. 分布图

（1）手少阴心经

手少阴心经主要分布在上肢内侧后缘，其络脉、经别与之内外连接，经筋分布其外部。

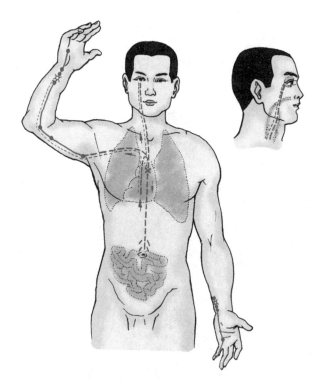

（2）手厥阴心包经

手厥阴心包经主要分布在上肢内侧中间，其络脉、经别与之内外连接，经筋分布其外部。

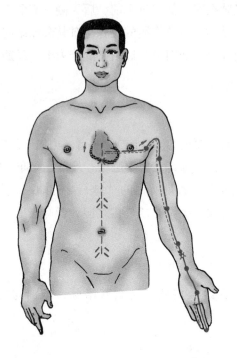

（3）手太阴肺经

手太阴肺经主要分布在上肢内侧前缘，其络脉、经别与之内外连接，经筋分布其外部。

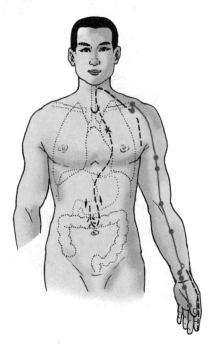

（4）足厥阴肝经

足厥阴肝经主要分布在下肢内侧的中间，其络脉、经别与之内外连接，经筋分布其外部。

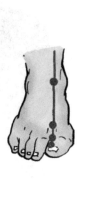

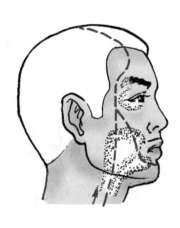

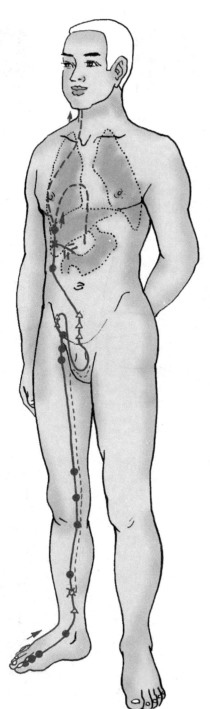

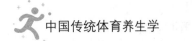

（5）足少阳胆经

足少阳胆经主要分布在下肢的外侧中间，其络脉、经别与之内外连接，经筋分布其外部。

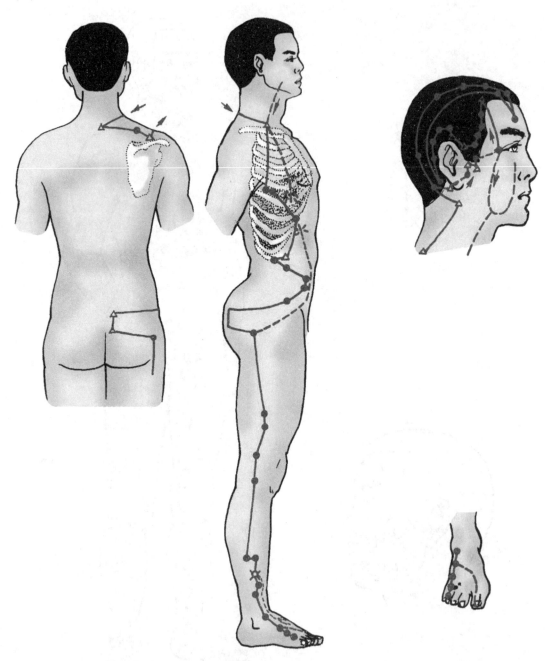

（6）足少阴肾经

足少阴肾经主要分布在下肢内侧后缘及胸腹第一侧线，其络脉、经别与之内外连接，经筋分布其外部。

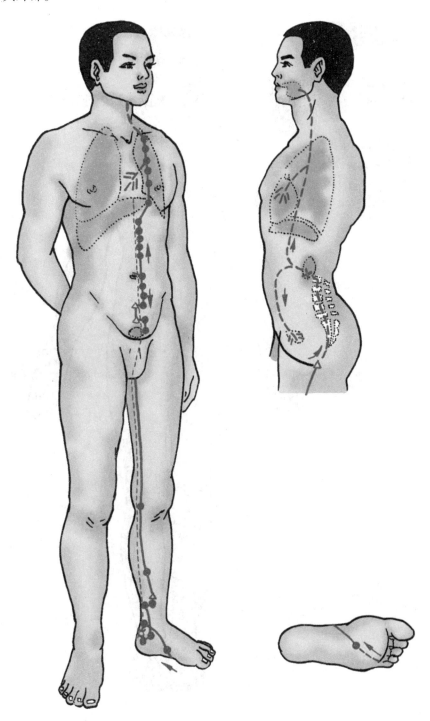

（7）足阳明胃经

足阳明胃经主要分布在头面、胸腹第二侧线及下肢外侧前缘，其络脉、经别与之内外连接，经筋分布其外部。

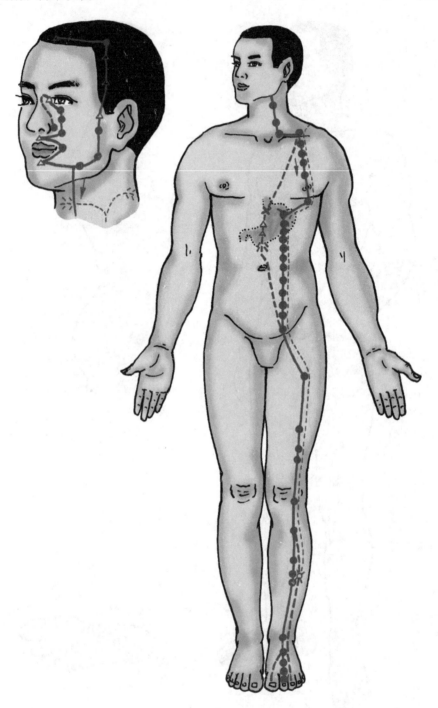

（8）足太阴脾经

足太阴脾经主要分布在胸腹任脉旁开第三侧线及下肢内侧前缘，其络脉、经别与之内外连接，经筋分布其外部。

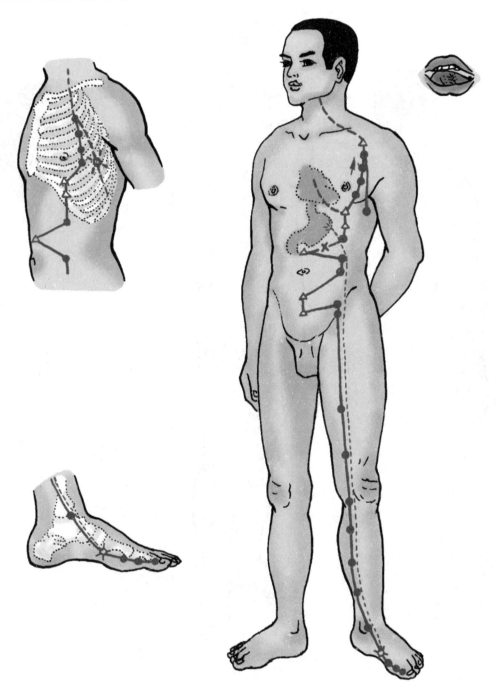

（9）手太阳小肠经

手太阳小肠经主要分布在上肢外侧后缘，其络脉、经别与之内外连接，经筋分布其外部。

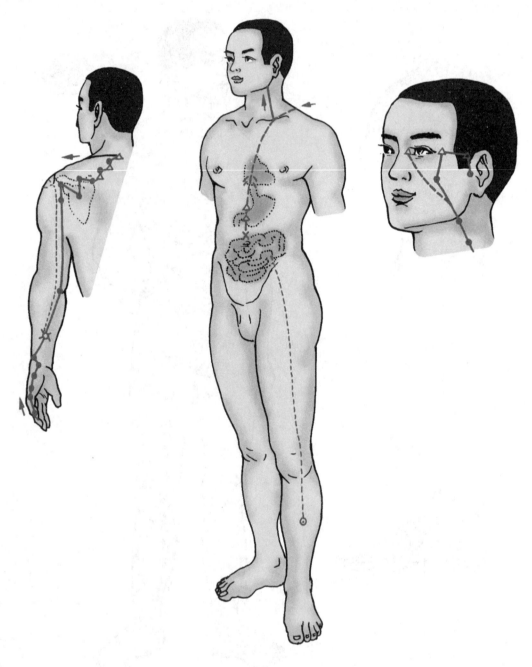

（10）手阳明大肠经

手阳明大肠经主要分布在上肢外侧前缘，其络脉、经别与之内外连接，经筋分布其外部。

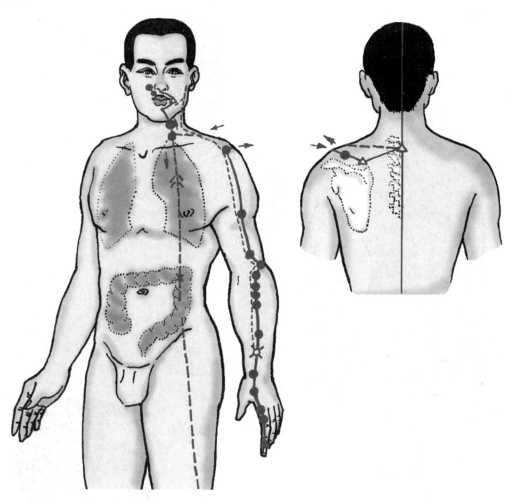

（11）手少阳三焦经

手少阳三焦经主要分布在上肢外侧中间，其络脉、经别与之内外连接，经筋分布其外部。

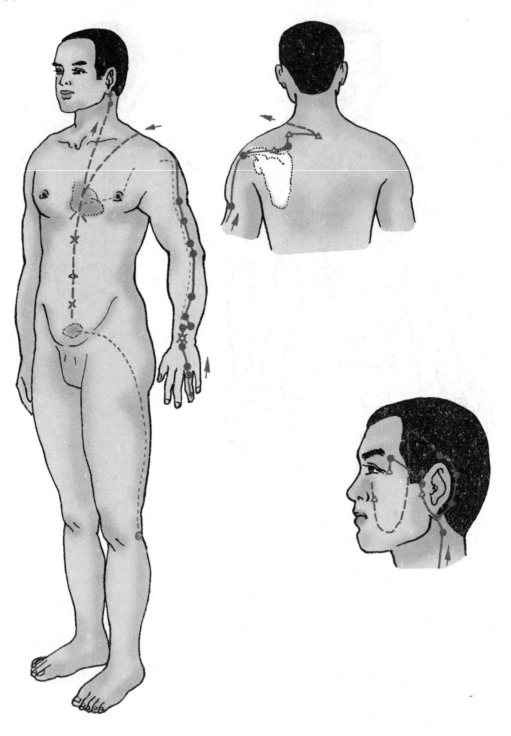

（12）足太阳膀胱经

足太阳膀胱经主要分布在腰背第一、二侧线及下肢外侧后缘，其络脉、经别与之内外连接，经筋分布其外部。

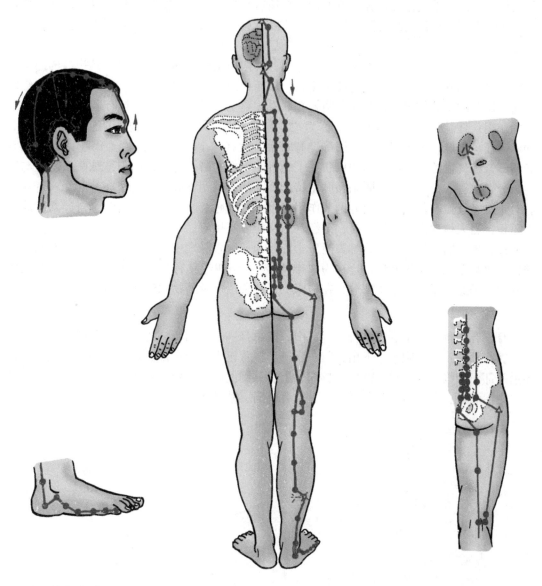

2. 循行走向

手三阴经从胸走手，手三阳经从手走头；足三阳经从头走足，足三阴经从足走腹（胸）。正如《灵枢·逆顺肥瘦》所载："手之三阴，从脏走手；手之三阳，从手走头；足之三阳，从头走足；足之三阴，从足走腹。"

（三）奇经八脉

奇经八脉是督脉、任脉、冲脉、带脉、阴维脉、阳维脉、阴跷脉、阳跷脉的总称。它们与十二正经不同，既不直属脏腑，又无表里配合关系，"别道奇行"，故称"奇经"。八脉中的督、任、冲脉皆起于胞中，同出会阴，称为"一源三歧"，其中督脉行于腰背正中，上至头面；任脉行于胸腹正中，上抵颏部；冲脉与足少阴肾经相并上行，环绕口唇。带脉起于胁下，环行腰间一周。阴维脉起于小腿内侧，沿腿股内侧上行，至咽喉与任脉会合。阳维脉起于足跗外侧，沿腿膝外侧上行，至项后与督脉会合。阴跷脉起于足跟内侧，随足少阴等经上行，至目内眦与阳跷脉会合。阳跷脉起于足跟外侧，伴足太阳等经上行，至目内眦与阴跷脉会合，沿足太阳经上额，于项后会合足少阳经。

奇经八脉交错地循行分布于十二经之间，其作用主要体现于两方面。其一，沟通了十二经脉之间的联系。奇经八脉将部位相近、功能相似的经脉联系起来，达到统摄有关经脉气血、协调阴阳的作用。督脉与六阳经有联系，称为"阳脉之海"，具有调节全身阳经经气的作用；任脉与六阴经有联系，称为"阴脉之海"，具有调节全身诸阴经经气的作用；冲脉与任、督脉，足阳明、足少阴等经有联系，故有"十二经之海""血海"之称，具有涵蓄十二经气血的作用；带脉约束联系了纵行躯干部的诸条足经，阴阳维脉联系阴经与阳经，分别主管一身之表里；阴阳跷脉主持阳动阴静，共司下肢运动与寤寐。其二，奇经八脉对十二经气血有蓄积和渗灌的调节作用。当十二经脉及脏腑气血旺盛时，奇经八脉能加以蓄积，当人体功能活动需要时，奇经八脉又能渗灌供应。

冲、带、跷、维脉腧穴，都寄附于十二经与任、督脉之中，惟任、督二脉各有其所属腧穴，故与十二经相提并论，合称为"十四经"。十四经具有一定的循行路线、病候及所属腧穴，是经络系统的主要部分，在临床上是针灸治疗及药物归经的基础。

1. 督脉

督，有总督的意思。督脉行于背正中，能总督一身之阳经，故又称"阳脉之海"。

循行部位：起于胞中，下出会阴，后行于腰背正中，经项部，进入脑内，属脑，并由项沿头部正中线，经头顶、额部、鼻部、上唇，到上唇系带处，并络肾、贯心。

主治病证：脊柱强直、角弓反张、脊背疼痛、精神失常、小儿惊厥等。

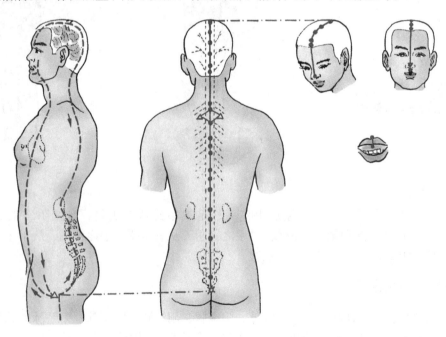

2. 任脉

任，即担任。任脉行于胸腹部的正中，能总任一身之阴经，故有"阴脉之海"的称号。

循行部位：起于胞中，下出会阴，经阴阜，沿腹部正中线上行，通过胸部、颈部，到达下唇内，环绕口唇，上至龈交，分行至两目下。

主治病证：疝气、带下、少腹肿块、月经不调、流产、不孕等。

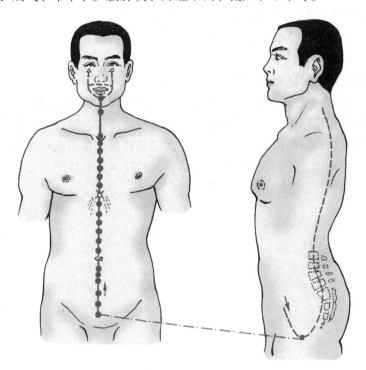

3. 冲脉

冲为总领诸经气血的要冲。

循行部位：起于胞中，并在此分为三支：一支沿腹腔后壁，上行于脊柱内；一支沿腹腔前壁挟脐上行，散布于胸中，再向上行，经喉，环绕口唇；一支下出会阴，分别沿股内侧下行至大趾间。

主治病证：月经不调、闭经、崩漏、乳少、吐血及气逆上冲等。

4. 带脉

带脉围腰一周，有如束带，能约束诸脉，所以有"诸脉皆属于带"的说法。

循行部位：起于季胁，斜向下行至带脉穴，绕身一周。

主治病症：腰部酸软、下肢不利、阳痿遗精、月经不调、崩漏带下、疝气下坠等。

5. 阴跷脉、阳跷脉

跷，有轻健矫捷的意思。生理功能是：阳跷主一身左右之阳，阴跷主一身左右之阴。同时还有濡养眼目，司眼睑的开合和下肢运动的作用。

循行部位：跷脉左右成对。阴阳跷脉均起于足跟。

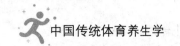

主要病证：阴跷为病，肢体外侧肌肉弛缓而内侧肌肉拘急；阳跷为病，肢体内侧肌肉弛缓而外侧肌肉拘急。跷脉病候还可出现目痛、失眠或嗜卧及痫证。

6. 阴维脉、阳维脉

维，有维系的意思。阴维脉维系三阴经，阳维脉维系三阳经。

循行部位：阴维起于小腿内侧足三阴经交会之处，沿下肢内侧上行，到腹部，与足太阴脾经同行，到胁部，与足厥阴肝经相合，然后上行至咽喉，与任脉相会。阳维起于外踝下，沿下肢外侧，经胁肋，上肩，过头，与督脉相会。

主要病证：阴维脉发生病变时，常患胸痛、心痛、胃痛等症。阳维脉发生病变时，常患寒热、头痛、目眩等症。

正常生理情况下，经络有运行气血，感应传导的作用，而在发生病变情况下，经络就成为传递病邪和反映病变的途径。由于经络有一定的循行部位和络属脏腑，可以反映所属脏腑的病证，因而在临床上，就可根据疾病症状出现的部位，结合经络循行的部位及所联系的脏腑，作为疾病的诊断依据。在治疗上，无论是针灸、推拿或药物治疗，都是通过调整经络气血的功能活动，进而调节脏腑功能，达到治疗疾病的目的。

第三章　传统体育养生学与现代科学

第一节　传统体育养生的生理学分析

人体生理学的任务就是研究构成人体各个系统的器官和细胞的正常活动过程，特别是各个器官、细胞的功能表现的内部机制，不同细胞、器官、系统之间的相互联系和相互作用，从而使人们认识人体作为一个整体，其各部分的功能活动是如何相互协调、互相制约，在复杂多变的环境中能维持正常的生命活动过程。传统体育养生的生理学分析就是从构成人体的各个细胞、器官、系统的形态、功能及其相互联系和互相作用的角度，对传统体育养生的主要特点和锻炼效应进行生理学分析，从生理学视角揭示传统体育养生的作用机制。

本节从传统体育养生的基本特征和健身效应两个方面对其进行生理学分析，在分析时要把握好两个基本原则：一是整体性原则，二是稳态原则。所谓整体性原则，是指传统体育养生锻炼对人体各器官、细胞、系统的生理效应的整体性，而这个整体性是在呼吸、循环、神经、运动系统的综合作用下产生的结果。稳态是生理学中一个十分重要的概念，"内环境的各项物理、化学因素是保持相对稳定的，称为内环境的稳态"。所谓稳态原则，是指传统体育养生对人体生理学作用的实质是维持内环境的稳态，锻炼的生理学作用的实质是旧平衡的打破与新平衡的建立。

一、传统体育养生基本特征的生理学分析

传统体育养生内容博大精深，种类繁多，各有特色，但是他们又有许多共同特点。这些特点主要是松静自然、调神炼意、重视呼吸锻炼。所谓松静自然，就是要进行放松入静练习，尤其是太极拳、形意拳、八卦掌、健身气功，这都是中国传统体育与现代西方体育的不同之处。

（一）松静自然的生理学分析

一个初学者首先要练习桩功，如太极拳的无极桩、形意拳的三体桩、健身气功的三圆桩，其目的是提高练习者的放松能力，为追求松静自然打好"桩功"基础。放松入静的过程是逐步加深的，初学者从开始入静到入静程度较深所需的时间较长，练习一段时间后，此过程加快。意念诱导全身各部位逐渐松开，也就是在意识引导下，对身体进行姿势调

节，使大肌肉群放松，骨骼、关节处于相互适宜的位置。如太极拳中的"节节松开"，即是有意识的诱导全身骨骼、关节由上而下和由下而上渐次松开，同时不断改变关节的相对位置全身形成特有的"弓"形结构。实验证实，入静时脑电波 α 节律增加，各区域趋向同步化和有序化的定向变化。在大脑皮质的控制下，随着放松的逐步进行，全身各系统的功能会出现相应的协调变化，如心率减慢，血压下降，血管扩张，毛细血管通透性增强，呼吸均匀、柔和、缓慢、深长，皮肤电阻降低，运动神经传导速度加快，内分泌和免疫系统出现系列相应变化，这些变化使全身各部位的功能活动协调统一。身体某一部位的放松程度和信息，不仅要通过传入通路传至大脑皮质运动感觉区，经过分析加工，发出下行冲动对这一部位进行放松的调节，而且这一活动还要通过包括皮质、小脑在内的反馈联系通路不断改进、完善，加深这一局部的放松程度。这种过程是连续的、有序变换位置的连环反馈调节过程，重复的次数越多，其调节通路越通畅，所用的时间也越短。放松练习是对大脑感觉——运动区的整合功能的一个很好训练。

（二）调神炼意的生理学分析

调神炼意一方面是指神经系统，包括大脑皮质、皮质下中枢以及外周神经各级水平对身体的调控，是人体的思维活动对身体运动模式和内脏功能的整体调控；另一方面是指对心理状态的调节。调神炼意又称为"意守"或"一念代万念"。意守的过程中，大脑的感觉功能水平提高。意守时局部的小血管活动、神经末梢的功能状态、局部代谢产物，以及腺体活动的情况等信息，通过内脏感觉传入通路，传至大脑的相应感觉区。在意守中运用图像、颜色、词语或在某些动作的诱导下，大脑强化和扩大了传入信息，通过正反馈机制发出指令，加强意守局部的活动，如使局部血流加快、温度升高、感觉敏锐、汗腺活动增加等。在意守练习中，平常不随意的内脏活动可以被意守所影响，意守训练是对内脏系统的一种积极、主动的训练。

心理活动引起生理变化或诱发疾病的事实，在很早的时候人们就已经观察到了，像羞惭时脸色变红、情绪紧张时肢端变得冰冷或脸变成灰白等。关于心理因素和疾病的关系，祖国医学文献中有着丰富的记载，《黄帝内经》上说："心者，五脏六腑之大主也……故悲哀忧愁则心动，心动则五脏六腑皆摇。"《医学入门》云："内伤七情，暴喜动心，不能主血。暴怒伤肝，不能藏血。积忧伤肺，过思伤脾，失志伤肾，皆能动血。"这些都说明精神或心理主宰着五脏六腑，情绪剧变可引起人体内脏功能失调。传统体育养生重视心理的调节，强调"少思寡欲"，追求人与人、人与自然的整体和谐，从而达到心理的平衡状态，对生理产生良好的影响。心理状态的调节对生理影响的生理学基础是神经——内分泌系统。

（三）呼吸锻炼的生理学分析

传统体育养生非常重视呼吸的锻炼，有意识地控制呼吸的方法有很多，如顺和逆腹式呼吸、鼻吸口呼、闭气呼吸法等。这些方法是通过意念改变自然的呼吸节律，以适应身体内部状态和外部活动的需要。腹式呼吸与胸式呼吸不同，腹部的起伏很大，对腹部的内脏起到按摩作用，同时激发了腹部的内分泌腺的功能，长此以往，对人体内环境的平衡调节很有好处。现已证明，肺也具有内分泌功能，因此，特殊的呼吸练习对肺的刺激也较自然呼吸为佳。深长呼吸能摄取更多的氧气，满足身体的需氧量，提高组织摄取血氧能力。从动物实验直接观察软脑膜微循环可知，抑制呼吸运动初期，可见微血管代偿性扩散，流速加快。闭气法的练习，在控制呼吸 30 秒钟时，脑血流图波幅平均增加 10%，如果继续闭气，脑电流图波幅开始减小，闭气时间过长，血氧分压过低，脑循环受到抑制。可见，短暂的停闭呼吸的训练，能够促进脑部的血液循环，调节大脑血流量，提高人体耐力水平。

另外，实验证明，调整呼吸可以影响自主神经功能，呼气时中枢兴奋能广泛扩散到副交感神经系统，吸气时则能扩散到交感神经系统。传统体育养生讲求动作、意念和呼吸的和谐运动，呼吸与动作能够自然地合拍而成为一体，即所谓的意、气、力合一状态。呼吸与力相合，呼则力沉，吸则力轻；呼吸与意念相合，呼则意识随之贯注，吸则意识转为灵活。身体在运动时，既可出现静态的呼吸，即慢、匀、深长，也可在松静状态中突然呼气而发劲。这一阶段的特点是呼吸、意念、动作三者皆可以为中心灵活转换，也可以互为依托、相互促进，使人体内外成为一个高效率、高质量运动的整体。在有意识地调节呼吸以及与动作配合的过程中，呼吸肌放松与紧张的程度、膈肌上下起伏的幅度，以及支气管的舒缩活动等信息传到各级呼吸中枢；躯体运动情况的信息传到大脑的运动感觉区；心血管功能状态的信息同时传到心血管中枢。大脑对所有这些信息进行分析，并与意识的目标进行比较，经过信息加工、处理，使呼吸的形式、节奏、深浅与动作的起止、节奏、力量的运用等逐渐协调一致。经过反复练习，呼吸中枢、感觉运动区、心血管中枢之间的功能联系越来越协调，联系的通路越来越顺畅，最终达到统一。

二、传统体育养生的生理效应

从系统科学的角度来看，人体内存在着一个以神经系统、内分泌系统、免疫系统、呼吸循环系统等为核心的多形态、多结构、多功能、多层次、多信息和多系统的立体网络调控系统，这个立体网络调控系统是保证人体健康的"内因"；人生活的自然环境、社会环境，包括各种治疗康复手段、各种保健措施和各种体育健身养生活动都是"外因"。内因是事物发展的根本原因，外因是事物发展的外在条件，外因通过内因起作用。传统体育养生的生理学分析的任务是研究传统体育养生方法作为外在影响因素是如何通过人体各细胞、器官和系统之间的生理学因素产生健身作用的。

（一）传统体育养生对神经系统的作用

人体是一个极为复杂的有机体，体内各器官、系统的功能各异，但它们在神经系统的直接或间接调节与控制下，又相互联系、相互制约、相互协调、相互配合，共同完成统一的整体生理功能；同时神经系统还能对体内外的各种环境变化作出迅速而完善的适应性调节，从而维持体内各器官、系统功能的正常进行。因此，人体内环境的稳态和对外环境的良好适应在很大程度上依赖神经系统的调节。中医学亦认为："心为君之官……主明则下安，以此养生则寿……主不明则十二官危。"传统体育养生讲求"调神炼意"，重视对神经系统和思维意识的锻炼，能够对神经系统产生良好的锻炼效应。

神经系统由中枢神经系统和周围神经系统组成。中枢神经系统包括位于颅腔的脑和位

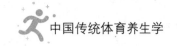

于椎管的脊髓；位于颅腔和椎管以外的神经组织属于周围神经组织，周围神经又可分为躯体神经和内脏神经（又称植物神经或自主神经）。

现代生理学研究表明，传统体育养生锻炼能够改善中枢神经的营养供给，消除因用脑过多引起的大脑疲劳，有效提高神经系统功能；能够使脑细胞的生理活动出现较好的同步和有序的定向变化，促进大脑皮质活动的有序化，使神经过程的兴奋与抑制更加均衡，改善脑功能和神经系统的协调调整能力。人体的各种运动，都是在神经系统的控制下进行的，神经系统对各种姿势和随意运动的调节，都是复杂的反射活动。反射是在神经系统的参与下，人体对内外环境变化所作出的规律性应答。外界事物和人体内环境变化产生各种各样的刺激，这些刺激首先是由感受器或感觉器官感受，然后将各种刺激形式的能量转换为感觉传入神经的动作电位，并通过各自的神经通路传向大脑皮质的各自的感觉代表区，感觉代表区神经元间的广泛联系可以发生较快的改变，称为感觉皮质的可塑性，这种可塑性也同样发生在大脑的运动皮质。传统体育养生的各种姿势调节、呼吸与动作配合，以及注重意识对身体运动感觉的"用意不用力"等锻炼方法和特点，使人体运动更加协调、灵敏、平稳和准确地进行，从而有效地提高了神经系统功能。另外，生理学实验还表明，对正常人进行局部血流测定时，可以观察到足部或手指运动时大脑皮质相应的代表区血流增加。因而，传统体育养生运动能够改善大脑和中枢的能量供给，促进大脑疲劳的消除。

内脏神经系统包括传入神经和传出神经，但习惯上仅指支配内脏器官的传出神经，并将其分为交感神经和副交感神经两部分。内脏神经系统在维持人体的生理活动中起着重要作用，正常时交感神经和副交感神经维持动态平衡。许多研究表明，传统体育养生锻炼具有调节内脏神经，使其由不平衡状态转变为平衡状态的作用，使内脏神经系统的功能活动状态呈现由老年化向年轻化转变的趋向，这种调节作用主要是通过交感神经活动相对减弱而副交感神经活动相对增强来实现的。实验证明，传统体育养生中各种功法的呼吸锻炼对自主神经的功能有一定的影响。当呼吸频率变慢时，特别是呼长吸短时（副交感神经兴奋占优势），表现出心率减慢、血压下降和肠蠕动增加增强等现象；当吸长呼短时（交感神经兴奋占优势），就表现为心率加快、血压升高和肠蠕动减少减弱等现象。可见，随着呼吸频率及呼吸活动形式的不同，人体自主神经功能状态亦不相同。

（二）传统体育养生对呼吸系统的作用

人体与外界环境之间的气体交换过程称为呼吸。通过呼吸，人体从大气中摄取新陈代谢所需的氧，排出所产生的二氧化碳。因此，呼吸是维持人体新陈代谢和其他功能活动所必需的基本生理过程之一，一旦呼吸停止，生命也将终结。传统体育养生重视呼吸的锻炼，动作的开合升降与呼吸相配合，多采用"深、细、匀、长"的呼吸方式。一方面，这种深长的用力呼吸不仅使更多的呼气肌参与收缩和收缩加强，而且吸气肌也主动参与收缩，使呼吸肌得到有效的锻炼。另一方面，这种匀、细的呼吸，使意识集中在呼吸运动上，呼吸时的各种感觉冲动传到神经中枢，又受到神经中枢的及时反馈，形成闭合的传入、传出环路，从而使得呼吸调节系统得到锻炼。

上海体育学院"健身气功·五禽戏"课题组（2004）对参加五禽戏功法锻炼6个月的67名受试者进行呼吸气成分的分析，受试者通过练习，肺活量明显增大，安静状态的呼吸频率减慢，肺通气量下降，氧利用系数升高，呼出气中二氧化碳含量升高。说明这种深慢呼吸不仅明显降低了呼吸道解剖无效腔的相对比例，而且提高了肺泡与肺泡周围毛细血管血液之间的气体交换率，这对于提高中老年人肺通气和肺换气能力有着明显作用。

刘洪广（1993）利用现场遥测发现，练太极拳时呼吸的节律和强度呈现低频、高深度、持续稳定的形式，并且有吸短呼长、吸轻呼重的特点。特别是随着负荷强度的逐渐增大，呼吸频率反而下降，这一点是太极拳不同于其他锻炼项目的一个显著特征，说明太极拳运动提高了呼吸系统的工作效率。在运动负荷增加的同时，是依靠增强呼吸深度、减慢呼吸频率和提高摄氧量来保证人体需氧量的。太极拳细匀柔缓深长的呼吸方式与胸廓的开、合、提、降等动作结合，加大了胸廓活动的幅度，发展了呼吸肌，增强了肺组织的弹性，改善了肺通气和换气的功能，因而提高了气体交换的效率。

以上研究均表明，传统体育养生锻炼，能有效改善呼吸功能。长期的传统体育养生锻炼，使呼吸肌的收缩能量增强，胸廓运动幅度加大，膈肌的收缩与放松能力提高，从而肺活量增大，安静状态的呼吸频率减慢，肺通气量下降，提高了肺通气和肺换气能力。呼吸中枢的神经调节能力得到改善，出现呼吸用力省、效率高的"节省化"现象。

（三）传统体育养生对血液循环系统的作用

心脏和血管组成人体的血液循环系统。血液循环是高等动物生存的最重要条件之一。传统体育养生动作缓慢柔和，讲求全身各部位的运动是一种中小强度的有氧运动。运动生理学认为，经常进行体育锻炼，可促使人体心血管系统的形态、功能和调节能力产生良好的适应，从而提高人体工作能力。在进行传统体育养生锻炼时，各组织器官代谢过程增强，耗氧量增加，因而心血管系统功能也相应加强，心输出量增加，以满足肌肉活动时对氧的需要。心输出量的增加，不仅使全身各组织器官血流量也增多，每分钟总的血流量较安静时大大增加，而且血流量的增加并不是平均分配，而是根据不同器官需要重新分配。心脏本身和参加运动的肌肉的血流量明显增加，不参加运动的肌肉以及内脏器官血流量减少，这些变化和适应都是在神经和体液调节下的结果。另外，传统体育养生运动通过躯体的开合屈伸对心脏起到按摩挤压的作用。经常参加运动不仅能使心脏功能增强，同时也能提高心血管活动的调节功能，增强心血管系统对运动负荷的适应能力。

张林（1994）的研究发现，参加太极拳练习的老年人 PWC_{170} 功能试验负荷功率比普通老年人有明显提高，运动负荷前后的 STI 和血液动力流变学参数变化明显，运动后恢复速度快，在安静、运动即刻和恢复期各状态的心肌耗氧量低于普通老人，这表明太极拳锻炼能改善老年人的心血管功能，对运动负荷有良好的适应性。另外，通过练习太极拳，练习者的心率、每分钟输出量、心脏指数、左心室有效泵力指数均明显增加，收缩压与血管弹性扩张系数、微循环半更新率增加，微循环半更新时间和微循环平均滞留时间缩短，这些结果说明，习练太极拳的人练拳时心脏工作效率提高，以较小的能量消耗即可满足全身代谢的血液供应，心脏、血管、微循环的功能处于有利适应功能代谢需要的状态，从而提高了心血管功能水平，减轻了心脏的生理负荷。

另外，上海体育学院"健身气功·五禽戏"课题组（2004）的研究也表明，经过6个月的练习，受试者在75W功率自行车定量负荷运动后的心率减慢，安静状态和运动负

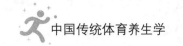

荷试验后心电图异常率明显下降，与实验前比较具有十分显著的统计学意义。说明健身气功五禽戏锻炼对提高中老年人心血管系统的健康水平具有十分明显的作用。

实验表明，经过系统的、长期的传统体育锻炼，心电图的异常变化减少，心脏功能提高。由于锻炼，中枢神经和自主神经的功能平衡，使精神紧张消除、心脏负担减轻、周围血管的紧张度降低，以及血液循环通畅、心肌供血量增加和心肌舒张间期心脏的应激能力与适应能力增强。

（四）传统体育养生对身体素质的作用

身体素质主要包括速度、力量、耐力、平衡、柔韧和灵敏等。传统体育养生以身体姿势的调整、呼吸的锻炼、心理的调节相结合为主要特征，与其他体育健身项目一样，能够有效提高练习者身体素质。进行传统体育养生锻炼时，全身肌肉、关节、骨骼、韧带、筋膜都要充分调动，这就增强了肌肉的弹性、伸展性，发展了肌肉力量，使肌肉放松能力增强，韧带、筋膜拉长，关节活动的幅度加大，提高了力量素质和柔韧素质。另外，传统体育养生锻炼还讲求"虚实分明"，要求身体重心的变换轻灵、平稳，有效地锻炼了身体的平衡能力。

上海体育学院"健身气功·五禽戏"课题组（2004）研究表明，经过6个月的练习，受试者体前屈程度明显提高，差别具有显著的统计学意义；受试者闭眼单腿站立时间明显延长，差别具有显著性统计学意义；受试者背力增加明显，具有显著的统计学意义。结果说明，五禽戏练习能够提高练习者的力量、平衡、柔韧等身体运动素质。

（五）传统体育养生对消化吸收系统的作用

消化和吸收是两个相辅相成、紧密联系的过程，其主要功能是为人体新陈代谢提供物质和能量来源。消化系统主要包括食管、胃、肠、肝、胆、胰等器官。众所周知，只要有心理活动就会有生理反应，近年来的大量心身医学实验研究和临床观察的结果，证实了导致消化系统疾病的诸多病因中社会心理因素是重要因素之一。传统体育养生中"恬淡虚无、少思寡欲"的"调神炼意"方法，使得心理趋向平衡，避免心理失衡给人带来的不良后果。再者，传统体育养生锻炼时注重脊柱的开合、扭转、俯仰，对内脏器官起到按摩挤压作用，使胃肠等消化器官的血液循环得到改善，消化管的蠕动加强，消化腺的分泌功能提高。此外，腹式呼吸使横膈膜运动幅度的增加和腹肌运动的加大，对腹部脏器起到一定的按摩作用，因而对胃部的运动、血液和淋巴的循环等均有良好的作用，有助于消化呼吸的改善。因此，传统体育养生能间接或直接对消化吸收系统起到锻炼作用，产生良好的健身效果。

（六）传统体育养生对内分泌、免疫系统的作用

稳态是生理学中一个十分重要的概念，"内环境的各项物理、化学因素是保持相对稳定的，称为内环境的稳态"。内环境的稳态是细胞、器官维护正常生存和活动的必要条件。人体内外环境时时刻刻在发生着变化，这种人体适应各种变化的过程称为生理功能的调节。内分泌系统和免疫系统是重要的维持、恢复内环境的调节系统。现代科学研究表明，

适宜的体育锻炼可以调节内分泌腺的功能，促进人体新陈代谢和正常的生长发育，提高免疫系统，特别是非特异性免疫系统的功能。

传统体育养生是一种自我身心锻炼的方法，对身体姿势、呼吸、意识和心理进行整体的调节，达到"形、神、意、气"的统一。实际上"内外兼修、形神兼备"的锻炼是追求人自身内外、人与自然、人与社会的"和谐状态"，这种对"和谐状态"的追求与人体"内稳态"的调节是相统一的。传统体育养生锻炼无论是静功、太极拳、导引术还是五禽戏等，其动作柔和、松静自然、意气相合和动静交替，练习后心情畅快，精神振奋，提高了自信心，从而消除了不良情绪对免疫抑制的影响。许多研究表明，科学的传统体育养生锻炼能够增强免疫细胞活性，提高免疫细胞功能。

第二节　传统体育养生的心理学分析

中华民族是一个有着丰富养生文化的民族，早在先秦时期，人们就开始了对保体强身、清神悦情、防病抗衰老的养生理论和方法的探究，积累了大量的文献资料和宝贵的实践经验。在这些历史文献的宝库中，蕴藏着非常丰富的心理学思想，这些思想虽然是朴素的，但其中一些仍然闪烁着人类智慧的光辉，有些心理学思想对今天来说仍然具有实践意义。传统体育养生的心理学思想交叉了医学心理学、体育运动心理学和社会心理学三大领域，并形成了自己的特色，不仅有对个性心理过程的认识，也有对个性心理的要求，而且这些思想都是建立在功法练习的实践上。下面对传统体育养生的心理学分析，主要从医学心理学思想、养生心理学思想和运动心理学思想三个方面进行。

一、医学心理学思想

（一）心理卫生思想

世界卫生组织（WHO）在跨世纪之际，针对全人类的健康问题，提出了"健康新地平线，从理想到现实"的理念。它要求卫生工作由传统的以疾病为中心转变到以人为中心、以健康为中心、以人类发展为中心上来，它的核心观念是维护健康和促进健康。世界卫生组织指出："健康不仅是没有疾病，而且是身体上、心理上和社会上的完好状态。"这就是健康的新概念，即健康包括身体健康、心理健康和适应能力良好三个方面。当代的医学模式已由生物医学模式演变为"生理—心理—社会医学模式"。其特征是从治疗扩大到预防，从生理扩大到心理，从个体扩大到整体，从医院扩大到社会。心理卫生具体指的是以积极的、有效的心理活动，平稳的、正常的情绪状态，对当前和发展着的社会和自然环境有良好的适应。从心理卫生这个定义可以看出，它与心理健康所要求的内容有密切的联系，这是因为讲究心理卫生的目的就是为了促进心理健康。传统体育养生学的思维方式与现代科学发展的思维方式是一致的，所有的养生保健活动都是围绕"健康"二字进行的。传统体育养生学基本思想是强身防病，强调正气在预防疾病中的作用，防微杜渐治未病，在整体观念及辨证思想的指导下去把握生命和健康。重视心理因素、社会因素对人体健康的影响，把人类社会和环境有机地联系在一起，正确地认识人类的生命活动和积极地预防疾病，达到强身防病、益寿延年的目的。

传统体育养生学的主要任务是"治未病"，体现了"预防为主"的理论核心，包括"未病先防""既病防变"和"病后防复"等内容。"未病先防"是指疾病发生之前，在体育养生学理论的指导下，采取相应的养生锻炼措施，从而达到预防疾病发生的目的；"既病防变"是早期治疗的同时，采取适宜的养生方法，先安未病之脏，调理精气，防止疾病传变；"病后防复"是疾病初愈，缓解和痊愈对采取适宜的养生措施，预防疾病复发。《管子·内业》可说是最早论述心理卫生的专篇，为什么叫"内业"呢？内，就是心；业，就是术。内业者，养心之术也。管子认为，心是"精之所舍而知之所生"的物质器官，这就把养心之术建立在唯物的基础之上。他在谈到"得道之人"养心之术时，就提出了要具有"四心"的心理状态：一是善心，"凡道无所，善心安爱"；二是定心，"定心在中，耳目聪明，四肢坚固，可以为精舍"；三是全心，"心全于中，形全于外，不逢天灾，不遇人害"；四是大心，"大心而敢，宽气而广，其形安而不移"。要达到四心标准，则必须采用一定的养心方法，他归纳三点：第一，正静，即形体要正，心神要静，如能这样，就有益于身心，能收到皮肤裕宽、耳目聪明、筋伸骨强的效果。第二，平正，也就是和平中正的意思，平正的对立面，即为"喜怒忧患"，"凡人之生也，必以平正，所以失之，必以喜怒忧患"，认为一个人要想长寿，就必须保持心境的和平中正、节制五欲和喜怒二凶，所以说"平，正擅胸；论，治在心，以此长寿。忿怒之失度，乃为之图：节其五欲，去其二凶，不喜不怒，平，正擅胸"。第三，守一，专心致志，不受外界的干扰，则能心身安乐，即所谓"能守一而弃万苛，见利而不诱，见害不惧，宽舒不行，独乐其身"。

在《黄帝内经》中，有关心理卫生的论述就更多了，如《素问·上古天真论》强调指出，养生要"志闲而少欲，心安而不惧，形劳而不倦"，就是说，不要自负太高，人贵有自知之明；不要贪欲过多，人贵能知足常乐；不做昧心欺人之事，人贵待人以诚。这样心境会安定愉快，不会怨天尤人，烦恼不已，更不会惊慌恐惧，这对于心理健康无疑大有裨益。同时养心与养形相结合，动与静相结合，静养心神之时，配合适度的身体活动，可以劳而不倦，心身兼养。孙思邈继承《黄帝内经》"治未病"的思想，重视养生和心理卫生，他认为要真正做到"治未病"、延年益寿，就必须调摄形体，注意不断运动，同时也要调摄精神，讲究心理卫生。他写道："养性之道，常欲小劳，但莫大疲，及强所不能堪耳。且流水不腐，户枢不蠹，以其运动故也。养性之道，莫久行久立，久坐久卧，久视久听……莫强食，莫强酒，莫强举重，莫忧思，莫大怒，莫悲愁，莫大惧，莫跳踉，莫多言，莫大笑。勿汲汲于所欲，勿悁悁怀忿恨，皆损寿命，若能不犯者，则得长生也。"（《备急千金要方·养性》）他还论述了心理卫生（养生）的"十二少"，即常少思、少念、少欲、少事、少语、少笑、少愁、少乐、少喜、少怒、少好、少恶、行此十二者，养性之都契也（《备急千金要方·养性》）。

隋代医家巢元方对导引养生之术有很高的造诣，在《诸病源候论·风病诸候》中，他强调意气并用，气随意行。导引时要做到"安心定神，调和气息，莫思余事，专意念气，徐徐漱醴泉……每引气，心念念送之"。运用导引，要注意选择时机，排除不稳定的情绪。

东晋的医学家葛洪在《抱朴子》中提出的摄生养气和节制情欲的养生之法，也具有心理卫生意义。他认为首先要起居有常，活动筋骨，注意营养，调节劳逸，使生理与心理功能正常运行。他说："是以善摄生者，卧起有四时之早晚，兴居有至和之常制；调利筋骨，有偃仰之方；杜疾闲邪，有吞吐之术；流行荣卫，有补泻之法；节宣劳逸，有与夺之要。忍怒以全阴气，抑喜以养阳气。"（《抱朴子内篇·极言》）其次要："淡泊肆志，节制情欲。不忧不喜，斯为尊乐，喻之无物也。"（《抱朴子外篇·逸民》）可见，传统体育养生中一直都非常注重心理卫生和心理健康，它们是身体健康的前提和保障。

（二）生理心理学思想

生理心理学是心理学科学体系中的重要基础理论学科之一，它是以心身关系为基本命题，力图阐明各种心理活动的生理机制。先秦医学心理学思想在形神方面，具有一种朴素的唯物主义观点，《黄帝内经》中君主神明的思想是很突出的，认为"心"虽然是十二脏器之一，但它是为首的处于君主之位，支配一切生理活动和心理活动。书中对心在认识过程中的统率作用也说得比较清楚："所以任物者谓之心，心有所忆谓之意，意之所存谓之志，因志而存变谓之思，因思而远慕谓之虑，因虑而处物谓之智。"（《灵枢·本神》）"任物"就是载物，这里可以解释为反映事物。反映事物的是心，心有所指是注意，注意后的保存就是记忆，记忆中取舍变化就是思维，思维的深远就是深思熟虑，以深思熟虑来处理事物就是智能。很显然，这一环扣一环的认识过程各个环节的总开关就是"心"。当然，心反映事物，还会参与各种感官进行知觉的反映。《黄帝内经》根据人的禀赋不同、阴阳属性的差异，把人划分为太阴、少阴、太阳、少阳、阴阳平和五种不同类型，并分别描述了它们的形态、筋骨、气质、气血、性格等方面的特征及思维意识表现。同时《黄帝内经》对大脑的生理心理功能也有所发现，如说："脑、髓、骨、脉、胆、女子胞（子宫），此六者地气之所生也，皆藏于阴而象于地，故藏而不泻，名曰奇恒之腑。"（《素问·五脏别论》）

宋元明清时期科学技术有较大的发展，在心理学思想中出现了"脑髓说"，为近代唯物论心理学思想奠定了自然科学的基础。金元时期医学家张洁古曾经明确指出人的视觉、听觉、嗅觉及其他感觉，都是脑的功能活动（见李东垣的《脾胃论》）。医学家李时珍把脑看作是精神意志活动的器官，他说："脑为元神之府。"清代医学家王清任以人体解剖为基础，正式提出并系统论述了"脑髓说"。他说道："灵机记性，不在心在脑一段，本不当说，纵然能说，必不能行。欲不说，有许多病，人不知源始，至此又不得不说，不但医书论病，言灵机发放心，即儒道谈道德言性理，亦未有不言灵机在心者。因创始之人，不知心在胸中，所辨何事。不知咽喉两旁，有气管两根，行至肺管前，归并一根，入心，由心左转出，过肺入脊，名曰卫总管；前通气府、精道，后通脊，上通两肩，中通两肾，下通两腿，此管乃存元气与津液之所。气之出入，由心所过，心乃出入气之道路，何能生灵机、贮记性？"（《医林改错·脑髓篇》）虽然王清任对于心脏系统生理功能的认识有许多缺陷，但根据自己朴素的解剖观察，否定了传统的"灵机发于心"的观点，从而为正确认识生理心理学思想打下了基础。为了证明大脑的心理功能，他还考察了脑和其他器官之间的联系，认为听觉、视觉、嗅觉等感官都有"通脑之道路"，而脑对各器官起支配作用，肯定了脑髓生长与智力发展的关系。"脑髓说"的提出为中国近代心理学走上科学的道路

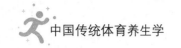

提供了条件，在世界心理学史上也有其重要的历史价值。

（三）病理心理学思想

病理心理就是在探讨致病的心理原因及其机理基础上，根据具体的疾病选择有针对性的功法练习。《黄帝内经》是我国古代较早对病理心理进行广泛深入探讨的医学经典著作，它认为人的喜、怒、悲、忧、恐五种情志是相互制约的，情感活动正常则身体健康，如果发生异常的变化，则身体就要生病。如说："天有四时五行，以生长收藏，以生寒暑燥湿风。人有五脏化五气，以生喜怒悲忧恐。故喜怒伤气，寒暑伤形。暴怒伤阴，暴喜伤阳。厥气上行，满脉去形。喜怒不节，寒暑过度，生乃不固。"隋代巢元方的《诸病源候论》中也包含着丰富的病理心理学思想，他认为情志与脏腑相互影响，互为因果。情志活动的失调，可以导致脏腑失调而致病。"愁忧思虑则伤心，恚怒气逆，上而不下则伤肝，肝心二脏伤，故血流散不止，气逆而呕而出血。"（《诸病源候论·血病诸候》）他还详细地论述了"五劳""六极""七伤"和"七气"等致病的过程，其中"五劳"均为心理因素："五劳者，一曰志劳，二曰思劳，三曰心劳，四曰忧劳，五曰瘦劳……"（《诸病源候论·虚劳病诸候》）唐代的孙思邈认为内部的心理因素会通过"气"的中介来影响五脏，从而产生疾病。他认为"远思强虑""忧恚悲哀""喜乐过度""忿怒不解"等心理状态都能伤人致病。他在论及心理因素致病中男女性别上的差异时，认为女子得病多于男子，其原因是"女人嗜欲多于丈夫，感病倍于男子。加以慈恋、爱憎、嫉妒、忧恚、染著坚牢、情不自抑，所以为疾根深，疗之难差"。金元四大家刘完素、张子和、李东垣、朱丹溪和明代的张景岳、清代的叶天士等，对七情五志致病的问题多有论述，并从病理角度阐发了许多疾病的致病机理。

在众多的养生方法中，如何选择适合自身的修炼方法，应根据修炼者的体质类型和身体强弱来选择，至于防治疾病而进行的养生，除了要考虑以上种种因素以外，还要辨别疾病的属性和疾病的特点。

1. 因人施术

（1）火型之人

此型人，《黄帝内经》称为"急心"，可能"不寿暴死"，宜练静功，以加强意识内守功法为主。此型人能春夏，不能秋冬，在秋冬易感而病生，所以在秋冬季节要做好养生，预防疾病。

（2）木型之人

此型人，《黄帝内经》称为"多忧劳于事"，宜选择强壮功、保健功、站桩功和动功等，着意锻炼呼吸吐纳功法，以开导郁滞。此型人能春夏，不能秋冬。

（3）土型之人

此型人，《黄帝内经》称为"安心，好利人""善附人也"，以修精神为良方，可常做松静功、内养功，多练内守功法。此型人能秋冬不能春夏，春夏易感而病生，所以在春夏要做好养生，预防疾病发生。

（4）金型之人

此型人，《黄帝内经》称为"身清兼""静悍"一类，应注重精、气、神的锻炼，大有可能成为长寿之人，一般功法均可选择练习。此型人能秋冬不能春夏，所以在春夏要注意养生，预防疾病发生。

（5）水型之人

根据《黄帝内经》所载，此型人"不敬畏""善欺绐人"，宜静养、坐神，亦有扬善除邪之妙用，多练各种站桩功、保健功有益于身体健康、体质强壮。此型人，能秋冬不能春夏，春夏易感而病发，故在春夏要做好养生，预防疾病的发生。

2. 辨证施术

（1）辨阴阳

阴证多表现在面色苍白、身重足冷、肢蜷、多卧、语声低怯、口中不渴、小便清长、大便偏溏、舌淡苔白和脉虚无力，不宜练动功，可采用适当的姿势虚守丹田，意守时多守阳穴（如命门、百会等）。阳证多表现为面色潮红、身热喜冷、语声洪亮、口干喜冷饮、小便短赤、大便干结、舌红、苔黄和脉洪滑数，宜多练静功，如做松静功、六字诀、太极拳等。

（2）辨表里

表证多表现为发热恶寒、头疼身痛、四肢酸楚、鼻塞流涕、舌苔薄白和脉浮，宜用逐邪呼吸法。无论选择何种功法，都要使其汗出，表证自解。里证之虚实寒热诸证，根据不同情况选择功法，可参辨寒热和虚实。

（3）辨寒热

寒证多表现为平时畏寒喜暖、四肢不温、面色苍白、大便稀溏、舌淡苔白和脉迟，施功同阴证，意念用热，"内想大火"，久之觉热。热证多表现为恶热喜冷、口渴多饮、小便短赤、大便燥结、舌红苔黄和脉洪滑数，施功同阳证，意念用寒，"思水则体寒"。

（4）辨虚实

虚证多表现为体质瘦弱、发育不良，或病后元气未复、面色萎黄、汗出怕冷、舌淡苔薄和脉虚无力，可选一般保健强身功法，意念存想于内，调息以练吸为主。实证多表现为胸肋胀满、脘腹疼痛、痰多气壅、大便秘结、舌苔厚腻和脉实有力，可选一般偏于通里逐邪的功法，如导引、六字诀等，意念逐气外出，调息以练呼为主。

3. 辨病施术

（1）因病选法

一般慢性疾病可选用常规的保健功，溃疡病宜练放松功和内养功，高血压病可选用一些运动量不大的功法，功能性疾病可选一些针对性较强的仿生功及太极功法。

（2）因病辨式

如胃病较重而体质弱者，取仰卧式；消化不良或便秘者，取盘坐式；腹部气胀者，取蹲式；患慢性肝炎者，以卧式为主；若肋痛腹胀明显，可取左侧卧式；患慢性肾炎、腰痛明显而体质虚弱者，可取侧卧式；患心脏病有明显浮肿，坐立易疲劳，取半卧式；肺结核患者，以坐式为宜；神经衰弱者，则以站式为好；患盆腔炎、腰腹部疼痛明显者，取仰卧式；症状轻者，取坐式或站式等。

二、养生心理思想

人生命的长短及生命力的盛衰，是与人的身体和心理的发展、充实、协调紧密相连的。中国古代的所谓摄生、养生，实质上就是协调人的身心活动，发展和充实人的身体与心理，提高人的身心健康水平，以保持旺盛的生命力。人的身体和心理是相互作用的，是有生命的，人生命力表现的两个方面在中国古代养生典籍中，常常用形与神来表述。形（身体）与神（心理）关系的理论，相当于现代心理学的身心关系和生理精神关系的理论，这是心理学的基本理论之一。

（一）形体保神的形神观

在形神观方面，庄子从宇宙演变的观点出发，认为人有了形体之后才有精神，人的精神是依赖于形体的。《庄子·天地》说："泰初有无，无有无名；一之所起，有一而未形。物得以生谓之德；未形者有分，且然无间谓之命；留动而生物，物成生理谓之形；形体保神，各有仪则谓之性。"并且认为，心理随着形体的变化而变化，即所谓"其形化，其心与之然"。尽管庄子追求的终极目标是精神超越形体，进入无限自由的逍遥游状态，但从养生的角度看，形体保神的形神观是合理的。它说明身体和精神是统一而不可分离的，身体和精神是息息相关的。《荀子》提出了"形具而神生"的唯物主义命题，此命题正确说明了形体具备了精神才派生出来，才有喜怒哀乐等心理现象，形体是第一性的，精神是第二性的。《吕氏春秋》说"所谓死者，无有所以知，复其未生也"，认为人死后不再感应外物而有心理活动，朱丹溪亦强调"神不得形，不能自成"，张景岳认为"无神则形不可活，无形则神无以生"。

从病理上看，形健则神旺，形衰则神惫，形体受损则神亦必受影响。《灵枢·本神》说："肝气虚则恐，实则怒。""心气虚则悲，实则笑不休。"《伤寒论》记载："太阳病不解，热结膀胱，其人如狂。""其人喜忘者，必有蓄血。"《景岳全书·郁证》指出："凡气血一有不调而致病者，皆得之谓郁。"这些都充分说明了形体脏腑的某些疾患，可导致人体心理、精神方面的病变。事实上，一个人的身体（形）有病可直接影响其情感、思维等活动，这是中医常见的因病而郁、情绪低沉，结果导致更严重的病变。

（二）抱神以静的静心观

老子哲学中包含了丰富的朴素辩证法思想，其根本的观念是虚无、无为，从这种哲学观念出发，形成了"恬淡寡欲""清静无为"的养生思想与养生原则。《老子》说："致虚极，守静笃……夫物芸芸，各复归其根。归根曰静，是谓复命，复命曰常，知常曰明。"这些话都强调"致虚"和"守静"，指出虚、静是一切事物最根本的状态，人们应该归复于生命本源的虚静状态，老子的这些思想成为后世以静养生的认识论和方法论的最重要的原则。

庄子继承并发展了老子的思想，《庄子》说："抱神心静，形将自正，必静必清，无劳汝形，无摇汝精，乃可以长生。"从养生角度看，抱神以静的静心观，注重人的心理保持恬淡平和之状。神是人的感觉、意识、精神思维活动的总称，也是人身心状态的外在表现，人不可无神。《管子·七理》指出的"百体从心"，是说人的形骸皆受心神的支配，神的改变将会影响到人的生理功能的变化。所以，神要养，但要静养，要减少不良意识的参与，防止消极心理状态的发生，这才符合现代心理卫生思想。

宋明理学和心学，继承和发展了先秦儒家的习静养气的功夫，十分注意静坐，并提出了以敬为本、以静为纲的修养，即养生锻炼原则，倡导无论有事无事，在内心精神和外貌言辞两方面都要保持一种"敬"的境界或心态，主张"敬该动静"，即"动亦定，静亦定，无将迎，无内外"（《宋元学案·明道学案》）。这可视为儒学的养生心法，周敦颐的著作今存《太极图说》和《通书》，前者概括了其学说的奥义，后者展开阐发前者的意蕴。周氏不独在宇宙论，并且在天人关系和心性修养方面将道家养生养性说注入儒家性命之学，提出"主静立人极"的命题。朱熹继承了这一思想，他说："静也者，物之始终也，万物始于静，终于静，故圣人主静。"那么怎样才能达到静的境界，就是说"无欲故静"。在武禹襄的太极拳解中说道："身虽动，心贵静；气须敛，神宜舒。心为令，气为旗；神为主帅，身为驱使。刻刻留意，方能所得。先在心，后在身。"静是修心练功的第一个要求。

（三）神为形主的情志观

中医学将神作为人体精神意识、知觉、运动等一切生命活动的最高主宰，认为脏腑组织功能必受神的控制，受情志的支配与调节，人的心理活动影响着人的生命活动。神对形体活动的作用，主要体现在两个方面：一是神能协调脏腑、气血、阴阳的变化，维持人体内环境的平衡；二是神能调节脏腑等组织的正常功能，使之主动适应自然界的变化，缓冲由外部因素引起的情志刺激，从而维持人体与外环境的平衡。关于神对形体的作用，《管子·七理》有"百体从心"之说，意谓人的形骸皆受心神之支配。李亦畬"太极拳五字诀"讲道："神聚则一气鼓铸，炼气归神，气势腾挪；精神贯注，开合有致，虚实清楚。"

从病理上来看，神的盛衰是形体健康与否的重要标志，人体是形神的统一体，形的病变可导致神的异常，神的改变也可影响形的生理功能变化。现代研究表明，人的许多疾病如癌症、高血压、偏头痛、溃疡病等与心理精神因素有密切联系，有人便将上述疾病称之为"心因性疾病"。临床上常见的一些癫狂（神明之乱）患者或精神发育不全（智障或智力残疾）之人，都是"形存神乱"和"形存神失"的异常表现。再如喜、怒、忧、思、悲、恐、惊等情志活动，本是人在日常生活中对人体内外环境的精神意识和情绪的反映，但是七情过极就会影响形体的生理功能而导致疾病发生，如怒伤肝、喜伤心、思伤脾、忧伤肺、恐伤肾，甚至怒则气上、喜则气缓、悲则气消、恐则气下、思则气结，使脏腑功能受损、气血运行失常。故《黄帝内经》谓"得神者生，失神者死"，高度概括了神对形体的主宰作用。

（四）德全神全的修德观

孔子提出"仁者寿""大德必得其寿"的论断，强调道德修养对养生祛病的重要作

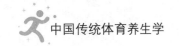

用，并进一步明确精神道德方法与养生之关系，提出："君子有三戒：少之时，血气未定，戒之在色；及其壮年也，血气方刚，戒之在斗；及其老也，血气既衰，戒之在得。"（《论语·季氏》）他把人生分为少年、中年和老年三个阶段，每个年龄段，身体都有不同的特性及应戒之行为，以全其德。老子也说："含德之厚者，比于赤子。"在此基础上，庄子提出"德全者神全""德全而神不朽"，认为道德高尚有利于保全形体和精神。我国众多的养生术中开宗明义，几乎无一例外地阐明道德是安身习艺之本。

《黄帝内经》也论及道德品质对养生的重要意义，认为社会道德风尚与人的寿命长短有很大的关系。《素问·上古天真论》中说道："是以嗜欲不能劳其目，淫邪不能惑其心，愚智贤不肖不惧于物，故合于道。所以能年皆度百岁，而动作不衰者，以其德全不危也。"意思是说，在上古那种淳朴的道德风尚环境里，社会上个别不良嗜好不会劳损人们的耳目，淫乱邪说也不会诱惑人们的心意，不论愚笨的或聪明的、贤能的或不肖的，对任何事物都没有恐惧心理，因为他们的行为都符合养生的社会道德。所以他们的年龄都能够超过百岁，而动作仍然没有衰老的现象，这是他们全部掌握了养生的道德要求，才不会对生命产生危害。可见，一个道德品质高尚的人，他的情志是淡泊清静的，不会贪求妄想，更不会患得患失。因此，他的精神境界是高尚的，心情是积极乐观的，身体是健康长寿的。

德全神全的修德观，在实践中起到了积极的作用，如"一身动则一身强，一家动则一家强，一国动则一国强，天下动则天下强"，将修身的伦理道德上升到国家兴亡的高度来认识。

（五）形神合一的双修观

古代先哲们对形与神关系的研究和认识，为传统体育养生学奠定了理论基础，成为体育养生术的指导思想。

1. 守神全形

神对人体功能起着主宰和调节作用，精神的调养是最重要的。《素问·上古天真论》提出："恬淡虚无，真气从之，精神内守，病安从来？"《黄帝内经》指出心主神明，为"君主之官，主明则下安，以此养生则寿，殁世不殆……主不明则十二官危，使道闭塞而不通，形乃大伤，以此养生则殃……"《素问·灵兰秘典论》突出了心（神）在养生中的作用，指出应"积精全神"来延年益寿。文子认为："太上养神，其次养形。神清意平，百节皆宁，养生之本也。肥肌肤、充腹肠、供嗜欲，养生之末也。"（《淮南子》）。郑观应更形象地指出："身如屋，神如主人，主人亡则屋无与守，旷而将倾矣。身如舟，神如舟子，舟子去，则舟不能行，空而随敝矣。世人忙碌碌，只奉养肉身，而关系至重之神，反撇却罔顾，犹之舍舟子而操舟，弃主人而奉屋，岂不危哉。"（《中外卫生要旨》）所以魏晋时期著名的思想家、文学家，同时也是一位在我国传统养生理论发展史上有较大成就的养生家嵇康在其《养生论》中提出了"使形神相亲，表里俱济""修性以保神，安心以全身"的调神养形的著名观点。

2. 保形养神

形健则神旺，《黄帝内经》在强调养神的同时，也十分重视养形的作用，如《素问·

八正神明论》指出："故养神者，必知形之肥瘦，营卫血气之盛衰。"在如何保形的问题上，《黄帝内经》提出一套行之有效的方法：慎起居、适劳逸、顺寒暑、食饮有节、导引等。后世医家亦重视养形，如明代著名医学家张景岳认为"吾之所赖者唯形耳……而形以阴言，实惟精血二字足以尽之"，他还进一步将形分为两种，"内形伤则神气为之消弭，外形伤则肢体为之偏废"，强调人生之首务当养其形，否则"其形既败，其命可知"，指出"善养生者，可不先养此形，以为神明之宅？善治病者，可不先治此形，以为兴复之基乎？"明确指出养生或者治病，都必须重视养形。

3. 形神共养

形神共养是体育养生学推崇的一种最佳养生方法。《黄帝内经》明确提出了"形与神俱"的形神共养观点，如《素问·上古天真论》曰："故能形与神俱，而尽终其天年，度百岁乃去。"并且提出了外避邪气（虚邪贼风避之有时）以养形，内养真气以充神（恬惔虚无，真气从之，精神内守）的形神合养方法。在《素问·四气调神大论》中也进一步记载了随春夏秋冬四时不同气候来形神共养的健身法，如"春三月"应该"夜卧早起，广步于庭，披发缓行（养形），以使志生（养神）"。

三、运动心理学思想

（一）运动技能形成的心理学思想

技能是人们在活动中，运用知识经验经过练习而获得的，完成某种任务的动作方式或心智活动方式的能力。在传统体育养生术中，运动技能是指通过修炼而获得正确的姿势形态（调身）和良好的心理状态（调心）的能力，简而言之就是功法形成的过程，是身心一个完美的体验，促使身体健康。所以，运动技能的形成尤为重要，它不仅直接影响了动作姿态的正确与否和动作质量的高低，更重要的是影响锻炼者对健康的要求，而且其间的心智活动是运动技能形成的重要环节。

运动技能的形成是有阶段性的，不同的阶段具有不同的特点，可以把动作技能的形成划分为三个阶段。

1. 动作的认识阶段

在技能形成的初期，锻炼者的神经泛化阶段，内抑制过程尚未精确建立起来，注意范围比较狭窄，知觉准确性较低，无法完全松下来，意识参与较多。在传统体育养生术中，这一阶段强调专心致志，是为进入下一阶段功法的练习奠定良好的心理基础。

《内功图说·十二段锦》（清·潘霨）中的十二段锦总诀前两句就要求"闭目冥心坐，握固静思神"，意思是盘腿而坐，微闭两目，排除心中杂念，凡坐要竖起脊骨，腰不可软弱，身不可倚靠，握固者，握拳固精，可以闭关祛邪也，静思者静息思虑，而存神也。在练功开始，首先强调思静，心静方能专心，专心才有利于守神，守神方能排除杂念做到致志，要求注意力高度集中。此过程也是集中注意的心理训练的方法。

清代李亦畬《太极拳论》五字诀中，首先强调心静："一曰心静，心不静则不专，一举手前后左右全无定向，故要心静。"武禹襄的《太极拳解》中也强调"身虽动，心贵静；气须敛，神宜舒。心为令，气为旗；神为主帅，身为驱使。刻刻留心，方有所得。先在心，后在身"。这些都说明心要静，即良好的心理状态是练功的基础。

《周易参同契》是魏伯阳对秦汉时期方仙道的扬弃，以《周易》阴阳运动原理为骨架，以"黄老"精气学说为内核，借用丹鼎炉火等术语，构建了行气炼养术的理论框架和炼养的原则。在《炼己立基第六章》中说道："内以养己，安静虚无；原本隐明，内照形躯，闭塞其兑，筑固灵株；三光陆沉，温养子珠；视之不见，近而易求；黄中渐通理，润泽达肌肤，初正则终修。"要内养，首先要强调安静虚无，并将其作为练功前最基本的心理状态和要求。

全真教马丹阳以清静无为作为教门修炼的根本原则，这成为马丹阳掌教时全真教的基本特色。他认为清静既是炼心的基本原则，又是养气的根本条件，同时又是心的本然状态，在《丹阳真人语录》中说："欲要养气全神，须当屏尽万缘，表里清净，久久精专，神凝气定，三年不漏下丹结，九年不漏上丹结，是名三丹圆备，九转功成。"

传统体育养生术在动作的认识阶段，主要是锻炼注意力，意识围绕着功法练习，减少不良意识的参与，形成良好的心理状态，为下一步练功奠定基础。

2. 动作的联系阶段

运动技能的形成，是靠掌握技术规律和方法，只有认识规律，把握正确动作的方式，才能形成良好的运动技能。动作联系阶段，也正是传统体育养生术的练功阶段，调心贯穿于功法练习的始终，是联系各动作的中心轴。

《黄庭内景经》中论述道："六腑五脏神体精，皆在心内运天经，昼夜存之可长生（第八章）。心部之宫莲含华……调血理命身不枯；外应口舌吐五华，临绝呼之亦登苏，久久行之飞太霞（第十章）。肾部之宫玄阙圆……主诸六腑九液源……百病千灾当急存，两部水主对生门，使人长生升九天（第十二章）。高研恬淡道之园，内室密盼尽睹真，真人在己莫问邻，何处远索求因缘（第二十三章）。三光焕照入子室，能行玄真万事毕，一身精神不可失（第二十五章）。"

说明人身脏腑所以能有功用者，皆神为之宰也。心与神共为一物，其静谓之心，其动谓之神。修道者，先守静制动，复存神以安心，再虚心以炼神，互相为用，则脏腑气血循环，可以缓和而得养，免致外强中干，急促失调，浮躁不宁之弊，自可长生。但调心、炼神在每一个阶段，其要求都不一样，最初练习也正是动作的认知阶段，强调要静心，尽量集中注意力，守住神，调整心理状态。但炼心是不能够完全取代调身、调息的练形功夫，调身、调息能帮助更好地炼心。

在动作的联系阶段，首先强调的是调身，调整正确的肢体动作。华佗从医学的角度提出"体常动摇，谷气得消，血脉流通，疾则不生，卿见户枢，虽用易朽之木，朝暮开闭动摇，遂最晚朽，是以古之仙者赤松，彭祖之为导引，盖取于此也"。这是强调动养有肢体运动引导气血运动，而肢体运动（调身）并非"妄动"和"躁动"，而是动要有节，符合人的生理特点。

王宗岳在《太极拳论》中谈到调身要"虚领顶劲，气沉丹田，不偏不倚，忽隐忽现。左重则左虚，右重则右杳"。在十三势歌诀中更是强调"十三总势莫轻视，命意源头在腰隙，变转虚实须留意，气遍身躯不稍滞"。此段话说明了太极拳调身的关键部位是腰隙，姿势形态达到标准才能促使腹内松静、真气腾然。

先在调身，而后是调息，身体动作形态达到要求后，气血才畅通。葛洪继承发展了前人导引养生的理论和方法，在练习导引时非常注重行气，葛洪说："养生之尽理者……朝夕导引，以宣动荣卫，使无辍阂。"（《抱朴子·杂应》）所谓"荣卫"，在中医学理论中泛指"气血"；"宣动荣卫"就是畅通气血，使之不受滞者，从而达到防病治病、养生延年的目的。"夫导引疗未患之疾，通不和之气，动之则百关气畅，闭之则三宫血凝。实养生之大律，祛疾之玄术矣。"（《抱朴子·别旨》，载《正经道藏》"太平部一"）葛洪就是本着"宣动荣卫"和"疗未患之疾，通不和之气"的目的，重视和强调导引的。孙思邈也非常重视行气，认为"行气可以治百病……可以延年益寿"（《摄养枕中方》第 241 页，载宋张君房《云笈七签·卷三十三》）。所以，在《千金要方·养性》和其他一些著作中，都记载了不少行气方法，并对行气的时间及注意事项也有所论述。他们强调行气的时间应在夜半后、正中前，是生之行气。还强调行气时要先入静，即静心平气、排除杂念，令"耳无所闻，目无所见，心无所思"。

调身是第一步，继而是调息，但两者又是相辅相成的。

《易筋经·膜论》认为："夫人之一身，内而五脏六腑，外而四肢百骸；内而精气与神，外而筋骨与肉，共成其一身也。如脏腑之外，筋骨主之；筋骨之外，肌肉主之；肌肉之内，血脉主之；周身上下动摇活泼者，此又主之于气也。是故修炼之功，全在培养血气者为大要也。且夫精气神为无形之物，筋骨肉乃有形之身也。"明确说明了"必先得有形者，为无形之佐，培无形者，为有形之辅"。此一练一培、有形无形、辅佐之别，乃内外双修之法。是一而二、二而一者也，若专培无形而弃有形，则不可；专得有形而弃无形，更不可。所以有形之身，必得无形之气。相倚而不相违，乃成不坏之作，便有气形合一之用。无相违而不相倚，则有形者化而"无形"之用矣。

调身和调息都是为调心服务的，而这一阶段的调心是为了凝神、存神。已经排除杂念，意识引导动作的变化，是一种高度的入静，使五脏六腑气血筋骨得到调养。

《医钞类编》说："养心又在凝神，神凝则气聚，气聚则形全。若日逐劳攘忧烦，神不守舍则易于衰老。"明末清初王夫之进一步确认，精神须建立在"形气"的生理基础之上，"但人之生也资地以生，有形乃以载神"（《张子正蒙注》），认为"有形乃以载神"，即神依赖于形而产生。他又从形神的功能上说"（故）形非神不运，神非形不凭……车者形也，所载者神也"（《周易外传》），指出神主形辅，形神不可分离。金元时期刘完素阐发了唯物主义的形神观："是以精中生气，气中生神，神能御其形也，由是精为神气之本。形体之充固，则众邪难伤。"（《素问玄机原病式·六气为病》）既指出了"形体之充固"的重要性，又看到了"神能御其形"的功能。欧阳修在《删正黄庭经序》中说："于是息虑，绝欲，炼精气，勤吐纳，专于守内，以养其神。"（《欧阳修永叔集·居士外卷·卷十五》）《黄帝内经》中说："心者，五脏六腑之大主也。"（《灵枢·邪客》）"主明则下安，以此养生则寿……主不明则十二官危。"（《素问·灵兰秘典论》）这些都说明了通过炼意调心，使心神安宁，五脏六腑才能各安其职，发挥各自应有的作用，从而更能促进身体健康。

在动作的联系阶段，调身、调息、调心是相互影响、相互作用、相互联系的，但在此过程中，其操作步骤是不一样的，调心是联系动作的中心环节，调身是动作联系阶段的第一个要求，然后是调息，调身和调息达到娴熟、协调后，又是围绕着调心服务的，从而促使身心的健康和身心的和谐统一。

3. 动作的完善阶段

在这个阶段，练习者的动作已在大脑中建立起巩固的动力定型，神经过程的兴奋与抑制更加集中与精确，掌握的一系列动作已经形成了完整的有机系统，各功能都能以连锁的形式表现出来，自动化程度扩大，意识只对个别动作起调节作用。此时，练习者的注意范围扩大，主要用于对环境变化信息的加工上，对动作的本身注意减少。在传统体育养生术的动作完善阶段，是达到身心两大系统的完备和统一。

道教炼养术就非常明确地指出，首先炼己筑基，以内练来奠定养生锻炼的基础，而内练须经过炼精化气、炼气化神、炼神还虚三个阶段。炼神还虚是体育养生术的最高阶段，是完善阶段，这个阶段在邱处机的《磻溪集》中就有很形象地说明："渐渐放开心月，微微射透灵台，澄澄湛湛绝尘埃，莹彻青霄物外。日落风生古洞，夜深月照寒潭，澄澄秋色净烟岚，独弄圆明宝鉴。"炼神到达清虚、空寂时，真心就自然能够显露，以日落风生古洞，夜深月照寒潭等物景来表达真心的澄湛、莹彻、寂静，这种物象来表达心体的物我两忘。到达还虚阶段是一个净化自我意识获得美的享受的过程，铸炼良好心境，激发人的最大潜能，是生理和心理的完美结合。

动作完善阶段的关键是反复练习，运动技能无一不是在实践中反复练习形成的，只有在技术训练中进行多次的重复练习，才能达到炉火纯青的地步。传统体育养生术不仅强调反复练习的作用，而且对反复练习也提出了具体的要求，要求和于术数，即人体气血运行和于术数的规律，做到天人合一，才是真正的练养结合，并对练功的时间、地点、次数都有严格的要求，养生以不伤为本。《素问·宝命全形论》指出，"人以天地之气生，四时之法成"，自然界的运动变化无疑会直接或间接地影响人体，故司马迁说"春生、夏长、秋收、冬藏，此天道之大经也，弗顺则无以为天下纲纪"。《黄帝内经》也提出应"提挈天地，把握阴阳"，就是说应该掌握、效法阴阳变化的规律，适应自然气候和外界环境的变化，根据这些变化来保养身体，才能健康长寿。

在《周易参同契》中也说明了练功要和于术数的缘由："日月为期度，动静有早晚。春夏据内体，从子到辰巳；秋冬当外用，自午讫戌亥。赏罚应春秋，昏明顺寒暑。爻辞有仁义，随时发喜怒。"《五相类》中有"动静有常，奉其绳墨，四时顺宜，与炁相得。刚柔断矣，不相涉入，五行守界，不妄盈缩"之说。一日十二辰，当子夜之时，一阳来复，经丑、寅、卯、辰而至于巳，阳渐积以至于鼎盛。人之阴阳，自子至卯静卧以受阳积；辰时日出，阳以盛，起而作，振发阳气以应昼。当午之时，以阴下起，经未、申、酉、戌而至于亥，阴渐积以至于鼎盛。人之阴阳，自午至酉，阳渐退，然尚于昼相应；至于戌时日入阴盛阳衰，人宜静卧，蓄阳以御阴，从而与夜相应。辰时不起，天道阳气已盛，而人体阴气未退；戌时不卧，天道阴气已盛，而人体阳气不蓄，皆失动静于早晚，违日辰有常之期度。此乃就日辰安排作息而言，筑基老当慎之。就一年阴阳升降而言，子、丑、寅为春三月，卯、辰、巳为夏三月，午、未、申为秋三月，酉、戌、亥为冬三月（此取夏正，周正建寅，殷正建丑，三代不一）。"春夏据内体，从子到辰巳"，春夏阳升，人采之以据内体。"秋冬当外用，自午讫戌亥"，秋冬阴积，人当蓄阳以外以拒阴。故春夏宜早起采阳，秋冬早卧以拒阴。如此"动静有常，奉其绳墨"，即可以做到"四时顺宜，与气相得"。仁义、喜怒、赏罚六云者，皆以喻阴阳而已。运人身之五行，应天道之四时，以合符节，形神乃安，筑基可成矣。

当达到动作的完善阶段，调心不再只是消除心中的杂念、集中注意力，而是一种持续的宁静和全神贯注。这里面不仅含有理性与认知的成分，而且更多的是出于意志的行为，感受到的敬畏与神奇作出平静的稳重的反应，帮助我们用一种平和、愉快的态度来重新认识世界。

从传统体育养生的运动技能形成的三个阶段来看，传统体育养生术的锻炼，调心是贯穿功法练习的始终，但调身又是练习养生术的第一步，调整正确的姿势形态，有利于调息，调身、调息又是围绕着调心服务，传统体育养生术是通过主动的生理调控，来促使心理锻炼的过程，而调心在动作技能形成的每一个阶段的要求都不一样。

（二）心理技能训练的心理学思想

心理技能训练是有目的、有计划地对运动员的心理过程和个性心理特征施加影响的过程，也是采用特殊的方法和手段使锻炼者学会调节和控制自己的心理状态，进而调节和控制运动行为的过程。

传统体育养生术在技能形成的过程中，有着丰富的心理学思想，同时也蕴含了相当丰富的心理训练的内容，是锻炼者通过主体意识的作用，使心理状态发生变化，提高锻炼效果的过程。对调心的练习，既有集中注意的心理训练，又有认知的心理训练，同时也是情绪调节的心理训练，为现代竞技体育中的心理训练提供了有益的借鉴。如华佗的"五禽戏"，模仿五种动物的动作，由于身体意从，自然会在主观上意识到活动的姿态和神情，进而把自己的思想和情感带入幽静的自然界，"神欢体自轻，意欲凌风翔"，这就是很好的心理训练思想，是心理训练与身体练习的密切结合。传统体育养生术中心理训练在于改善心理状态，使其达到最佳的水平，使运动技术和身心得到全面发展。

1. 放松训练

放松训练是以一定的暗示语集中注意，调节呼吸，使身体各部位得到充分的放松，从而调节中枢神经系统兴奋的方法。目前人们普遍采用的是美国芝加哥生理学家雅克布逊首创的渐进放松方法、奥地利精神病学家舒尔茨提出的自身放松的方法和我国传统养生术中的以深呼吸与意守丹田为特点的放松训练的三种放松方法。放松训练的作用最主要的有：降低中枢神经系统的兴奋性；降低由情绪紧张而产生的过多的能量消耗，使身心得到适当休息并加速疲劳的消除；为进行其他心理技能训练打下基础。

在练习传统体育养生功法时，最基本的要求是松静自然，这是传统体育养生术放松训练的一个练习过程。松静自然，是指在体育养生锻炼的过程中，必须做到身体放松和情绪安定，并贯穿于练功的不同阶段、不同层次的过程中，要避免紧张，要排除杂念，保持宁静。

首先是松，人们生活在社会和自然之中，人体内外环境必然会受到各种干扰，造成心身经常处于紧张状态，导致疾病。

　　因此，在练功过程中，首先要求全身肌肉和精神意识的放松，不断解除各种病理、生理上的紧张状态，这种解除的过程就是放松的过程。形体上的放松，是松而不懈。在练功过程中，要求身体从头到脚，由表及里，从上至下，从左到右，包括脏腑、神经等全部都放松，从而使内气在周身经络系统通畅运行。如四肢不松，"气"就不能通达四肢，而上下肢各有六条经络与五脏六腑相联系，头部不松，造成"气"上行，冲击头部，造成头涨乃至头痛等不适之感。因此，练功要求头正、颈直、胸背自然。精神上的放松，主要是指意念上的放松，是"内松"的表现。从外松到内松同是一个由粗到细的发展阶段，初学者由外松开始，以后则在外松的基础上，以掌握"内松"为主。具体来说，精神上的放松，是要排除杂念，平心静气地集中注意力练习。只有精神放松，"气"才柔和，所谓"清净自正""心为君主之官"，心正五脏六腑才能归正。老子说的"专气致柔"，列子说的"常胜之道曰柔"，就是要求练功者心情保持平静，不可烦躁激动，否则，心不静则精神自然紧张。形体上的松和精神上的松是相辅相成的，形体上的放松有利于精神上的放松，精神上的放松才能更好地使形体放松。练功者如果思想情绪过于紧张，或者某一部位肌肉过于紧张，就必然使大脑皮质与皮质下自主神经中枢处于兴奋状态，本位感受器、内感受器的传入冲动也不能减少，即应激性反应继续存在。实验证明，人体放松时，松弛后对氧的消耗量减少，能量代谢率降低，储能反应状态增强，交感和副交感神经的协调能力增大，并且进一步疏通经络，调和气血，有利于人体功能的调整和修复，达到增进健康的目的。无论是形体上的松或精神上的松，本身是一种积极的锻炼，绝不是消极的松散无力，而是一种紧张得到解除、松紧处于平衡的状态。而这种状态，各人并不一样，有的感觉身体松开，四肢温热，暖气四达；有的感觉身躯轻盈，仿如云雾飘浮；有的感觉全身松软，仿佛徜徉在水面上，异常舒适。松与紧是一对矛盾的两个方面，练功时应做到松而不懈、刚而不僵。

　　其次就是静，指练功时保持情绪的安静，排除杂念，思维活动相对单一化，这样对于大脑皮质起着主导性抑制作用，进一步调整和恢复神经系统的功能，从而提高全身各组织器官的功能，起着对身心健康有益的作用。

　　练功的"入静"一般是由浅入深地进行，最初入静时，表现为思维连绵不断，但是经过一定的入静锻炼后，就会发现间断地获得入静状态，思绪生而灭，灭而生，并且对外界细微声响的反应很敏锐，有似睡非睡乃至短暂的睡眠现象。中度入静阶段，杂念活动的数量和幅度显著减少，比较容易自我控制。高度入静阶段，思维杂念活动几乎完全停止，但意识十分清醒。静也有内环境的静与外界环境的静两个方面，练功者要正确处理"内静"与"外静"的关系。首先是心静，也就是所说的先内静，因身静不如心静，只有心静，方能内静，方能排除外来干扰。松与静的关系密切，相互促进，只有肌肉和精神最大限度地放松，才能更好地入静，如果意识活动单一，活动的强度尽可能地降到最低点，也就更容易达到放松的目的。做到了松静才能到达自然，练功中，不论是何种姿势，都应做到自然舒适、意念集中、呼吸自然，不能憋气和过于用力，但在具体锻炼中要有一个过程，练功初期不自然是正常的，经过一段时间的练习，便可逐步达到自然。

　　2. 注意集中训练

　　注意集中是坚持全神贯注于一个确定的目标，不因其他内外刺激的干扰而产生分心的能力。传统体育养生术中的意守就是一种注意集中的训练，它把注意力集中于人体的某一点、某一穴位、某一部位、某一脏腑、人体外的某一客观物体和景色或某些语言、音节及文字。也就是说，此时大脑皮质只建立意守目标这一兴奋点，从而抑制了皮质的其他区域和部位。

存思，是汉代至唐代道教很重要的养生术之一，还有"存神""存想"等，都是要求思想高度集中。是注意集中的专门性练习，其目的是遣除凡俗的情和欲。魏晋时期的《黄庭经》承汉代神仙家传统，详细论述了人体五脏六腑及五官之神，系统地提出了"三丹田"的理论与存思修行方法。这种身中有神的思想虽是非科学的，但将心念集中于脑或脏腑的某一部位，日思夜想，使心神守住形体而不外驰，运用精神的力量以滋养形体，是具有其养生价值的。人的注意越是集中，就越能摆脱周围的干扰，不会受到不良情绪的影响。存思术从本质上讲是意念集中术，是纯然的心理训练。存思的方法多种多样，行功前都有身与心的调整，都要求将心念集中于其上，并运用相应的想象力，透过存想的内容而提高生理及心理的功能，从而达到祛病、强身和延年的目的。

3. 合理的情绪训练

合理的情绪训练，是对人的认知活动、情感活动及个性心理品质有严格的要求，以使人保持一种良好的心理状态。这种训练方法强调，认知过程对行为具有决定性的作用，是解决心理问题的基础。嵇康《养生论》对此有明确的认识，他说："夫服药求汗，或有弗获，而愧情一集，涣然流离；终朝未餐，则嚣然思食；而曾子衔哀，七日不饥；夜分而坐，则低迷思寝，内怀殷忧，则达旦不瞑。"这里的"七日不饥"是由"衔哀"的情绪状态所支撑的，而"达旦不瞑"则因"殷忧"情绪所致。

我国古代调神养心的基本方法，是调节情绪的训练方法，《灵枢·本神》作了精辟的概括："故智者之养生也，必顺四时而适寒暑，和喜怒而安居处，节阴阳而调刚柔。"喻嘉言《医门法律·先哲格言》中也说："设能善养此心而居处安静，无为惧惧，无为欣欣，婉然从物，或与不争，与时变化而无我，则志意和，精神定，恚怒不起，魂魄不散，五脏俱安，邪亦安从奈何我哉？"这些论述虽然涉及养生许多方面的问题，但调养心神是主要内容，具体包括清静养神、适度用神、节欲守神、顺时调神、怡情畅神。

第三节　传统体育养生的社会学分析

传统体育养生是体育运动的重要组成部分，也是社会文化发展到一定程度以后必然要出现的体育现象和体育门类。传统体育养生与社会保持着密切的联系，既从社会实践中吸取了大量的营养、素材，反过来又对社会发展产生了积极的促进作用，所以，研究传统体育养生一定要结合社会学的研究方法、途径和范围，进行社会学分析。

一、传统体育养生的社会文化背景

传统体育养生有着悠久的历史，《尚书》里有我国古代先人通过舞蹈导引气血的记载，

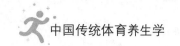

湖南长沙马王堆出土的西汉文物中有多处传统体育养生方面的描述，历史上各个朝代也都出现了大量的传统体育养生方面的文字和图画内容，这一切无不说明了传统体育养生的强大影响力和持久生命力。

（一）传统体育养生是社会发展的结晶

据《吕氏春秋》等古籍记载，早在尧帝时代，洪水连年泛滥，人们长期生活在潮湿阴冷的环境里，许多人患关节凝滞、肢体肿胀的疾病，于是人们"故作为舞以宣导之"。《路史》前纪第九卷上说："阴康氏时，水渎不疏，江不行其源，阴凝而易闷，人既郁于内，腠理滞着而多重腿，得所以利其关者，乃制为之舞，教人引舞以利导之，是谓大舞。"从这里可以看出，导引的产生是借助于舞蹈的形式实现的，人们以"舞"这种运动舒展筋骨肢体、通利关节，使气血通畅，达到治病养生的目的。

我国第一部医学典籍《黄帝内经》也指出："中央者，其地平以湿，天地所以生万物也众，其民食杂而不劳，故其病多痿厥寒热，其治宜导引按跷，故导引按跷者，亦从中央出也。"唐代王冰对此注释为"导引，谓摇筋骨，动肢节""按为折按皮肉，跷为捷举手足"，认为导引就是肢体筋骨的锻炼和按摩。晋代李颐把导引注释为"导气令和，引体令柔"，就是使气息和顺，肢体柔适。唐代慧琳在《一切经音义》中提到"凡人自摩自捏，伸缩手足，除劳去烦，名为导引"，明确说明自我按摩也包括在导引之内。根据古人的解释，导引包含了导气、引体、按跷等内容，是以肢体运动为主并且配合呼吸吐纳的运动方式，具有伸展肢体、宣导气血、防治疾病的作用，是一种主动性地对形体和精神进行自我调节、自我补益、自我增强的锻炼手段和方法，是传统体育养生的主要运动形式。

古代的生活及医疗水平低下，为此，劳动人民发明了很多种方法来增强体质、预防疾病，促进了传统体育养生的孕育、成长、发展、衍化，同时也在社会发展进程中不断地完善着传统体育养生的理论、方法、技术、内容。从先秦时期仅见于文献的、比较简单的"熊经鸟申（伸）"，到西汉有44个动作的马王堆帛画《导引图》，再到东汉势势相承的华佗"五禽戏"，一直到《诸病源候论》《养性延命录》《云笈七签》《太平御览》和《遵生八笺》等著作，逐步形成了比较完备的传统体育养生的学科体系。

一部传统体育养生发展的历史就是一部劳动人民与大自然搏斗、追求健康幸福的历史，传统体育养生的每一个小小进步和发展，都集聚了劳动人民无穷的智慧和心血，成为祖国和世界人民的瑰宝。

（二）传统体育养生源于劳动人民的生产实践

在中华民族漫长的历史发展过程中，追求健康幸福一直是劳动人民锲而不舍的人生目标之一。《尚书·洪范》中提出了"五福"之说，涉及身体健康的内容就占了三条。古代中国人这种重视健康长寿的意识，随着古代哲学、医学的发展，促使人们开始积极地进行健康长寿的探索与实践，在这其中也正蕴含了传统体育养生的发生和发展。

劳动人民在长期的生活实践中，总结出了很多行之有效的锻炼方法，并进行了提炼和汇总。南北朝时梁代陶弘景所著《养性延命录·服气疗病篇》一书中有对六字诀的记载："纳气有一，吐气有六。纳气一者谓吸也，吐气六者，谓吹、呼、嘻、呵、嘘、呬。""吹以去热，呼以去风，嘻以去烦，呵以下气，嘘以散气，呬以解极。"从这里可以看到，这六种吐气的方法都来源于日常生活，是劳动人民长期的经验总结。在易筋经中，很多动作模仿了生活中的一些情景，如"拔马刀""打躬""倒拽牛尾"等动作，并在调摄心神和调整呼吸的基础上，赋予了这些动作新的含义。劳动人民在长期和大自然相互依存、相互发展的过程中，仔细观察了各种动物的习性，借鉴、吸收了其中的一些动作，创造出五禽戏。其中有些动作是劳动人民生活经验的积累，经过长期、反复的证明最终得以确定、流传；有些动作是在对大自然的长期观察中模仿、吸收和利用；有些动作是根据中医理论专门设计的。无论哪一个动作，都是劳动人民集体智慧的结晶，它直接来源于生产和生活实践。

（三）传统体育养生的文化特色

传统体育养生在中国传统文化的影响下成长、发展，从古代的简单文字记载到现代不断涌现的皇皇巨著，丰富了传统体育养生这种文化形态的构建，展现了传统体育养生的本体特征和运动规律，并与其他的文化形态，如哲学、医学、美学等进行着不断的交流与渗透，逐步形成了自己的文化特色。

早在两千多年前，中国最古老的医学经典著作《黄帝内经》就对中国传统的养生保健方法作了高度概括，主要包括"法于阴阳，和于术数，食饮有节，起居有常，不妄作劳"五个方面，古人的这种认识基本符合现代的科学理念。正是在这种认识的基础上，产生了中国传统文化的一个分支——传统体育养生。传统体育养生本身就是一种传统文化，承载了传统文化的很多信息，是中国古代哲学、医学、美学等多学科知识的集中体现，是中国传统文化的优秀代表。

传统体育养生作为民族传统体育项目，一方面，同其他体育运动一样，来源于人们的生产生活实践，如有些传统体育养生的内容，本身就是古代中国人民为了祛除恶劣的自然环境带来的病痛，强健身体，模仿飞禽走兽的动作编创而成的。另一方面，传统体育养生又与多数运动项目不同，它在进行肢体运动的同时，还包括了呼吸吐纳的配合和心理状态的调整，除功法动作外，往往讲求富含哲理思想的健身理论。相比之下，传统体育养生具有更多的意识形态内容，显现出更为强烈的文化特色。

二、传统体育养生的社会价值

传统体育养生可以有效地降低人们的医疗费用，缓解社会矛盾。传统体育养生不同于追求人体极限的竞技体育，它的运动形式比较舒缓，运动量适宜，能够很好地起到"有病治病、没病防病"的效果。

调查显示，经常练习传统体育养生功法的人群，医疗费用支出明显低于不经常练习的人群。而在经常练习的人群中，中老年群众占据了很大比例，相对而言他们属于社会的弱势群体，经济收入水平较低，传统体育养生降低了他们的医疗费用，也就等于增加了他们的收入，可在一定程度上缓解社会收入分配拉大的矛盾。当前我国还处在社会主义初级阶段，医疗技术还不发达，医疗经费受到限制，特别是广大农村地区医疗条件还不完善，这也是全面建设小康社会须要解决的问题之一。从这个意义上讲，大力发展传统体育养生，可以满足人们健身防病的需要，提高人们的身体素质，这样，不仅降低了医疗费用，同时

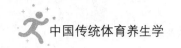

还提高了工作效率，有利于全面建设小康社会。

传统体育养生是开展全民健身运动的重要内容，可以有效地增进人们之间的和睦关系。传统体育养生以追求身心平衡发展为原则，注重人体心理与生理之间的健康关系，注重人与环境、人与自然、人与人之间的和谐关系，符合中国人的思维方式、处事原则和审美要求，天然地占据着全民健身运动的重要一隅。传统体育养生要求心情舒畅、无为不争，注重个体涵养的增加和修为的提升，可以有效地增进人们之间和睦相处。和谐社会首先是人的和谐，人只有在"和"的状态下，生命才能得到最顺畅、最理想的发展。习练传统体育养生的过程，也就是从人自身的"和"，进入到人与自然、人与社会的"和"的过程。人们在进行传统体育养生锻炼的同时，渗透了中华民族和气、和美、和满的思想内涵，它可以促进人的个性全面发展，培养美德，磨炼意志，由个体而进一步发展到全社会素质的提升，推动社会向着更高的阶段发展，为和谐社会的实现增砖添瓦。

在现代社会里，传统体育养生受到了前所未有的重视，其健身的科学性也大大提高，体系更加完善，内容更加充实，对社会的影响也日见深刻。小康社会离不开健康，健康离不开体育，体育的发展目标是终身体育、快乐体育，传统体育养生正是终身体育、快乐体育发展的一个典范，其活动方式广泛适合于不同年龄段、不同体质的人群，是健康长寿的一大法宝，是进行终身体育的较好选择。

我国正处在社会大发展的关键时期，也是转折时期，政治体制改革、经济体制改革、医疗体制改革等使人们处在剧烈竞争的环境中，越来越多的人承受着程度不同的心理压力。当这种压力长时间得不到调节或释放时，就会导致各种异常现象，如失眠、精神失常、工作能力下降，甚至发生冲突、暴力乃至违法行为等，给社会的精神文明建设带来很大困难。传统体育养生能让练习者保持身体和心理上的松静自然状态，调节心理，释放压力，保持心理健康，达到心平气和的身心状态，从而创造一个健康、幸福、愉快的人生。我国已经开始进入老龄化社会，给社会带来了巨大的压力，而且这种压力的负面作用日益显现。因此，寻求精简有效的体育锻炼方式，保持充沛的体力和精力，提高工作效率和心理承受力，以及预防疾病和延缓衰老，就成为人们十分关心，也是社会发展必须解决的问题。历史发展的实践证明，祖国的传统体育养生可以在上述诸问题中发挥其独特作用，起到缓解社会压力的显著效果。

传统体育养生不仅讲求健身，还注重健心；不仅讲求性命双修，而且讲求涵养道德。传统体育养生一直把道德的修养、精神文明的建设放在首位，讲究"心身并练""形神兼备"和"内外如一"，把涵养道德、与人为善作为修炼养生的技术要素，要求练习者首先要净化心灵、排除杂念，具有超脱世俗纷争的意境，才能在练习中全神贯注、思想集中，从形体运动中影响气质，修德悟道，达到修身养性、增强体质的效果。

三、传统体育养生的社会作用

（一）开展传统体育养生有利于促进人民健康

随着生活水平的不断提高，人们比以往更加注重生活的质量，拥有健康、快乐的生活方式已经成为社会的共识。但是，我国作为一个发展中国家，社会生活的很多方面还处于较低水平，其中也包括群众体育工作，尤其是中老年人的群体工作。我国是世界上老年人口最多的国家，占世界老年人口的五分之一，而且以每年 3.2% 的速度增长，现在 60 岁以上老年人已达到 1.3 亿之多。由于历史的原因，大多数老年人经济收入并不高，是未富先老，怎样有效地增进老年人的身心健康、减轻他们的生活负担，成为摆在现实面前的沉重课题。传统体育养生具有动作舒缓、强度不大、好学易练、场地简单等特点，实践证明又有一定的强身健体效果，非常适合老年人的生理心理特征。因此，作为一种低投入、高受益的健康投资，日益受到中老年人的青睐。

传统体育养生是具有独特功效、行之有效的民族传统健身项目，主张动静结合、内外兼修，通过各种动作与姿势，舒展肢体，活络筋骨，外动内静，调和气息，宁心安神，从整体上对人的精、气、神进行调理。传统体育养生能够祛病健身，对于慢性和疑难病症，尤其是身心疾病更是功效卓著，它并不针对病因或病灶，而是通过增强人体的自我调节功能激发自愈能力，进而达到祛病、健身目的。传统体育养生还注重社会环境和个人心理的作用，更符合新的健康理念和新的医学模式。

传统体育养生注重环境因素对练功效果的影响，更重视练功者保持平稳的心态及和谐的人际和社会关系。这种将生理、心理、社会乃至环境因素结合在一起的理念，与健康概念的四要素定义，以及与生理、心理、社会因素三结合的新医学模式的要求非常一致。传统体育养生能够广泛影响人体各个系统的功能，加强自我调节功能，改善免疫能力，激发人体的自愈能力，帮助病弱身体重新回到健康状态。应用传统体育养生祛病健身，不仅具有简、便、廉、验的特点，而且还能使病患者摆脱临床治疗中的从属和被动，最大限度地发挥主观能动性，在中西医合理的配合下，减少对药物和医疗器械的依赖，减少医源性疾病的传播机会。

传统体育养生锻炼能够促进体内精、气、神三宝不断充盈，逐渐达到精充、气足、神旺，精气充足则脏腑组织器官功能健全，神旺则大脑和免疫功能健旺，并且还能做到无病可强身健体，有病可治疗康复，最终达到养生保健、抗老防衰的目的。从参加传统体育养生锻炼的实践情况看，人们参加锻炼的主要目的是增强体质、预防疾病、延年益寿、陶冶情操。概括起来，最终都是为了达到养生保健和抗老防衰。研究显示，传统体育养生锻炼不仅对中老年练功群众的身体形态、生理功能、身体基本素质、免疫功能以及物质和能量代谢等方面产生良好的改善作用，而且还可以有效地改善心理品质，很多心理学指标如自测身体状况、器官功能、正向情绪认知功能、心理健康量表、自测健康总评分等，与未练习者相比都出现显著性差异。因此，传统体育养生是人们最喜爱的运动项目之一，有着广泛的群众基础，越来越受到国家和社会各方面的重视。

（二）开展传统体育养生有利于构建和谐社会

构建社会主义和谐社会是一项复杂的系统工程，不是一朝一夕就能建成的，须要社会方方面面作出共同努力。如果社会的每个细胞都充满和谐的因子，整个社会的和谐就有了基础，社会主义和谐社会就有了强有力的支撑和保障。传统体育养生对于落实科学发展观、实现社会主义和谐社会具有特殊的意义，肩负着自己的使命。为贯彻落实习近平总书记关于教育、体育的重要论述和全国教育大会精神，学校把体育工作摆在更加突出位置，

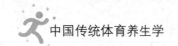

构建德、智、体、美、劳全面培养的教育体系。坚持健康第一的教育理念，推广中华传统体育项目，让中华传统体育在校园绽放光彩，帮助学生在体育锻炼中享受乐趣、增强体质、健全人格、锤炼意志，培养德智体美劳全面发展的社会主义建设者和接班人。

以人为本是构建社会主义和谐社会的重要标志。以人为本的社会，一个很重要的方面，就是要不断满足广大人民群众日益增长的物质文化需要，就是要正确反映和兼顾多方面群众的利益。传统体育养生是中华民族悠久文化的组成部分，花钱较少，简便易学，深受中老年人和体弱多病者的喜爱。推广传统体育养生项目，就是为了满足不同人群多元化的体育健身需求，也是对以人为本理念的具体体现。

和谐社会不仅要做到人与人、人与社会的和谐，而且要做到人与自然的和谐。人与自然和谐相处，是构建社会主义和谐社会的重要内容。传统体育养生具有深厚的中华民族传统文化底蕴，它倡导的"天人合一"以及"生命整体观"等思想，虽然带有不同时代的烙印，但在一定程度上反映了广大人民群众对美好生活的向往，体现了人与自然和谐、人体内在和谐的理念。构建社会主义和谐社会，离不开对中国传统文化思想的传承和弘扬，充分挖掘传统体育养生文化所蕴含的合理成分和当代价值，对于构建和谐社会有着积极的作用。

安定有序是构建社会主义和谐社会的必要条件。一个安定有序的社会，本身就是不同利益群体各尽其能、各得其所而又和谐相处的表现。反之，在动荡不安、混乱无序的状态下，人民群众不可能安居乐业，和谐社会建设就无从谈起。经验和教训证明，传统体育养生功法具有双重效应，搞得好对增强人民体质、推动社会稳定进步有积极的促进作用；搞得不好，不仅会危害人民群众身心健康，而且会对社会稳定增添麻烦。实践证明，传统体育养生既起着强身健体的作用，又担负着正面引导、化解矛盾、占领阵地和维护社会稳定的重要职能。这种职能的充分发挥，本身就是建设安定有序社会的应有之意。

第四节　传统体育养生功法锻炼的基本原则

传统体育养生功法锻炼的基本原则，是习练传统体育养生功法的人们在长期锻炼过程中不断摸索、长期实践、多年积累的经验概括和总结，它是指导人们进行传统体育养生功法锻炼的法则。

一、松静自然

"松"，是指"身"而言；"静"，是指"心"而言；"自然"，是针对练功的各个环节提出来的，姿势、呼吸、意守、心情和精神状态都要舒展、自然。"松静自然"不仅是确保练功取得功效的重要法则，而且也是防止练功出现偏差的重要保障。

（一）关于松静

1. 身心放松的重要意义

身心放松是习练传统体育养生功法取得成效的必要条件之一，也是现代心理医学中用于防治因情绪紧张而产生一系列心身疾病的有效方法。

所谓放松，就是在保持稳定姿势的情况下，或在缓慢的动作过程中，习练者运用自我调节的方法，使全身上下、左右、表里的皮肤、肌肉、关节，以至脏腑和大脑等部位都处于松弛状态。身心放松，一方面有利于人体内气血的自然循环，减少人体的负担和能量消耗，降低基础代谢率；另一方面，可以降低人体的兴奋程度，减少内、外环境对大脑皮质的干扰，有利于诱导大脑入静，能加速进入自我调整的传统体育养生功法态。

放松不仅有助于身体的调节，而且对心理状态的调整也有良好的作用。一个人的面部表情经常处于慈善、和蔼和面带微笑的喜悦状态，他的内心世界必然也是善良、豁达、平静的。心理的平和，必然引起生理功能向健康方向转化。相反，表情紧张的状态，将导致身体状态的恶化。传统体育养生功法修炼中的放松就是建立在身心相互影响的基础上。

2. 放松训练的方法

（1）放掉心中牵挂的事情

在练功前，首先要做好心理准备。要求练功者既要把长期积累的不放心的事情放下，又要把当前牵挂的事情放下。也就是说，心要平和，要松弛。不过要做到这一点并不容易，只有经过长期的锻炼才能做到。传统体育养生功法要求习练者既要有健康的心理状态，又要注意道德的修养，培养高尚的情操。

（2）学会由"身"入"心"的放松

根据身心相互影响的道理，一般放松应由身体开始再转入"心"的放松。也就是说，形体的放松为心态的平和创造了条件。身体放松是指皮肉骨骼都要放松，不能僵直，不能绷紧。只有这样，才能为"心"的放松创造条件。

（3）只有心的放松才能达到入静的目的

古人生活的模式是日出而作，日落而息，并且由于交通不便，人际关系简单，物欲较少，调和"一心"较容易。现代人则不同，每天除了处理许多繁杂的事务外，还要接受很多新观念、新思想、新信息。生活上的物欲刺激也随处都可发生，人们会自觉不自觉地受到诱惑。激烈的竞争、快速的工作节奏，使人们经常处于紧张、浮躁、疲惫不堪的状态之中。在这种情况下，要入静就非常困难了。为此，要依照"调心之法，首重自然"的原则，在日常生活中训练自己经常保持愉悦、祥和、知足的心态。在练功实践中逐步剔除外部因素的干扰，使自己的心态逐渐回归到无私、无欲、豁达、开朗的境界。

（4）借助形体训练使意念获得放松

如果一时难以实现"心"的放松，可以借助形体在紧张和放松的反复训练中体验"松"的感觉，学会放松。这个放松的感觉须经过一定的训练才能找到。如果你找到了令人惬意的"松感"，就可以用意念使全身放松下来。也可以用心理暗示的办法使自己的身体由上到下松弛下来，还可以反复默念一些有益于放松的词语，如吸气、静、呼气和松等。这种方法运用熟练后，会有效地帮助练功者快速入静。

（5）在日常生活中注意身心放松

在日常生活中保持祥和的心境，保持正确的姿势，所谓"行如风，立如松，坐如钟，

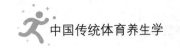

卧如弓"，是符合生物力学原理的，可使人体在紧张中求得放松。常言道："形正则气顺体松。"

（二）关于自然

1. "自然"的内涵

自然之本反映了宇宙万物之规律，"自然"是贯彻在传统体育养生功法习练全过程中的一条重要原则，也是影响传统体育养生功法习练的重要因素。所以，自古以来的思想家，都对自然法则做过深刻的阐述。老子明确指出："人法地，地法天，天法道，道法自然。"意思是说道生万物，以及天、地、人的活动过程都应以"自然无为"为法。又曰："道之尊，德之贵，夫莫之命而常自然。"认为宇宙中的一切都是自然而然的。"道"之所以受尊崇，"德"之所以被珍视，就在于"道"和"德"对万物生长繁殖都不予干涉，而是顺其自然。庄子继承老子的天道自然思想，主张无条件地与自然融为一体。

由此可见，"自然为本"不仅蕴涵着深层次的道理，而且还道出了顺其自然的修炼法则。

2. "自然"体现出一招一式的匀、细、绵、长

在习练传统体育养生功法过程中，无论行走坐卧或站立，都要做到自然舒适不拿劲。如放松时要面带微笑，做动作时要求动作圆匀、缓慢，这是一种松静自然的状态。又如运用意念时，要似有似无，绵绵若存，呼吸也要自然平顺，做到匀、细、绵、长。所以"自然"是获得较好的练功成效的重要方法之一。

3. 顺应自然规律达到人与自然的和谐

传统体育养生功法讲求人与自然界二者的和谐统一，充分利用一切自然条件主动锻炼，而不损害心态平衡和生态平衡。我们知道，世间万物生长都顺应四时阴阳。《黄帝内经》详尽地阐述了顺应自然以养生的观点，揭示了"春夏养阳，秋冬养阴"的道理。这是因为，春夏阳气渐盛至大盛，是为秋冬的收藏做准备；秋冬阴气渐盛至大盛，是为春夏的生长做准备。故习练传统体育养生功法，身心要顺应四季的自然规律和变化。

二、动静相兼

动静相兼是指"动"与"静"的有机结合，这里的"动"是指"动功"，"静"指的是"静功"。"动功"和"静功"是各有特点且又有密切联系的两类传统体育养生功法。

（一）动静相兼的内涵

动静相兼，是练习形式上的动与静的紧密配合及合理搭配，是思想与形体的活动及安静，二者是相对的，形动则神易静，静极又能生动。因此，在练习过程中要做到动中有静，静中有动。一般来讲，动对疏通经络、调和气血、滑润关节和强壮肢体有良好的功效，而静对平衡阴阳、调整脏腑和安定情绪等有独特的作用。只有两者结合，发挥其长处，弥补其不足，才可达到事半功倍的效果，使身体强健，体质增强。"动中有静，静中有动"，是指练习中意念要集中在动作、穴位、经络、气息的运行上，排除一切杂念，达

到相对的"静"。虽然形体处于相对安静状态，但要体会体内气机的运动，如气血的流通、脏腑的活动等，即静中有动的感觉。

（二）"动功"与"静功"

"静功"在两千多年前成书的《黄帝内经》中就有"提挈天地，把握阴阳，呼吸精气，独立守神，肌肉若一，故能寿敝天地……"的论述，这是对静功方法的具体描述。静功功法的类型归纳起来有吐纳、行气、打坐、禅定、炼丹、静坐等。静功的静，并不是绝对的，而是外静内动，强调意和气的训练。就是说，身体的外部形态表现为安静不动，而体内的气血在意念的驱使下按一定的规则有序地运行着，故古有"内练精气神，外练筋骨皮"的说法。

"动功"是指有形体运动的功法。动功多是外动而内静，动中求静，故曰："静未尝不动，动未尝不静。"人的动作千变万化，因此，自古以来的动功功法很多，如五禽戏、八段锦、易筋经等。

在习练传统体育养生功法时，强调动静结合。这是因为，从人体生命整体观来看，人的生命运动应遵循精神和肉体统一的整体的生命运动规律。具体讲，人体是"形""气""神"三位一体的生命体，在生命运动中，"形""气""神"各有所司。故"一失位则三者伤矣。是故圣人使之处其位，守其脏，而不得相干也。故形非其所安而处之则废，气不当其所充而用之则泄，神非其所宜而行之则昧，此三者，不可不慎守也"。也就是说，养生之要在于"将养其神，和弱其气，平夷其形，而与道沉浮俯仰"（《淮南子·原道训》）。就"形""气""神"而言，动功和静功在习练功效上各有所侧重。所以，我们倡导动静相兼，以实现生命运动整体优化的目的。

动静相兼，要根据习练者的体质、精神状态和练功的不同阶段，灵活地调整动功和静功的比重。有的人应以动功为主，有的人应以静功为主。就是对同一个人，在不同的练功阶段，有时侧重于动功，有时则应侧重于静功。究竟怎样选择，一方面靠老师指导，另一方面靠自己的体验进行调整。

三、练养结合

练养结合，是指练功和自我调养结合起来。练功对增强体质，促进身心健康的作用是非常明显的。然而，只顾练功，不注意调养，就违背了练养结合的原则，也就达不到预期的健身效果。两者必须密切结合，才能相得益彰。

（一）关于练功

关于练功，应明白练功的目的、练功的方法以及与练功相关的问题。

第一，功法选择。无论古代还是现代，功法很多，要选择适合自己身体情况的功法。如静功，有站式、坐式或卧式。对于身体强壮者，可选择站桩，站桩体力消耗大，气机发动快。站桩又有直立站桩和屈膝站桩两种，要根据自己的体力情况采用。身体弱的习练者，可以选择坐式，坐式又分端坐和盘坐（散盘、单盘、双盘）。对于腿脚较硬的老年人，可先从端坐练起，待上身姿势掌握好以后，再进入散盘或其他盘坐姿势；对于体力尚好、腿脚还能坚持单盘的习练者，可从单盘开始，慢慢过渡到双盘；对于站立或坐着不方便的人，可取用卧式。各种择功方法不是绝对的，关键要依据个人的情况。对于年轻人来讲，还是从屈膝站桩或双盘开始进行严格训练为好。

第二，功法强度的选择。尤其动功，要根据体力情况选择适合自己的功法。不要超强度习练，否则影响健康。

第三，时间长短的选择。对于体力差的人，适宜选择时间不长的功法。

第四，练功环境的选择。选择好的练功环境，不仅有利于入静，而且有利于气机发动，功效显现快。练功环境应选择在地势平坦、空气清新、绿茵草坪等环境幽静的地方。切忌在人声喧闹、河岸湖边、楼顶阳台、风口山坡等地练功。

（二）关于调养

关于调养，在人们的生活实践中总结出了很多有益的方法。养生一词，原是广义的。养生又称摄生，乃养护保养性命，以达长寿的意思。

自古以来，因不知护养或护养不当而伤身的事例很多，故从老子、庄子起，均反复阐述养生之旨。史载，古代寿星彭祖认为"致寿之道无它，但莫伤之而已"，指出"忧患悲哀伤人，寒暖失常伤人，喜乐过度伤人，愤怒不解伤人，远思强记伤人，汲汲所愿伤人，阴阳不顺伤人"七个伤身的因素。晋朝葛洪提出了"养生以不伤为本"的原则。

世间一切事物都有个适度的问题，超过了一定的"度"，就会走向反面，即"物极必反"。养生也是一样，以"适度"为尺度，如精神情志活动的适度、饮食五味的适度和体力房事的适度等，这些看起来普通，但十分重要，真正做到又是十分不易。

精神情志活动的适度，是说正常的精神情志变化（指喜、怒、忧、思、悲、恐、惊七情）是人之常情，如果这七情过度（突然地、剧烈地、长期地），就能损伤五脏，造成疾病，甚至暴亡。

饮食五味的适度，是说注意饮食。人体虽因饮食五味以生，但如量过偏，亦可因饮食五味以损，即"阴之所生，本在五味；阴之五宫，伤在五味"（《素问·生气通天论》）。这包括两方面，一是饮食过量可以致病，所谓饮食自倍，肠胃乃伤；二是过于偏嗜（食物种类及五味的偏嗜）也能致病。另外，饮食过冷过热也不适宜，要做到"饮食者，热无灼灼、寒无沧沧"，提倡"饮食有节"，主张"寒温适中"，反对"以酒为浆"。

体力房事的适度是指两个方面，一是体育活动及体力劳动适度，二是房事要适度。《黄帝内经》示人"形劳而不倦""起居有常""不妄作劳"，认为"久视伤血，久卧伤气，久坐伤肉，久立伤骨，久行伤筋"。东汉华佗曾说："人体欲得劳动，但不当使极耳。"养生之道，常欲小劳，但莫大疲及强所不能，要贯彻动静结合与适度的原则。房事的适度为历来养生家和医家所重视。精者身之本，要保养肾精，反对"醉以入房""以欲竭其精""以耗散其真"。房事过度会造成肝、脾、肾三脏的亏损，易致痿、厥、血枯等重症。房事适度不是让人"绝欲"，而是"节阴阳而调刚柔"，要"顺应自然"，切莫纵欲。

总之，无论精神情志、饮食五味，还是体力房事的过度都能致病。从养生来讲，重在适度和调节，既不要太过，也不要不及，要懂得"凡物之用极皆自伤也"的道理。这是因为，各种内在或外界的因素突然、剧烈、长期的作用（诸如过度、不节、偏嗜、妄为、放纵、强力、长期不止等），使人体本来的生理功能超越正常范围的活动，或过度消耗，都能破坏人体的正常生理状态，从而出现病理现象。

练功是为了提高人体的健康水准，为此练功不仅要得法，而且要注意习练的强度和调养运用。把养练巧妙地结合起来，就能有效地促进传统体育养生功法习练的效果。

（三）顺应自然保养生机

顺应自然以养生，有两个含义：一是指顺乎自然界的阴阳变化以护养调摄的意思，即所谓"和于阴阳，调于四时""因时之序""顺四时适寒温"。这是正常的四季气候变化，人们必须自觉顺应。二是指顺乎自然之理顺应自然的状态以养生。这就告诉练功者，练功时，应注意四时环境的变化。

关于顺应自然要有正确的认识，即有被动适应和主动适应两种。为说明问题，以人体适应外部环境温度变化为例：被动适应是指练功者的情态被动地适应自然界冷暖的变化而增减衣服；主动适应是通过自身御寒功能的提高来抗寒，天冷了，就主动调动身体去适应寒冷的天气，而不是靠增加衣服。被动适应和主动适应是完全不同的两种方法，给人体带来不同的两种生命状态。我们倡导主动地适应自然界的变化，它能较快地将人体引导到生命运动素质优化的良性状态。被动适应和主动适应都是为了保养生机，只是方法和效果不同而已。

四、循序渐进

传统体育养生功法操练，动作虽然简单，但要纯熟掌握，须通过一段时间才能逐步达到。习练传统体育养生功法，不能急于求成，不要设想几天之内就能运用自如。必须由简到繁，循序渐进，逐步掌握全套功法。我们倡导打好基础，习练功法一步一个脚印，勤于动脑，善于总结，不骄不躁，这是确保功效早日显现的重要保证。

（一）动作、呼吸、意念的训练要循序渐进

首先，学练动作时要循序渐进。即是说，要在弄清每一动作姿势的前提下，一招一式地练习，动作要做到规范自如。

当整套动作能基本掌握后，就要把呼吸加上去。要求呼吸与动作配合得当，力求做到在平和自然的状态下，加上呼吸。呼吸要做到匀、细、绵、长，流畅自如。要想达到这种要求，不经过长期习练是做不到的。

当姿势掌握得比较自然，呼吸也基本达到要求后，要逐步加上意念。要注意，意念配合是动作和呼吸过程中意念运用的活动。初学时，意念可以重一些，等练到一定程度，意念应放轻，到习练纯熟时，意念要轻到感觉不到的程度（俗称"无意念"）。也就是说，意念的训练要坚持两点，一是意念与动作、呼吸密切配合，动作、呼吸、意念同练，不要顾此失彼；二是运用程度由重到轻，由轻到无。

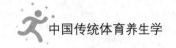

（二）功效显现要有循序渐进的思想准备

练传统体育养生功法者有的特别注意练功的效果，总希望功效出现越早越好，程度越明显越好。这种急躁情绪是要不得的，这种心态会使心绪烦乱，影响气机发动和气血运行，有碍功效显现。因此，习练传统体育养生功法时，应心绪安定、不急不躁，这样反而有利功增效显。为此，建议习练者不要天天做比较，最好练功一段时间后，作一次总结，体会一下功效增进情况，这是纠正急躁、引导习练者走上循序渐进轨道的好方法。

（三）练功时间安排和练功强度也应逐步增加

要根据个人的身体情况逐渐增加练功强度和习练时间，不能超越自己体能的限度，过急地安排练功时间和强度。

五、持之以恒

同是传统体育养生功法的习练者，但取得的功效差别很大，是什么原因？原因可以举出很多，如修炼不当、杂念太多、外部干扰等，然而，不能持久是诸多因素中最容易出现而又难以克服的毛病。因为在老师的指导下，可以使习练不当者及时调整习练方法，可以针对习练者的实际情况教其排除杂念，可以因地因时消除或躲避外部干扰的影响。对于不能持之以恒的练功者，老师的作用就显得微不足道了。因为，持之以恒是发自习练者内心的行为表现，一旦习练者自己偏离习练的法则，或操之过急，或时练时停，或巧取捷径，习练将半途而废。总之，坚持练功要靠自己的决心和毅力，要在端正自己练功目的的前提下，调整心理状态。只有这样，才能收到点点滴滴功效的累积效应。

（一）持之以恒有利良性生命状态的形成

在练传统体育养生功法时，生理状态的基本特征是大脑皮质活动的有序化，我们称这种状态为传统体育养生功法态。传统体育养生功法态对人体的生理状态是有影响的，即经常练功的人，其生理、心理状态都展现出生命活力旺盛的生命状态。这种生命状态的形成不是一招一式的习练得到的，而是经过长时间的艰苦锻炼，一点一滴积累而成的。因此，我们提倡练功后看效果，而不是练功前为自己制定一个不切实际的宏大目标，要牢牢树立起持之以恒的信念，下定决心，一招一式地学习，一日复一日地习练。如能这样，在经过长时间锻炼后，就会发现身体状况发生了变化。没有持之以恒的艰苦锻炼，良性生命状态是难以形成的。

（二）把持之以恒贯彻到传统体育养生功法习练的全过程中

要把持之以恒贯彻到习练传统体育养生功法的全过程中，并以此进行意志磨炼。练传统体育养生功法是强身健体的过程，也是意志磨炼的极好时机。可以预见，一个意志坚强的习练者，必然会在传统体育养生功法习练过程中能较快地体验到功法的真谛。这一切，定能很好地促进身体素质的变化，尽快实现强身健体的目的。

（三）循序渐进与持之以恒

我们讲的"循序渐进"这个原则，是要防止急功近利的情绪，不要过激过猛，要根据自己的身体情况选练功法，适度而行。这里的"持之以恒"是针对练功效果的形成过程。练功目的是强身健体，而体魄强健是有过程的，也就是说，新的生命状态形成有一个过程。所以既要倡导循序渐进，又要注意持之以恒。

练习传统养生功要不断克服各种困难，要有坚持不懈的品质与常年有恒的意志，俗话说"冬练三九，夏练三伏"，要刻苦耐劳，不急不躁。长期锻炼，能提高人对自然环境的适应能力，并培养人们勤学、自觉、刻苦和勇于探索的良好习惯与意志品质。

以上五个方面概述了传统体育养生功锻炼的基本原则，事实上，用现代体育观来看，合理有效的健身锻炼对人的整体自然属性和社会属性均有积极的影响。它不仅是全面增强体质、提高学习和工作效率的有力手段，而且是提高健康水平、预防和抗御各种疾病的灵丹妙药与延年益寿的有力武器。"生命在于运动"这句格言，简明形象地说明了体育健身与人体发展的辩证关系，生动地反映了生命活动的本质属性。现代社会的每一个人，都应该把健身养生作为个人生活方式的一个组成部分，作为个人应当享受的权利和必须向社会承担的义务，自觉地投身到科学的传统养生锻炼中去。

第五节 传统体育养生功法锻炼的基本要领

传统体育养生的锻炼方法虽然繁多，但基本要领是相同的，主要有身体端正（调身）、呼吸深长匀细（调息）和心神宁静（调心），有人称其为练功要旨，也有人称为三大要素。三者之间有相互依存和相互制约的关系，调身是基础，调息是中介，调心主导调身和调息。

一、身体端正——调身

身体端正要领在于调身。所谓调身，就是有目的地把自己的形体控制在受意识支配的一定姿势和一定的动作范围之内，通过练习以达到"外练筋骨皮，内练一口气"，使人体处在动态的平衡之中。

人的姿势千变万化，但不外乎行、卧、坐、立四种基本形态，古人称"四威仪"，并要求"行如风、站如松、坐如钟、卧如弓"，这些也是养生所要求的。调身主要是注重身型和身体运动，同时强调呼吸和意识的配合，这种功法利于改变身体形态，使身体强壮。调身主要有两种方法：一是练形中调身到最不舒服，如在导引动功及站桩时降低功架，一般适宜青少年及体质好无残疾者，可以提高功力；二是练形调身到最舒服，如自然站、卧功等，一般适宜老年人及体质弱者，以达到养身延年的目的。

传统体育养生功法的锻炼与其他体育运动一样，需要量的积累，因此，在身体能承受的情况下，可加大运动量，由舒服练到不舒服再到舒服，功夫自然就提高了，身体也会越来越健康、强壮。

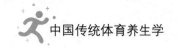

二、呼吸深长匀细——调息

呼吸深长匀细指的是调息，它主要是指对呼吸的控制要缓慢。通过特定的身型或动作及意念的配合，练人的元气，从而达到内气鼓荡、精气流畅，正如中医所讲的通者不痛、痛者不通，气血通畅，百病皆无，进而周天运行，气达全身。练功时调息多数要在有经验的老师指点下进行练习。

调息可以在一定程度上使人除了大脑以外的其他部位、器官产生特殊的变化。调息也可支持调身，这是因为练形调身过程中需要氧气和其他物质，这些都离不开呼吸的作用。调息中的腹式呼吸有利于呼吸肌肉的锻炼。

所谓练呼吸调息，即练功者通过调控呼吸修炼，以达到培育人身正气、清心安神和调节情绪的目的。如何进行调息，《素问·刺法论》中说："所有来自肾有久病者，可以寅时面向南，净神不乱思，闭气不息七遍，以引颈咽气顺之。如咽有硬物，如此七遍后，饵舌下津令无数，故日返本还原，久饵之，令深根蒂也。"这就是说有肾病的人，应在早晨3~5点钟面向南，专心凝神，控制呼吸，然后引颈咽气，如咽硬物之感，如此7遍，常年坚持，就能使肾病康复。这里的呼吸方法并非专治肾病，而是在时间上有所强调而已。因为早晨3~5点钟正是肺经最盛时间，肺主气，肾主纳气、炼肺补肾之用。调控呼吸的方法有很多种，大体可以归纳为以下八种类型。

1. 自然呼吸法：包括自然胸式、腹式呼吸及混合呼吸。
2. 腹式呼吸法：包括顺腹式、逆腹式潜呼吸和脐呼吸。
3. 提肛呼吸法。
4. 鼻吸、鼻呼口吸和鼻吸口呼法。
5. 炼呼与炼吸法。
6. 吐字呼吸法：有发声与不发声之分。
7. 数息和随息法。
8. 意呼吸法。

三、心神宁静——调心

调心，主要是通过意识调节来练心，使心静，进而练精神、练思维，在良性意识的指导下，达到思维敏捷、反应灵活、气血通畅，从而达到健身目的。

意识、意念的调整叫调心，这里的心，不单纯指心脏，而是指古代养生理论认为的由"心"支配的体内意识和体外意识。调心的目的就是训练大脑思维对外界的反应，并且这个反应是无意识的，如练习养生功的入静，就是为了提高对外界刺激的抵抗能力。

调心主要有以下四种方法：

1. 意想放松法：主动地以意识引导身体各部位放松，并使思想相对集中，以解除身心紧张状态。
2. 注意默念法：默念字句，默念词句，化杂念为正念，这是集中思想常用的方法。
3. 意想数息法：默数自己呼吸的方法，有数息和随息两种。
4. 排除杂念法：排除各种思想杂念与干扰，集中注意力。

📝 【复习思考题】

1. 用生理学知识分析传统体育养生的基本特征。

2. 传统体育养生对神经系统和呼吸系统各有哪些锻炼效应？

3. 为什么说传统体育养生练习可以增强身体素质？

4. 传统体育养生学中包括哪些医学心理学思想？这些医学心理学思想的核心是什么？

5. 养生心理学思想包括哪些方面？

6. 传统体育养生的社会价值体现在什么地方？

7. 为什么说传统体育养生有利于构建和谐社会？

8. 传统养生功法锻炼的基本原则是什么？

9. 传统养生功法锻炼的基本要领是什么？

10. 简述传统体育养生功法锻炼基本原则之间的关系？

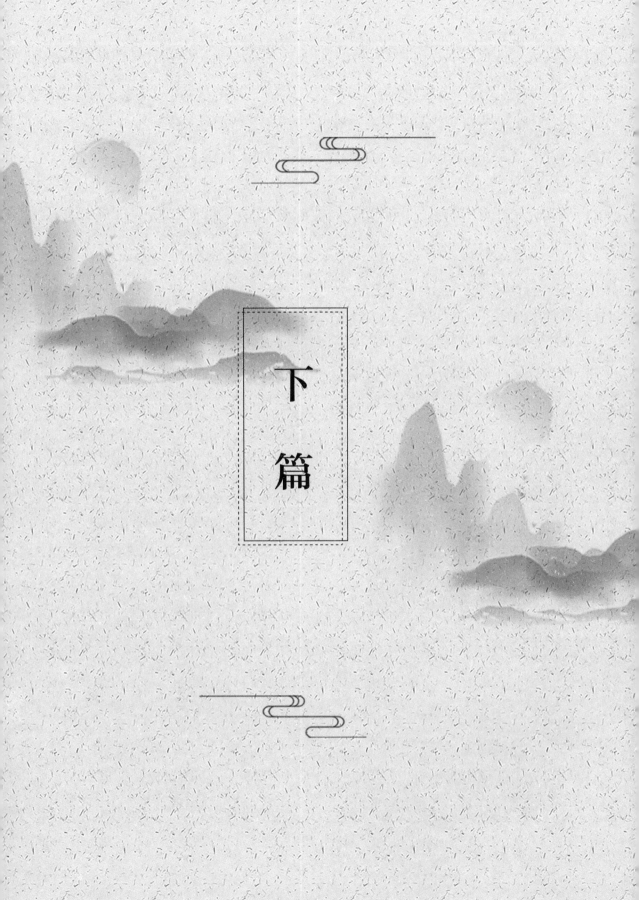

下篇

第四章 健身气功功法

健身气功源远流长，汉代《尚书》里就有习练"宣导郁阏""通利"的"大舞"或"消肿舞"治病的记载。在湖南长沙马王堆出土的西汉文物中，也有多处关于健身气功的描述。健身气功以其简单易学、动作舒缓、对场地和器材要求不高、健身效果良好等特点，深受广大群众喜爱。国家体育总局已将健身气功确立为第 97 个体育运动项目，健身气功在推动全面健身运动、满足多元化体育健身需求方面发挥着积极作用。

从气功角度看待健身气功，那么健身气功是气功的一个类别；在体育运动的范畴内，健身气功又是与体育相结合的气功，是体育化的气功。如何使健身气功更好地服务于现代社会，服务于高校，使大学生在接受现代科技文明的同时，仍然受着传统文化的熏陶，是摆在高校体育工作者面前的一项重大而现实的课题。我们从挖掘整理优秀传统养生健身功法入手，积极引导大学生开展健康文明的健身气功活动，满足大学生日益增长的体育健身需求。

我们筛选了深受广大群众欢迎且具有品牌效应的易筋经、八段锦、五禽戏、六字诀等四个功法编入本教材。

第一节 易 筋 经

易筋经是我国古代流传下来的健身养生的方法，在我国传统功法和民族体育发展中有着较大的影响，千百年来深受广大群众的欢迎。

易筋经源自我国古代导引术，历史悠久。据考证，引导是由原始社会的"巫舞"发展而来的，到春秋战国时期为养生家所必习。《庄子·刻意》中有记载，《汉书·艺文志》中也载有《黄帝杂子步引》《黄帝岐伯按摩》等有关导引的内容，说明汉代各类导引术曾兴盛一时。另外，湖南长沙马王堆汉墓出土的帛画《导引图》中有四十多幅各种姿势的导引动作，分析这些姿势可以发现，现今流传的易筋经基本动作都能从中找到原理。这些都表明，易筋经源自中国传统文化。

易筋经为何人所创，历来众说纷纭。从现有文献看，大多认为易筋经、洗髓经和少林武术等为达摩所传。达摩原为南天竺国（南印度）人，公元 526 年来我国并最终到达嵩山少林寺，人称是我国禅宗初祖。在易筋经流传中，少林寺僧侣起到重要作用。根据史料记载，达摩所传禅宗主要以河南嵩山少林寺为主。由于禅宗的修持大多以静坐为主，坐久则

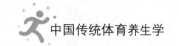

气血瘀滞，须以习武、导引术来活动筋骨。因此，六朝至隋唐年间，在河南嵩山一带盛传武术及引导术。少林寺僧侣也借此来活动筋骨，习武健身，并在这个过程中不断对其修改、完善、补充，使之成为一种独特的习武健身方式。最终定名为"易筋经"，并在习武僧侣中秘传。

自古以来，《易筋经》典籍与《洗髓经》并行流传于世，并有《伏气图说》《易筋经义》《少林寺拳术精义》等其他名称。从有关文献资料看，宋代托名"达摩"的《易筋经》著述非常多。当时，张君房奉旨编辑《道藏》，另外还有《云笈七签》《太平御览》等书问世，从而使各种引导术流行于社会，而且在民间广为流传"通过修炼可以'易发''易血'"的说法。由此推测，少林寺僧侣改编的易筋经不会晚于北宋。因为，宋代以后的导引类典籍大多夹杂"禅定""金丹"等说法，而流传下来的少林寺《易筋经》并没有此类文句。明代周履靖在《赤凤丹·食饮调护诀第十二》中记述："一年易气，二年易血，三年易脉，四年易肉，五年易髓，六年易筋，七年易骨，八年易发，九年易形，即三万六千真神皆在身中，化为仙童。"文中的"易髓""易筋"应与《易筋经》有先后联系。另外，《易筋经》第一式图说即韦驮献杵。"韦驮"是佛教守护神，唐初才安于寺院中。因此，易筋经本为秦汉方仙道的导引术，被少林寺僧侣改编于唐宋年间，至明代开始流传于社会，应该没有疑义。

目前发现流传于至今最早的易筋经十二式版本，载于清代咸丰八年潘霨辑录的《内功图说》中。总的来看，传统易筋经侧重于从宗教、中医、阴阳五行学说等视角对功理、功法进行阐述，并且形成了不同流派，收录于不同的著作中。

一、功法特点

健身气功易筋经继承了传统易筋经十二式的精要，融科学性于普及性于一体，其格调古朴，蕴含新意。各式动作是连贯的有机整体，动作注重伸筋拔骨，舒展连绵，刚柔相济；呼吸要求自然动息相融；并以形导气，意随行走；易学易练，健身效果明显。

（一）动作舒展，伸筋拔骨

本功法中的每一式动作，不论是上肢、下肢还是躯干，都要求有较充分的屈伸、外展内收、扭转身体等动作，从而使人体的骨骼及大小关节在传统定式动作的基础上，尽可能的呈现多方位和广角度的活动。其目的就是要通过"拔骨"的动作达到"伸筋"，牵拉人体各部位的大小肌群和筋膜，以及大小关节处的肌腱、韧带、关节囊等结缔组织，促进活动部位软组织的血液循环，改善软组织的营养代谢过程，提高肌肉、肌腱、韧带等软组织的柔韧性、灵活性和骨骼、关节、肌肉等组织的活动功能，达到强身健体的目的。

（二）柔和匀称，协调美观

本功法是在传统"易筋经十二式"动作的基础上进行了改编，增加了动作之间的连接，每式动作变化过程清晰、柔和。整套功法的运动方向，为前后、左右、上下；肢体运动的路线，为简单的直线和弧线；肢体运动的幅度，是以关节为轴的自然活动角度所呈现的身体活动范围；整套功法的动作速度，是以匀速缓慢地移动身体或身体局部。动作上要求肌肉相对放松，用力圆柔而轻盈，不使蛮力，不僵硬，刚柔并济。每式之间无繁杂和重复动作，便于中老年人学练。同时对有的动作难度作了不同程度的要求，也适合青壮年习练。

本功法动作要求上下肢与躯干之间、肢体于肢体之间的左右上下，以及肢体左右的对称与非对称，都应有机地整体协调运动，彼此相随，密切配合。因此，"健身气功·易筋经"呈现出动作舒展、连贯、柔畅、协调和动静相兼，同时在精神内含的神韵下，给人以美的享受。

（三）注重脊柱的旋转屈伸

脊柱是人体的支柱，又称"脊梁"，由椎骨、韧带、椎间盘等组成，具有支持体重、运动、保护脊髓及神经根的作用。神经系统是由位于颅腔的脑和椎管里的脊髓以及周围神经组成。神经系统控制和协调各个器官系统的活动，使人体成为一个有机整体以适应内外环境的变化。因此，脊柱旋转屈伸的动作有利于对脊髓和神经根的刺激，以增强其控制和调节功能。本功法的主要运动形式是以腰为轴的脊柱旋转屈伸运动，如"九鬼拔马刀势"中的脊柱左右旋转屈伸动作，"打躬势"中脊骨节节拔伸前屈、蜷曲如钩和脊柱节节放松伸直动作，"掉尾势"中脊柱前屈并在反伸的状态下做侧屈、侧伸动作。因此，本功法是通过脊柱的旋转屈伸动作以带动四肢、内脏的运动，在松静自然、形神合一中完成动作，达到健身、防病、延年、益智的目的。

二、习练要领

（一）精神放松，形神合一

习练本功法须要精神放松，意识平静，不做任何附加的意念引导。通常不是守身体某个点或某部位，而是要求意随形体的运动而变化，即在习练过程中，以调身为主，通过动作变化导引气的运行，做到意随行走、意气相随，起到健体养生的作用。同时在某些动作中，须要适当地配合意识活动。如"韦驮献杵第三势"中，两手上托时要求用意念关注两掌；"摘星换斗势"中要求目视上掌，意存腰间命门处；"青龙探爪"时，要求意存掌心。而另外一些动作虽然不要求配合意存，但却要求配合形象的意识思维活动。如"三盘落地势"中下按、上托时，两掌犹如拿重物；"出爪亮翅势"中伸肩、握掌时，两掌有排山之感；"倒拽九牛尾势"中拽拉时，两膀如拽牛尾；"打躬势"中脊椎屈伸时，应体会上体如"钩"一样的蜷曲伸展运动。这些都要求意随行走、用意要轻、似有似无，切忌刻意、执着于意识。

（二）呼吸自然，贯穿始终

习练本功法时，要求呼吸自然、柔和、流畅，不喘不滞，以利于身心放松。心平气和及身体的协调运动。相反，若不采用自然呼吸，而执着于呼吸的深长绵绵、细柔缓缓，则会在与导引动作的匹配过程中产生"风""喘""气"三相，即呼吸中有声（风相），无声而鼻中涩滞（喘相），不声不滞而鼻翼扇动（气相）。这样，习练者不但不受益，反而会导致心烦意乱，动作难以舒缓协调，影响健身效果。因此，习练本功法时，要以自然呼吸为主，动作与呼吸始终保持柔和协调的关系。

此外在功法的某些环节中也要主动配合动作进行自然呼或自然吸。如"韦陀献杵第三势"中两掌上托时自然吸气；"倒拽九牛尾势"中收臂拽拉时自然呼气；"九鬼拔马刀势"中展臂扩胸时自然吸气，收肩松臂时自然呼气，含胸合臂时自然呼气，起身开臂时自然吸气；"出爪亮相势"中两掌前推时自然呼气等。因为人体胸廓会随着这些动作的变化而扩张或缩小，吸气时胸廓扩张，呼气时胸廓会缩小。因此，习练本功法时，应配合动作，随胸廓的扩张或缩小而自然吸气呼气。

（三）刚柔相济，虚实相兼

本功法动作有刚有柔，且刚与柔是在不断相互转化的：有张有弛，有沉有轻，是阴阳对立统一的辩证关系。如"倒拽九牛尾势"中，两臂内收旋外逐渐拽拉至止点是刚，为实；随后身体以腰扭动带动两臂伸展至下次收臂拽拉前是柔，为虚。又如"出爪亮翅势"中，两掌立于胸前呈扩胸展肩时，肌肉收缩的张力增大为刚，是实；当松肩伸臂时，两臂肌肉等张收缩，上肢是放松的，为柔；两臂伸至顶端，外撑有重如排山之感时，肌肉张力再次增大为刚，是实。这些动作均要求习练者在用力之后适当放松，松柔之后尚须适当有刚。这样，动作就不会出现机械、僵硬或疲软无力的松弛状况。

因此，习练本功法时，应力求虚实适宜，刚柔并济。要有刚有柔、虚与实之分，但习练动作不能绝对地刚或柔、虚与实得协调配合，即刚中含柔、柔中寓刚。否则，用力过"刚"，则会出现拙力、僵力以致影响呼吸，破坏宁静的心境；动作过"柔"，则会出现疲软、松懈，起不到良好的健身作用。

（四）循序渐进，个别动作配合发音

习练本功法时，不同年龄、不同体质、不同健康状况、不同身体条件的练习者，可以根据自己的实际情况灵活地选择各势动作的活动幅度或姿势，如"三盘落地势"中屈膝下蹲的幅度、"卧虎扑食势"中十指是否着地姿势的选择等。习练时还应该遵循由易到难、由浅到深、循序渐进的原则。

另外，本功法在习练某些特定的动作的过程中要求呼气时发音（但不须出声）。如"三盘落地势"中的身体下蹲、两掌下按时，要求配合动作口吐"嗨"音，目的是为了下蹲时气能下沉至丹田，而不因下蹲而造成下肢紧张，引起气上逆至头部；同时口吐"嗨"音，气沉丹田可以起到强肾、壮丹田的作用。因此，在该势动作中要求配合吐音、呼气，并注意口型，吐"嗨"音口微张，音从喉发出，上唇着力压于龈交穴，下唇松，不着力于承浆穴。这是本功法中"调息"的特别之处。

三、动作图解

预备式

两脚并拢站立，两手自然垂于体侧。下颌微收，百会虚领，唇齿合拢，舌自然平贴于上颌。目视前方。（图 4-1-1）

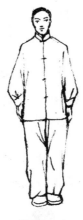

图 4-1-1

【动作要领】全身放松，身体正中，呼吸自然，目光内含，心平气和。

【易犯错误】手脚摆站不自然，杂念较多。

【纠正方法】调息次数，逐渐进入练功状态。

【功理与作用】宁静心神，调整呼吸，内按五脏，端正身形。

第一式：韦驮献杵第一势

1. 左脚向左侧开半步，约与肩同宽，两膝微屈，成开立姿势，两手自然下垂于体侧。（图 4-1-2）

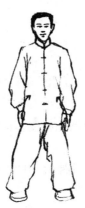

图 4-1-2

2. 两臂自然侧向前抬至前平举，掌心相对，指尖向前。（图4-1-3）

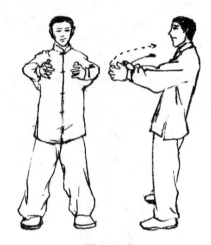

图4-1-3

3. 两臂屈肘，自然回收，指尖向斜前上方约30°，两掌合于胸前，相距大约10厘米（一拳的距离），掌根与膻中穴同高，虚腋，目视前下方。动作稍停。（图4-1-4）

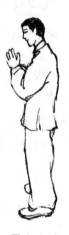

图4-1-4

【动作要领】

（1）松肩虚腋。

（2）两掌合于胸前，应稍停片刻，以达气定神敛之功效。

【易犯错误】两掌收于胸前时，或耸肩抬肘或松肩坠肘。

【纠正方法】动作自然放松，注意调整幅度，应虚腋如夹鸡蛋。

【功理与作用】

（1）古人云："神住气自回。"通过神敛和两掌想合的动作，可以起到神敛、均衡身体、左右气机的作用。

（2）改善神经、体液调节功能，有助于血液循环，消除疲劳。

【口诀】立身期正直，环拱平当胸；气定神皆敛，心澄貌亦恭。

第二式：韦驮献杵第二势

1. 接上式。两肘抬起，两掌伸平，手指相对，掌心向下，掌臂约与肩成水平。（图4-1-5）

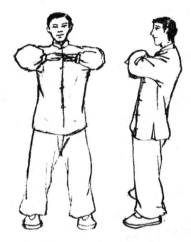

图 4-1-5

2. 两掌向前伸展，掌心向下，指尖向前。（图4-1-6）

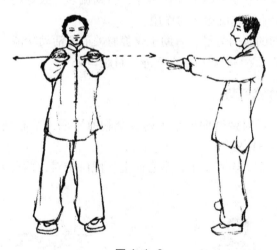

图 4-1-6

3. 两臂向左右分开至侧平举，掌心向下，指尖向外。（图4-1-7）
4. 五指自然并拢，坐腕立掌，目视前下方。（图4-1-8）

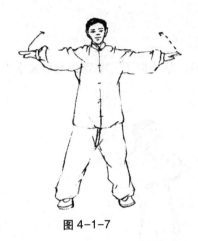
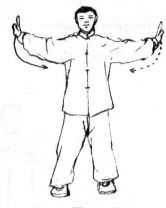

图 4-1-7   图 4-1-8

【动作要点】

（1）两掌外撑，力在掌根。

（2）坐腕立掌时，脚趾抓地。

（3）自然呼吸，气定神敛。

【易犯错误】两臂侧举时不呈水平状。

【纠正方法】两臂侧平举时自然伸直，与肩同高。

【功理与作用】

（1）通过伸展上肢和立掌外撑的动作引导，引到梳理上肢等经络的作用，并具有调练心肺之气，改善呼吸功能及气血运行的作用。

（2）可提高肩、臂的肌肉力量，有助于改善肩关节的活动功能。

【口诀】足趾拄地，两手平开；心平气静，目瞪口呆。

第三式：韦驮献杵第三势

1. 接上式。松腕，同时两臂向前平举内收至胸前平屈，掌心向下，掌与胸相距约一拳，目视前下方。（图 4-1-9）

2. 两掌同时内旋，翻掌至耳垂下，掌心向上，虎口相对，两肘外展，约与肩平。（图 4-1-10）

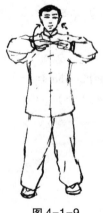
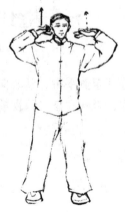

图 4-1-9   图 4-1-10

3. 身体重心前移至前脚掌支撑，提踵。同时两掌上托至头顶，掌心向上，展肩伸肘。微收下颌，舌抵上腭，紧咬牙关。（图 4-1-11）

4. 静立片刻。

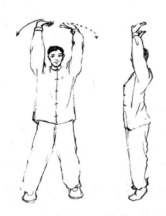

图 4-1-11

【动作要点】

（1）两掌上托时，前脚掌支撑，力达四肢，下沉上托，脊柱竖直，同时身体重心稍前移。

（2）弱者可自行调整两脚提踵的高度。

（3）上托时，意想通过"天门"观注两掌，目视前下方，自然呼吸。

【易犯错误】

（1）两掌上托时，屈肘。

（2）抬头，目视上方。

【纠正方法】

（1）两掌上托时，伸肘，两臂夹耳。

（2）上托上强调的是注意两掌，而不是目视两掌。

【功理与作用】

（1）通过上肢撑举和下肢提踵的动作引导，可调理上、中、下三焦之气，并且将三焦及手足三阴五脏之气全部发动。

（2）可改善肩关节活动功能及提升上下肢的肌肉力量，促进全身血液循环。

【口诀】 掌托天门目上观，足尖着地立身端；立周髋胁浑如直，咬紧牙关不放宽；
舌可生津将腭抵，鼻能调息觉心安；两拳缓缓收回处，用力还将挟重看。

第四式：摘星换斗势

左摘星换斗势

1. 接上式。两脚跟缓缓落地。同时两手握拳，拳心向外举（图 4-1-12）。随后两拳缓缓伸开变掌，掌心斜向下，全身放松，目视前下方（图 4-1-13）。

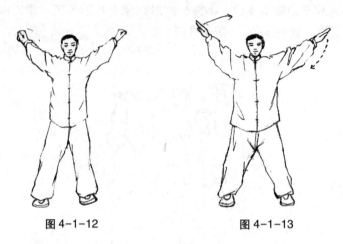

图 4-1-12　　　　　　　　　　　图 4-1-13

2. 身体左转，屈膝。同时右臂上举，经体前下摆至左髋关节处外侧"摘星"，右掌自然张开；左臂经体前下摆至体后，左手背轻贴命门，目视右掌。（图 4-1-14 至图 4-1-16）

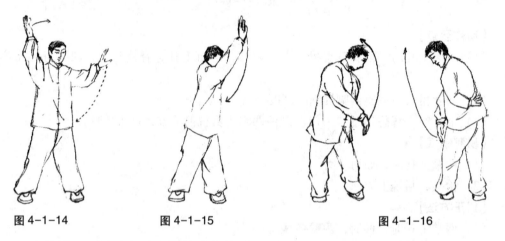

图 4-1-14　　　　　　　图 4-1-15　　　　　　　　　　图 4-1-16

3. 身体转正。同时右手经体前向额上摆至头顶右上方，松腕，肘微屈，掌心向下，手指向左，中指尖垂直于肩井穴；左手背轻贴命门，意注命门。右手臂摆时眼跟随手走，定势后目视掌心（图 4-1-17）。静立片刻，然后两臂向体侧自然伸展（图 4-1-18）。

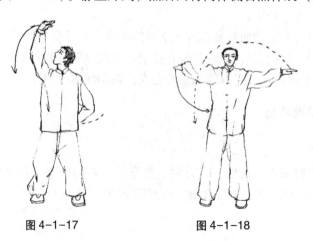

图 4-1-17　　　　　　　图 4-1-18

右摘星换斗势

右摘心换斗势与左摘星换斗势动作相同，唯方向相反。（图 4-1-19、图 4-1-20）

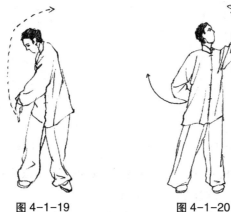

图 4-1-19　　　　　　图 4-1-20

【动作要点】

（1）转身以腰带肩，以肩带臂。

（2）目视掌心，注意命门，自然呼吸。

（3）颈肩病患者，动作幅度的大小可灵活掌握。

【易犯错误】

（1）目上视时挺腹。

（2）左右臂动作不协调，不到位。

【纠正方法】

（1）目上视时，注意松腰，收腹。

（2）自然放松，以腰带动。

【功理与作用】

（1）通过本势阳掌转阴掌（掌心向下）的动作导引，目视掌心，意存腰间命门，将发动的真气收敛，下沉入腰间两肾及命门，可达到壮腰健肾、延缓衰老的功效。

（2）可增强颈、肩、腰等部位的活动功能。

【口诀】只手擎天掌覆头，更从掌内注双眸；鼻端吸气频调息，用力收回左右眸。

第五式：倒拽九牛尾势

右倒拽九牛尾势

1. 接上式。两膝微屈，身体重心右移，左脚向左侧后方约 45° 撤步；右脚跟内转，右腿屈膝成右弓步。同时左手内旋，向前、向下画弧后伸。两手小指到拇指逐个相握成拳，右拳上举，拳心向上，稍高于肩，目视右拳。（图 4-1-21）

2. 身体重心后移，左膝微屈。腰稍右转，以腰带肩。右臂外旋，左臂内旋，屈肘内收，目视右拳。（图 4-1-22）

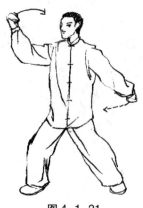
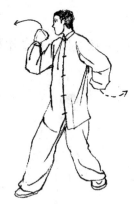

图 4-1-21　　　　　　　　　图 4-1-22

3. 身体重心前移，屈膝成弓步。腰稍左转，以腰带肩，以肩带臂，两臂放松前后伸展，目视右拳（图 4-1-23）。重复 2~3 动 3 遍。

4. 身体重心前移至右脚，左脚收回，右脚尖旋正，成开立姿势。同时两臂自然垂于体侧，目视前下方。（图 4-1-24）

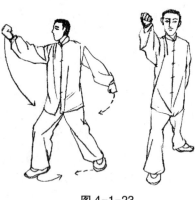
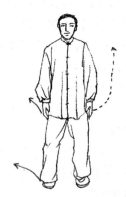

图 4-1-23　　　　　　　　　图 4-1-24

左倒拽九牛尾势

左倒拽九牛尾势与右倒拽九牛尾势动作、次数相同，唯方向相反。（图 4-1-25 至图 4-1-27）

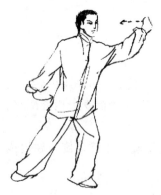
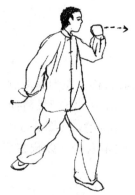
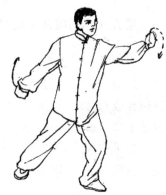

图 4-1-25　　　　　　　图 4-1-26　　　　　　　图 4-1-27

【动作要点】

（1）以腰带肩，以肩带臂，力贯两膀。

（2）腹部放松，目视拳心。

（3）前后拉伸，松紧适宜，并与腰的旋转紧密配合。

（4）后退步时，注意掌握重心，身体平稳。

【易犯错误】

（1）两臂屈拽用力僵硬。

（2）两臂旋转拧不够。

【纠正方法】

（1）两臂放松，动作自然。

（2）旋拧两臂时，注意拳心向外。

【功理与作用】

（1）通过腰的扭动，带动肩胛活动，可刺激背部夹脊、肺俞，心俞等穴，达到疏通夹脊和调练心肺之作用。

（2）通过四肢上下协调活动，可改善软组织血液循环，提高四肢肌肉力量及活动功能。

【口诀】 两髋后伸前屈，小腹运气空松；用力在于两膀，观拳须注双瞳。

第六式：出爪亮翅势

1. 接上式。身体重心移至左脚，右脚收回，成开立姿势。同时右臂外旋，左臂内旋，摆至侧平举。两掌心向前，环抱至体前，随之两臂内收，两手变柳叶掌立于云门穴前，掌心相对，指尖向上，目视前下方。（图4-1-28 至图4-1-30）

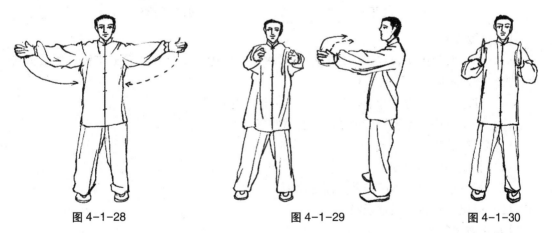

图4-1-28　　　　　　　　图4-1-29　　　　　　　　图4-1-30

2. 展肩扩胸，然后松肩，两臂缓缓前伸，并逐渐转掌心向前，成荷叶掌，指尖向上，瞪目。（图4-1-31）

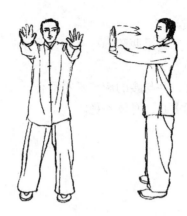

图 4-1-31

3. 松腕，屈肘，收臂，立柳叶掌于云门穴，目视前下方（图 4-1-32、图 4-1-33）。
重复 2~3 动 3~7 遍。

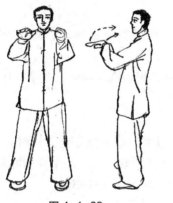 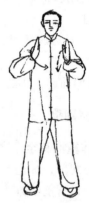

图 4-1-32   图 4-1-33

【动作要点】

（1）出掌时身体正直，瞪眼怒目，同时两掌运用内劲前伸，先轻如推窗，后重如排山；出掌时如海水还潮。

（2）注意出掌时为荷叶掌，收掌于云门穴时为柳叶掌。

（3）收掌时要自然吸气，推掌时要自然呼气。

【易犯错误】

（1）扩胸展肩不充分。

（2）两掌前推时，不用内劲，而是用力。

（3）呼吸不自然，强呼强吸。

【纠正方法】

（1）出掌前，肩胛内收。

（2）两掌向前如推窗、排山。

（3）按照"推呼收吸"的规律练习。

【功理与作用】

（1）中医认为"肺主气，司呼吸"。通过伸臂推掌、屈臂收掌、展臂扩胸的动作导引，可反复启闭云门、中府等穴，促进自然之清气与人体之真气在胸中交汇融合，达到改善呼吸功能及全身气血运行的作用。

（2）可提高胸背部及上肢肌肉力量。

【口诀】挺身兼怒目，推手向当前；用力收回处，功须七次全。

第七式：九鬼拔马刀势

右九鬼拔马刀势

1. 接上式，躯干右转。同时右手外旋，掌心向上；左手内旋，掌心向下（图4-1-34）。随后右手由胸前内敛收经右腋下后伸，掌心向外。同时左手由胸前伸至前上方，掌心向外（图4-1-35）。

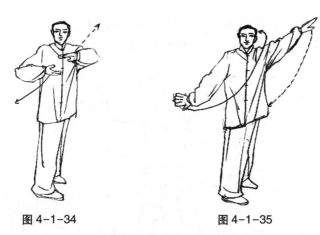

图 4-1-34　　　　　　　图 4-1-35

2. 躯干稍左转。同时右手经体侧向前上摆至头前上方后屈肘，由后向左绕头半周，掌心掩耳；左手经体左侧下摆至左后，屈肘，手背贴于脊柱，掌心向后，指尖向上。头左转，右手中指按压耳郭，手掌扶按玉枕。目随右手动，定势后视左后方。（图4-1-36、图4-1-37）

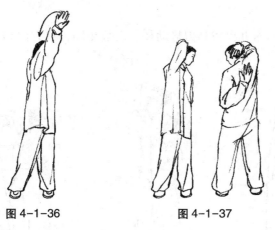

图 4-1-36　　　　　　　图 4-1-37

3. 身体右转，展臂扩胸。目视右上方，动作稍停。（图4-1-38）

4. 屈膝，上体左转。同时右臂内收，含胸；左手沿着脊柱尽量上推。目视右脚跟，动作稍停（图4-1-39）。重复3~4动3遍。

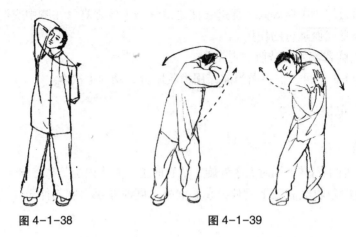

图 4-1-38　　　　　　　　　图 4-1-39

5. 直膝，身体转正。同时右手向上经过头顶上方向下至侧平举；左手经体前侧向上至侧平举，两掌心向下，目视前下方。（图 4-1-40）

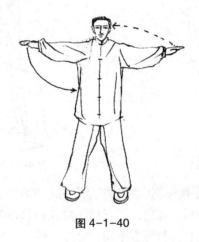

图 4-1-40

左九鬼拔马刀势

左九鬼拔马刀势与右九鬼拔马刀势动作、次数相同，唯方向相反。（图 4-1-41 至图 4-1-43）

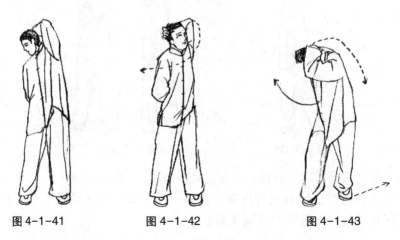

图 4-1-41　　　　　　图 4-1-42　　　　　　图 4-1-43

【动作要点】

（1）动作要拔、拉、伸，尽量用力；身体自然弯曲转动，协调一致。

（2）扩胸展臂时自然吸气，松肩合臂时自然呼气。

（3）两臂内合、上抬时自然呼气，起身展臂时自然吸气。

（4）高血压、颈椎病患者和年老体弱者，头部转动的角度应小且轻缓。

【易犯错误】

（1）屈膝合臂时，身后之臂放松。

（2）屈膝下蹲时，重心移至一侧。

（3）头部左右转动幅度过大。

【纠正方法】

（1）合臂时，身后之臂主动上推。

（2）下蹲时重心不偏移。

（3）动作放松，切忌着意转动头部。

【功理与作用】

（1）通过身体的扭曲、伸展等运动，使全身气开、合、闭，脾胃得到摩动，肾得以强健，并具有疏通玉枕、夹脊等要穴的作用。

（2）可提高颈肩部、腰背部肌肉力量，有助于改善人体各关节的活动功能。

【口诀】侧首弯肱，抱顶及颈；自头收回，弗嫌力猛；左右相轮，身直气静。

第八式：三盘落地势

1. 左脚向左侧开步，两脚距离约宽于肩，脚尖向前，目视前下方。（图4-1-44）

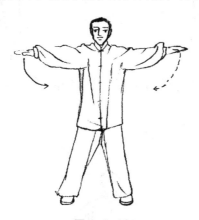

图4-1-44

2. 屈膝下蹲。同时沉肩、坠肘，两掌逐渐用力下按至约与环跳穴同高，两肘微屈，掌心向下，指尖向外，目视前下方（图4-1-45）。同时口吐"嗨"音，音吐尽时，舌尖向前轻抵上下牙之间，终止吐音。

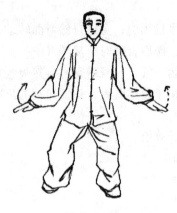

图 4-1-45

3. 翻掌心向上，肘微屈，上托至侧平举。同时缓缓起身直立，目视前方。（图 4-1-46、图 4-1-47）

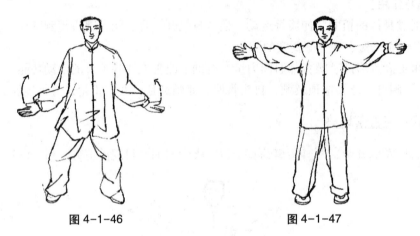

图 4-1-46　　　　　　　　　　　图 4-1-47

4. 重复 2~3 动 3 遍。第 1 遍微蹲（图 4-1-48）；第 2 遍半蹲（图 4-1-49）；第 3 遍全蹲。（图 4-1-50）

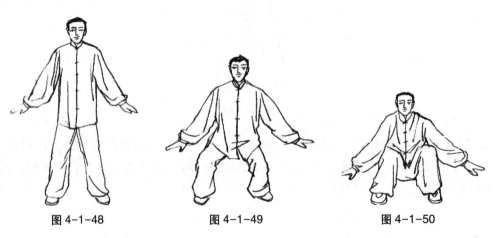

图 4-1-48　　　　　　　　图 4-1-49　　　　　　　　图 4-1-50

【动作要点】

（1）下蹲时，松腰、裹臀，两掌如负重物；起身时，两掌如托千斤重物。

（2）下蹲一次加大幅度。年老和体弱者下蹲深度可灵活掌握，年轻体健者可半蹲或全蹲。

（3）下蹲与起身时，上体始终保持正直，不应前俯或后仰。

（4）吐"嗨"音时，口微张，上唇着力压龈交穴，下唇松，不着力于承浆穴，音从喉部发出。

（5）瞪眼闭口时，舌抵上腭，身体中正安舒。

【易犯错误】

（1）下蹲时，直臂下按。

（2）忽略口吐"嗨"音。

【纠正方法】

（1）下蹲按掌，要求屈肘，两掌水平下按。

（2）下蹲时注意口吐"嗨"音。

【功理与作用】

（1）通过下肢的屈伸活动，配合口吐"嗨"音，使体内真气在胸腹间相应地降、升，达到心肾相交、水火既济。

（2）可增强腰腹及下肢力量，起到壮丹田之气、强腰固肾的作用。

【口诀】 上颌坚撑舌，张眸意注牙，足开蹲似踞，手按猛如拿；

　　　　　两掌翻齐起，千斤重有加，瞪眼兼闭口，起立足无斜。

第九式：青龙探爪势

左青龙探爪势

1. 接上式。左脚收回半步，约与肩同宽（图4-1-51）。两手握固，两臂屈肘内收至腰间，拳轮贴于章门穴，拳心向上，目视前下方（图4-1-52）。然后右拳变掌，右臂伸直，经下向右侧外展，略低于肩，掌心向上，目随手动（图4-1-53、图4-1-54）。

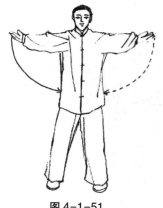 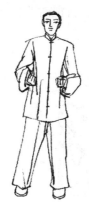 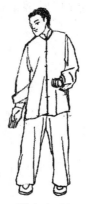 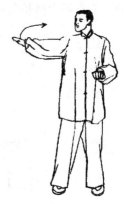

图4-1-51　　　　　图4-1-52　　　　　图4-1-53　　　　　图4-1-54

2. 右臂屈肘、屈腕。右掌变"龙爪"，指尖向左，经下颌向身体左侧水平伸出，目随

手动。躯干随之向左转约90°，目视右掌指所指方向。（图4-1-55、图4-1-56）

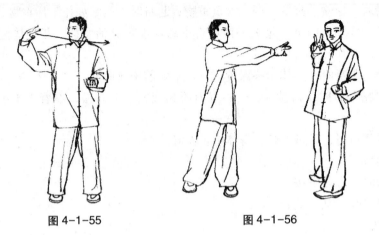

图 4-1-55　　　　　　　　　　　　图 4-1-56

3 "右爪" 变掌，随之身体左前屈，掌心向下按至左脚外侧，目视下方。（图4-1-57、图4-1-58）

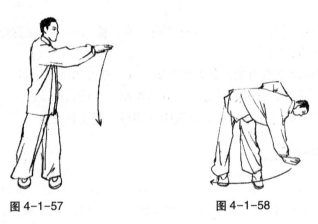

图 4-1-57　　　　　　　　　　　　图 4-1-58

4. 躯干由左前屈转至右前屈，并带动右手经左膝或左脚前画弧至右膝或右脚外侧，手臂外旋，掌心向前，握固，目随手动视下方（图4-1-59、图4-1-60）。上体抬起，直立。右拳随上体抬起收于章门穴，拳心向上，目视前下方（图4-1-61）。

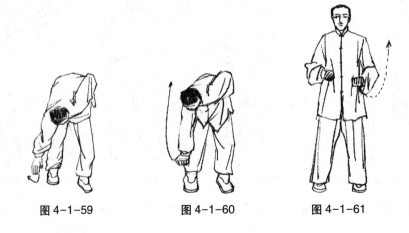

图 4-1-59　　　　　图 4-1-60　　　　　图 4-1-61

右青龙探爪势

右青龙探爪势与左青龙探爪势动作相同，唯方向相反。（图 4-1-62 至图 4-1-66）

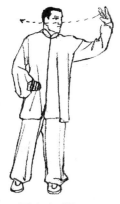
图 4-1-62

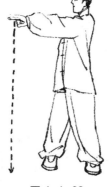
图 4-1-63

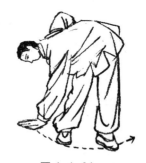
图 4-1-64

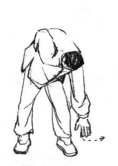
图 4-1-65

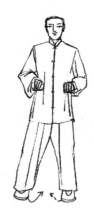
图 4-1-66

【动作要点】

（1）伸臂探"爪"，下按画弧，力注肩背，动作自然、协调，一气呵成。

（2）目随"爪"走，意存"爪"心。

（3）年老和体弱者前俯下按或画弧时，可根据自身状况调整幅度。

【易犯错误】

（1）身体前俯时，动作过大，重心不稳，两膝弯曲。

（2）做"龙爪"时，五指弯曲。

【纠正方法】

（1）前俯动作幅度要适宜，直膝。

（2）五指伸直分开，拇指、食指、无名指、小指内收，力在"爪"心。

【动作与作用】

（1）中医认为"两胁属肝"，"肝藏血，血藏精"二者同源。通过转身、左右探爪及身体前屈，可使两胁交替松紧开合，达到疏肝理气、调畅情志的功效。

（2）可改善腰部及下肢肌肉的活动功能。

【口诀】青龙探爪，左从右出，修士效之，掌平气实；

力周肩背，围收过膝，两目注平，息调心谧。

第十式：卧虎扑食势

左卧虎扑食势

1. 接上式。右脚尖内扣约 45°，左脚收至右脚内侧成丁步。同时身体左转约 90°，两手握固于腰间章门穴不变，目随转体视左前方。（图 4-1-67）

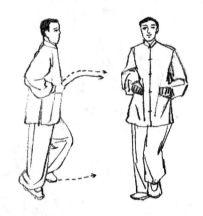

图 4-1-67

2. 左脚向前迈一大步，成左弓步。同时两拳提至肩部云门穴，并内旋变"虎爪"，向前扑按，如虎扑食，肘稍屈，目视前方。（图 4-1-68）

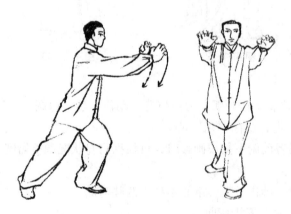

图 4-1-68

3. 躯干由腰间到胸逐节屈伸，重心随之前后适度移动。同时两手随躯干屈伸向下、向后、向上、向前绕环一周。（图 4-1-69 至图 4-1-71）

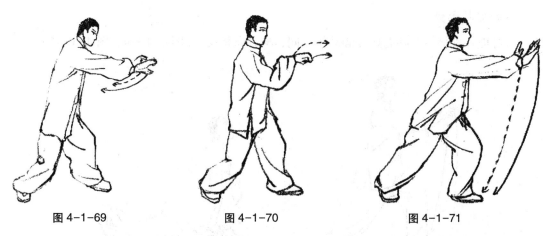

图 4-1-69　　　　　　图 4-1-70　　　　　　图 4-1-71

4. 随后上体下俯，两"爪"下按，十指着地。后腿屈膝，脚趾着地；前脚跟稍抬起。随后塌腰、挺胸、抬头、瞪目。动作稍停，目视前上方（图 4-1-72）。年老体弱者可俯身，两"爪"向前下按至左膝前两侧，顺势逐步塌腰、挺胸、抬头、瞪目、动作稍停。

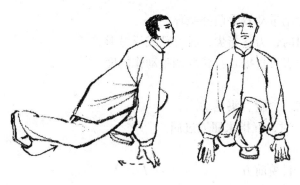

图 4-1-72

5. 起身，两手握固收于腰间章门穴。身体重心后移，左脚尖内扣约 135°，身体重心左移。同时身体右转 180°，右脚收至脚内侧成丁步。（图 4-1-73）

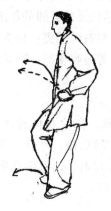

图 4-1-73

右卧虎扑食势

右卧虎扑食势与左卧虎扑食势动作相同，唯方向相反。（图4-1-74、图4-1-75）

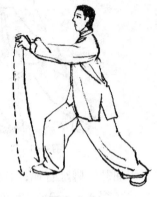
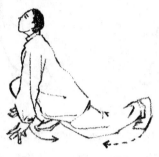

图4-1-74　　　　　　　　　　图4-1-75

【动作要点】

（1）用躯干的运动带动双手前扑绕环。

（2）抬头、瞪目时，力达指尖，腰背部成反弓形。

（3）年老和体弱者可根据自身状况调整动作幅度。

【易犯错误】

（1）俯身时耸肩、含胸、头晃动。

（2）做"虎爪"时，五指未屈或过屈。

【纠正方法】

（1）躯干直立，目视前方。

（2）五指末端弯曲，力在指尖。

【功理与作用】

（1）中医认为"任脉为阴脉之海"，统领全身阴经之气。通过虎扑之势，身体的后仰，胸腹的伸展，可使任脉得以舒伸及调养，同时可以调和手足三阴经之气。

（2）改善腰腿肌肉活动功能，起到强健腰腿的作用。

【口诀】　两足分蹲身似倾，屈伸左右髋相更；昂头胸做探前势，偃背腰还似砥平；
　　　　　　鼻息调元均出入，指尖着地赖支撑；降龙伏虎神仙事，学得真形也卫生。

第十一式：打躬势

1. 接上式。起身，身体重心后移，随之身体转正。右脚尖内扣，脚尖向前，左脚收回，成开立姿势。同时两手随身体左转放松，外旋，掌心向前，外展至侧平举后，两臂屈肘，两掌掩耳，十指扶按枕部，指尖相对，以两手食指弹拨中指打枕部7次（即鸣天鼓），目视前下方。（图4-1-76、图4-1-77）

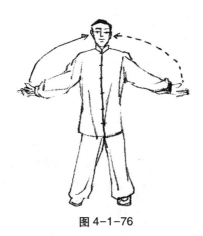
图 4-1-76

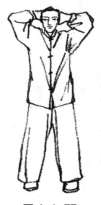
图 4-1-77

2. 身体前俯，由头经颈椎、胸椎、腰椎、骶椎，由上向下逐节缓缓牵引前屈，两腿伸直。目视脚尖，停留片刻。（图 4-1-78）

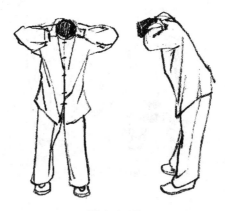
图 4-1-78

3. 由骶椎至腰椎、胸椎、颈椎、头，由下向上依次缓缓逐节伸直后成直立。同时两掌掩耳，食指扶按枕部，指尖相对，目视前下方。（图 4-1-79）

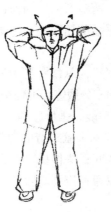
图 4-1-79

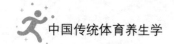
4. 重复 2~3 动 3 遍，逐渐加大身体前屈幅度，并稍停。第 1 遍前屈小于 90°，第 2 遍前屈约 90°，第 3 遍前屈大于 90°（图 4-1-80 至 4-1-82）。年老体弱者可分别前屈约 30°、约 45°、约 90°。

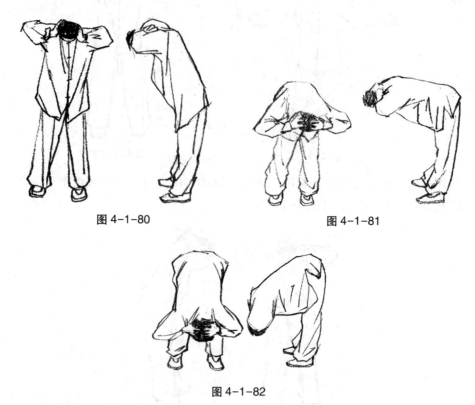

图 4-1-80　　　　　　　　　　　　图 4-1-81

图 4-1-82

【动作要点】

（1）体前屈时，直膝，两肘外展。

（2）体前屈时，脊柱自颈向前拔伸蜷曲如钩；后展时，从尾椎向上逐节伸展。

（3）年老和体弱者可根据自身情况调整前屈的幅度。

【易犯错误】体前屈和起身时，两腿弯曲，动作过快。

【纠正方法】体松心静，身体缓缓前屈和起身，两腿伸直。

【功理与作用】

（1）中医认为"督脉为阳脉之海"，总督一身阳经之气。通过头、颈椎、胸椎、腰椎、骶椎逐节牵引屈伸，背部的督脉得到充分锻炼，可使全身经气发动，阳气充足，身体强健。

（2）可改善腰背及下肢的活动功能，强健腰腿。

（3）"鸣天鼓"有醒脑聪耳、消除大脑疲劳的功效。

【口诀】两手齐持脑，垂腰至膝间；头惟探胯下，口更齿牙关；
　　　　舌尖还抵腭，力在肘双弯；掩耳聪教塞，调元气自闲。

第十二式：掉尾势

1. 接上式。起身直立后，两手猛然拔离双耳（即拔耳）（图 4-1-83）。手臂自然前伸，十指交叉相握，掌心向内（图4-1-84、图4-1-85）。

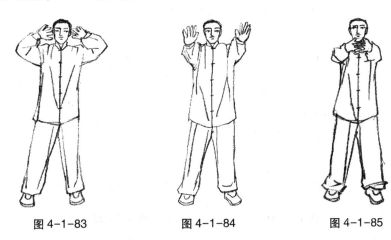

图 4-1-83　　　　　图 4-1-84　　　　　图 4-1-85

2. 屈肘，翻掌前伸，掌心向外（图4-1-86）。然后屈肘，转掌心向下内收于胸前。身体前屈塌腰、抬头，两手交叉缓缓下按，目视前方（图4-1-87、图4-1-88）。年老和体弱者身体前屈，抬头，两掌缓缓下按可至膝前。

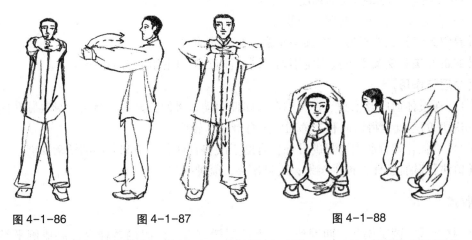

图 4-1-86　　　　　图 4-1-87　　　　　　图 4-1-88

3. 头向左后转，同时臀向左前扭动，目视尾闾（图4-1-89）。两手交叉不动，放松还原至体前屈。（图4-1-90）

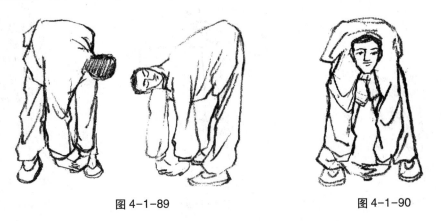

图 4-1-89　　　　　　　　　图 4-1-90

4. 头向右后转，同时臀向右前扭动，目视间尾（图 4-1-91）。两手交叉不动、放松还原至体前屈（图 4-1-92）。重复 3~4 动 3 遍。

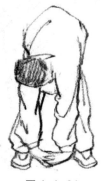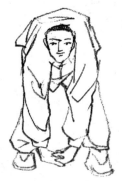

图 4-1-91　　　　　　　　　图 4-1-92

【动作要点】

（1）转头扭臀时，头与臀部做相向运动。

（2）高血压、颈椎病患者和年老体弱者，头部动作应小而轻缓。另外，应根据自身情况调整身体前屈和臀部扭动的幅度和次数。

（3）配合动作，自然呼吸，意识专一。

【易犯错误】 摇头摆臀，交叉手及重心左右移动。

【纠正方法】 交叉手下按固定不动，同时注意体会同侧肩与髋相合。

【功理与作用】

（1）通过体前屈及抬头、掉尾的左右屈伸运动，可使任、督二脉及全身气脉在此前各势动作锻炼的基础上得以调和，练功后全身舒适、轻松。

（2）可强化腰背肌肉力量的锻炼，有助于改善脊柱各关节和肌肉的活动功能。

【口诀】 膝直膀伸，推手至地；瞪目昂头，凝神一志。

收式

1. 接上式。两手松开，两臂外旋，上体缓缓直立。同时两臂伸直外展成侧平举，掌心向上，随后两臂上举，肘微屈，掌心向下，目视前下方。（图 4-1-93 至图 4-1-95）

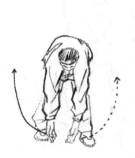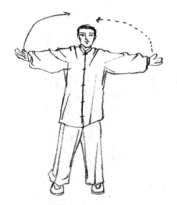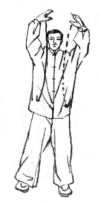

图 4-1-93　　　　　　　图 4-1-94　　　　　　　图 4-1-95

2. 松肩，屈肘，两臂内收，两掌经头、面、胸前下引至腹部，掌心向下，目视前下方（图4-1-96）。重复1~2动3遍。

3. 两臂放松还原，自然垂于体侧。左脚收回，并拢站立。舌抵上腭，目视前方（图4-1-97）。

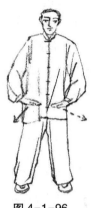

图 4-1-96　　　　　　　　图 4-1-97

【动作要点】

（1）第一、第二次两手下引至腹部以后，意念继续下引，经涌泉穴入地。最后一次则意念随两手下引至腹部稍停。

（2）下引时，两臂匀速缓缓下行。

【易犯错误】两臂上举时仰头上视。

【纠正方法】头正，目视前下方。

【功理与作用】

（1）通过上肢的上抱下引动作，可引气归于丹田。

（2）起到调节全身肌肉、关节的放松。

第二节　八段锦

我国古代的一些健身法，大部分有明确的健身目的，某一动作可有益于某一脏腑，或防治某一脏腑、经络的疾病，都有具体的规定和说明。八段锦也是如此，每个动作的名目都注明了专门增强哪一脏器。例如"两手托天"可以"理三焦"，"单举手"可以"调理脾胃"，"两手攀足"可以"固肾腰"，"摇头摆尾"可以"祛心火"等，体现了体育保健学的特点，既抓住了保健的重点，又照顾全面。

一、八段锦的保健作用

（一）两手托天理三焦

这一节从动作上看是四肢和躯干的伸展运动，和伸懒腰很相似。伸懒腰就是人体常见的生理现象，据现有资料来看，加强四肢和躯干的伸展活动确可影响胸腹血流的再分配，有利于肺部的扩张，使呼吸加深，吸进更多的氧气，显然对消除疲劳有一定的作用。

八段锦开头就做这一动作，一则可消除疲劳，吸进更多的新鲜空气，再则是一种全身肌肉和内脏的总动员，给以下各段动作做好准备，三则对三焦有调理作用。

三焦，系中医学对人体部位的名称，分为上焦、中焦和下焦。上焦一般指胸膈以上部位，包括心、肺等脏腑，中焦指膈下、脐部以上部位，包括脾、胃等，下焦指脐部以下，包括肾、膀胱、大肠、小肠等。由此看来，上焦约为胸腔，中焦约为腹腔，下焦约为盆腔。总体来说，大约就是人体内脏的全部。由于这节动作是全身的伸展活动，又伴随深呼吸，所以对内脏各部有调理作用是自然的。不仅如此，对腰背肌肉骨骼也有良好作用，有助于矫正两肩内收和圆背等不良姿势。

（二）左右开弓似射雕

这一动作的重点在胸部，用中医术语来说就是重点在上焦。除了头以外，上焦可说是全身最重要的部位，这节动作影响所及，包括两手、两肩和胸腔内的心肺，通过扩胸伸臂可以增强胸肋部和肩臂部肌肉，加强呼吸和血液循环，有助于进一步矫正姿势不正确所造成的病态。

（三）调理脾胃须单举

这段动作是一手上举，一手下按，上下用力对拉，是两侧内脏器官和肌肉进一步受到牵引，特别是指肝胆、脾胃受到牵拉，使胃肠蠕动和消化功能得到增强，久练有助于防治胃肠病。

（四）五劳七伤往后瞧

这一节动作是头部反复向左、右转动，眼球尽量往后看，显然是一种头部运动，头部运动，对活跃头部血液循环，增强颈部肌肉和颈椎活动有较明显的作用，而且对消除中枢神经系统的疲劳和一些生理功能障碍等也有促进作用。可是，这节动作按中医理论却历来被认为对五劳七伤有防治作用。

五劳，一般有两种解释，一指心、肝、脾、肺、肾等五脏有损；另指"久视伤血，久卧伤气，久坐伤肉，久行伤筋，久立伤骨"。不论哪种解释，都是因劳逸不当、活动失调而引起的几种损伤。

七伤，说法也不同，有所谓七情伤害、肾亏七症等，总之也是由于精神活动过度强烈和持久或者过度静止抑郁，造成神经混乱失调，从而造成脏腑气血劳损。而头部运动，对于脑部（中枢神经）、颈椎（通往全身的神经总通路）都有良好作用，有助于增强和改善他们的功能，调节他们对脏腑气血及身体各部的作用，从而达到消除疲劳和劳损的目的。可能是因为如此，这节动作才历来被认为对防治五劳七伤有好处。

此外，这段动作还有下列三种作用：①可以加大眼球活动范围，增强眼肌活动度；②使颈部诸肌感到酸痛，其作用和针灸时酸痛的作用相似，对大脑和全身神经活动有良好作用；③有助于预防和治疗颈椎病，保持颈椎和颈部肌肉正常的运动功能，改善高血压和动脉硬化患者的平衡功能，减轻眩晕感。

（五）摇头摆尾祛心火

这段动作是全身性运动，对整个身体都有良好作用。但为什么强调可祛心火，说法不一。有人认为心火可能是指受寒、感冒、发烧时所出现的一些症状，认为摇头摆尾，旋转身体，可提高全身各器官、各系统的功能，发汗祛热，除去心火。

也有人认为火是交感神经紧张的一种表现，正常活动都多少会引起交感神经紧张，但在健康人这种紧张经休息后即可消除，如果休息后仍不消除，即属病态；并认为心火可能是火的总称，也包括肝火等。这种动作强调放松，因此可能是消除非正常神经紧张的一种方法。

（六）两手攀足固肾腰

这一动作，既有前俯，又有后仰，可充分伸展腰背肌肉，同时两臂也尽力向下伸展，显然对增强腰部及下腹部力量有良好作用。

腰，是全身运动的关键部位，是人体重要组成部分，不仅包括腰肌、腰椎骨骼和重要神经，而且保护着内脏重要器官，如肾、肾上腺、输尿管、腹主动脉、下腔静脉等。腰部运动，实际上也包括腹部及腹部所包括人体组织和器官的运动。

至于肾，其作用是排泄人体在新陈代谢过程中产生对人体无用或有害的终产物，它排泄的种类很多，其量也大；又有调节水、电解质和酸碱平衡的功能，对保持体内环境的相对恒定起着重要作用。肾上腺等内分泌器官，更与全身各种代谢功能有密切关系。

按中医理论，肾的含义和作用则更加广泛和重要，认为是"五脏之一""先天之本""藏精之脏"（精指所谓本脏之精气与五脏六腑水谷所化生之精气，以及维持人体生命和生长发育的基本物质），可见其重要性。

坚持练两手攀足可使腰肌延伸而受到锻炼，使腰部各组织、各器官，特别是肾脏、肾上腺等得到增强，既有利于防治常见的腰肌劳损等病，又能增强全身功能。但高血压病和动脉硬化患者，头部不易垂得太低。

（七）攒拳怒目增气力

这段动作要求拳头紧攒，脚趾用力抓地，全身用力，聚精会神，瞪眼怒目，使大脑皮层和自主神经激发兴奋，加强气血的运行；长期如此锻炼，会促进肌肉发达，体力、耐力逐渐加大。

这段动作值得注意的是怒目，怒目在外国体操中是没有的。实践证明，怒目确有助于增强攒拳的力气，也是用力的表现，但其生理机制是否因为怒目时颈部肌肉加强而增加了臂力尚待进一步研究。一般来说，交感神经兴奋可促进两目圆睁，以致怒目。总之，怒目是否也可能促进交感神经的兴奋，尚待证明。不过，怒目有助于增进眼肌是可以确信无疑的。

（八）背后七颠百病消

这段动作继续要求放松，但与两手托天动作正相反；托天动作是要把全身伸展，拉开，而这段动作是要使全身各器官、各系统受到轻微震动而复位；用中医针灸的术语来

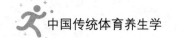

说，这是一开一合，很完美。

所谓诸病消或百病消，并非指单做七颠能消百病，而是指长期坚持练整套八段锦动作才可以增强整个身体，夸大些说就是"诸病消"或"百病消"。

综观上述八项动作，简单完整，颇为全面，主要用中医学理论来解释动作对人体的作用，运动量可大可小，老弱咸宜，既可防病，又能治病，特别是一些慢性病。

二、八段锦动作说明

第一段：两手托天理三焦

【预备姿势】直立，两臂自然下垂，舌抵上腭，眼往前看，全身放松，自然呼吸，足趾抓地，头似顶悬，意守丹田，精神集中（图4-2-1）。两臂伸直，两手从体侧缓缓上举，当两手在头上相遇时，十指交叉互握（图4-2-2）。

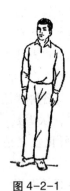 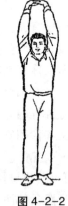

图 4-2-1　　　　　　　　　图 4-2-2

【动作】

1. 翻掌向上，臂肘挺直，头往后仰，眼看手背，同时两腿紧并，脚跟继续上提，伸展全身，并吸气。（图4-2-3）

2. 掌心翻向下，脚跟下落，但不着地，臂肘放松，同时呼气。（图4-2-4）

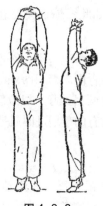 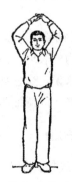

图 4-2-3　　　　　　　　　图 4-2-4

3. 如此上翻下翻若干次。

4. 十指松开，两臂由体侧放下，脚跟也随之落地，最后并足直立。

第二段：左右开弓似射雕

【预备姿势】左脚向左侧迈出一大步，屈膝下蹲成马步，上体正直，脚尖向前（初练时脚尖可外撇），大腿与地面平行，同时两臂平屈于两肩前，左手食指与拇指翘起，右手手指微屈，如拉弓弦状。（图4-2-5）

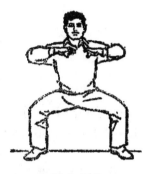

图4-2-5

【动作】

1. 左手向左平推，同时右手向右侧猛拉，肘屈与肩平，眼看左手食指，同时扩胸吸气，模仿拉弓射箭姿势（图4-2-6）。两手收屈于胸前呼气，同时两腿配合着上肢的动作，屈伸一次，姿势如图4-2-5，手形相反。

2. 接着向右开弓，动作同上，但方向相反。（图4-2-7）

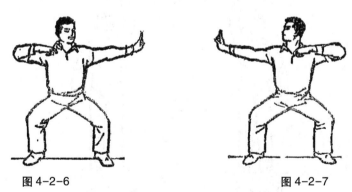

图4-2-6   图4-2-7

3. 如此左右轮流进行开弓若干次，最后还原成预备姿势。

第三段：调理脾胃须单举

【预备姿势】立正，膝直腿并，两臂平屈于胸前，手心向下，指尖相对。（图4-2-8）

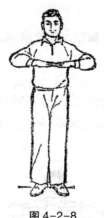

图 4-2-8

【动作】

1. 左手向上高举过头，指尖向右，掌心向上，同时右手用力下按，掌心向下，指尖向前并吸气（图 4-2-9）。两臂弯曲，左手立掌，掌心向内，缓缓下落至腹前，右手翻转掌心向上，收于腹前，呼气。

2. 右手向上高举过头，再吸气，掌心向上，指头向左；同时左手用力下按，掌心向下，指尖向前（图 4-2-10）。两臂弯曲，右手立掌，掌心向内，缓缓下落至腹前，左手翻转掌心向上，收于腹前，呼气。

3. 如此重复进行，重复次数多少，根据每个人的体质强弱而定。初练时一动算一拍，如举按时一拍，两臂弯曲时又算一拍，举按时吸气，屈肘时呼气，久练之后，一拍即可做两个动作，即举按后就还原。最后还原直立。

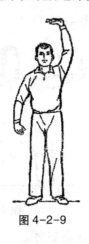

图 4-2-9

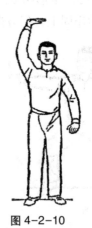

图 4-2-10

第四段：五劳七伤往后瞧

【预备姿势】直立，两臂伸直下垂，手紧贴于腿旁，挺胸收腹。

【动作】

1. 上体不动，仅头慢慢向左转，眼向左后方看，同时深吸气（图 4-2-11）；稍停片刻，头转回原位，眼向前平视，并呼气。

2. 头再慢慢向右转，眼向右后方看，并吸气（图 4-2-12）；稍停片刻，再转回原位。

3. 如此重复动作 1、2 多遍，最后还原成预备姿势。

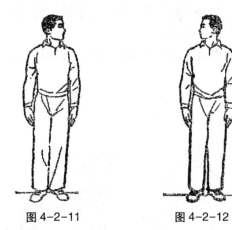

图 4-2-11　　　　　图 4-2-12

为加大运动量，有时也可头和上体均向左转，眼看右脚跟，并吸气（图 4-2-13）；稍停片刻，头和上体再转回原位，眼平视前方，并呼气。接着头和上体向右转，眼看左脚跟，并吸气，然后头和上体转回原位，眼平视前方呼气。如此左右旋转多次，最后并脚直立。

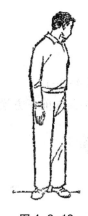

图 4-2-13

第五段：摇头摆尾祛心火

【预备姿势】左脚向左侧迈出一大步，屈膝下蹲成马步，两手按住膝部，虎口向内。（图 4-2-14）

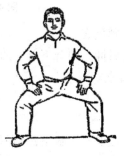

图 4-2-14

【动作】

1. 头与上体向左摆动一次，同时头部尽量向左下摇，臀部竭力往右上摆，左臂先屈后伸，同时右臂先伸后屈。（图4-2-15）

2. 两腿不动，头和上体由左向后，向右旋转，仰头。进而转到头向右下屈。（图4-2-16、图4-2-17）

3. 接着头和上体由右向前、向左旋转，并俯身下躬。（图4-2-18）

4. 最后直立。体质好的人可再重复1~3遍。

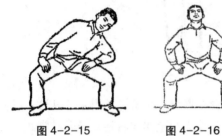
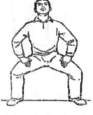
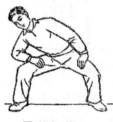
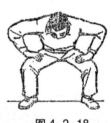

图4-2-15　　　　图4-2-16　　　　图4-2-17　　　　图4-2-18

第六段：两手攀足固肾腰

【预备姿势】 膝盖挺直，两腿紧并。

【动作】

1. 上体后仰，两手撑在背后。（图4-2-19）

2. 上体向前弯曲，两手由后方经头顶向前下方攀足。（图4-2-20）

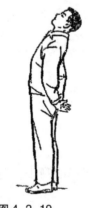
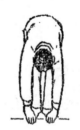

图4-2-19　　　　　　图4-2-20

3. 上体再尽量前屈，两手尽量攀足底。

4. 两臂前平举，带动上体直立后仰，两臂下落，两手撑在背后。

5. 再重复2~4次，最后并脚直立。

第七段：攒拳怒目增气力

【预备姿势】 两脚左右跳开一大步，屈膝下蹲成马步，屈肘抱拳（拳心向上）于腰间，脚尖向前或外撇，怒视前方。（图4-2-21）

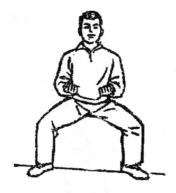

图 4-2-21

【动作】

1. 左拳向前猛力冲出，拳与肩平，拳心向下。（图 4-2-22）
2. 左拳收回，同时向前猛冲右拳，拳心向下。（图 4-2-23）
3. 右拳收回，同时向前猛冲左拳，拳心向下。
4. 左拳收回，同时向前猛冲右拳，拳心向下。

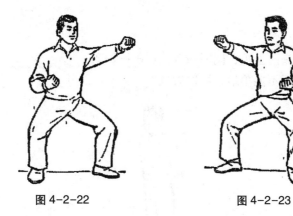

图 4-2-22   图 4-2-23

5. 右拳收回，左手向左侧冲拳，拳心向下。（图 4-2-24）
6. 左拳收回，右手向右侧右冲拳，拳心向下。
7. 右拳收回，左手向左侧左冲拳，拳心向下。

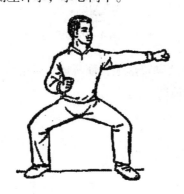

图 4-2-24

8. 如上反复多遍，体力好的可再交叉冲拳，即左拳向右前方冲拳，右拳向左前方冲拳，最后两手下垂，身体直立，恢复成预备姿势。

第八段：背后七颠百病消

【预备姿势】两手撑在背后，胸部挺出，膝直腿并。（图 4-2-25）

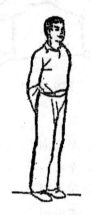

图 4-2-25

【动作】

1. 脚跟尽量上提，头向上顶，同时吸气。（图 4-2-26）
2. 脚跟轻轻下落，但不能落地，同时呼气。

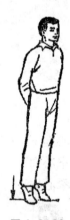

图 4-2-26

3. 如此反复进行 7 次，最后脚跟落地，恢复成预备姿势。再散步几分钟，做些整理活动而结束，一般达到微出汗为适度。

第三节　五禽戏

一、功法特点

（一）简单易学

五禽戏整套功法动作相对简单，但每一个动作无论是动姿或静态都有细化、精化的余地。如"虎举"，手型的变化，就可细化为撑掌、屈指、拧拳 3 个过程；两臂的举起和下落，又可分为提、举、拉、按 4 个阶段，并将内劲贯注于动作的变化之中，眼神要随手而动，带动头部的仰俯变化。待动作熟练后，还可按照起吸落呼的规律以及虎的神韵要求，内外合一地进行锻炼。习练者可根据自己的身体条件、健康状况，循序渐进，逐步提高。

（二）全身运动

本功法动作体现了身体躯干的全方位运动，包括前俯、后仰、侧屈、拧转、折叠、提落、开合、缩放等各不相同的姿势，对颈椎、胸椎、腰椎等部位都进行了有效锻炼。总的来看，功法以腰为主轴和枢纽，带动上下肢向各个方位运动，以增大脊柱的活动幅度，增强健身功效。本功法特别注意手指、脚趾等关节的运动，以达到加强远端血液微循环的目的。同时还注意对平时活动较少或为人们所忽视的肌肉群的锻炼，例如在设计"鹿抵""鹿奔""熊晃""猿提""鸟伸"等动作时，就充分考虑了这些因素。

（三）外导内因

古人将"导引"解释为"导气令和，引体令柔"。所谓"导气令和"，主要指疏通调畅体内气血和调顺呼吸之气；所谓"引体令柔"，就是指活利关节、韧带、肌肉的肢体运动。五禽戏就是以模仿动物姿势和以动为主的功法，根据动作的升降开合，以形引气。虽然"形"显示于外，但为内在的"意""神"所系。外形动作既要仿效虎之威猛、鹿之安舒、熊之沉稳、猿之灵巧、鸟之轻捷，又要力求蕴涵"五禽"的神韵，形神兼备，意气相随，内外合一。如"熊运"，外形动作为两手在腹前画弧，腰腹部同步摇晃，实则要求丹田内气也要随其运使，呼吸之气也要按照提吸落呼的规律去做，以达到"心息相依"的要求。

习练过程中在保持功法要求的正确姿势前提下，各部分肌肉应尽量保持放松，做到舒适自然、不僵硬、不拿劲、不软塌。只有肢体松沉自然，才能做到以意引气，气贯全身，以气养神，气血畅通，从而增强体质。

（四）动静结合

五禽戏模仿"五禽"的动作和姿势，舒展肢体，活络筋骨，同时在功法的起式、收式以及每一戏结束后，配以短暂的静功站桩，诱导练习者进入相对平稳的状态和"五禽"的意境，以此来调整气息，宁心安神，起到"外静内动"的功效。具体来说，肢体运动时形显示于外，但意识、神韵贯注于动作中，排除杂念，思想达到相对的"入静"状态。进行静功站桩时，虽然形体处于安静状态，但是必须体会到体内的气息运行以及"五禽"意境的转换。动与静的有机结合，两个阶段相互交替出现，起到练养相兼的互补作用，可进一步提高练功效果。

二、习练要领

习练"五禽戏"，必须把握好"形、神"环节。

（一）形

形，即练功时的姿势。古人说"形不正则气不顺，气不顺则意不宁，意不宁则神散乱"，说明姿势在练功中的重要性。开始练功时，头身正直，含胸垂肩，体态自然，使身体各部位放松、舒适，不仅肌肉放松，而且精神上也要放松，呼吸要调匀，逐步进入练功状态。当开始习练每戏时，要根据动作的名称含义，做出与之相适应的动作造型，动作到位，合乎规范，努力做到"演虎像虎""学熊似熊"。特别是对动作的起落、高低、轻重、缓急、虚实要分辨清楚，不僵不滞，柔和灵活，以达到"引挽腰体，动诸关节，以求难老"的功效。

（二）神

神，即神态、神韵。养生之道在于"形神合一"。

三、动作说明

预备式：起势调息

1. 两脚并拢，自然伸直，两手自然垂于体侧。腹部放松，头顶正直，下颏微收，舌抵上腭，目视前方。（图4-3-1）

2. 左脚向左平开一步，约与肩同宽，两膝微屈，松静站立。调息数次，意守丹田。（图4-3-2）

3. 肘微屈，两臂在体前向上、向前平托，与胸同高。（图4-3-3）

4. 两肘下垂外展，两掌向内翻转，并缓慢下按于腹前，目视前方。（图4-3-4）

5. 重复3、4动3遍后，两手自然垂于体侧。（图4-3-5）

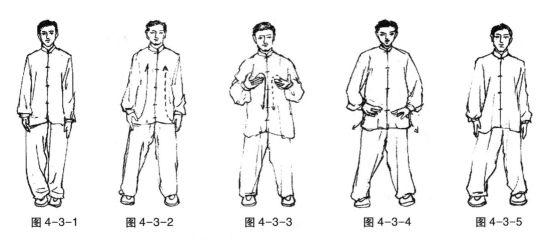

图 4-3-1　　　图 4-3-2　　　　图 4-3-3　　　　图 4-3-4　　　　图 4-3-5

【动作要点】

（1）两臂上提下按，意在两掌劳宫穴，动作柔和、均匀、连贯。

（2）动作也可配合呼吸，两臂上提时吸气，下按时呼气。

【易犯错误】

（1）向左开步时，两膝过分挺直，身体左右摇晃。

（2）两掌上提下按时，运行路线直来直去，两肘尖外扬，肩膀上耸。

【纠正方法】

（1）开步前，两膝先微屈；开步时，身体重心先落于右脚，左脚提起后，再缓缓向左移动，左脚掌先着地，使身体重心保持平稳。

（2）意念沉肩，两臂起动，肘尖有下垂感觉，两掌上提、内合、下按，运行路线成弧线，圆活自然。

【功理与作用】

（1）排除杂念，诱导入静，调和气息，宁心安神。

（2）吐故纳新，升清降浊，调理气机。

第一戏：虎戏

"虎戏"要体现虎的威猛。神发于目，虎视眈眈；威生于爪，伸缩有力。神威并重，气势凌人。动作变化要做到刚中有柔，柔中生刚，外刚内柔，刚柔相济，具有动如雷霆无阻挡，静如泰山不可摇的气势。

第一式：虎举

1. 接上式。两手掌心向下，十指撑开，再弯曲成虎爪状，目视两掌。（图 4-3-6）

2. 随后两手外旋，由小指先弯曲，其余四指依次弯曲握拳，拳心相对。两拳沿体前缓慢上提（图 4-3-7），至肩前时，十指撑开，举至头上方，目视两掌（图 4-3-8）。

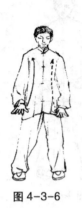 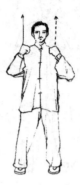 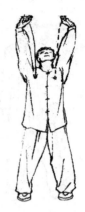

图 4-3-6　　　　　　　　图 4-3-7　　　　　　　　图 4-3-8

3. 两掌再弯曲成虎爪状外旋握拳，拳心相对，目视两拳。

4. 两拳下拉至肩前时，变掌下按，后沿体前下落至腹前，十指撑开，掌心向下，目视两掌。（图 4-3-9、图 4-3-10）

5. 重复 1~4 动 3 遍后，两手自然垂于体侧，目视前方。（图 4-3-11）

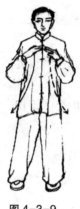 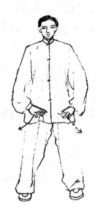 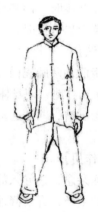

图 4-3-9　　　　　　　　图 4-3-10　　　　　　　　图 4-3-11

【动作要点】

（1）十指撑开，弯曲成"虎爪"，外旋握拳，三个环节均要贯注劲力。

（2）两掌向上如托举重物，提胸收腹，充分拔长躯体；两掌下落如拉双环，含胸松腹，气沉丹田。

（3）眼随手动。

（4）动作可配合呼吸，两掌上举时吸气，下落时呼气。

【易犯错误】

（1）手直接由掌变拳，虎爪状态不明显。

（2）两掌上举时，身体后仰，成反弓状。

【纠正方法】

（1）手指撑开后，先依次屈扣第一、第二指关节，再紧握成拳。

（2）两掌向头部正上方托举，身体与地面保持垂直。

【功理与作用】

（1）两掌举起，吸入清气；两掌下按，呼出浊气。一升一降，疏通三焦气机，调理三焦功能。

（2）手成虎爪变拳，可增强握力，改善上肢远端关节血液循环。

第二式：虎扑

1. 接上式。两掌握空拳，沿身体两侧上提至肩前上方。（图4-3-12）

2. 两手向上、向前画弧，十指弯曲成"虎爪"，掌心向下。同时上体前俯，挺胸塌腰，目视前方。（图4-3-13）

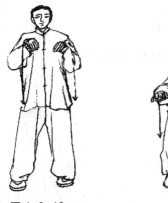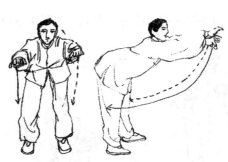

图4-3-12　　　　　　　图4-3-13

3. 两腿屈膝下蹲，收腹含胸。同时两手向下画弧至两膝侧，掌心向下，目视前下方（图4-3-14）。随后，两腿伸膝，送髋，上体挺腹，后仰。同时两掌握空拳沿体侧向上至胸侧，目视前上方（图4-3-15）。

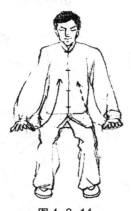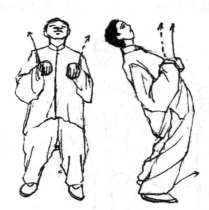

图4-3-14　　　　　　　图4-3-15

4. 左腿屈膝提起，两手上举（图4-3-16），左脚向前迈出一步，脚跟着地；后腿屈膝下蹲，成左虚步。同时上体前倾，两拳变"虎爪"向前、向下扑至膝前两侧，掌心向下，目视前下方（图4-3-17）。随后上体抬起，左脚收回，开步站立，两手自然下落于体侧，目视前方（图4-3-18）。

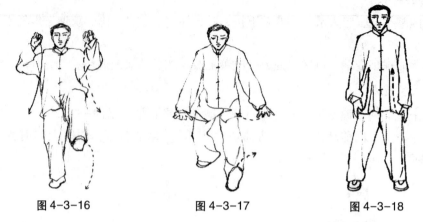

图 4-3-16　　　　　　　图 4-3-17　　　　　　　图 4-3-18

动作 5~8 同动作 1~4，唯左右相反。（图 4-3-19 至图 4-3-25）

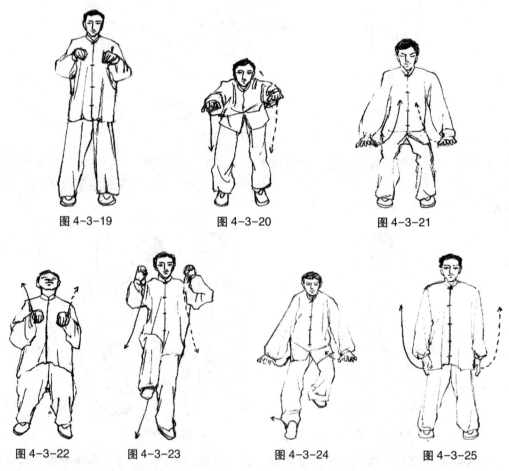

图 4-3-19　　　　　　　图 4-3-20　　　　　　　图 4-3-21

图 4-3-22　　　图 4-3-23　　　　　图 4-3-24　　　　　图 4-3-25

重复 1~8 动 1 遍后，两掌向身体侧前方举起，与胸同高，掌心向上，目视前方（图 4-3-26）。两臂屈肘，两掌内合下按，自然垂于体侧，目视前方（图 4-3-27）。

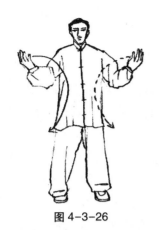
图 4-3-26

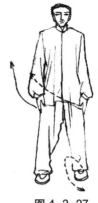
图 4-3-27

【动作要点】

（1）上体前俯，两手尽力向前伸，而臀部向后引，充分伸展脊柱。

（2）屈膝下蹲，收腹含胸要与伸膝、送髋、挺腹、后仰动作连贯。使脊柱形成由折叠到展开的蠕动，两掌下按、上提要与之配合协调。

（3）虚步下扑时，速度可加快，先柔后刚，配合快速深呼气，气由丹田发出，以气催力，力达指尖，表现出虎的威猛。

（4）中老年练习者或体弱者，可根据情况适当减小动作幅度。

【易犯错误】

（1）"虎爪"和握拳两种手型的变化过程掌握不当。

（2）身体由折弯到展开不够充分，两手配合不够协调。

（3）向前迈步成虚步时，重心不稳，左右摇晃。

【纠正方法】

（1）两手前伸抓扑时，拳变"虎爪"，力达指尖，由柔转刚；两掌向里画弧回收时，"虎爪"屈拢，轻握空拳，由刚转柔。

（2）身体挺前伸展时，两手要注意后伸，运行路线要成弧形，协助身体完成屈伸蠕动。

（3）迈步时，两脚横向间距要保持一定宽度，适当增大稳定角度。

【功理与作用】

（1）虎扑动作形成了脊柱的前后伸展折弯运动，尤其是引腰前伸，增加了脊柱各类关节的柔韧性和伸展度，可使脊柱保持正常的生理弧度。

（2）脊柱运动能增强腰部肌肉力量，对常见的腰部疾病，如腰肌劳损、习惯性腰扭伤等症有防治作用。

（3）督脉行于背部正中，任脉行于腹面正中。脊柱的前后伸展折弯，牵动任、督两脉，起到调理阴阳、疏通经络、活跃气血的作用。

第二戏：鹿戏

鹿喜挺身眺望，好角抵，运转尾闾，善奔走，通任、督两脉。练习"鹿戏"时，动作要轻盈舒展，神态要安闲雅静，意想自己置身于群鹿中，在山坡、草原上自由快乐地活动。

第三式：鹿抵

1. 接上式。两腿微屈，身体重心移至右腿，左脚经右脚内侧向左前方迈步，脚跟着地。同时身体稍右转，两掌握空拳向右侧摆起，拳心向下，高于肩平，目随手动，视右拳。（图4-3-28）

2. 身体重心前移，左腿屈膝，脚尖外展踏实，右脚伸直蹬实。同时身体左转，两拳变成"鹿角"向上、向左、向后画弧，掌心向外，指尖朝后，左臂弯曲外展平伸，肘抵靠左腰侧；右臂举至头前，向左后方伸抵，目视右脚跟（图4-3-29）。随后身体右转，左脚收回，开步站立。同时两手向上、向右、向下画弧线，两掌握空拳下落于体前，目视前下方（图4-3-30）。

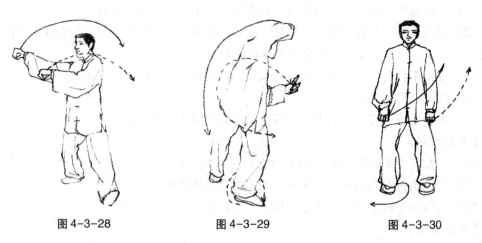

| 图4-3-28 | 图4-3-29 | 图4-3-30 |

动作3、4同动作1、2，唯左右相反（图4-3-31至图4-3-33）；动作5~8同动作1~4，重复1~8动1遍。

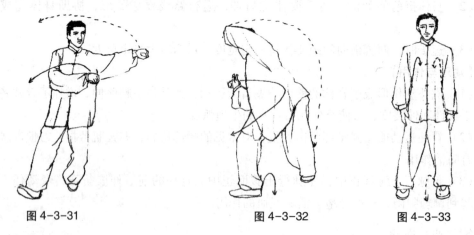

| 图4-3-31 | 图4-3-32 | 图4-3-33 |

【动作要点】

（1）腰部侧屈拧转，侧屈的一侧腰部要压紧，另一侧腰部则借助上举手臂后伸，得到充分牵拉。

（2）后脚脚跟要蹬实，固定下肢位置，加大腰腹部的拧转幅度，运转尾闾。

（3）动作可配合呼吸，两掌画弧摆动时吸气，向后伸抵时呼气。

【易犯错误】

（1）腰部侧屈拧转时，身体过于前倾。

（2）身体侧屈幅度不够，眼看不到后脚脚跟。

【纠正方法】

（1）后腿沉髋，有助于上体正直，可加大腰部拧转幅度。

（2）重心前移，增加前腿膝关节弯曲度，同时加大上举手臂向后下方伸展的幅度。

【功理与作用】

（1）腰部的侧屈拧转，使脊柱充分旋转，可增强腰部的肌肉力量，也可防治腰部的脂肪沉积。

（2）目视后脚脚跟，加大腰部在拧转时的侧屈程度，可防治腰椎小关节紊乱等症。

（3）中医认为，"腰为肾之府"。尾闾运转，可起到强腰补肾、强筋健骨的功效。

第四式：鹿奔

1. 接上式。左脚向前跨步，右腿伸直，左腿屈膝，成左弓步。同时两掌握空拳，向前、向上画弧至体前，与肩同宽，拳心向下，目视前方。（图4-3-34）

2. 身体重心后移，左膝伸直，全脚掌着地，右膝屈膝。低头，弓步，收腹。同时两臂内旋，两掌前伸，掌背相对，拳变"鹿角"。（图4-3-35）

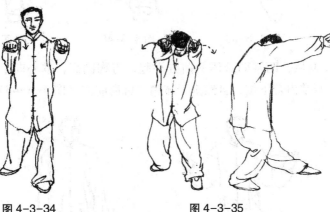

图4-3-34　　　　　　　图4-3-35

3. 身体重心前移，上体抬起，右腿伸直，左腿屈膝，成左弓步。松肩沉肘，两臂外旋，"鹿角"变空拳，高与肩平，拳心向下，目视前方。（图4-3-36）

4. 左脚收回，开步直立，两拳变掌回落于体侧，目视前方。（图4-3-37）

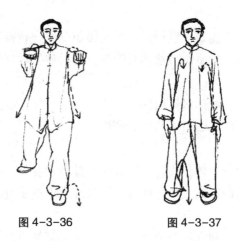

图 4-3-36　　　　　　图 4-3-37

动作 5~8 同动作 1~4，唯左右相反。（图 4-3-38 至图 4-3-41）

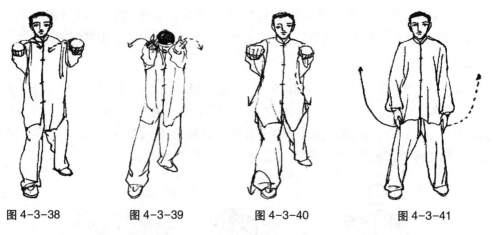

图 4-3-38　　　图 4-3-39　　　图 4-3-40　　　图 4-3-41

重复 1~8 动 1 遍后，两掌向身体侧前方举起，与胸同高，掌心向上，目视前方（图 4-3-42）。屈肘，两掌内合下按，自然垂于体侧，目视前方（图 4-3-43）。

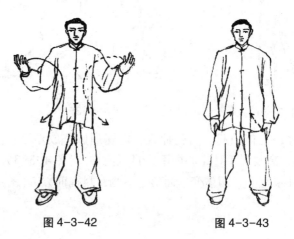

图 4-3-42　　　　　　图 4-3-43

【动作要点】

（1）提脚前跨要有弧度，落步轻灵，体现鹿的安舒神态。

（2）身体后坐时，两臂前伸，胸部内含，背部形成"横弓"状；头前伸，背后躬，腹收缩，臀内敛，形成"竖弓"状，使腰背部得到充分伸展和拔长。

（3）动作可配合呼吸。身体后坐时配合吸气，重心前移时配合呼气。

【易犯错误】

（1）落步后两脚成一条直线，重心不稳，上体紧张歪扭。

（2）背部"横弓"与躯干"竖弓"不够明显。

【纠正方法】

（1）脚提前后，向同侧肩部正前方跨步，保持两脚横向宽度。

（2）加大两肩内旋幅度，可增大收胸程度；头、胯前伸，收腹后顶，可增大躯干的后弯幅度。

【功理与作用】

（1）两臂内旋前伸，肩背部肌肉得到牵拉，对颈肩综合征、肩关节周围炎等症有防治作用；躯干弓背收腹，能矫正脊柱畸形，增强腰背部肌肉力量。

（2）向前落步时，气冲丹田，身体重心后坐时，气运命门，加强了人的先天与后天之气的交流。尤其是重心后坐，整个脊柱后弯，内夹尾闾，后凸命门，打开大椎，意在疏通督脉经气，具有振奋全身阳气的作用。

第三戏：熊戏

"熊戏"要表现出熊憨厚沉稳、松静自然的神态。运势外阴内阳，外静内动，外刚内柔，以意领气，气沉丹田；行步外观笨重拖沓，其实笨中生灵，蕴含内劲，沉稳之中显灵敏。

第五式：熊运

1. 接上式。两掌握空拳成"熊掌"，拳眼相对，垂于下腹部，目视两拳。（图4-3-44）

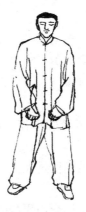

图4-3-44

2. 以腰腹为轴，上体做顺时针摇晃。同时两拳随之沿右肋部、上腹部、左肋部、下腹部画圆，目随上体摇晃环视。（图4-3-45至图4-3-48）

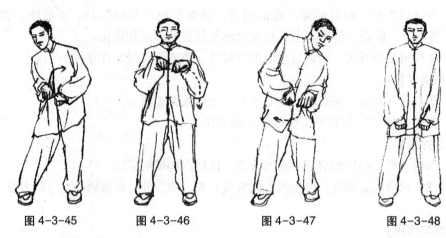

| 图 4-3-45 | 图 4-3-46 | 图 4-3-47 | 图 4-3-48 |

动作 3、4 同动作 1、2，上体做逆时针摇晃，两拳随之画圆，唯方向相反（图 4-3-49 至图 4-3-52）。最后两拳变掌下落，自然垂与体侧，目视前方。

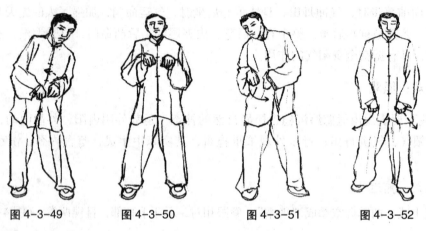

| 图 4-3-49 | 图 4-3-50 | 图 4-3-51 | 图 4-3-52 |

【动作要点】

（1）两掌画圆是因腰腹部的摇晃而被动牵动，要协调自然。

（2）两掌画圆是外导，腰腹摇晃为内引，意念内气在腹部丹田运行。

（3）动作可配合呼吸，身体上提时吸气，身体前俯时呼气。

【易犯错误】

（1）两掌贴腹太紧或主动画圆形成摩腹动作，没有随腰腹部的转动协调的进行画圆摆动。

（2）腰胯为轴进行转动或身体摇晃幅度过大。

【纠正方法】

（1）肩肘放松，两掌轻附于腰腹，体会用腰腹的摇晃来带动两手运行。

（2）相对固定腰胯位置，身体摇晃时，在意念上是做立圆摇转。因此，当向上摇晃时，做提胸收腹，充分伸展腰腹；向下摇晃时，做含胸松腹，挤压脾、胃、肝等中焦区域的内脏器官。

【功理与作用】

（1）活动腰部关节和肌肉，可防治腰肌劳损及软组织损伤。

（2）腰腹转动，两掌画圆，引导内气运行，可加强脾胃的运化功能。

（3）运用腰腹摇晃，对消化器官进行体内按摩，可防止消化不良、腹胀纳呆、便秘腹泻等症状。

第六式：熊晃

1. 接上式。身体重心右移，左髋上提，牵动左脚离地（图4-3-53）。再屈左膝，两掌握空拳成"熊掌"，目视左前方（图4-3-54）。

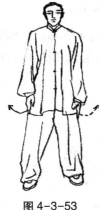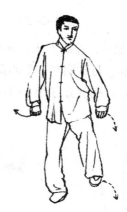

图4-3-53　　　　　　　　　　图4-3-54

2. 身体重心前移，左脚向左前方迈步落地，全脚掌踏实，脚尖朝前；右腿伸直。同时身体右转，左臂内旋前靠，左拳摆至左膝前上方，拳心向右，右拳摆至体后，拳心向后，目视左前方。（图4-3-55）

3. 身体左转，重心后坐，右腿屈膝，左腿伸直。同时拧腰晃肩，带动两臂前后弧形摆动，右拳摆至左膝前上方，拳心向右；左拳摆至体后，拳心向后，目视左前方。（图4-3-56）

4. 身体右转，重心前移。左腿屈膝，右腿伸直。同时左臂内旋前靠，左拳摆至左膝前上方，拳心向；右拳摆至体后，拳心向后，目视左前方。（图4-3-57）

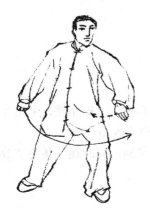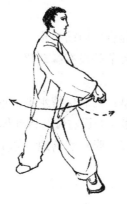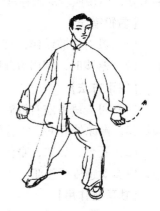

图4-3-55　　　　　　　　图4-3-56　　　　　　　　图4-3-57

动作 5~8 动作同动作 1~4，唯左右相反。（图 4-3-58 至图 4-3-61）

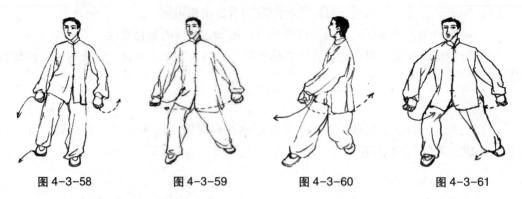

图 4-3-58　　　　　图 4-3-59　　　　　图 4-3-60　　　　　图 4-3-61

重复 1~8 动作 1 遍后，左脚上步，开步站立（图 4-3-62）。同时两手自然垂于体侧，两掌向身体侧前方举起，与胸同高，掌心向上，目视前方（图 4-3-63）。屈肘，两掌内合下按，自然垂与体侧，目视前方（图 4-3-64）。

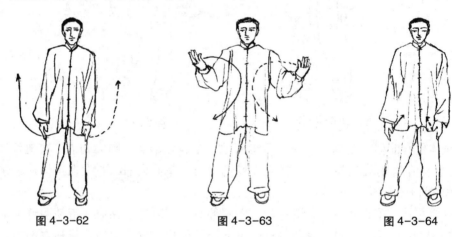

图 4-3-62　　　　　　　图 4-3-63　　　　　　　图 4-3-64

【动作要点】

（1）用腰侧肌群收缩来牵动大腿上提，按提髋、起腿、屈膝的先后顺序提腿。

（2）两脚前移，横向间距稍宽于肩，随身体重心前移，全脚掌踏实，使震动感传至髋关节处，体现熊步的沉稳厚实。

【易犯错误】

（1）没有提髋动作，直接屈膝提脚，向前迈步。

（2）落步时，脚用力前踏，髋关节处没有震动感。

【纠正方法】

（1）可先练习左右提髋。方法是：两肩保持水平，重心移向右脚，上提左髋，牵动左脚提起，再原处落下；然后重心左移，上提右髋。以此体会腰侧肌群收缩状态。

（2）提髋，屈膝，身体重心前移，脚自然落地，体重落于全掌间。同时踝、膝关节放松，使震动感传至髋部。

【功理与作用】

（1）身体左右晃动，意在两肋，调理肝脾。

（2）提髋行走，加上落步的微震，可增强髋关节周围肌肉的力量，提高平衡能力，有助于防治老年人下肢无力、髋关节损伤，膝痛等症。

第四戏：猿戏

猿生性好动，机智灵敏，善于纵跳，折枝攀树，躲躲闪闪，永不疲倦。习练"猿戏"时，外练肢体的轻灵敏捷，欲动则如疾风闪电，迅敏机警；内练精神的宁静，欲静则似静月凌空，万籁无声。从而达到"外动内静""动静结合"的境界。

第七式：猿提

1. 接上式。两掌在体前，手指伸直分开，再屈腕撮拢捏紧成"猿钩"。（图 4-3-65、图 4-3-66）

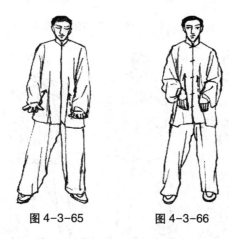

图 4-3-65　　　　图 4-3-66

2. 两掌上提至胸，两肩上耸，收腹提肛。同时脚跟提起，头向左转。目随头动，视身体左侧。（图 4-3-67）

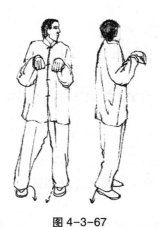

图 4-3-67

3. 两肩下沉，头转正，松腹落肛，脚跟着地。同时"猿钩"变掌，掌心向下，目视前方。（图 4-3-68）

4. 两掌沿体前下按落于体侧，目视前方。（图 4-3-69）

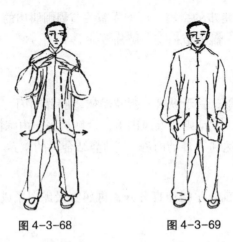

图 4-3-68   图 4-3-69

动作 5~8 同动作 1~4，唯头向右转（图 4-3-70 至图 4-3-74）。重复 1~8 动作 1 遍。

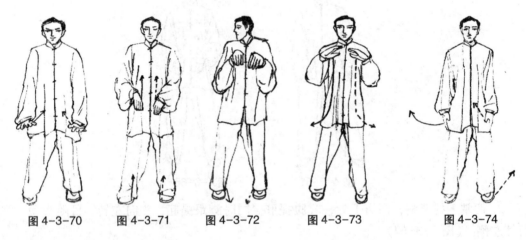

图 4-3-70   图 4-3-71   图 4-3-72   图 4-3-73   图 4-3-74

【动作要点】

（1）掌指撮拢变钩，速度稍快。

（2）按耸肩、收腹、提肛、脚跟离地、转头的顺序，上提重心。耸肩、缩胸、屈肘、提腕要充分。

（3）动作可配合提肛呼吸。两掌上提吸气时，稍用意提起会阴部；下按呼气时，放下会阴部。

【易犯错误】

（1）脚跟离地后重心不稳，前后晃动。

（2）耸肩不够充分，胸背部和上肢不能充分团紧。

【纠正方法】

（1）头部百会穴上领，牵动整个身体垂直向上，起到稳定重心的作用。

（2）以胸部膻中穴为中心，缩颈、夹肘、含胸、收腹，可加强胸背部和上肢的团紧程度。

【功理与作用】

（1）"猿钩"的快速变化，意在增强神经、肌肉反应的灵敏性。

（2）两掌上提时，缩颈、耸肩、团胸吸气，挤压胸腔和颈部血管；两掌下按时，伸颈、沉肩、松腹，扩大胸腔体积，可增强呼吸，按摩心脏，改善脑部供血。

（3）提踵直立，可增强腿部力量，提高平衡能力。

第八式：猿摘

1. 接上式。左脚向左后方退步，脚尖点地；右腿屈膝，重心落于右腿。同时左臂屈肘，左掌成"猿钩"收至左腰侧；右掌向右前方自然摆起，掌心向下。（图4-3-75）

2. 身体重心后移，左脚踏实，屈膝下蹲；右脚收至左脚内侧，脚尖点地，成右丁部。同时右掌向下经腹前向左上方画弧至头左侧，掌心对太阳穴。目先随右掌动，再转头注视右前上方。（图4-3-76）

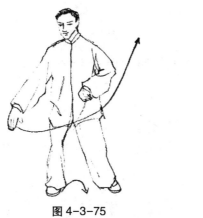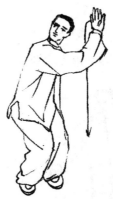

图4-3-75　　　　　　　　图4-3-76

3. 右掌内旋，掌心向下，沿体侧下按至左髋侧，目视右掌（图4-3-77）。右脚向右前方迈出一大步，左腿蹬伸，身体重心前移，右腿伸直，左脚脚尖点地。同时右掌经体前向右后上方画弧，举至体侧变"猿钩"，稍高于肩；左掌向前，向上伸举，屈腕撮钩，成采摘式，目视左掌（图4-3-78）。

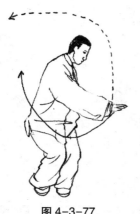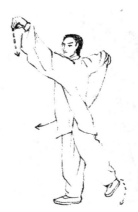

图4-3-77　　　　　　　　图4-3-78

4. 身体重心后移。左掌由"猿钩"变为"握固"，右手变掌自然落回于体前，虎口向前（图4-3-79）。随后左腿屈膝下蹲；右脚收至左脚内侧，脚尖点地，成右丁步。同时左臂屈肘收至左耳旁，掌指分开，掌心向上，成托桃状；右掌经体前向左画弧至右肘下捧托，目视左掌（图4-3-80）。

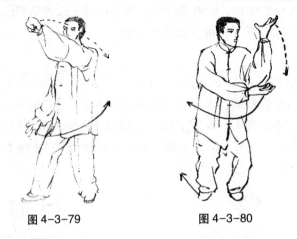

图4-3-79　　　　　　　图4-3-80

动作5~8同1~4，唯左右相反。（图4-3-81至图4-3-86）

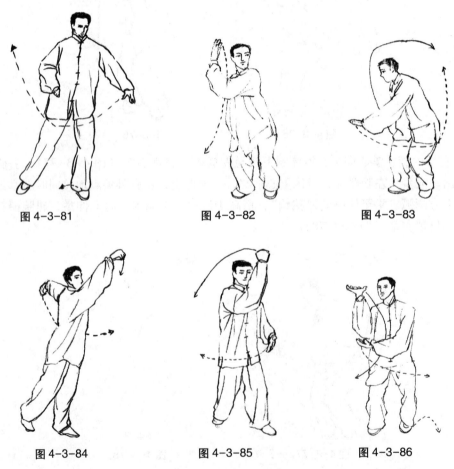

图4-3-81　　　　　图4-3-82　　　　　图4-3-83

图4-3-84　　　　　图4-3-85　　　　　图4-3-86

　　重复1~8动1遍后，左脚向左横开一步，两腿直立（图4-3-87）。同时两手自然垂于体侧，两掌向身体侧前方举起，与胸同高，掌心向上，目视前方（图4-3-88）。屈肘，两掌内合下按，自然垂于体侧，目视前方（图4-3-89）

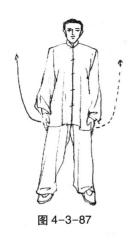
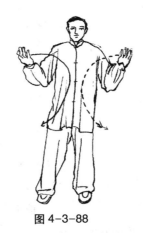
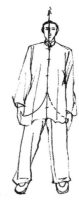

图 4-3-87   图 4-3-88   图 4-3-89

【动作要点】

（1）眼睛要随上肢动作变化左顾右盼，表现出猿猴眼神的灵敏。

（2）屈膝下蹲时，全身呈收缩状。蹬腿迈步，向上采摘，肢体要充分展开。采摘时变"猿钩"，手指撮拢快而敏捷；变握固后，成托桃状时，掌指要及时分开。

（3）动作以神似为主，重在体会其意境，不可太夸张。

【易犯错误】

（1）上下肢动作配合不够协调。

（2）摘桃时，手臂向上直线推出，"猿钩"变化的时机掌握不准。

【纠正方法】

（1）下蹲时，手臂屈肘，上臂靠近身体；蹬伸时，手臂充分展开。

（2）向上采摘，手的运行路线呈向上弧形，动作到位时，手掌才变猿钩状。

【功理与作用】

（1）眼神的左顾右盼，有利于颈部运动，促进脑部的血液循环。

（2）动作的多样性体现了神经和肢体运动的协调性，模拟猿猴在采摘桃果时愉悦的心情，可放松神经系统的紧张性，对神经紧张、精神忧郁等症有防治作用。

第五戏：鸟戏

鸟戏取形于鹤，鹤属轻盈安详的鸟类，人们对其进行描述时往往寓意其健康长寿。习练时，要表现出鹤的盎然挺拔、悠然自得的神韵。仿效鹤展翅飞翔，抑扬开合。两臂上提，伸颈运腰，真气上引；两臂开合，含胸松腹，气沉丹田。活跃周身经络，灵活四肢关节。

第九式：鸟伸

1. 接上式。两腿微屈下蹲，两掌在腹前相叠。（图 4-3-90）

2. 两掌向上举至头前上方，掌心向下，指尖向前。身体微前倾，提肩，缩项，挺胸，塌腰，目视前下方。（图 4-3-91）

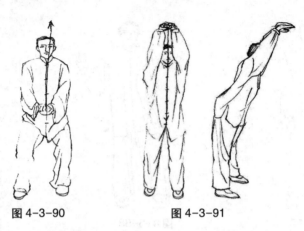

图 4-3-90　　　　　图 4-3-91

3. 两腿微屈下蹲，同时两掌相叠下按至腹前，目视两掌。（图 4-3-92）

4. 身体重心右移，右腿蹬直，左腿伸直向后抬起。同时两掌左右分开，掌成"鸟翅"向体侧后方摆起，掌心向上。抬头，伸颈，挺胸，塌腰，目视前方。（图 4-3-93）

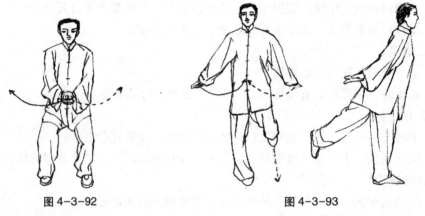

图 4-3-92　　　　　　　　　　图 4-3-93

5. 左脚回落成左右开立步，两腿微屈半蹲。同时两掌下落经体侧叠于腹前，目视两掌。（图 4-3-94）

6. 两腿伸直。同时两掌上举至头前上方，掌心向下，指尖向前。身体微前倾，提肩，缩颈，挺胸，塌腰，目视前下方。（图 4-3-95）

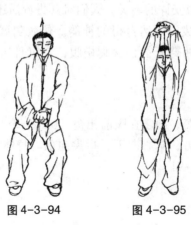

图 4-3-94　　　　图 4-3-95

动作 7、8 同动作 3、4，唯左右相反（图 4-3-96、图 4-3-97）。重复 1~8 动 1 遍后，右脚下落，两脚开步站立，两手自然垂于体侧，目视前方（图 4-3-98）。

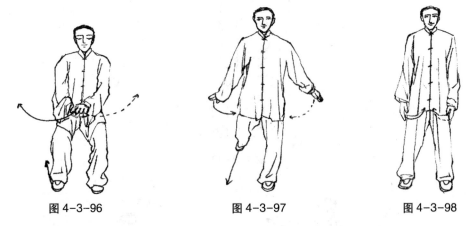

| 图 4-3-96 | 图 4-3-97 | 图 4-3-98 |

【动作要点】

（1）两掌在体前相叠，上下位置可任选，以舒适自然为宜。

（2）注意动作的松紧变化。掌上举时，颈、肩、臀部紧缩；下落时，两腿微屈，颈、肩、臀部松沉。

（3）两臂后摆时，身体向上拔伸，并形成向后反弓状。

【易犯错误】

（1）松紧变化掌握不好。

（2）单腿支撑时，身体重心不稳。

【纠正方法】

（1）先练习两掌相叠，在体前做上举下落动作，上举时收紧，下落时放松，逐步过渡到完整动作。

（2）身体重心移到支撑腿后，另一腿再向后抬起，支撑腿的膝关节挺直，有助于提高动作的稳定性。

【功理与作用】

（1）两掌上举吸气，扩大胸腔；两手下按，气沉丹田，呼出浊气，可加强肺的吐故纳新功能，增加肺活量，改善慢性支气管炎、肺气肿等病症。

（2）两掌上举，作用于大椎和尾闾，督脉得到牵动；两掌后摆，身体成反弓状，任脉得到拉伸。这种松紧交替的练习方法，可增强疏通任、督两脉经气的作用。

第十式：鸟飞

1. 接上式。两腿微屈，两掌成"鸟翅"合于腹前，掌心相对，目视前下方。（图 4-3-99）

2. 右腿伸直独立；左腿屈膝提起，小腿自然下垂，脚尖向下。同时两掌呈展翅状在体侧平举向上，稍高于肩，掌心向下，目视前方。（图 4-3-100）

3. 左脚下落在右脚旁，脚尖着地，两腿微屈。同时两掌合于腹前，掌心相对，目视前下方。（图 4-3-101）

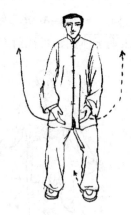

图 4-3-99

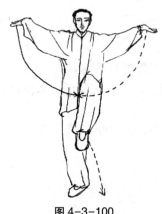

图 4-3-100

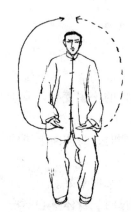

图 4-3-101

4. 右腿伸直独立；左腿屈膝提起，小腿自然下垂，脚尖向下。同时两掌经体侧向上举至头顶上方，掌背相对，指尖向上，目视前方。（图 4-3-102）

5. 左脚下落在右脚旁，全脚掌着地，两腿微屈。同时两掌合于腹前，掌心相对，目视下方。（图 4-3-103）

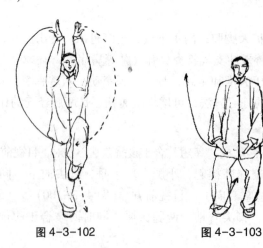

图 4-3-102

图 4-3-103

动作 6~9 同动作 2~5，唯左右相反。（图 4-3-104 至图 4-3-107）

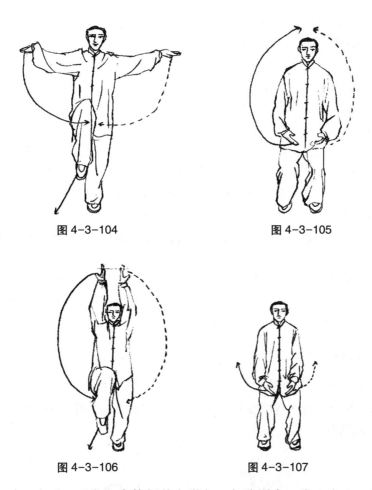

图 4-3-104   图 4-3-105

图 4-3-106   图 4-3-107

重复 2~9 动 1 遍后，两掌向身体侧前方举起，与胸同高，掌心向上，目视前方（图 4-3-108）。屈肘，两掌内合下按，两手自然垂于体侧，目视前方（图 4-3-109）。

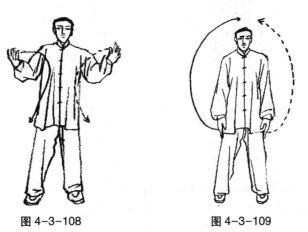

图 4-3-108   图 4-3-109

【动作要点】

（1）两臂侧举，动作舒展，幅度要大，尽量展开胸部两侧；两臂下落内合，尽量挤压胸部两侧。

（2）手脚变化配合协调，同起同落。

（3）动作可配合呼吸，两掌上提时吸气，下落时呼气。

【易犯错误】

（1）两臂伸直摆动，动作僵硬。

（2）身体紧张，直立不稳，呼吸不畅。

【纠正方法】

（1）两臂上举时，力从肩发，先沉肩，再松肘，最后提腕，形成手臂举起的蠕动过程；下落时，先松肩，再沉肘，最后按掌合于腹前。

（2）两臂上举吸气，头部百会穴上领，提胸收腹；下落呼气，松腰松腹，气沉丹田。

【功理与作用】

（1）两臂的上下运动可改变胸腔容积，若配合呼吸运动可按摩心肺，增强血氧交换能力。

（2）拇指、食指的紧绷，意在刺激手太阴肺经，加强肺经经气的疏通，提高心肺功能。

（3）提膝独立，可提高人体平衡能力。

收式：引气归元

1. 两掌经体侧上举至头顶上方，掌心向下。（图4-3-110）

2. 两掌指尖相对，沿体前缓慢下按至腹前，目视前方。（图4-3-111）

重复1、2动两遍。

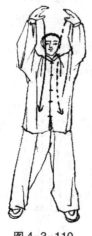
图4-3-110

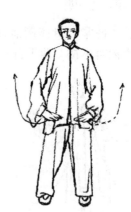
图4-3-111

3. 两手缓慢在体前画平弧，掌心相对，高与脐平，目视前方。（图4-3-112）

4. 两手在腹前合拢，虎口交叉，叠掌。眼微闭静养，调匀呼吸，意守丹田。（图4-3-113）

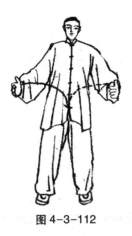
图 4-3-112

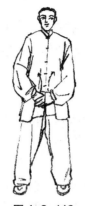
图 4-3-113

5. 数分钟后，两眼慢慢睁开，两手合掌，在胸前搓擦至热。（图 4-3-114）

6. 掌贴面部上下擦摩，摩面 3~5 遍。（图 4-3-115）

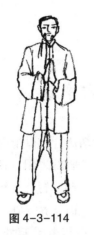
图 4-3-114

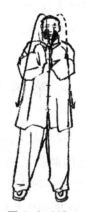
图 4-3-115

7. 两掌向后沿头顶、耳后、胸前下落，自然垂于体侧，目视前方。（图 4-3-116）

8. 左脚提起向右脚并拢，前脚掌先着地，随之全脚踏实，恢复成预备式，目视前方。（图 4-3-117）

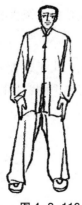
图 4-3-116

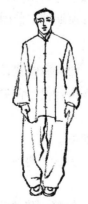
图 4-3-117

【动作要点】

（1）两掌由上向下按时，身体各部位要随之放松，直达脚底涌泉穴。

（2）两掌腹前画平弧动作，衔接要自然、圆活，有向前收拢物体之势，意将气息合抱引入丹田。

【易犯错误】

（1）两掌上举带动两肩上抬，胸廓上提。

（2）两掌运行路线不清。

【纠正方法】

（1）身体重心相对固定，两掌上举时，注意肩部下沉放松。

（2）两掌在体侧向上做立圆和在腹前向前画平弧时，意念要放在掌心。

【功理与作用】

（1）引气归元就是使气息逐渐平和，意将练功时所得体内外之气，导引归入丹田，起到和气血、通经脉、理脏腑的功效。

（2）通过搓手、摩面，恢复常态，收功。

第四节　六字诀

六字诀是一种祛邪扶正、延年益寿的呼吸吐纳法，可以平衡五脏六腑的阴阳气机。根据四时、五行与脏腑经络之间的关系协调脏腑，平衡阴阳，祛病延年。此方法用"嘘、呵、呼、呬、吹、嘻"六字，分别与肝、心、脾、肺、肾、三焦等脏腑经络相应，由道家创始人老子所创，通过吸气的方式吸入天地之清气而补养五脏六腑，通过呼气方式排泄五脏六腑之浊气。某脏有疾，即用相应之字调之，可防患于未然，调病于起始，简便易行，疗效显著。六字诀通过人体呼吸吐纳方法，呼入自然界之清气，呼出体内之废气以祛浊，为进一步扶养脏腑之元气打下基础。

方向：面朝太阳，即上午面朝东南方，下午面朝西北方。

地点：选择户外或空气流通处，公园或小区花草树木茂盛的地方。

预备式

起式：两脚平行站立，约与肩同宽，两膝微屈；头正颈直，下颏微收，竖脊含胸；两臂自然下垂，周身中正；唇齿合拢，舌尖放平，轻贴上腭；目视前下方。（图4-4-1）

【动作要点】

（1）自然呼吸，鼻吸鼻呼。

（2）面带微笑，思想安静，全身放松。

【易犯错误】

（1）两膝过直或过曲，使髋、膝关节紧张。

（2）挺胸抬头，目视远方。

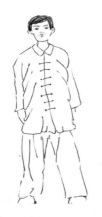

图 4-4-1

【纠正方法】

（1）两膝要似屈非屈，关节放松。

（2）内收下颏，目视前下方，竖直脊柱，两肩微内含。

【功理与作用】

（1）可使习练者身体放松，心平气和，渐入练功状态，并且具有沟通任、督二脉，利于全身气血运行的作用。

（2）可起到集中注意力、养气安神、消除疲劳的作用。

动作一：接上式。屈肘，两掌十指相对，掌心向上，缓缓上托至胸前，约与两乳同高，目视前方。（图 4-4-2、图 4-4-3）

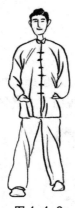
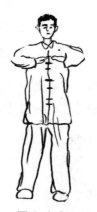

图 4-4-2　　　　　图 4-4-3

动作二：两掌内翻，掌心向下，缓缓下按，至肚脐前，目视前下方。（图 4-4-4、图 4-4-5）

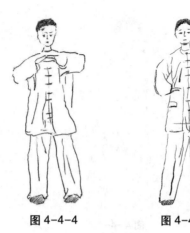

图 4-4-4　　　　　　　　图 4-4-5

动作三：微屈膝下蹲，身体后坐；同时两掌内旋外翻，缓缓向前按出，至两臂成圆。（图 4-4-6）

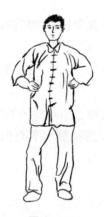

图 4-4-6

动作四：两掌外旋内翻，掌心向内（图 4-4-7）。起身，两掌缓缓收拢至肚脐前，虎口交叉相握，轻覆肚脐；静养片刻，自然呼吸；目视前下方（图 4-4-8）。

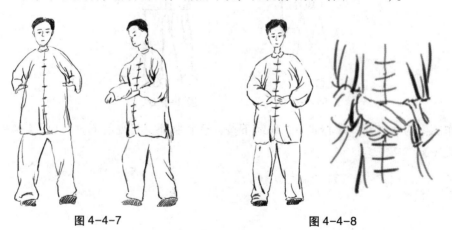

图 4-4-7　　　　　　　　　　图 4-4-8

【动作要点】

（1）鼻吸鼻呼。

（2）两掌上托时吸气，下按、向前按出时呼气，收拢时吸气。

【易犯错误】

（1）两掌上托时，两肘向后、挺胸。

（2）两掌向前拨出时，挺胸突腹。

（3）两掌轻覆肚脐静养时两肘后夹，紧抱肚脐。

【纠正方法】

（1）掌上托时，两肘向前，张肩含胸。

（2）两掌向前拨出时，身体后坐，掌向前撑。

（3）两肘略外展，虚腋。

【功理与作用】

（1）通过两掌托、按、拨、拢及下肢的节律性屈伸，同时配合呼吸，外导内行，可以协调人体"内气"的升、降、开、合，并且有促进全身气血畅旺的作用，同时也为以下各式的习练做好准备。

（2）腰膝关节柔和的节律运动，有利于改善和增强中老年人的腰膝关节功能。

第一式：嘘（xū）字诀

动作一：接上式。两手松开，掌心向上，小指轻贴腰际，向后收到腰间；目视前下方（图4-4-9）。两脚不动，身体左转90°（图4-4-10）。同时右掌由腰间缓缓向左侧穿出，约与肩同高，并配合口吐"嘘"字音；两目渐渐圆睁，目视右掌伸出方向（图4-4-11）。

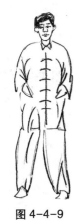
图4-4-9

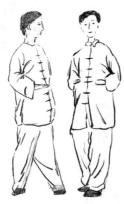
图4-4-10

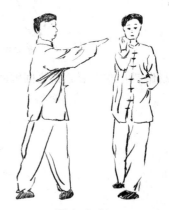
图4-4-11

动作二：右掌沿原路收回腰间；同时身体转回正前方；目视前下方。（图4-4-12）

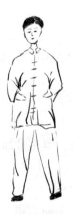

图 4-4-12

动作三：身体右转 90°，同时左掌由腰间缓缓向右侧穿出，约与肩同高，并口吐"嘘"字音；两目渐渐圆睁，目视左掌伸出方向。（图 4-4-13、图 4-4-14）

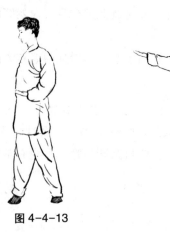

图 4-4-13　　　　　　　　　图 4-4-14

动作四：左掌沿原路收回腰间，同时身体转回正前方，目视前下方。（图 4-4-15）

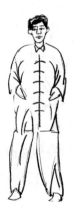

图 4-4-15

如此左右穿掌各 3 遍。本式共吐"嘘"字音 6 次。

【动作要点】

（1）"嘘"字吐气法：发音吐气时，嘴角后引，槽牙上下平对，中留缝隙，槽牙与舌边亦有空隙。发声吐气时，气从槽牙间、舌两边的空隙中呼出体外。（图4-4-16）

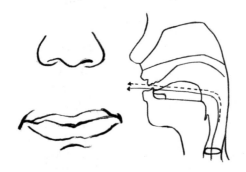

图4-4-16

（2）穿掌时口吐"嘘"字音，收掌时鼻吸气，动作与呼吸应协调一致。

【功理与作用】

（1）中医认为，"嘘"字诀与肝相应。口吐"嘘"字具有泄出肝之浊气、调理肝脏功能的作用。同时配合两目圆睁，还可起到疏肝明目的功效。

（2）掌心向上从腰间向对侧穿出，一左一右，交替练习，外导内行，使肝气升发，气血调和。

（3）身体的左右旋转，使腰部及腹内的组织器官得到锻炼，不仅能提高中老年人的腰膝及消化功能，而且还能使人体的带脉（环腰一周，如腰束带，是全身二十部经脉中唯一一条横行的经脉，在人体中具有约束其他经脉的作用）得到疏通与调节，全身气机得以顺利升降。

第二式：呵（hē）字诀

动作一：接上式（图4-4-15）。吸气，同时两掌小指轻贴腰际微上提，指尖朝向斜下方，目视前下方（图4-4-17）。屈膝下蹲，同时两掌缓缓向前下约45°方向插出，两臂微屈，目视两掌（图4-4-18）。

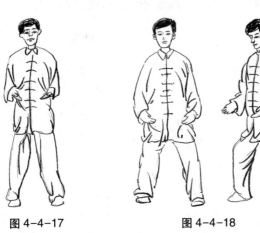

图4-4-17   图4-4-18

动作二：微微屈肘收臂，两掌小指一侧相靠，掌心向上，成"捧掌"，约与肚脐相平；目视两掌心。（图4-4-19）

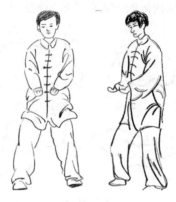

图4-4-19

动作三：两膝缓缓伸直，同时屈肘，两掌捧至胸前，掌心向内，两中指约与下颏同高，目视前下方。（图4-4-20）

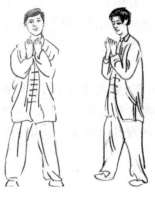

图4-4-20

动作四：两肘外展，约与肩同高；同时两掌内翻，掌指朝下，掌背相靠（图4-4-21）。然后，两掌缓缓下插；目视前下方，从插掌开始，口吐"呵"字音（图4-4-22）。

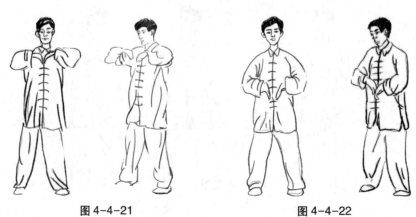

图4-4-21 　　　　　　　　　　　图4-4-22

动作五：两掌下插至肚脐前时，微屈膝下蹲；同时两掌内旋外翻，掌心向外，缓缓向前拨出，至两臂成圆；目视前下方。（图4-4-23）

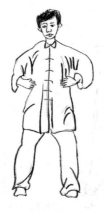

图4-4-23

动作六：两掌外旋内翻，掌心向上，于腹前成"捧掌"，目视两掌心。（图4-4-24至图4-4-26）

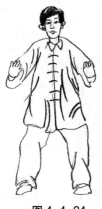 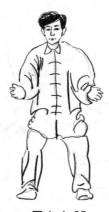 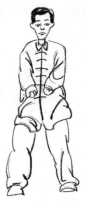

图4-4-24　　　　　　　图4-4-25　　　　　　　图4-4-26

动作七：两膝缓缓伸直，同时屈肘，两掌捧至胸前，掌心向内，两中指约与下颏同高，目视前下方。（图4-4-27）

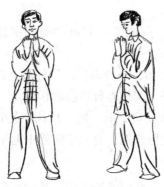

图4-4-27

动作八：两肘外展，约与肩同高；同时两掌内翻，掌指朝下，掌背相靠（图4-4-28），然后两掌缓缓下插，目视前下方，从插掌开始，口吐"呵"字音（图4-4-29）。

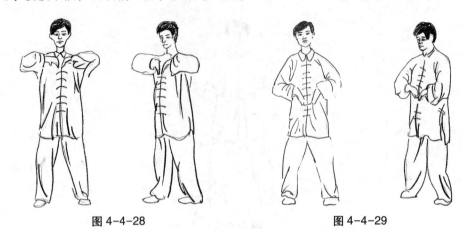

图4-4-28 　　　　　　　　　　　　　　　　　图4-4-29

重复五至八动作4遍。本式共吐"呵"字音6次，最后恢复至动作五。

【动作要点】

（1）"呵"字吐气法：发声吐气时，舌体上拱，舌边轻贴上槽牙，气从舌与上腭之间缓缓吐出体外。（图4-4-30）

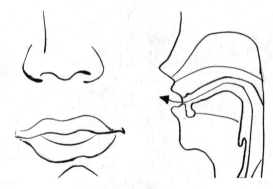

图4-4-30

（2）两掌捧起时鼻吸气；插掌、外拨时呼气，口吐"呵"字音。

【功理与作用】

（1）中医认为，"呵"字诀与心相应。口吐"呵"字具有泄出心之浊气、调理心脏功能的作用。

（2）通过捧掌上升、翻掌下插，外导内行，使肾水上升，以制心火；心火下降，以温肾水，达到心肾相交、水火既济，调理心肾功能的作用。

（3）两掌的捧、翻、插、拨，肩、肘、腕、指各个关节柔和连续地屈伸旋转运动，锻炼了上肢关节的柔韧性、功能的协调性，有利于防治中老年人的上肢骨关节退化等病症。

第三式：呼（hū）字诀

动作一：接上式最后一动，两掌向前拨出后，外旋内翻，转掌心向内对肚脐，指尖斜相对，五指自然张开，两掌心间距与掌心至肚脐距离相等，目视前下方（图 4-4-31、图 4-4-32）。

动作二：两膝缓缓伸直；同时两掌缓缓向肚脐方向合拢，至肚脐前约 10 厘米。（图 4-4-33）。

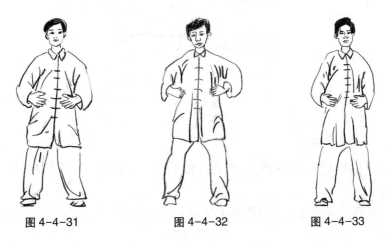

图 4-4-31　　　　　　　图 4-4-32　　　　　　　图 4-4-33

动作三：微屈膝下蹲；同时两掌向外展开至两掌心间距与掌心至肚脐距离相等，两臂成圆形，并口吐"呼"字音；目视前下方。（图 4-4-34）

动作四：两膝缓缓伸直，同时两掌缓缓向肚脐方向合拢。（图 4-4-35）

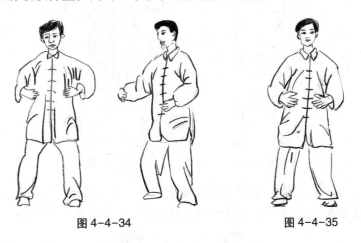

图 4-4-34　　　　　　　　图 4-4-35

重复三至四动作 5 遍。本式共吐"呼"字音 6 次。

【动作要点】

（1）"呼"字吐气法：发声吐气时，舌两侧上卷，口唇撮圆，气从喉出后，在口腔形成一股中间气流，经撮圆的口唇呼出体外。（图 4-4-36）

（2）两掌向肚脐方向收拢时吸气，两掌向外展开时口吐"呼"字音。

【功理与作用】

（1）中医认为，"呼"字诀与脾脏相应。口吐"呼"字具有泄出脾胃之浊气、调理脾胃功能的作用。

（2）通过两掌与肚脐之间的开合，外导内行，使整个腹腔形成较大幅度的舒缩运动，具有促进肠胃蠕动、健脾和胃、消食导滞的作用。

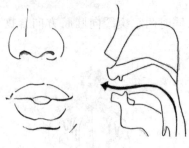

图 4-4-36

第四式：呬（sī）字诀

动作一：接上式（图 4-4-35）。两掌自然下落，掌心向上，十指相对，目视前下方（图 4-4-37）。

动作二：两膝缓缓伸直；同时两掌缓缓向上托至胸前，约与两乳同高；目视前下方。（图 4-4-38）

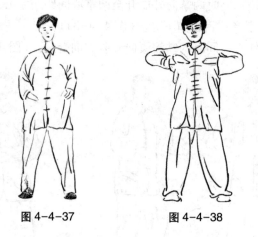

图 4-4-37　　　　　　　　图 4-4-38

动作三：两肘下落，夹肋，两手顺势立掌于肩前，掌心相对，指尖向上（图 4-4-39）。两肩胛骨向脊柱靠拢，展肩扩胸，藏头缩项，目视前斜上方（图 4-4-40 正、侧、背）。

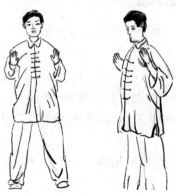

图 4-4-39

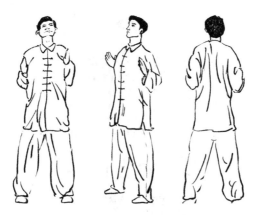

图 4-4-40　正、侧、背

动作四：微屈膝下蹲；同时松肩伸项，两掌缓缓向前平推逐渐转成掌心向前，同时口吐"呬"字音；目视前方。（图 4-4-41、图 4-4-42）

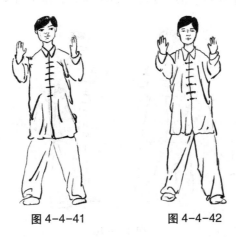

图 4-4-41　　　　　　图 4-4-42

动作五：两掌外旋腕，转至掌心向内，指尖相对，约与肩宽。（图 4-4-43、图 4-4-44）

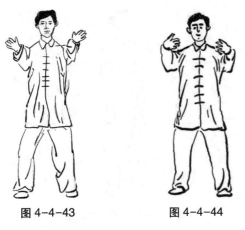

图 4-4-43　　　　　　图 4-4-44

动作六：两膝缓缓伸直；同时屈肘，两掌缓缓收拢至胸前约 10 厘米，指尖相对；目视前下方。（图 4-4-45）

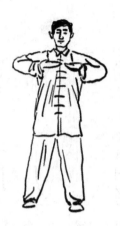

图 4-4-45

动作七：两肘下落，夹肋，两手顺势立掌于肩前，掌心相对，指尖向上（图 4-4-46）。两肩胛骨向脊柱靠拢，展肩扩胸，藏头缩项，目视斜前上方（图 4-4-47 正、侧、背）。

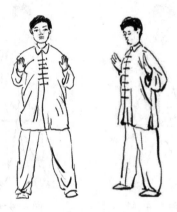

图 4-4-46

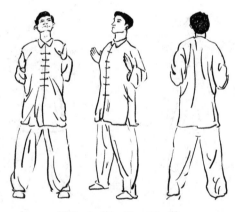

图 4-4-47　正、侧、背

动作八：微屈膝下蹲；同时松肩伸项，两掌缓缓向前平推逐渐转成掌心向前，并口吐"䏱"字音；目视前方。（图4-4-48、图4-4-49）

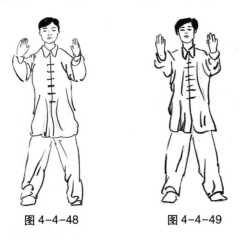

图4-4-48   图4-4-49

重复五至八动作4遍。本式共吐"䏱"字音6次。

【动作要点】

（1）"䏱"字吐气法：发声吐气时，上下门牙对齐，留有狭缝，舌尖轻抵下齿，气从齿间呼出体外（图4-4-50）。

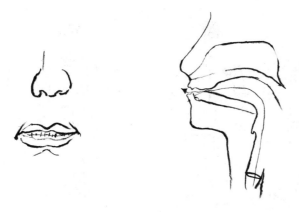

图4-4-50

（2）推掌时呼气，口吐"䏱"字音；两掌外旋腕，指尖相对，缓缓收拢时鼻吸气。

【功理与作用】

（1）中医认为，"䏱"字诀与肺相应。口吐"䏱"字具有泄出肺之浊气、调理肺脏功能的作用。

（2）通过展肩扩胸、藏头缩项的锻炼，使吸入的大自然之清气布满胸腔，同时小腹内收，使丹田之气也上升到胸中。先天、后天二气在胸中会合，具有锻炼肺的呼吸功能，促进气血在肺内的充分融合和与气体交换的作用。

（3）立掌展肩与松肩推掌，可以刺激颈项、肩背部周围的穴位，并能有效地解除颈、肩、背部的肌肉和关节疲劳，防治颈椎病、肩周炎和背部肌肉劳损等病症。

第五式：吹（chuī）字诀

动作一：接上式（图4-4-49）。两掌前推，随后松腕伸掌，指尖向前，掌心向下（图4-4-51）。

动作二：两臂向左右分开成侧平举，掌心斜向后，指尖向外（图4-4-52）。

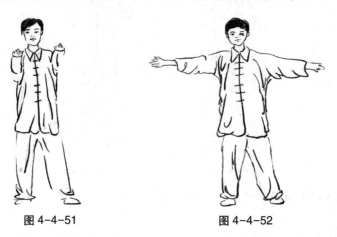

图4-4-51　　　　　　　　　　图4-4-52

动作三：两臂内旋，两掌向后画弧至腰部，掌心轻贴腰眼，指尖斜向下，目视前下方。（图4-4-53、图4-4-54）

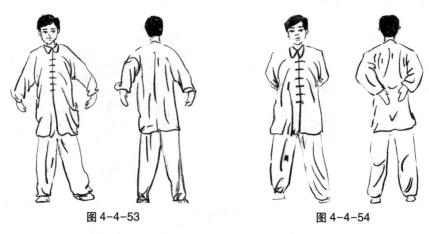

图4-4-53　　　　　　　　　　图4-4-54

动作四：微屈膝下蹲；同时两掌向下沿腰骶、两大腿外侧下滑，后屈肘提臂环抱于腹前，掌心向内，指尖相对，约与脐平；目视前下方。两掌从腰部下滑时，口吐"吹"字音。（图4-4-55至图4-4-57）

动作五：两膝缓缓伸直；同时两掌缓缓收回，轻抚腹部，指尖斜向下，虎口相对；目视前下方。（图4-4-58）

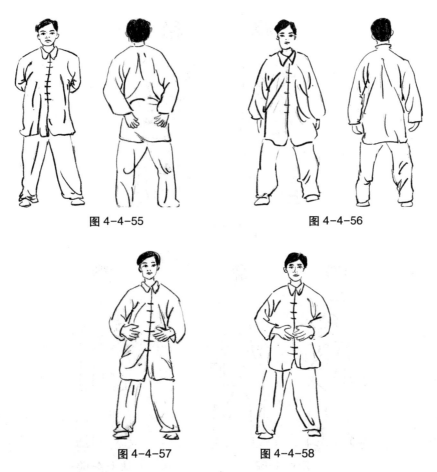

图 4-4-55　　　　　　　　图 4-4-56

图 4-4-57　　　　　　图 4-4-58

动作六：两掌沿带脉向后摩运。（图 4-4-59）

动作七：两掌至后腰部，掌心轻贴腰眼，指尖斜向下，目视前下方。（图 4-4-60）

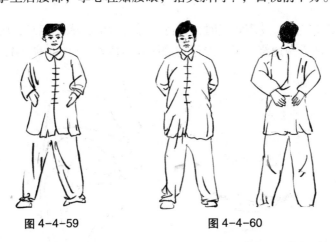

图 4-4-59　　　　　　图 4-4-60

动作八：微屈膝下蹲；同时两掌向下沿腰骶、两大腿外侧下滑，后屈肘提臂环抱于腹前，掌心向内，指尖相对，约与脐平；目视前下方。两掌从腰部下滑时，口吐"吹"字音。（图 4-4-61 至图 4-4-63）

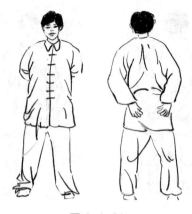

图 4-4-61

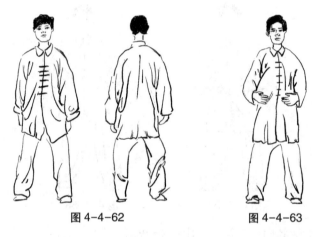

图 4-4-62   图 4-4-63

重复五至八动作4遍。本式共吐"吹"字音6次。

【动作要点】

（1）"吹"字吐气法：发声吐气时，舌体、嘴角后引，槽牙相对，两唇向两侧拉开收紧，气从喉出后，从舌两边绕舌下，经唇间缓缓呼出体外。（图4-4-64）

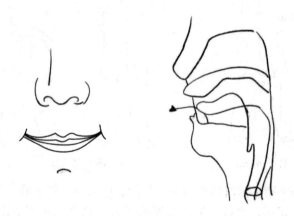

图 4-4-64

（2）两掌从腰部下滑、环抱于腹前时呼气，口吐"吹"字音；两掌向后收回、横摩至腰时以鼻吸气。

【功理与作用】

（1）中医认为，"吹"字诀与肾相应。口吐"吹"字具有泄出肾之浊气、调理肾脏功能的作用。

（2）"腰为肾之府"。肾位于腰部脊柱两侧，腰部功能的强弱与肾气的盛衰息息相关。本式动作通过两手对腰腹部的摩按，具有壮腰健肾、增强腰肾功能和预防衰老的作用。

第六式：嘻（xī）字诀

动作一：接上式（图4-4-63）。两掌环抱，自然下落于体前，目视前下方（图4-4-65）。两掌内旋外翻，掌背相对，掌心向外，指尖向下，目视两掌（图4-4-66）。

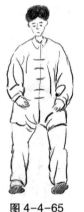 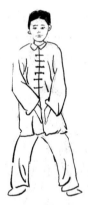

图 4-4-65　　　　　　　图 4-4-66

动作二：两膝缓缓伸直，同时提肘带手，经体前上提至胸（图4-4-67）。随后，两手继续上提至面前，分掌、外开、上举，两臂成弧形，掌心斜向上，目视前上方（图4-4-68）。

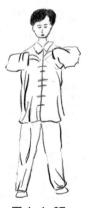 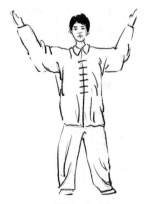

图 4-4-67　　　　　　　图 4-4-68

动作三：屈肘，两手经面部前回收至胸前，约与肩同高，指尖相对，掌心向下，目视前下方（图4-4-69）。然后，微屈膝下蹲，同时两掌缓缓下按至肚脐前（图4-4-70）。

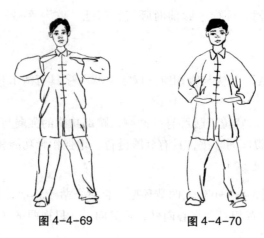

图 4-4-69   图 4-4-70

动作四：两掌继续向下、向左右外分至左右髋旁约 15 厘米处，掌心向外，指尖向下，目视前下方（图 4-4-71）。从上动两掌下按开始配合口吐"嘻"字音。

动作五：两掌掌背相对合于小腹前，掌心向外，指尖向下，目视两掌。（图 4-4-72）

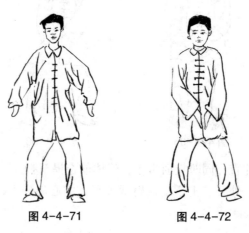

图 4-4-71   图 4-4-72

动作六：两膝缓缓伸直，同时提肘带手，经体前上提至胸（图 4-4-73）。随后，两手继续上提至面前，分掌、外开、上举，两臂成弧形，掌心斜向上，目视前上方（图 4-4-74）。

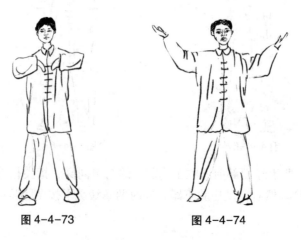

图 4-4-73   图 4-4-74

动作七：屈肘，两手经面部前回收到胸前，约与肩同高，指尖相对，掌心向下，目视前下方（图4-4-75）。然后微屈膝下蹲，同时两掌缓缓下按至肚脐前，目视前下方（图4-4-76）。

动作八：两掌顺势外开至髋旁约15厘米，掌心向外，指尖向下，目视前下方（图4-4-77）。从上动两掌下按开始配合口吐"嘻"字音。

重复五至八动作4遍。本式共吐"嘻"字音6次。

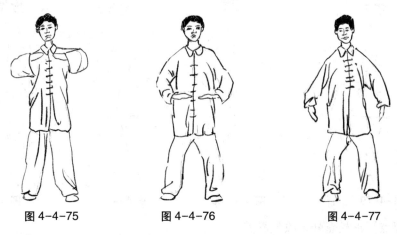

图4-4-75　　　　　　图4-4-76　　　　　　图4-4-77

【动作要点】

（1）"嘻"字吐气法："嘻"字音 xī，为牙音，发声吐气时，舌尖轻抵下齿，嘴角略从后引并上翘，槽牙上下轻轻咬合，呼气时使气从槽牙边的空隙中经过呼出体外。（图4-4-78）

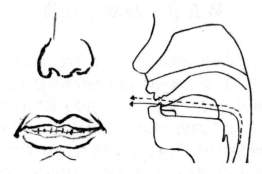

图4-4-78

（2）提肘、分掌、向外展开、上举时鼻吸气，两掌从胸前下按、松垂、外开时呼气，口吐"嘻"字音。

【功理与作用】

（1）中医认为，"嘻"字诀与少阳三焦之气相应。口吐"嘻"字有疏通少阳经脉、调和全身气机的作用。

（2）通过提手、分掌、外开、上举和内合、下按、松垂、外开，分别可以起到宣开与肃降全身气机的作用。二者相反相成，共同达到调和全身气血的功效。

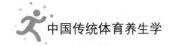

收式

动作一：接上式（图4-4-77）。两手外旋内翻，转掌心向内，缓缓抱于腹前，虎口交叉相握，轻覆肚脐，同时两膝缓缓伸直；目视前下方，静养片刻（图4-4-79至图4-4-81）。两掌以肚脐为中心揉腹，顺时针6圈，逆时针6圈。

动作二：两掌松开，两臂自然垂于体侧，目视前下方。（图4-4-82）

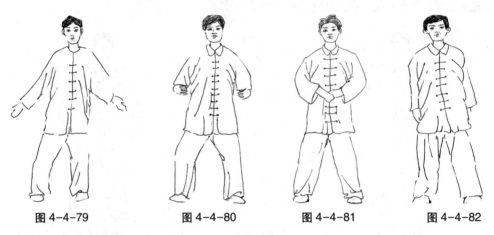

| 图4-4-79 | 图4-4-80 | 图4-4-81 | 图4-4-82 |

【动作要点】形松意静，收气静养。

【功理与作用】通过收气静养按揉脐腹，由炼气转为养气，可以达到引气归元的作用，进而使练功者从练功状态恢复到正常状态。

第五节　练功十八法

练功十八法是根据古代汉族民间流传的导引、五禽戏等编制的一种简便易行而功效较好的锻炼方法，对防治颈、肩、腰、腿病以及某些慢性疾病也具有一定的作用。练功十八法顾名思义，共有十八种方法。有"前十八法""后十八法"和"续十八法"。我们这里介绍"前十八法""后十八法"功法。练功十八法设计为六套动作，每套因其动作的练法、特点不一样，故作用也不一样，因此，每套动作的名称均以能治疗某种疾病的练功法命名。大家可根据自己的情况选择其中的一套或数套同时练习。练功十八法的动作特点类似于太极拳，但又比太极拳简单易学，节拍缓慢，动作须用上内力，所以体力消耗比较大。锻炼时一定要注意循序渐进、持之以恒，还要注意以意领气，动作与呼吸相结合。我们在每一个动作的后面都写有练习该动作的注意要点、适用范围以及感觉，大家可以此来判断自己练得对与否，及时地纠正练习方法。

一、防治颈肩痛的练习法

这套练功法主要是通过头和上肢的运动，达到改善和恢复颈、肩、肘、指的活动功能，改善软组织的血液循环，调节神经功能的目的。

（一）颈项争力

预备式：两脚左右分开稍宽于肩，头正颈直，两手大拇指向后叉在腰间，两眼平视前方。（图4-5-1）

1. 头向左旋转至最大限度，身体其他部位不要动，目视左前方。（图4-5-2）
2. 还原成预备式动作。

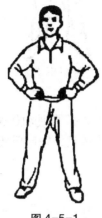 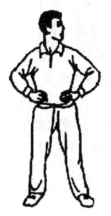

图4-5-1 　　　　　　　　　 图4-5-2

3. 头向右旋转至最大限度，身体其他部位不要动，目视右前方。
4. 同2的动作一样。
5. 头向上抬至最大限度，两眼向上看。
6. 同2的动作一样。
7. 头向下低至最大限度，两眼看地。
8. 同2的动作一样。

这个动作共练16次。注意头部运动时，腰不要扭动，上体保持正直。颈部肌肉有酸胀感觉。适用于颈部急性扭伤，颈部软组织慢性疾病等症状。

（二）扩胸开弓

预备式：两腿左右分开稍宽于肩，上体保持正直，两手虎口相对成圆形，置于面部前30厘米左右的地方，掌心向前，目视虎口。（图4-5-3）

1. 两手屈肘向左右开至体侧，肘与肩平，同时两掌变半握拳，拳心向前，头向左转动，两眼通过拳的空处向远处看去。（图4-5-4）
2. 还原成预备式动作。

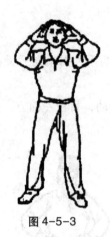 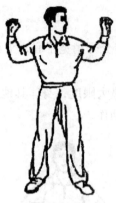

图 4-5-3 图 4-5-4

动作 3、4 同动作 1、2，但方向相反。

这个动作共练 16 次。注意肩部要沉，不能耸肩，扩胸时动作幅度要大，尽力向左右拉开，两肘保持平行。颈、肩、背部肌肉有酸胀的感觉，同时觉得胸部很舒畅。适用于颈、肩、背部酸痛、强直、手臂麻木、胸闷等症状。

（三）双臂伸展

预备式：两腿左右开立稍宽于肩，两臂于体侧屈曲，肘关节下垂，两手半握拳，拳略高于肩，拳心向前，两眼平视前方。（图 4-5-5）

1. 两臂尽量上举，同时两拳松开变掌，十指分开，掌心向前，头向上抬，两眼看手。（图 4-5-6）

2. 还原成预备式动作。

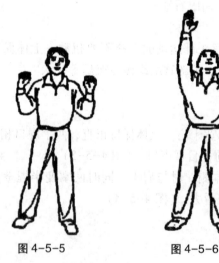

图 4-5-5 图 4-5-6

动作 3、4 同动作 1、2。

这个动作可根据情况练习 16~32 次。注意两臂上举时，要挺胸收腹，呼吸自然。挺胸收腹时，腰部有酸胀的感觉，抬头向上看时，颈部有酸胀的感觉。适应于颈、肩、背、腰等部位酸痛，肩关节功能障碍等症状。

（四）两臂绕环

预备式：两腿左右开立稍宽于肩，上体保持正直，两手交叉放于小腹前，两手成掌，右掌在内，左掌在外，两掌心均向内，两眼平视前方。（图4-5-7）

1. 两臂伸直于体前交叉上举，两掌不要分开，眼随手动，至上方时，目视手背。（图4-5-8）

2. 双掌左右分开，直臂经体侧画弧下落（此时掌心向上），还原预备式的动作。

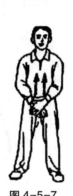
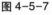
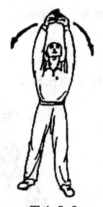

图4-5-7　　　　　　　图4-5-8

动作3、4同动作1、2。

这个动作练习32次。注意绕环时要直臂、挺胸、收腹、动作幅度要大。颈、肩、腰、背有酸胀的感觉。适用于颈、腰、背酸胀痛及肩关节强直及有一定功能性障碍等症状。

（五）屈肘绕环

预备式：两腿左右开立稍宽于肩，两臂自然下垂，上体正直，挺胸抬头，两眼平视前方。（图4-5-9）

1. 两臂屈肘上提，经体后侧向前绕环，肘部要高于肩，两手下垂，手背相对，同时头向左转，目视左前方。（图4-5-10）

2. 以上动作不停，两肘下垂，两手在面部前成立掌，掌心相对，两眼平视前方（图4-5-11）。然后徐徐下按，还原成预备式的动作。

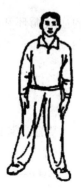
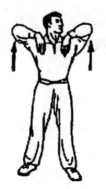
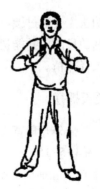

图4-5-9　　　　　　图4-5-10　　　　　　图4-5-11

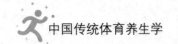

动作 3、4 同动作 1、2，但方向相反。

这个动作练习 32 次。注意不要耸肩，手腕放松。动作幅度要舒展大方。肩及两肋有酸胀的感觉。适用于肩关节强直及上肢活动功能出现障碍等症状。

（六）单臂托天

预备式：两腿左右开立稍宽于肩，两臂自然下垂，上体正直，挺胸抬头，两眼平视前方。（图 4-5-12）

1. 左臂经体侧上举成架掌，掌指向右，掌心向上，同时右臂屈肘用手背紧贴腰后部，两眼看左手背。（图 4-5-13）

2. 还原成预备式动作。

动作 3、4 同动作 1、2，但方向相反。（图 4-5-14）

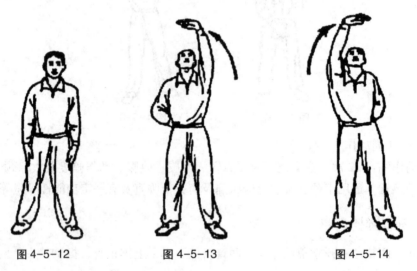

图 4-5-12　　　　　图 4-5-13　　　　　图 4-5-14

这个动作练习 16 次。注意上举时手臂要伸直，眼始终随手运动。架掌时，颈、肩、背部有酸胀的感觉，并觉得胸部舒畅。适用于肩关节强直、有活动性功能障碍，颈、肩、腰痛及胃脘胀满等病症。

二、防治腰痛的练功法

这套练功法主要通过腰、髋、腿的活动，改善腰部软组织的血液循环和神经的功能，达到脊柱滑利的目的。并能提高腰腹肌的力量，恢复腰腹肌的活动功能，矫正脊柱畸形，调理脾胃，固肾养精。

（一）托天摇摆

预备式：两腿分开稍宽于肩站立，上体保持正直，十指交叉于腹前，掌心向上，两眼平视前方。（图 4-5-15）

1. 两臂上提，经面前上举，反掌上托，掌心向上，目视手背。（图 4-5-16）

2. 两臂带动上体向左侧屈一次，目随手动。（图 4-5-17）

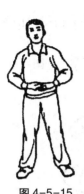
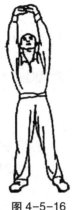
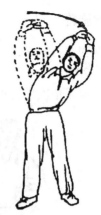

图 4-5-15　　　　　图 4-5-16　　　　　图 4-5-17

3. 再向左侧屈一次。

4. 十指分开，两臂经体侧下落。

动作 5~8 同动作 1~4，但方向相反。

这个动作练习 16 次。注意向上托掌时，手臂要伸直，背要挺直。颈、腰有酸胀的感觉，并放射至手指、臂、肩也有此类感觉。适用于颈、腰强直，肩、肘关节及脊柱活动不便和脊柱畸形等症状。

（二）转腰推掌

预备式：两腿左右开立稍宽于肩，双手抱拳于腰间，拳心向上。上体正直，挺胸抬头，两眼平视前方。（图 4-5-18）

1. 右拳变掌，成正立掌向前推出，掌心向前，同时上体尽量向左转，左肘向左后方顶，并与右臂成一直线，目视左后方。（图 4-5-19）

2. 还原成预备式的动作。

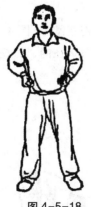
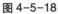
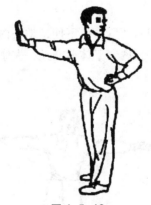

图 4-5-18　　　　　　图 4-5-19

动作 3、4 同动作 1、2，但方向相反。

这个动作根据情况练习 16~32 次。注意腰部旋转时幅度要大，双脚不得移动。在推掌转腰时，肩、颈、背、腰有酸胀的感觉。对肩、颈、背及腰软组织劳损有一定作用。

（三）叉腰旋转

预备式：两腿左右开立，稍宽于肩，上体保持正直，双手大拇指向前叉腰，两眼平视前方。（图4-5-20）

动作1~4，两手依次用力推动骨盆，向顺时针方向绕环一周。（图4-5-21）

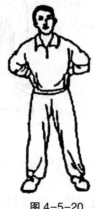
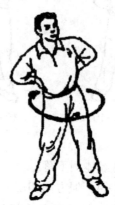

图4-5-20　　　　　　　　　图4-5-21

动作5~8同动作1~4，但方向相反。

这个动作的练习次数为左右各旋转4~8次。注意两腿伸直，双脚不得移动，绕环幅度可由小到大，腰部有较为明显的酸胀感觉。适用于腰部的急性扭伤和慢性疼痛等疾病。

（四）绕环前屈

预备式：两腿左右开立，稍宽于肩，上体保持正直，两手交叉放于小腹前，两手成掌，右掌在内，左掌在外，两掌心均向内，两眼平视前方。（同图4-5-7）

1. 两臂经体前上举，抬头、挺胸、收腹，目视双掌。（图4-5-22）

2. 双掌向左右分开下落至侧平举，同时翻掌成掌心向上，两眼平视前方。（图4-5-23）

3. 上体前屈，同时两臂自然下伸，掌心向内，目视双掌。（图4-5-24）

4. 以上动作不停，两臂于体前交叉，左掌在外，右掌在内，目视双掌。（图4-5-25）

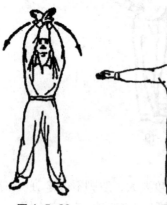
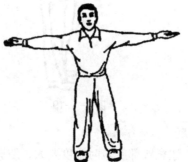
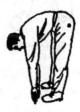
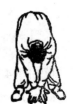

图4-5-22　　　　　图4-5-23　　　　　图4-5-24　　　　图4-5-25

动作5~8同动作1~4，但最后一拍还原成预备式的动作。

这个动作共练习4次。注意动作幅度要大，前屈时腿要挺直，手指尽量向下触地。双掌在上时，腰部有酸胀的感觉。体前屈时，两腿后肌群有酸胀的感觉。对颈、背、腰酸痛，肩关节灵活性障碍有一定的治疗作用。

（五）弓步插掌

预备式：两腿左右分开一大步，双手抱拳于腰间，上体保持正直，挺胸抬头，两眼平视前方。（图4-5-26）

1. 身体向左转，右腿蹬直，左膝前屈成左弓步，左脚尖向正前方，左大腿与地面保持平行。同时右拳变掌向前插，掌与肩同高，掌指向前，掌心向左，目视右掌。（图4-5-27）

2. 还原成预备式的动作。

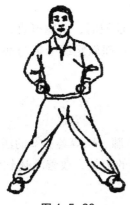 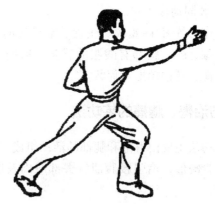

图4-5-26　　　　　　　　图4-5-27

动作3、4同动作1、2，但方向相反。

这个动作练习8~16次。注意前插掌时要用力，弓步时后腿要蹬直，腰、腿须有酸胀的感觉。适用于颈、腰、背、四肢酸痛麻木等症状。

（六）双手攀足

预备式：两脚并拢直立，头正颈直，背挺直，两膝关节挺直靠拢，两手自然下垂于身体两侧，成立正姿势，两眼平视前方。（图4-5-28）

1. 两手十指交叉于腹前，掌心向上。（图4-5-29）
2. 两手经面前翻掌上举至手臂伸直，掌心向上，目视手背。（图4-5-30）
3. 上体前屈，两手顺势向下触摸脚背，目视双掌。（图4-5-31）
4. 还原成预备式的动作。

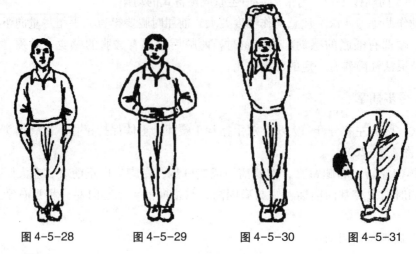

图4-5-28   图4-5-29   图4-5-30   图4-5-31

动作5~8同动作1~4。

这个动作可练习4~8次。注意手掌尽量向上举起，前屈时，两腿挺直，手掌要尽量接触脚背，颈、腰、腿部有酸胀的感觉。适用于治疗腰、腿软组织劳损与酸痛麻木，屈伸、腰转不便，脊柱畸形等症状。

三、防治臀、腿痛的练功法

这套练功法主要由臀部和腿部的活动组成。通过腰、膝、踝等各关节的活动，矫正脊柱畸形和盆骨畸形，增强腰腹肌、臀部肌肉及腿部肌肉的力量，改善上述软组织的活动功能。

(一) 左右转膝

预备式：上体前屈，两脚并拢，两膝挺直，两手分别按在两膝上，目视两手。（图4-5-32）

1. 两膝弯曲，两手推动膝关节沿顺时针方向环绕，绕至后方时，膝挺直。（图4-5-33）
2. 还原成预备式的动作。

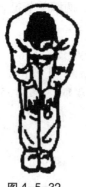
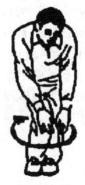

图4-5-32   图4-5-33

动作 3、4 同动作 1、2，但方向相反。

这个动作可向顺、逆时针方向绕环 8~12 次。注意两膝绕环时，幅度要大。腰、膝、踝有酸胀感。适用于治疗膝、踝关节活动不便及酸痛无力等疾病。

（二）横档转体

预备式：两腿左右分开一大步直立，上体保持正直，双手大拇指向后叉腰，两眼平视前方。（图 4-5-34）

1. 右腿屈膝，左腿蹬直成横档步，同时上体左转 90°，目视左前方。（图 4-5-35）
2. 还原成预备式的动作。

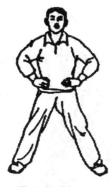 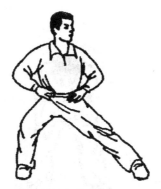

图 4-5-34   图 4-5-35

动作 3、4 同动作 1、2，但方向相反。

这个动作要根据情况向左右方向各练习 4~8 次。注意两脚不得移动，屈膝时脚尖和膝关节保持垂直，上体正立，不得弯腰、两腿肌肉有酸胀感。此动作对腰、臀、腿部疼痛和髋关节及膝、踝关节活动不便等疾病有一定的治疗作用。

（三）下蹲运动

预备式：成立正姿势（同图 4-5-28）。

1. 上体前屈，同时两手扶膝，两眼注视双手。（图 4-5-36）
2. 两腿屈膝全蹲，同时两手顺势横扶膝关节，手指相对。（图 4-5-37）
3. 两膝伸直，两手向下触摸脚背。（图 4-5-38）
4. 还原成预备式的动作。

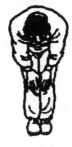 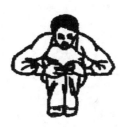 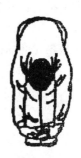

图 4-5-36   图 4-5-37   图 4-5-38

这个动作可视情况练习 4~8 次。注意体前屈时，膝关节要伸直。下蹲时，两膝要并拢不得分开。大、小腿的前后肌群及膝关节均有酸胀感。适用于髋、膝关节活动不便，以及下肢屈伸困难和肌肉萎缩等病症。

（四）托掌扶膝

预备式：两腿左右开立与肩同宽，两眼平视前方。

1. 两腿直立，上体前屈，用右手去扶左膝，目视右手。（图 4-5-39）

2. 上体直起，双膝微屈，重心在两腿之间，同时左臂经体侧上举架掌，掌心向上，掌尖向右，目视左掌，右掌不动。（图 4-5-40）

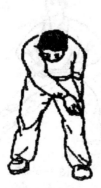 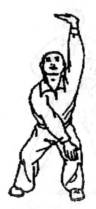

图 4-5-39   图 4-5-40

3. 与 2 的动作相反，换左手扶右膝，右手上举，目视右手。

4. 还原成预备式的动作。

动作 5~8 同动作 1~4。

这个动作可根据情况练习 4~8 次。注意双脚不得移动，屈膝时上体保持正直。颈、肩、腰及腿部有酸胀感。适用于颈、肩、腰、腿疼痛及活动性功能障碍等疾病。

（五）举肩抱膝

预备式：两脚并拢成立正姿势，两眼平视前方。

1. 左脚向前上一步，重心随之移至左腿，右脚跟提起，同时两臂直臂前上举，与肩同宽，手心相对，挺胸抬头，目视双手。（图 4-5-41）

2. 右膝向上抬起，同时两臂经体侧下落，双手紧抱右膝于胸前，两眼平视前方。（图 4-5-42）

3. 还原成预备式的动作。

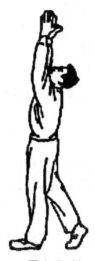
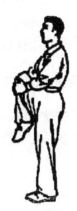

图 4-5-41　　　　图 4-5-42

动作 4~6 同动作 1~3，但方向相反。

这个动作可练习 4~8 次。注意重心要稳，支持腿要直，抱膝时，要尽量向上抱，贴紧胸部，两腿肌群有酸胀感。适用于臀、腿、髋、膝有酸痛及关节屈伸功能障碍等症状。

（六）前后漫步

预备式：两脚并拢直立，上体正直，双手大拇指向后叉腰，两眼平视前方。（图 4-5-43）

1. 左脚向前迈一步，脚跟先着地，逐渐过渡到全脚掌着地，重心随之前移到左腿，右脚跟同时抬起，目视前方。（图 4-5-44）

2. 右脚跟落地，稍屈右膝，重心随之后移到右腿，左脚跟着地，前脚掌抬起。（图 4-5-45）

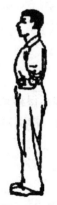
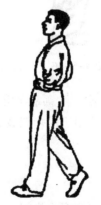
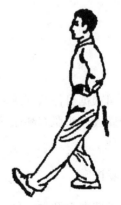

图 4-5-43　　　　图 4-5-44　　　　图 4-5-45

3. 左脚全脚掌着地，同时右脚向前迈一步，脚跟先着地，逐渐过渡到全脚掌着地，重心随之前移到右腿，左脚跟抬起，目视前方。

4. 左脚跟落地，稍屈左膝，重心随之向后移到左脚，右脚跟着地，前脚掌抬起。

5. 重心向前移至右腿，左脚跟提起。

6. 左腿屈膝，重心向后移到左腿上，右脚跟着地。

7. 左腿伸直，同时右脚后退一步，右膝稍曲，重心随之向后移到右腿。

8. 左脚向后与右脚并拢，还原成预备式的动作。

这个动作可练习4~5次，注意上体要保持正直，挺胸抬头，两腿及踝关节有酸痛的感觉，对下肢酸痛及下肢关节活动性功能障碍有一定的治疗作用。

四、防治四肢关节痛的练功法

这套练功法由四肢活动带动全身运动。通过四肢关节的活动，消除肢体关节疼痛，增长肌肉力量，并能改善全身各系统功能，消除肢体组织的粘连和痉挛，人体各部位均可得到锻炼。

（一）马步推掌

预备式：两腿左右开立，与肩同宽或稍宽于肩，两手抱拳于腰间，两眼平视前方。

1. 两腿屈膝下蹲成马步，两大腿与地面保持平行，上体保持正直，同时两拳变掌向前推出，指尖相对，掌心向前，大拇指向下，目视掌指（图4-5-46）。

2. 还原成预备式的动作。

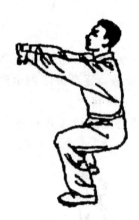

图4-5-46

这个动作可根据身体状况练习16~32次。注意掌要用力，两脚不得移动，脚尖向正前方，手腕及两腿股四头肌有酸胀的感觉。适用于治疗四肢关节酸痛，特别对膝关节的活动障碍有一定疗效。

（二）歇步推掌

预备式：两腿左右开立，稍宽于肩，两拳抱于腰间，上体保持正直，两眼平视前方。

1. 两腿屈膝下蹲，上体右后转成歇步，左膝关节贴于右膝后方，臀部坐在左腿上，同时左拳变掌向左侧推出，指尖向上，掌心向前，头向右转，两眼注视右后方（图4-5-47）。

2. 还原成预备式的动作。

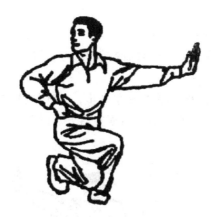

图 4-5-47

动作 3、4 同动作 1、2，但方向相反，出右歇步改成左歇步推右掌。

这个动作可根据身体状况练习 12~16 次。注意重心要稳可，上体保持正直，膝、腿、踝有酸胀感。适用于治疗四肢关节、颈、腰、背酸痛。

（三）托天插地

预备式：两脚并拢直立，成立正姿势。两手抱拳于腰间，拳心向上，两眼平视前方。（图 4-5-48）

1. 右拳变掌上架，指尖向左，掌心向上，目视右掌。（图 4-5-49）
2. 上体向左转 90°，身体其他部位不动。（图 4-5-50）
3. 上体前屈，同时右掌向左向下，经左腰侧继续向下，触摸左脚外侧。（图 4-5-51）
4. 上体右转，同时右掌经过两脚背沿右腿上行，上体直立，还原成预备式的动作。

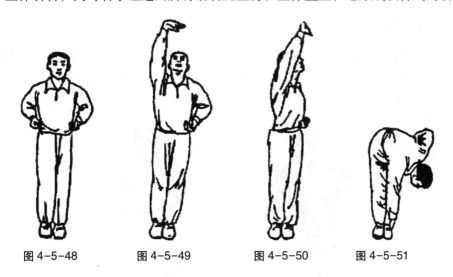

图 4-5-48   图 4-5-49   图 4-5-50   图 4-5-51

动作 5~8 同动作 1~4，但方向相反。

这个动作可根据身体状况练习 4~8 次。注意双膝保持正直，双脚不得移动，动作幅度要大，肩、臀、腰、腿、膝有酸胀感。适用于治疗肩、腰、背、腿酸痛。

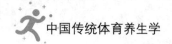
（四）转体推掌

预备式：两腿左右分开一大步，上体保持正直，两手握拳，抱于腰间，拳心向上，两眼平视前方。

1. 上体左转，左膝屈膝，右腿蹬直成左弓步，上体继续左后转，同时右拳变掌向前推出，略高于肩，指尖向上，掌心向前，目视左后方。（图4-5-52）

2. 还原成预备式的动作。

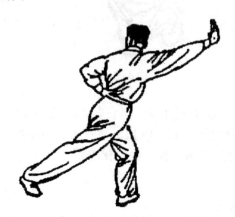

图4-5-52

动作3~4同动作1~2，但方向相反。

这个动作可根据身体状况练习4~8次。注意弓步时后腿要蹬直，脚跟不得离地，上体尽量左后转，推掌与后腿在一直线上，颈、肩、腰、腿有酸胀感。可治疗四肢关节及颈、肩、腰、腿、背酸痛。

（五）左右蹬腿

预备式：两脚左右开立，与肩同宽，上体保持正直，两手大拇指向后叉腰，两眼平视前方。

1. 左腿屈膝上提，勾脚尖，然后以脚跟发力向右前下方蹬出（图4-5-53、图4-5-54）。

2. 还原成预备式的动作。

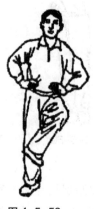 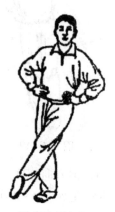

图4-5-53　　　　　　图4-5-54

动作 3、4 同动作 1、2，但方向相反。

这个动作可练习 16 次。注意重心要稳，支撑腿要直，腿部有酸胀感。可治疗大腿及膝关节酸痛。

（六）四面踢毽

预备式：两脚并拢直立，成立正姿势，上体保持正直，两手大拇指向后叉腰，两眼平视前方。

1. 左膝上提，同时脚腕内翻，内脚背向上踢。（图 4-5-55）
2. 左膝放下，右膝上提，同时内脚背上踢。（图 4-5-56）
3. 右膝放下，左膝弯曲，左小腿向外，左外脚背向上踢。（图 4-5-57）
4. 左膝放下，右膝弯曲，右小腿向外，右外脚背向上踢。（图 4-5-58）

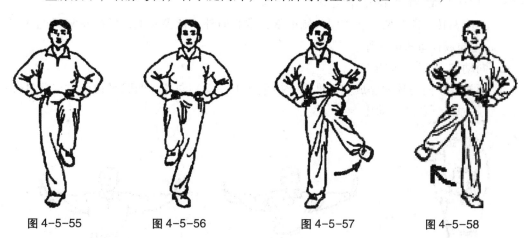

图 4-5-55　　　　图 4-5-56　　　　图 4-5-57　　　　图 4-5-58

5. 右膝放下，提左膝，左脚背勾起向前踢出。（图 4-5-59）
6. 左膝放下，提右膝，右脚背勾起向前踢出。（图 4-5-60）
7. 右膝放下，屈左膝，小腿后撩，左脚跟向上踢及臀部。（图 4-5-61）
8. 左膝放下，屈右膝，小腿后撩，右脚跟向上踢及臀部。（图 4-5-62）

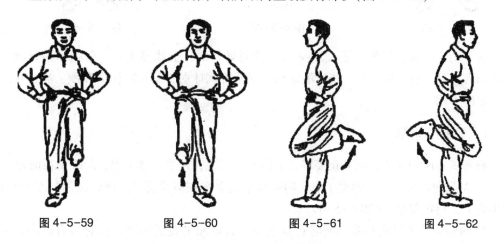

图 4-5-59　　　　图 4-5-60　　　　图 4-5-61　　　　图 4-5-62

这个动作可根据身体状况练习 4~6 次。注意重心要稳，支撑腿要直。腿及膝关节有酸胀的感觉，可治疗踝及膝关节酸痛无力。

五、防治腱鞘炎的练功法

这套练功法以上肢肩、肘、腕、指关节活动为主，达到改善上肢软组织的血液循环和神经功能，松弛肩背、手臂、手指等部位的软组织粘连和痉挛的目的。

（一）四面推掌

预备式：两腿左右开立，稍宽于肩，上体保持正直，两手握拳，抱于腰间，拳心向上，两眼平视前方。

1. 两拳变掌，经面前向上架掌，指尖相对，掌心向上，虎口张开，目视掌背（图4-5-63）。后还原成预备式的动作。

2. 上体左转，同时两拳变掌向两侧推掌，掌心向外，指尖向上，目视左掌（图4-5-64）。后还原成预备式的动作。

3. 同动作2，但方向相反。

4. 两拳变掌向身体两侧成立掌推出，指尖向上，掌心向外，两眼平视前方（图4-5-65）。后还原成预备式的动作。

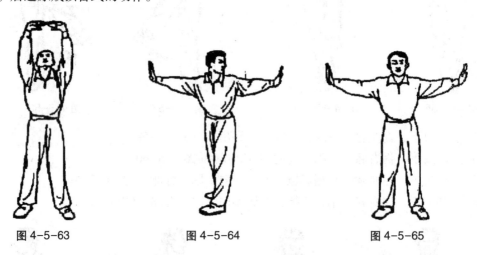

图4-5-63   图4-5-64   图4-5-65

这个动作可根据情况，练习4~8次。注意转体时，上体要正直，两脚不得移动，推掌要用力，颈、肩、肘、腕、指有酸胀感。对治疗网球肘、腕指腱鞘炎和颈、肩、腰酸痛有一定的作用。

（二）拉弓射箭

预备式：两脚并拢，成立正姿势，上体保持正直，两手自然下垂，两眼平视前方。

1. 左脚向左跨一步，稍宽于肩，同时双掌成立掌在胸前交叉，两臂微屈，左掌在外，指尖向上，目视双掌。（图4-5-66）

2. 两腿屈膝半蹲成马步，同时右掌变拳，右臂前平屈后振臂，右肘与肩同高，拳心向下。左掌向左侧成立掌推出，指尖向上，掌心向外，目视左掌。（图4-5-67）

3. 两腿挺膝伸直，同时右拳变掌，双掌一齐向下按掌，指尖向前，掌心向下，目视前方。（图4-5-68）

4. 还原成预备式的动作。

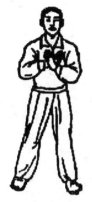

图4-5-66

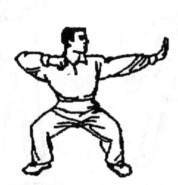

图4-5-67

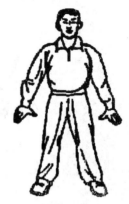

图4-5-68

动作5~8同动作1~4，但方向相反。

这个动作可根据身体情况练习4~8次。注意马步要稳，拉弓时要挺胸，两肩向后张，臂、腕、指有酸胀感，可治疗网球肘、手指腱鞘炎。

（三）腕臂绕环

预备式：两腿左右开立，稍宽于肩，上体保持正直，两手抱拳，放于腰间，拳心向上，两眼平视前方。

1. 两拳变掌，屈臂上举，与肩同宽，指尖向上，掌心相对，抬头目视双掌。（图4-5-69）

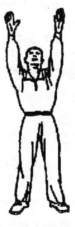

图4-5-69

2. 两掌握拳，同时将拳心转向外，经体两侧下落，还原成预备式的动作。

以上动作可先做4~8次。

3. 两拳变掌，两臂向下伸直，指尖向下，掌心向前，然后经体侧直臂上举，与肩同

宽，掌心相对，目视双掌，然后两掌变拳。（图4-5-70、图4-5-71）

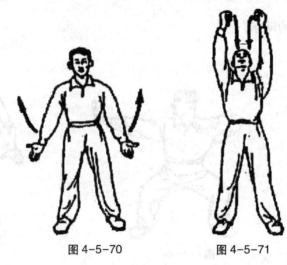

图 4-5-70　　　　　图 4-5-71

4. 屈腕、屈臂，经面前向下伸臂（图4-5-72），并还原成预备式的动作。

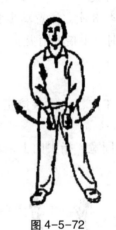

图 4-5-72

这个动作可练习4~8次。注意眼随手动，挺胸收腹。肩、臂、肘及腕关节有酸胀感，可治疗网球肘和腕、指腱鞘炎及漏肩风。

（四）上展下振

预备式：两腿左右开立，稍宽于肩，上体保持正直，两手抱拳，放于腰间，拳心向上，目视前方。

1. 右拳变掌，虎口张开，向前上方成立掌推出，指尖向上，掌心向前，同时左拳内转向后振臂，拳心向上，头向左后转，两眼注视拳心。（图4-5-73）

2. 还原成预备式的动作。

动作3、4同动作1、2，但方向相反。

这个动作可练习8~16次。注意两臂上下成一直线，肩要向后张拉开，胸、肩、臂、肘、腕及指关节有酸胀感。对治疗腰背酸痛、漏肩风、网球肘和腕、指腱鞘炎有一定作用。

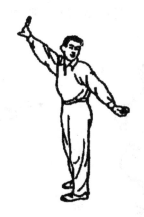

图 4-5-73

（五）转腰触肩

预备式：两腿左右开立，稍宽于肩，上体保持正直，两臂自然下垂，目视前方。

1. 上体向左后旋转，同时左手背紧贴腰后，右手向左摆，虎口触及左肩处，掌心向左，目视左肩。（图 4-5-74）

2. 还原成预备式的动作。

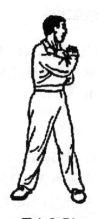

图 4-5-74

动作 3、4 同动作 1、2，但方向相反。

这个动作可练习 8~16 次。注意双脚不得移动，动作要缓慢，转腰幅度要大。颈、肩、肘及腕、腰等部位有酸胀感觉。对治疗漏肩风、网球肘、腰背酸痛有一定作用。

（六）马步冲拳

预备式：两腿左右开立，稍宽于肩，上体保持正直，两手握拳，抱于腰间，拳心向上，两眼平视前方。

1. 两腿屈膝下蹲成马步，大腿与地面保持平行，同时向前冲左拳，拳心向下，目视左拳。（图 4-5-75）

2. 左拳变掌，翻成掌心向上（图 4-5-76），收回腰间仍变成拳，还原成预备式的动作。

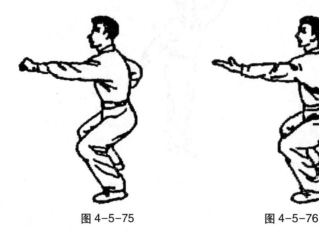

图 4-5-75   图 4-5-76

动作 3、4 同动作 1、2，但换冲右拳。

这个动作可身体状况练习 8~16 次。注意马步脚尖向前，双脚不得移动，要挺胸收腹，冲拳有力。两腿、臂、腕、指有酸胀感。对治疗网球肘和腕、指腱鞘炎及颈、肩、腰酸痛等疾病有一定作用。

六、防治内脏器官功能紊乱的练功法

这套练功法是全身性运动，包含了按摩、四肢、躯干运动，能改善全身血液循环，疏通经络，提高神经调节功能，增强大脑及内脏器官活动的能力，对心、肝、脾、胃、肾、肺及其他器官疾病均有一定的防治作用。

（一）摩面揉谷

预备式：两腿左右开立，稍宽于肩，两臂自然下垂，两眼平视前方。

1. 两手中指同时从地仓穴往上，经迎香穴、鼻通穴、睛明穴至前额发际处，向左右分开全掌贴脸向下环绕按摩面部（图 4-5-77）。这个动作可按摩 8~16 次。

2. 两手中指同时从地仓穴往上，经迎香穴、鼻通穴、睛明穴至前额发际处，继续向上沿百会穴向后至风池穴，转到耳后至脸部作环绕按摩（图 4-5-78）。这个动作可按摩 8~16 次。

3. 两眼微闭，舌抵上腭，左掌心紧贴上腹部，用右大拇指按揉左手睡眠穴（第二掌骨上三分之一处，近合谷穴）（图 4-5-79）。这个穴位可揉按 24~36 次，然后，换左手揉按右手睡眠穴 24~36 次。

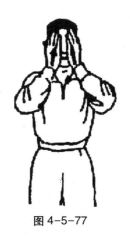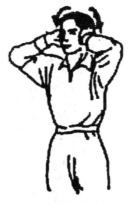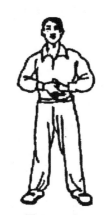

图 4-5-77   图 4-5-78   图 4-5-79

注意精神集中，按摩头部和面部时稍用力。头、面部有发热的感觉，手有酸胀感。对改善大脑血液循环，提高神经系统功能，治疗神经衰弱、失眠、头晕、心悸、肠胃功能紊乱有一定的作用。

（二）按摩腹部

预备式：两腿左右开立，稍宽于肩，两眼平视前方，右手掌心紧按在上腹部，左手放在右手上面。（图 4-5-80）

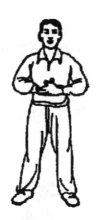

图 4-5-80

1. 由内向外、由小至大沿顺时针方向按摩整个腹部 16~22 圈。
2. 再反方向，逆时针由大圈到小圈按摩 16~22 圈。
注意腹部放松。腹部有温暖的感觉，肠胃畅通舒服。可治疗肠胃功能紊乱。

（三）提膝架掌

预备式：两脚并拢成立正姿势，挺胸收腹，两手抱拳，放于腰间，拳心向上，两眼平视前方。

1. 右膝上提，同时右拳变掌下按，指尖向前，掌心向下，左拳变掌屈臂上架，指尖向右，掌心向上，目视左掌。（图 4-5-81）

2. 还原成预备式的动作。

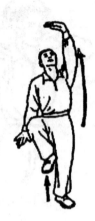

图 4-5-81

动作 3、4 同动作 1、2，但方向相反。

这个动作可练习 8~16 次。注意支撑腿要直，重心要稳，上架下按时两臂要尽力拉开。颈、肩、臂、背、腰、腿等部位有酸胀的感觉。对脾胃虚弱、消化不良有一定的防治作用。

（四）梳头转腰

预备式：两腿左右开立，稍宽于肩，上体保持正直，两臂自然下垂，两眼平视前方。

1. 左手向后，用左手背紧贴腰部，同时右手屈肘，用掌根紧贴头顶，四指向前。（图 4-5-82）

2. 上体向左后转动，同时右掌沿头顶中线向后梳至枕骨。（图 4-5-83）

3. 上体右转还原，头继续右转，同时右掌根转向前，经头右侧（耳上方）至左额前（图 4-5-84）。

4. 还原成预备式的动作。

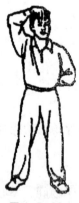
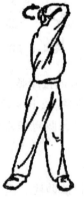
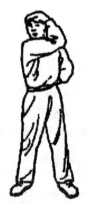

图 4-5-82   图 4-5-83   图 4-5-84

这个动作可练习 4~8 次。注意动作要缓慢连贯，手部要用力。腰部有酸胀的感觉，头部有舒服松弛的感觉。能改善大脑血液循环，提高中枢神经兴奋，对头晕、失眠、心悸、眼花等疾病有一定的防治作用。

（五）腰部运动

预备式：两腿并拢成立正姿势，上体保持正直，两手握拳，抱于腰间，拳心向上，两眼平视前方。

1. 两拳变掌，经面前向上架掌，指尖相对，掌心向上，虎口张开，目视掌背。（同图4-5-63）

2. 两掌经体侧下落，双手大拇指向前，在腰后叉腰，双手的中指能触及。

3. 上体向左后尽量旋转，目视左后方。（图4-5-85）

4. 反过来，上体向右后方尽量旋转，目视右后方。（图4-5-86）

5. 还原成2的动作。

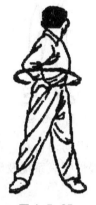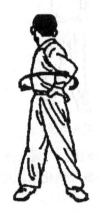

图4-5-85　　　　　　　图4-5-86

6. 上体向前下尽量俯腰。（图4-5-87）

7. 上体向后尽量仰体。（图4-5-88）

8. 还原成预备式的动作。

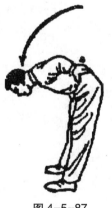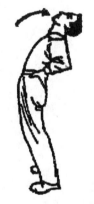

图4-5-87　　　　图4-5-88

这个动作可练习4～6次。注意两膝挺直，双脚不得移动，动作幅度要大。颈、肩、腰、背有酸胀的感觉。对肾亏体虚、腰背酸痛有一定的防治作用。

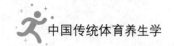

（六）展臂扩胸

预备式：两腿左右开立，稍宽于肩，上体保持正直，两臂自然下垂，两眼平视前方。

1. 两臂经体前交叉，左拳在外，右拳在内，两拳拳心均向里，然后向斜上方举起，目视双掌，同时脚跟提起，吸气。（图4-5-89）

2. 两臂直臂向体侧下落，经体前交叉，然后还原成预备式的动作，同时脚跟落地，呼气。（图4-5-90）

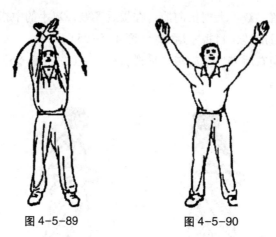

图4-5-89　　　　　　图4-5-90

这个动作可练习8~16次。注意支撑要稳，呼吸均匀自然。颈、肩部位有酸胀感。能提高心血管系统、呼吸系统及消化系统功能，对慢性呼吸系统及消化系统疾病有一定的防治作用。

第五章　太极养生功法

第一节　二十四式简化太极拳

太极拳是广大人民群众健身、娱乐的首选项，居民大和学生参加太极拳活动的人数占有较大的比例。其主要原因是：①太极拳的作用主要体现在健身和医疗上，是以练脑、练气、练身三者密切结合的一种健身方法，同时作为医疗体育的一种手段，对各种疾病（如神经衰弱、神经痛、高血压、心脏病、关节炎、糖尿病等）起到一定的疗效作用；②体现了一定的趣味性。太极拳动作舒展优美，变化多，同时配以动听的音乐伴奏，使人们一开始就能很快进入角色，体现出了较高的趣味性；③对场地、器材的要求不高。

练习太极拳时应注意：练习前要做好准备活动，要调节好心理状态，做到心平气和，思想集中。选择空气新鲜、环境相对安静的空地进行练习，避免环境嘈杂的地方。那样容易分散注意力，达不到练习效果。

练习太极拳应掌握好运动量，一般健康者每天可练习一小时左右，体弱者可根据自己的身体情况适当调节运动量。

一、动作名称

【第一组】起式、左右野马分鬃、白鹤亮翅

【第二组】左右搂膝拗步、手挥琵琶、左右倒卷肱

【第三组】左揽雀尾、右揽雀尾

【第四组】单鞭、云手、单鞭

【第五组】高探马、右蹬脚、双峰贯耳、转身左蹬脚

【第六组】左下势独立、右下势独立

【第七组】左右穿梭、海底针、闪通臂

【第八组】转身搬拦捶、如封似闭、十字手、收式

二、动作要领与要点

第一组

1. 起式

（1）身体自然直立，由立正姿势开始，然后左脚向左分开。两脚开立，与肩同宽，脚尖向前；两臂自然下垂，两手放在大腿外侧；眼向前平视。（图5-1-1）

（2）两臂慢慢向前平举，两手高与肩平，与肩同宽，手心向下。（图5-1-2、图5-1-3）

（3）两腿屈膝下蹲，上体保持正直；同时两掌轻轻下按，两肘下垂与两膝相对，眼平视前方。（图5-1-4）

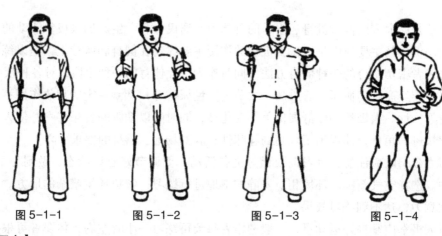

图5-1-1　　　　图5-1-2　　　　图5-1-3　　　　图5-1-4

【要点】

（1）开立步时，应抓住"轻起轻落，点起点落"这个步法规律，先将重心移至右腿，左腿放松，而后轻轻提起左脚跟，以不超过右踝的高度向左分开半步。落脚时前脚掌先着地，并且使脚尖朝正前方，随之全脚掌逐渐踏实。

（2）手臂的前举和下按应抓住"匀速、缓慢"这个关键。手臂的移动要有逆水前进的感觉，既要有一定的紧张度，又不可僵硬；既要放松，又不可松懈。

（3）手臂前举时，两手先在两腿外侧将掌心转向后方，随即再慢慢地向体前平举。

（4）两掌下按时手心朝下，要有主动下按的动作，按到两手与腹同高时，须展掌、舒指。

（5）屈膝的高度要视学生的素质，因人而异，不要一概而论。太极拳的全套练习中，除少数姿势外，整套拳术都是在半蹲的状态中进行的。开始的屈膝高度基本上就是整套拳的拳架高度，练习中间不允许忽高忽低。因此，教师不要让学生将起式的架子蹲得过高或过低，以免拳架高度起伏不定。上体要保持正直，脊背、臀部、脚跟基本在同一垂直面上。

【易犯错误】

（1）向左开步时，身体左右摇晃。

（2）两臂前举和下按时，两肘尖外撑、上扬；两肩上耸。

（3）屈膝下蹲时上体前俯或后仰。

（4）手臂前举和两掌下按时，腕关节过于松软，造成手臂前举时指尖朝下，两掌下按时指尖朝上的"折腕"错误。

2. 左右野马分鬃

（1）上体微向右转，身体重心移至右腿上；同时右臂收在胸前平屈，手心向下，左手经体前向右下画弧放在右手下，手心向上，两手心相对成抱球状；左脚随即收到右脚内侧，脚尖点地，眼看右手。（图5-1-5、图5-1-6）

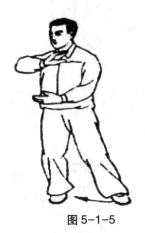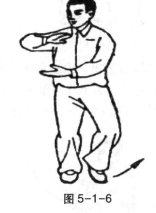

图 5-1-5　　　　　　　　　图 5-1-6

（2）上体微向左转、左脚向左前方迈出，右脚跟后蹬，右腿自然伸直，成左弓步；同时上体继续向左转；左右手随转体慢慢分别向左上右下分开，左手高与眼平，手心斜向上；右手落在右胯旁，肘微屈，手心向下，指尖向前，眼看左手。（图5-1-7、图5-1-8）

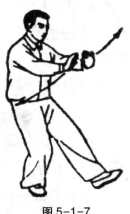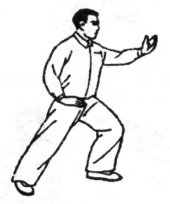

图 5-1-7　　　　　　　　　图 5-1-8

（3）左脚蹬地，左腿伸膝，上体慢慢后坐，身体重心移至右腿，左脚尖翘起，微向外撇（45°~60°）；随后脚掌慢慢踏实，左腿慢慢前弓，身体左转，身体重心再移至左腿，同时左手翻转向下，左臂收至胸前平屈，右手向左上画弧放在左手下，两手心相对成抱球状；右脚随即收到左脚内侧，脚尖点地，眼看左手。（图5-1-9、图5-1-10）

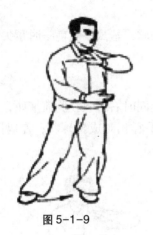 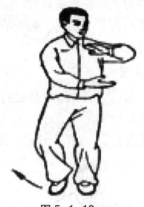

图 5-1-9　　　　　　　　　图 5-1-10

（4）右脚向右前方迈出，左腿自然伸直，成右弓步；同时上体右转，左右手随转体分别慢慢向左下右上分开，右手高与眼平，手心斜向上；左手落于左胯旁，肘微屈，手心向下指尖向前，眼看右手。（图 5-1-11、图 5-1-12）

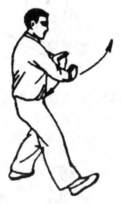 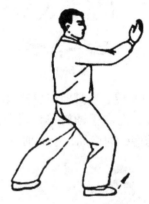

图 5-1-11　　　　　　　　　图 5-1-12

（5）（6）同（3）（4）解，唯左右相反。（图 5-1-13 至图 5-1-15）

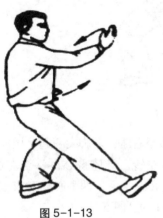 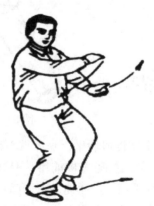 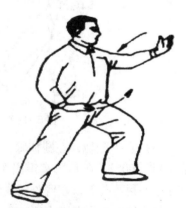

图 5-1-13　　　　　　　图 5-1-14　　　　　　　图 5-1-15

【要点】

左野马分鬃

（1）转体和抱手的动作是同时进行的。要在转体的带动下协调一致地完成。左臂的画弧，除手掌走弧形外，还有伴随着前臂的旋转，定势时左臂也要呈弧形。

（2）假设起势时面向南方，第一个"野马分鬃"弓步要朝向东方。在上步时上体先转至偏东，弓步时再转向接近正东。在连贯练习时，两个转体应是连贯的，中间不可中断。

（3）左脚上步时要脚跟先着地。太极拳的步法，均要求一腿屈膝支撑身体，稳定重心，另一腿轻灵地迈出，不可落脚沉着，身体重心过早转移。弓步过程要由腰部旋转、左腿屈弓和右腿后蹬三者协调配合，不可先蹬直右腿，再屈左膝，这样会使腰胯紧张，重心起伏。

（4）太极拳的弓步，后腿自然蹬直即可，不能像长拳那样挺劲绷直，以致腰胯不能松开。但也不可过于放松，使膝部出现较大的弯曲，显得软弱无力。另外，在右腿自然蹬直以后，右腿要全脚踏实，不允许出现脚外侧离地（掀脚）和脚后跟离地（拔跟）的现象。

（5）分手时左手手心斜向上，力点在前臂外侧，向左斜上方"靠"出。此时左肩要松陈，肘部微屈。分到顶点时，右手要随之向右下方分开，落至右胯旁。手心向下，指尖朝前，肘微屈。分到顶点时也要求展掌、舒指、坐腕、沉肩。

（6）眼神是太极拳的重要组成部分。本式的眼神运用：由起势眼看前方，转为注视右手，再转视左手，定势时眼看左手。视线有张有弛，合理调节。

（7）在完成姿势的一瞬间，应有一点向四肢、头顶膨胀贯力的意念，同时呼气下沉。这样可使完成姿势更臻沉稳，虚实变化更为分明。但是，贯力的意念不宜过分，尤其不要故意两臂绷紧，弯腿下沉。

右野马分鬃

（1）转体跷脚时，身体重心平稳地稍向后移，与上体左转协调并进。运转过程中，上体要保持正直，重心移动的幅度至左脚可轻灵地转动即可。

（2）两手翻掌画弧"抱球"时，两手先略放松，随即再左掌内旋，右掌外旋画弧，同时收拢后脚。

（3）收脚时，主要是通过重心前移，以大腿的力量轻轻地把后脚提起，慢慢地屈膝向前，使后脚的前脚的内侧落下。

（4）连续上步的步法，是本式的教学重点。教学中，可将弓步和连续上步的步法专门提出来练习，以免连贯动作练习中出现顾手顾不了脚的问题。

（5）其他要点同左野马分鬃。

【易犯错误】

（1）第一个野马分鬃由于转体不够，左脚落地偏右，造成左弓步两脚"扭麻花"的错误。后面两个弓步容易出现横向宽度不够，形成"走钢丝"的错误。

（2）弓步时前脚脚尖外撇。

（3）弓步时后脚跟没有外展后蹬，造成野马分鬃挺胸、侧肩和开胯的错误。

（4）手指过于僵硬或松软。男同学易手指僵直，女同学最易造成"兰花指"。

（5）动作过程中，上体俯仰歪斜，或低头弯腰，眼睛死盯着手。

3. 白鹤亮翅

（1）上体微向左转，左手掌向下，左臂平屈胸前，右手向左上画弧，手心转向上，与

左手成抱球状，眼看左手。（图 5-1-16）

（2）右脚跟进半步，上体后坐，身体重心移至右腿，上体先向右转，面向右前方，眼看右手，然后左腿稍向前移，脚尖点地，成左虚步，同时上体再微向左转，面向前方。两手随体慢慢向右上左下分开，右手上提，停于右额前，手心向左后方，左手落于胯前，手心向下，指尖向前，眼平视前方。（图 5-1-17）

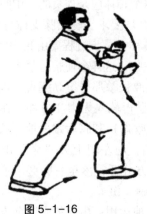

图 5-1-16   图 5-1-17

【要点】

（1）应该把重点放在步型和步法上。步型是虚步，步法是跟步。虚步应做到规格正确，上体松正，两腿虚实分明，重心稳定。跟步时，应先移动重心，轻轻提起右脚，向前跟进半步。落脚时与左脚距离约一脚长，重心慢慢后移，右脚逐渐踏实，右腿由虚变实，支撑大部分体重，最后将左脚轻缓地前移，调整成左脚前脚掌着地的左虚步。整个过程要求步法轻灵，重心移动平稳，两腿虚实转换清楚。

（2）在做上述步法转移时，应该让学生注意腰部的旋转，保证全身动作协调完整。即右脚前跟时腰部微左转，身体后坐时腰部微右转，最后调整步型时身体再转向正前方。眼神要与手的运动协调配合。跟步抱手时眼看左手；后坐转体时，向右转看右手；最后上体转正，眼平视前方。

（3）随着两手右上左下分开，应注意顶头竖脊，两手分撑，松腰松胯，精神贯注，显示出定势时的沉着与稳定。

【易犯错误】

（1）虚步时出现上体后仰，挺髋挺腹；上体前俯，挺胸突臀；虚腿时膝部挺直，实腿时膝部里裹；两脚横向距离过大或过小；两腿虚实不明，体重落于两腿之间等错误。

（2）两手外撑不够，肘部过于弯曲，造成夹腋折臂。

第二组

4. 左右搂膝拗步

（1）右手从体前下落，由下向后上方画弧至右肩外，手与耳同高，手心斜向上；左手由左下向上，向右画弧至右胸前，手心斜向下；同时上体先微向左再向右转；左脚收至右脚内侧，脚尖点地眼看右手。（图 5-1-18、图 5-1-19）

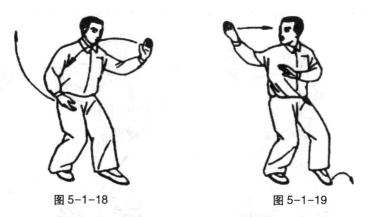

图 5-1-18   图 5-1-19

（2）上体左转，左脚向前（偏左）迈出成左弓步；同时右手屈回经耳侧向前推出，高与鼻尖平，左手向下由左膝前搂过落于左胯旁，指尖向前，眼看右手指。（图 5-1-20）

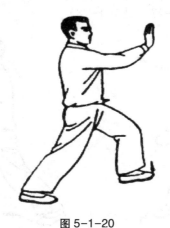

图 5-1-20

（3）右腿慢慢屈膝，上体后坐，身体重心移至右腿，左脚尖翘起微向外撇，随后脚掌慢慢踏实，左腿前弓，身体左转，身体重心移至左腿，右腿收到左脚内侧，脚尖点地；同时左手向外，掌由左后向上画弧至左肩外侧，肘微屈，手与耳同高，手心斜向上；右手随转体向上、向左下画弧落于左胸前，手心斜向下，眼看左手。（图 5-1-21、图 5-1-22）

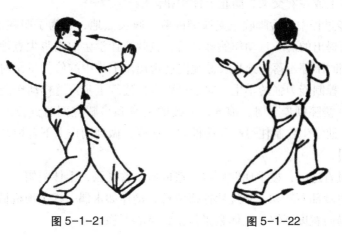

图 5-1-21   图 5-1-22

（4）（5）同（2）（3）解，唯左右相反。（图5-1-23至图5-1-26）

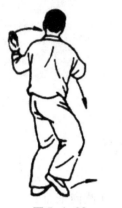
图5-1-23

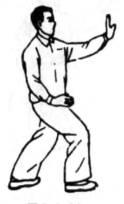
图5-1-24

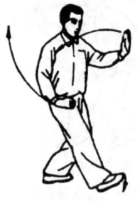
图5-1-25

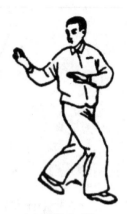
图5-1-26

（6）同（2）解。（图5-1-27、图5-1-28）

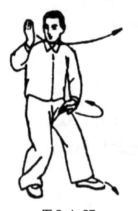
图5-1-27

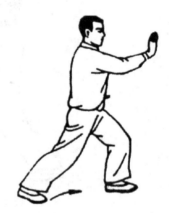
图5-1-28

【要点】

（1）搂膝拗步与野马分鬃同为连续向前的三个弓步，所不同的是搂膝拗步是手脚左右异侧的拗弓步。为了保证重心的稳定，两脚的左右宽度一定要保持30厘米左右，切忌两脚踩在一条直线上或左右交叉，防止上体歪扭。

（2）在上步过程中，后脚收至支撑脚内侧，脚尖点地，是为了照顾初学者支撑无力，重心掌握不稳而提出的。一旦动作熟练以后，教师应让学生取消脚尖点地这个环节，使后脚经支撑脚内侧时不停不落，连贯稳健地向前迈出。上步中的停顿只是对初学者教学中采用的过渡手段，控制能力强的学生，完全可以直接连续上步。这样动作会更加连贯。

（3）在做"搂膝拗步"时，前推、下搂的两掌和弓腿应同时到位，教师应在教学中加以强化提示，使学生控制住弓腿和搂推掌的速度，做到动作上下合拍，同步行动。

【易犯错误】

（1）推掌过直过远，搂手屈肘后拉，造成肩、臂紧张，上体前俯。

（2）摆臂时腰部不转动，单纯地抡摆两臂，动作如木偶一样生硬机械。

（3）弓步横向宽度不够，上体紧张歪扭，重心不稳。

（4）前推、下搂的两掌和弓腿顾此失彼，快慢不一，互不协调，形成下搂的掌已搂完，前推的掌尚未启动；或弓腿已达顶点，两手仍在途中等错误，令人看起来动作支离破碎，很不舒服。

5. 手挥琵琶

右脚跟进半步，上体后坐，身体重心转至右腿上，上体半面向右转，左脚略提起稍向前移，脚跟着地，脚尖跷起，膝部微屈，成左虚步，同时左手由左下向上挑举，高与鼻尖平，掌心向右，肘微屈；右手收回放在左臂肘部里侧，掌心向左，眼看左手食指。（图5-1-29至图5-1-31）

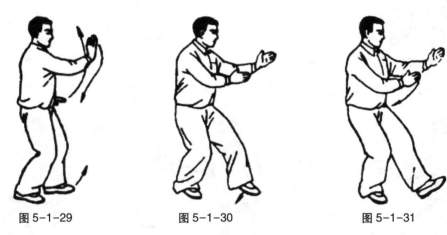

图 5-1-29   图 5-1-30   图 5-1-31

【要点】

（1）本式教学应注意身法与手法、步法的协调，防止动作生硬僵化。例如，在做后坐引手动作时，要让学生体会以重心后坐和转体来带动两臂的前摆和后引；在做两臂的合手和虚步时，要以身体的向左回转来协调上下肢动作。

（2）定势时，两臂应半屈成弧，舒展圆满。同时还要顶头竖脊，松腰沉气，屈腿落胯，充分体现出沉稳、挺拔、饱满的气势。

【易犯错误】

（1）身法与手法不协调。常出现两种倾向：一是转体过大，动作散乱，上体忽侧忽正，腰肢脱节；二是转体过小，手法飘浮，动作呆板。

（2）定势时两臂没有保持弧形，肘部过分弯曲，两臂紧缩，夹肋夹腋，动作不展。虚步步型不正确，俯身突臀，或仰身挺腹。

6. 左右倒卷肱

（1）上体右转，右手翻掌（手心向上）经腹前由下向后上方画弧平举，肘微屈。左手随即翻掌向上，眼的视线随着向右转体先向右看，再转向前方左手。（图5-1-32）

（2）右臂屈肘折向前，右手经耳倒向前推出，手心向前，左臂屈肘后撤，手心向上，撤至左肋外侧；同时左腿轻轻提起向后（偏左）退一步，脚掌先着地，然后全脚慢慢踏实，身体重心移到左腿上。成右虚步，右脚随转体以脚掌为轴扭正，眼看右手。（图5-1-33、图5-1-34）

（3）上体微向左转，同时左手随转体向后上方画弧平举，手心向上，右手亦成手心向

上。眼随转体先向左看，再转向前方看右手。（图 5-1-35）

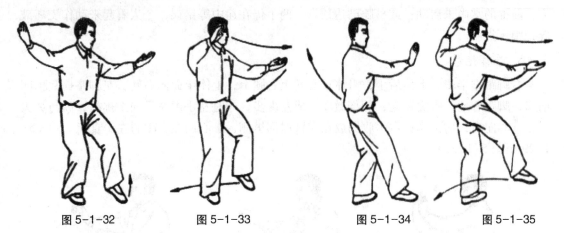

图 5-1-32　　　　图 5-1-33　　　　图 5-1-34　　　　图 5-1-35

（4）（5）同（2）（3）解，唯左右相反。（图 5-1-36 至图 5-1-38）

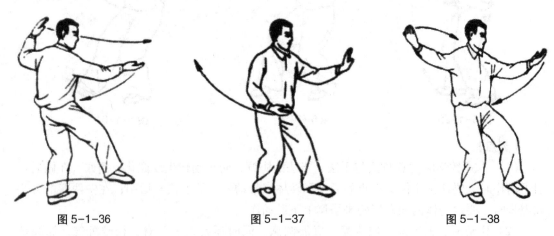

图 5-1-36　　　　　　　图 5-1-37　　　　　　　图 5-1-38

（6）（7）同（2）（3）解。（图 5-1-39 至图 5-1-41）

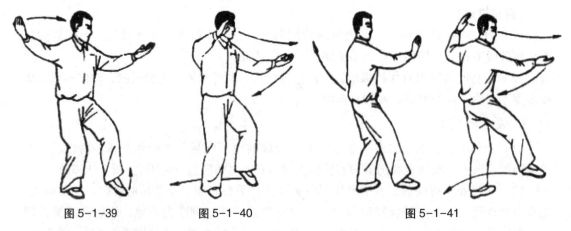

图 5-1-39　　　　　　　图 5-1-40　　　　　　　图 5-1-41

（8）同（4）解。（图 5-1-37）

【要点】

（1）步法是在虚步基础上的连续退步。教学中要抓住"重心平稳"（身体不要在退步中出现明显的起伏现象）"点起点落""轻起轻落"（是指动作轻灵柔和，由点及面，提脚时先提脚跟，落脚时先落脚掌，不可平起平落）的要点。

（2）卷肱动作应重点强调屈肘折臂，避免屈指卷腕，不要让学生把卷肱做成卷腕花。当推掌到顶点时，要有意识地坐腕、展掌、舒指，体现由虚到实的劲力变化。

（3）撤手时手要走弧线，不要直抽到胸前。另外，两掌的推撤要协调配合，在体前有一个两掌交错的过程。不要距离太远。

（4）眼神应随着转体先向侧看，再转看前手。

（5）前推的手不要伸直，随转体仍走弧线。前推时，要转腰松胯，两手的速度要一致。

【易犯错误】

（1）学生分不清哪里是定势，所以造成动作配合混乱。定势应是"倒卷肱"的第三动即"虚步推掌"的完成姿势。这时，眼睛注视前手，上体舒展伸拔，然后转接下一个动作。有些学生常常推掌后，头转看后方，手眼脱节。教师应在教学中注意纠正。

（2）退步时落脚过于偏内，形成上体歪扭，两脚"拧麻花"的错误。

（3）退步时重心控制不稳，体重过早后坐，造成落脚沉重、脚快手慢、上下不协调的错误。

第三组

7. 左揽雀尾

（1）上体微向右转，同时右手随转体向后上方画弧平举，手心向上，后右臂屈肘，手心转向下，收至右胸前，眼看右手。左手放松，手心向下。（图5-1-42）

（2）上体继续右转，左手自然下落逐渐翻掌经腹前画弧至右肋前，手心向上；两手相对成抱球状，同时身体重心落在右腿上，左脚收到右脚内侧，脚尖点地，眼看右手。（图5-1-43）

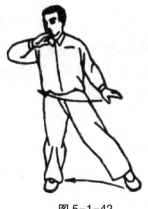
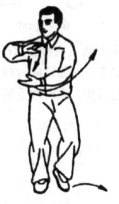

图 5-1-42　　　　　　　　图 5-1-43

（3）上体微向左转，左脚向左前方迈出，上体继续向左转，右腿自然蹬直，左腿屈膝，成左弓步；同时左臂向左前方掤出（即左臂平屈成弓形，用前臂外侧和手背向前方推出，高与肩平，手心向后）；右手向右下落放于右胯旁，手心向下，指尖向前，眼看左前臂。（图5-1-44、图5-1-45）

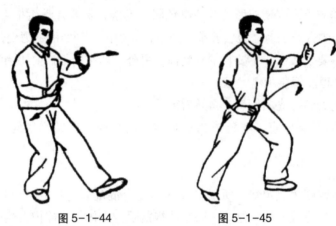

图 5-1-44   图 5-1-45

（4）上体微向左转，左手随即前伸翻掌向下；右手翻掌向上，经腹前向上、向前伸至左前臂下方；然后两手下捋，即上体向右转，两手经腹前向右后上方画弧，直至右手手心向上，高与肩齐，左臂平屈于胸前，手心向后；同时身体重心移至右腿，眼看右手。（图5-1-46 图5-1-47）

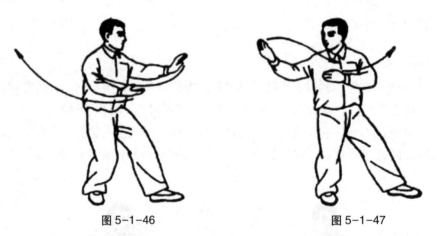

图 5-1-46   图 5-1-47

（5）上体微向左转，右臂屈肘折回，右手附于左手手腕里侧，左臂屈肘横于胸前。上体继续向左转，双手及左前臂同时向前慢慢挤出，左手心向后，右手心向前；同时身体重心逐渐前移变成左弓步，眼看左手腕部。（图5-1-48、图5-1-49）

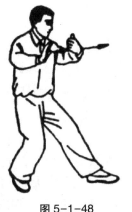 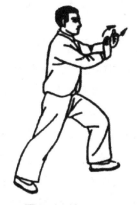

图 5-1-48   图 5-1-49

（6）左手翻掌，手心向下，右手经左腕上方向前，向右伸出，高与左手齐，手心向下，两手左右分开，宽与肩同；然后右腿屈膝，上体慢慢后坐，身体重心移至右腿上，左脚尖翘起；同时两手屈肘回收至腹前，手心均向前下方，眼向前平视。（图 5-1-50、图 5-1-51）

（7）上势不停，身体重心慢慢前移，同时两手向前、向上按出，掌心向前；左腿前弓成左弓步，眼平看前方。（图 5-1-52、图 5-1-53）

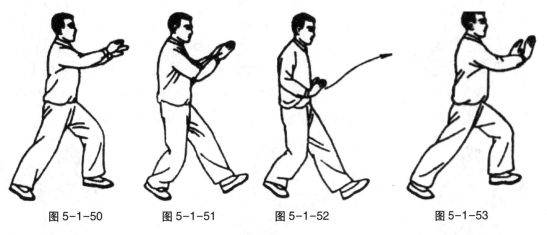

图 5-1-50   图 5-1-51   图 5-1-52   图 5-1-53

【要点】

（1）教学时应重视上下肢的配合。掤、挤、按时要与弓腿协调一致；捋手和引手要与屈腿后坐一致。前弓和后坐时，重心移动要充分，要让学生注意保持上体松正舒展。弓腿时要顶头、沉肩、竖脊、展背；坐腿时要松腰、敛臀、屈膝、落胯。

（2）揽雀尾包括掤、捋、挤、按四个分势。每个分势完成时，肢体要膨展，劲力要贯注，动作要沉稳，要体现出动作由虚到实的变化。然而，太极拳的特点是绵绵不断，前一个势子的完成恰好是后一个势子的开始，所以拳势之间既要有虚实转换，又不可间断，做到势变劲不断，劲变意不断。

（3）步型是顺弓步，两脚间的横向距离以不超过 10 厘米为宜。第二动抱手收脚后，应逐渐做到提收，脚尖不点地。

（4）做"掤势"时，转体分手和屈膝弓腿要同时到位。

【易犯错误】

（1）做"掤势"和"挤势"时，两臂不松展，出现紧张夹腋或松软无力的错误。

（2）前弓和后坐过程中，后脚脚跟随意扭动，全脚不能踏实地面。

（3）前按时两手向两侧分开画弧，或两掌自下画弧上挑。手脚配合不协调，腿快手慢或手快腿慢。

8. 右揽雀尾

（1）上体后坐并向右转，身体重心移至右腿，左脚尖里扣；右手向右平行画弧至右侧，然后由右下经腹前向左上画弧至左肋前，手心向上；左臂平屈胸前，左手掌向下与右手成抱球状；同时身体重心再移至左腿上，右脚收至左脚内侧，脚尖点地，眼看左手。（图 5-1-54 至图 5-1-56）

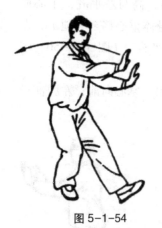
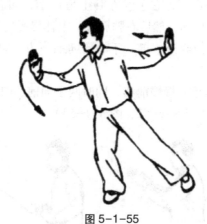
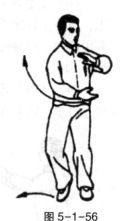

图 5-1-54   图 5-1-55   图 5-1-56

（2）（3）同"左揽雀尾"（3）（4）解，唯左右相反。（图 5-1-57 至图 5-1-59）

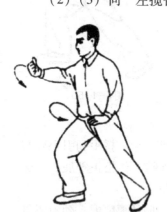
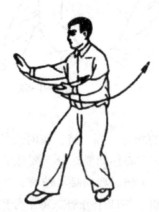
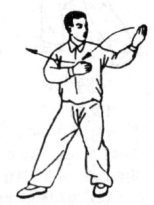

图 5-1-57   图 5-1-58   图 5-1-59

（4）同"左揽雀尾"（5）解，唯左右相反。（图 5-1-60、图 5-1-61）

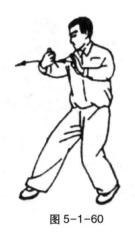
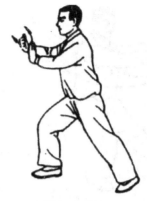

图 5-1-60   图 5-1-61

（5）（6）同"左揽雀尾"（6）（7）解，唯左右相反。（图 5-1-62 至图 5-1-65）

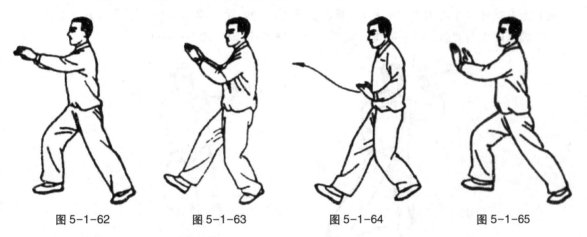

图 5-1-62   图 5-1-63   图 5-1-64   图 5-1-65

【要点】

（1）随身体右转，右手水平向右画弧，两手分开不超过 120°。此时左手不要随之向右摆动。

（2）身体右转时，左右腿屈膝后坐，重心不可升高。同时左脚尖内扣，扣的角度以大于 90° 为宜。

（3）其余要点与"左揽雀尾"相同。

【易犯错误】

（1）身体右转时，左脚尖内扣角度不够，影响右脚出脚方向不正，上体紧张歪扭。

（2）其余同"左揽雀尾"。

第四组

9. 单鞭

（1）上体后坐，身体重心逐渐移至左腿上，右脚尖里扣；同时上体左转，两手（左高右低）向左画弧，直至左臂平举，伸于身体左侧，手心向左，右手经腹前运动至左肋前，手心向后上方，眼看左手。（图 5-1-66、图 5-1-67）

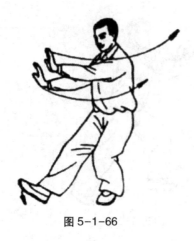
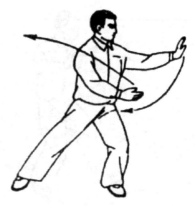

图 5-1-66　　　　　　　　　　　　图 5-1-67

（2）身体重心再渐渐移至右腿上，上体右转，左脚向右脚靠拢，脚尖点地；同时右手向右上方画弧（手心由里转向外），至右斜前方时变勾手，略高于肩；左手向下经腹前向右上画弧停于右肩前，手心向里，眼看左手（图 5-1-68、图 5-1-69）。

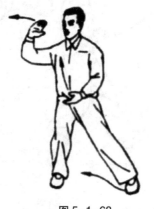

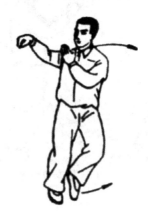

图 5-1-68　　　　　　　　　　　　图 5-1-69

（3）上体微左转，左脚向左前侧方迈出，右脚跟后蹬，成左弓步；在身体重心移至左腿的同时，左掌随上体的继续左转慢慢翻转向前推出，手心向前，手指与眼齐平，肘微屈，眼看左手。（图 5-1-70）

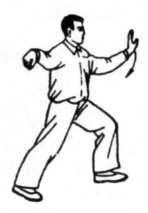

图 5-1-70

【要点】

（1）单鞭的弓步应斜向左前方，以不超过 30° 为宜；前脚的左右宽度约 10 厘米；前臂、前腿的方向应一致；勾手时右臂伸举方向为斜后方 45°。

（2）身体左右转向时，重心移动要充分，两腿虚实要分明。

（3）推掌时，随着上体左转，左腿前弓，左手一边翻掌一边向前推出，到达顶点时，配合松腰、松胯、沉气，同时沉腕、展掌、舒指。

（4）动作熟练时，应做到收脚后脚尖不点地，有基础的学员也可在开始时直接提收，不经过点地过程。

【易犯错误】

（1）勾手时腕部故意绕转，形成"腕花"；五指不同时捏拢，先后不一；腕关节僵直，勾尖向后。

（2）定势时，右脚跟蹬地不够，造成弓步开裆展胯，上体侧倾。

（3）定势时还易出现挺胸塌腰或身体前俯的错误。

10. 云手

（1）身体重心移至右腿上，身体渐向右转，左脚尖里扣（图 5-1-71）；左手经腹前向右上划弧至右肩前，手心斜向后，同时右手变掌，手心向右前，眼看左手（图 5-1-72、图 5-1-73）。

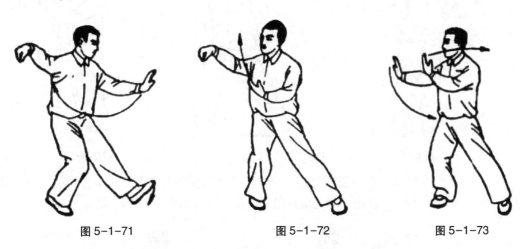

图 5-1-71　　　　　　　　　图 5-1-72　　　　　　　　　图 5-1-73

（2）上体慢慢左转，身体重心随之逐渐左移，左手由脸前向左画弧，手心转向左方；右手由右下经腹前向左上画弧，至左肩前，手心斜向后；同时进右脚靠近左脚，成小开立步（两脚距离 10~20cm），眼看右手。（图 5-1-74、图 5-1-75）

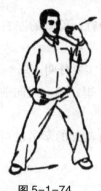
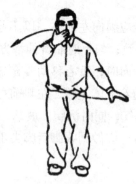

图 5-1-74   图 5-1-75

（3）右手向右画弧，手心翻转向右；上体向右转，同时左手经左下向右画弧至腹前，手心斜向后，眼看右手。随之左腿向左横跨一步，上体慢慢左转，身体重心随之逐渐左移，左手由脸前向左画弧，手心转向左方；右手由右下经腹前向左上划弧，至左肩前，手心斜向后；同时进右脚靠近左脚，成小开立步（两脚距离 10~20cm），眼看右手。（图 5-1-76 至图 5-1-78）。

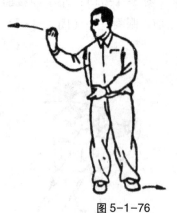
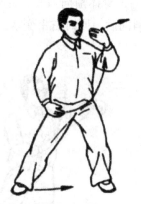
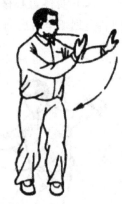

图 5-1-76   图 5-1-77   图 5-1-78

（4）右手向右画弧，手心翻转向右，同时左手经腹前向右上方画弧至右肩前，手心斜向后，眼看左手。上体向右转，随之左腿向左横跨一步。（图 5-1-79、图 5-1-80）

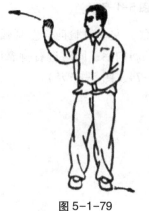
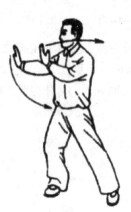

图 5-1-79   图 5-1-80

（5）上体慢慢左转，身体重心随之逐渐左移，左手由脸前向左画弧，手心转向左方；右手由右下经腹前向左上画弧，至左肩前，手心斜向后；同时进右脚靠近左脚，成小开立步（两脚距离 10~20cm），眼看右手。（图 5-1-81、图 5-1-82）

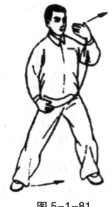
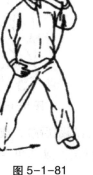

图 5-1-81　　　　　图 5-1-82

【要点】

（1）教学重点是让学生做到以腰为轴，转腰带手，身手合一。两手的左右摆动不是孤立的，要与重心的移动、腰的旋转和侧行步法协调完成。两臂的旋转和脚步的移动要轻柔渐进，配合恰到好处。

（2）步型为小开步，要求两脚平行向前，相距 10~20 厘米。

（3）步法是侧行步，要注意以下四点。一是掌握"点起点落""轻起轻落"的步法规律，二是步幅要适度，三是移动时上体不可俯仰歪斜或摇晃，四是身体不可起伏，重心应平稳、均匀地运动，始终保持拳架的同一高度。

（4）云手手法是两手交错向左或向右画立圆，同时伴随旋臂翻掌。手臂经过面前画圆时应半屈成弧，距头不要过近。向下画圆时，肘微屈，臂自然伸直。

【易犯错误】

（1）侧行步出现"八字脚"或两脚靠拢的错误。

（2）眼神随画弧的上手移动时，没有张弛的变化，始终紧张、死板地盯着手掌。

（3）两臂的运动不是腰脊的带动下运转，形成腰不旋转，单纯两臂抡摆的错误。

（4）下肢的动作与手臂的动作没有协调配合，造成上下脱节，扭摆腰胯。

11. 单鞭

（1）上体向右转，右手随之向右画弧，至右斜前方时变成勾手；左手经腹前向右上画弧至右肩前，手心向内；身体重心落在右腿上，左脚尖点地，眼看左手。（图 5-1-83、图 5-1-84）

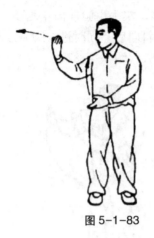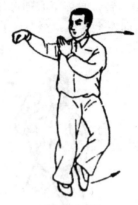

图 5-1-83   图 5-1-84

（2）上体微向左转，左脚向左前侧方迈出，右脚跟后蹬，成左弓步；在身体重心移向左腿的同时，上体继续左转，左掌慢慢翻转向前推出，成"单鞭"势。（图 5-1-85）

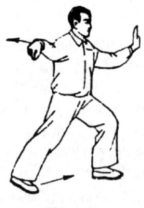

图 5-1-85

【要点】

（1）单鞭的弓步应斜向左前方，以不超过 30° 为宜；前脚的左右宽度约 10 厘米；前臂、前腿的方向应一致；勾手时右臂伸举方向为斜后方 45°。

（2）身体左右转向时，重心移动要充分，两腿虚实要分明。

（3）推掌时，随着上体左转，左腿前弓，左手一边翻掌一边向前推出，到达顶点时，配合松腰、松胯、沉气，同时沉腕、展掌、舒指。

（4）动作熟练时，应做到收脚后脚尖不点地，有基础的学员也可在开始时直接提收，不经过点地过程。

【易犯错误】

（1）勾手时腕部故意绕转，形成"腕花"；五指不同时捏拢，先后不一；腕关节僵直，勾尖向后。

（2）定势时，右脚跟蹬地不够，造成弓步开裆展胯，上体侧倾。

（3）定势时还易出现挺胸塌腰或身体前俯的错误。

第五组

12. 高探马

（1）右脚跟进半步，身体重心逐渐后移至右腿上，右勾手变掌，两手心转向上，两肘微屈；同时身体微向右转，左脚跟渐渐离地，眼看左前方。（图5-1-86）

（2）上体微向左转，面向前方；右掌经右耳旁向前推出，手心向前，手指与眼同高；左手收至左侧腰前，手心向上；同时左脚微向前移，脚尖点地，成左虚步，眼看右手。（图5-1-87）

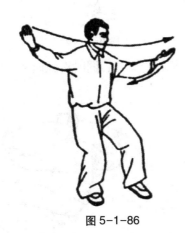 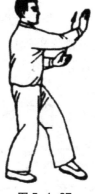

图5-1-86　　　　　　　　图5-1-87

【要点】

（1）虚步推掌应在转腰顺肩的配合下完成，身体保持中正、舒展，动作协调一致。

（2）本式和"倒卷肱"比较有以下三点区别：一是"倒卷肱"是顺步的虚步推掌，即前推掌和前虚腿在身体同侧；而本式则是拗步的虚步推掌，前推掌和前虚腿在身体异侧，故本势推掌的顺肩程度要略小于"倒卷肱"，上体才能舒适自然。二是本式推掌手指高与眼平，较之"倒卷肱"推掌要略高一些。三是本式左掌撤收时肩部松沉，用前臂外侧向后下方旋转沉带，肘部收至腰侧，手收在腹前，而不像"倒卷肱"那样把手收至腰侧。

【易犯错误】

（1）身体后坐时，过分转头看后方的右手，造成歪头扭颈。

（2）定势时两腿伸直，重心升高。

（3）右臂过于靠紧身体，夹肋紧腋。

13. 右蹬脚

（1）左手前伸至右手腕背面，手心向上，两手相互交叉，随即向两侧分开并向下画弧，手心斜向下；同时左脚提起向左斜前方进步（脚尖略外撇）；身体重心前移，右腿自然蹬直，成左弓步，眼看前方。（图5-1-88）

（2）两手继续向下画弧并向外翻转，至腹前交叉，右手在外，手心均向后，接着，两手同时上托于胸前；同时右脚向左脚靠拢，脚尖点地，眼平视右前方。（图5-1-89）

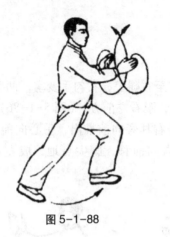
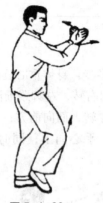

图 5-1-88　　　　　　　　　　　图 5-1-89

（3）两臂左右画弧分开平举，肘微屈，手心均向外；同时右腿屈膝提起，右脚向右前方慢慢蹬出，眼看右手。（图 5-1-90、图 5-1-91）

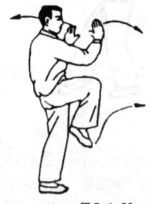
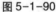
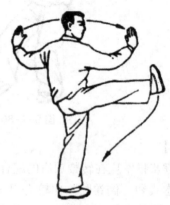

图 5-1-90　　　　　　　　　　　图 5-1-91

【要点】

（1）蹬脚的动作比较复杂，难度也比较大，要求较高的腿部力量和支撑平衡能力。在教学时应重点抓住"稳"和"协调"两个关键。要做到稳，首先收脚时要稳定重心，初学者利用脚尖点地，调整重心到位，逐步做到收脚不落地也能控制好重心。再者，提膝、蹬脚的动作要匀速缓慢，不可突然加速，以免失去平衡。同时还要注意加强基本功的操练，提高桩步的稳固性和韧带柔韧性。

（2）本式手臂的动作较为复杂。穿掌应随着转体先微向右再向左上步，左手经右手背向前上方伸穿。两手手背相对，两腕交叉，与肩同高，两肘微屈。分手与抱手是一个完整的两臂回环过程。分手时，两手边内旋翻掌，边经面前向左右画弧分开。随之两手不停顿地一边外旋翻掌，一边向下经腹前交叉合抱举手胸前。分手外撑动作，两手右前、左后地分开画弧，举手不要超过头的高度，两肘保持微屈，这时重心上升，支撑腿自然伸直。

（3）定势时顶头立腰，蹬脚高于水平，重心保持稳定。初学者一时做不到，不必勉强。教师应因人而异，循序渐进地提出要求。

【易犯错误】

初学者在做此式时容易出现的错误较多。

（1）单腿支撑不稳。

（2）上体后仰或前倾。

（3）撑开的两臂一高一低。

（4）独立的左腿过于弯曲。

（5）右臂和右腿上下不相对应。

（6）肩部紧张上耸，胸部紧张憋气。

（7）弯腰低头。

上述错误的主要原因是全身紧张，勉强用力，身体素质达不到要求造成的，教师应根据具体情况，区别对待，加以纠正和帮助。

14. 双峰贯耳

（1）右腿收回，屈膝平举，左手由后向上，向前下落至体前，两手心均翻转向上，两手同时向下画弧分落于右膝盖两侧，眼看前方。（图5-1-92）

（2）右脚向右前方落步，身体重心渐渐前移，成右弓步，面向右前方；同时两手下落，慢慢变拳，分别从两侧向上、向前画弧至前方，两拳拳峰相对，距离略窄于肩，高与耳齐、眼看右拳。（图5-1-93、图5-1-94）

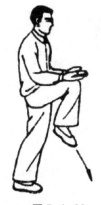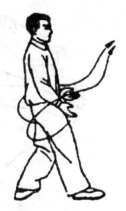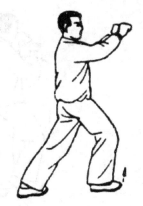

图 5-1-92　　　　　　图 5-1-93　　　　　　图 5-1-94

【要点】

（1）定势方向应与右蹬脚的方向一致。

（2）落脚前支撑的左腿先屈蹲，降低重心，然后右脚再向前上步落地。

（3）贯拳时力点在拳面，两拳眼斜向下，立身中正，沉肩坠肘。

【易犯错误】

（1）双手握拳过紧或过松。

（2）贯拳时两臂平直，拳眼相对。

（3）定势时耸肩缩脖，低头拱背，俯身突臀。

15. 转身左蹬脚

（1）左腿屈膝后坐，身体重心移至左腿，上体左转，右脚尖内扣；同时两拳变掌，由上向左右画弧分开平举，手心向前，眼看左手。（图5-1-95、图5-1-96）

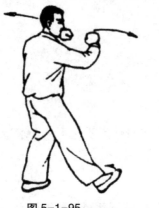
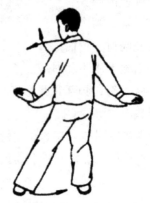

图5-1-95　　　　　　　　图5-1-96

（2）身体重心再移至右腿，左脚收到右脚内侧，脚尖点地；同时两手由外经下向里画弧合抱于胸前。左手在外，手心均向后，眼看左方。（图5-1-97）

（3）两臂经上方左右画弧分开平举，肘微屈，手心均向外；同时左腿屈膝提起，左脚向左前方慢慢蹬出，眼看左手。（图5-1-98）

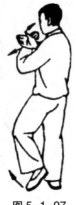
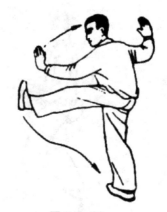

图5-1-97　　　　　　　　图5-1-98

【要点】

（1）转体分手时，上体保持正直，右脚尽量内扣，重心移动要充分。同时两手向两侧画弧分开，右手不要随之左摆。

（2）左蹬脚与右蹬脚的方向相对称，与中轴线保持约30°的斜向。

（3）其余同右蹬脚。

【易犯错误】

（1）转身时低头弯腰，身体前俯。

（2）转身时重心左右移动不充分，两腿虚实转换不清。

（3）其余同右蹬脚。

第六组

16. 左下势独立

（1）左腿屈膝平举，上体右转；右掌变成勾手，左掌向上、向右画弧下落，立于右肩前，掌心斜向后，眼看右手。（图5-1-99、图5-1-100）

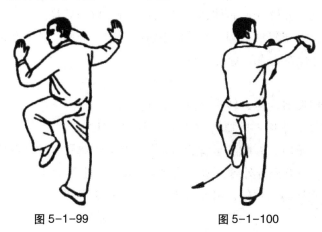

图5-1-99　　　　　　　　　图5-1-100

（2）右腿慢慢屈膝下蹲，左腿由内向左侧（偏后）伸出，成左仆步；左手下落，并沿左腿内侧向前伸出，眼看左手。（图5-1-101）

（3）身体重心前移，左脚尖尽量向外撇，左腿前弓，右腿后蹬成左弓步，右脚尖里扣。上体微向左转并向前抬起；同时左臂继续向前伸出（立掌），掌心向右，右勾手下落，勾尖向上，眼看左手。（图5-1-102）

（4）右腿慢慢屈膝提起，成左独立势；同时右勾手变掌，并由后下方顺右腿外侧向前弧形提起，屈臂立于右腿上方，肘与膝相对，手心向左；左手落于左胯旁，手心向下，指尖向前，眼看右手。（图5-1-103）

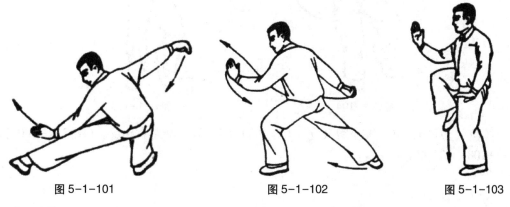

图5-1-101　　　　　　　　图5-1-102　　　　　　　　图5-1-103

【要点】

（1）教学中应抓住两个重点：一是仆步步型要正确；二是重心升降和移动要平稳连贯。为了使仆步转独立步时身体平稳过渡，仆步的两脚前后应保持一脚长的距离，以仆出腿的脚尖和下蹲腿的前跟置于中轴线上为宜。重心由仆步转向前弓腿时，两脚要注意尽量外撇和内扣，这样便可轻松地完成提腿独立。

（2）仆步前要先把左脚收靠在右小腿内侧。初学者可以收脚点地，稳定重心，逐渐过渡为脚不着地。此时视线随左手右移，转看右勾手。勾手的方向是侧后方约45°。

（3）左脚仆出时应沿地面向左伸出。仆步完成时右腿全蹲，左腿伸直，两脚全脚掌踏实地面。

（4）向左穿掌时，左臂先屈后伸，上体微向前倾，以助其势。

（5）定势时，右臂要舒展撑圆，左手向下沉按，左臂微屈。独立腿微屈站稳，前提腿大腿高于水平。上体保持正直、舒展。

【易犯错误】

（1）屈蹲开步时眼看左侧，转头过早，上体倾斜。

（2）仆步时左脚掌外侧"掀脚"，右脚跟离地"拔跟"。

（3）由仆步转弓腿时，右脚不是脚尖内扣，而是后蹬脚跟，致使两腿距离过大，屈膝提腿困难。或是左脚没有充分外撇，造成独立支撑不稳，上体紧张歪扭。

（4）仆步时右腿屈蹲不到位，出现弯腰、抬臀、低头等错误。

17. 右下势独立

（1）右脚下落于左脚前，脚掌着地，然后左脚以脚跟为轴脚尖外展，身体随之左转；同时左手向后平举变成勾手，右掌随着转体向左侧画弧，立于右肩前，掌心斜向后，眼看左手。（图5-1-104、图5-1-105）

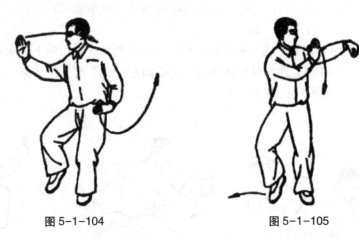

图 5-1-104　　　　　　　　　图 5-1-105

（2）（3）（4）同"左下势独立"（2）（3）（4）解，唯左右相反。（图5-1-106至图5-1-108）

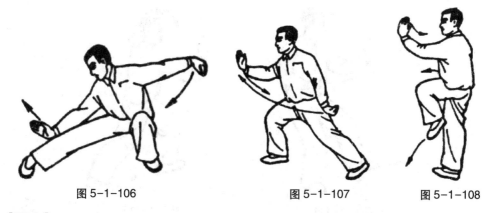

图 5-1-106   图 5-1-107   图 5-1-108

【要点】

（1）第一动右脚应落在左脚右前方约 20 厘米处，这样当左脚跟内转之后，右脚的位置恰在左足弓内侧。

（2）向左转身时，身体重心应始终落在左腿上。

（3）右腿仆出时应先提起右腿再伸出，不要直接擦地而出。

【易犯错误】

（1）第一动落脚后重心转向右腿，造成以右腿为轴转身，转向重心再移向左腿。

（2）右手向下画弧，经腹前摆至左肩前。

第七组

18. 左右穿梭

（1）身体微向左转，左脚向前落地，脚尖外撇，右脚跟离地，两腿屈膝；同时两手在左胸前成抱球状（左上右下）；然后右脚收到左脚的内侧，脚尖点地，眼看左前臂。（图 5-1-109、图 5-1-110）

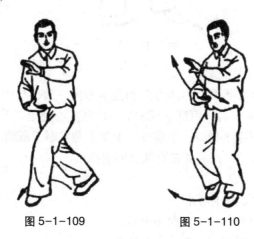

图 5-1-109   图 5-1-110

（2）身体右转，右脚向右前方迈出，屈膝成右弓步，同时右手由脸前向上翻掌停在右额前，手心斜向上；左手先向后向下再经体前向前推出，高与鼻尖平，手心向前。眼看左手（图 5-1-111、图 5-1-112）。

267

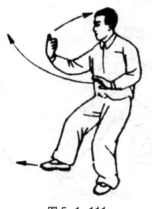
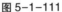
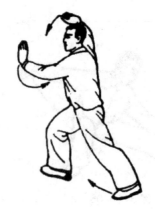

图 5-1-111　　　　　　　　　　　　图 5-1-112

（3）身体重心略向右移，右脚尖稍向外撇，随即身体重心再移至右腿，左脚跟进，停于右腿内侧，脚尖点地；同时两手在右胸前成抱球状（右上左下）；眼看右前臂。身体左转，左脚向左前方迈出，屈膝成左弓步，同时左手由脸前向上翻掌停在左额前，手心斜向上；右手先向后向下再经体前向前推出，高与鼻尖平，手心向前，眼看右手。（图 5-1-113 至图 5-1-115）

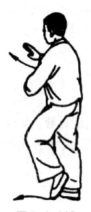
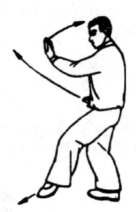
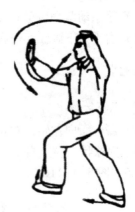

图 5-1-113　　　　　　　图 5-1-114　　　　　　　图 5-1-115

【要点】

（1）左右穿梭均是拗步推掌，弓步方向和推掌方向一致，与中轴线约成 30°斜角。两脚的横向宽度保持 30 厘米左右，两脚不可过窄，以利重心稳定，上体松正。

（2）本式的手法是一手上架，一手前推。上架手翻掌举于额前上方，力点在前臂。前推手先收到肋前或腰间蓄劲，而后随转腰顺肩向前推出。

【易犯错误】

（1）架掌时耸肩抬肘，上体歪扭。

（2）定势时，推掌方向与弓步方向不一致。

（3）左穿梭右脚尖外撇过大，造成上步困难。

19. 海底针

右脚向前跟进半步，身体重心移至右腿，左脚稍向前移，脚尖点地，成左虚步；同时身体稍向右转，右手下落经体前向后、向上提抽至肩上耳旁，再随身体左转，由右耳旁斜向前下方插出。掌心向左，指尖斜向下；与此同时，左手向前、向下画弧落于左胯旁，手心向下，指尖向前，眼看前下方。（图 5-1-116、图 5-1-117）

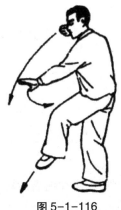 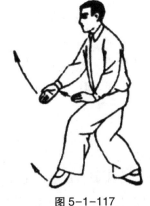

图 5-1-116   图 5-1-117

【要点】

（1）虚步插手时上体要舒展伸拔，上体前倾角度不超过 45°。

（2）两手的动作路线是：右手随转体在体侧画一个立圆；左手随转体下落，经体前画平弧按于左胯旁；插掌时力点放在指尖。

（3）跟步时，右脚随转体后坐，以前脚掌为轴内转脚跟。定势时虚步前脚正向前方，右脚外撇约 45°。

【易犯错误】

（1）右手插掌易做成"前劈"或"下砍"的动作。

（2）腰部和四肢脱节，动作散乱，没有用腰部的转动来带动和协调全身的动作。

（3）定势时出现低头、弯腰、两腿虚实不清等错误。

20. 闪通臂

上体稍向右转，左脚向前迈出，屈膝成左弓步；同时右手由体前上提，屈肘上举，停于右额前上方，掌心翻转斜向上，拇指朝下；左手上提经胸前向前推出，高与鼻尖平，手心向前，眼看左手。（图 5-1-118、图 5-1-119）

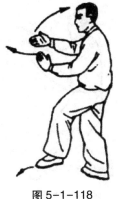 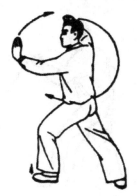

图 5-1-118   图 5-1-119

【要点】

（1）上下肢的配合应协调一致，同时到位。

（2）闪通臂是顺弓步，两脚左右不宜过宽，前臂、前腿要上下相对。弓步与推掌方向皆为正前方。

【易犯错误】

（1）架掌时耸肩抬肘。

（2）定势时扭胯侧身，做出侧弓步。

（3）脚快手慢，上下动作不合拍。

第八组

21. 转身搬拦捶

（1）上体后坐，身体重心移至右腿上；左脚尖里扣，身体向右后转，然后身体重心再移到左腿上，与此同时，右掌变拳随转体向右，向下经腹前画弧至左肋旁，拳心向下；左掌上举于额前，掌心斜向上，眼看前方。（图 5-1-120、图 5-1-121）

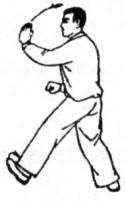
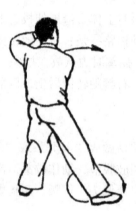

图 5-1-120   图 5-1-121

（2）上体右转，左掌在胸前下按至腹前。掌心向下，掌指向右，同时右拳经胸前向前翻转搬盖，拳心向上；与此同时，右脚回收经左脚内侧向前迈出，脚尖外撇，眼看右拳。（图 5-1-122、图 5-1-123）

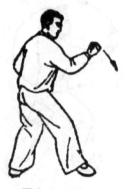
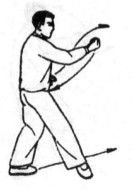

图 5-1-122   图 5-1-123

（3）身体重心移至右腿上，左脚向前迈出一步；左手经左侧向前上画弧拦出，掌心向右；同时右拳向右画弧收到右腰旁，拳心向上，眼看左手。（图 5-1-124）

（4）左腿前弓成左弓步，同时右拳向前打出，拳眼向上，高与胸平，左手附于右前臂里侧，眼看右拳。（图 5-1-125）

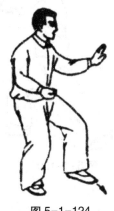
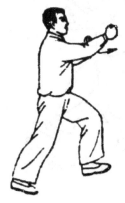

图 5-1-124   图 5-1-125

【要点】

（1）此式包含有搬拳、拦掌和打拳三个手法，在教学中须将三个手法的规范及用法向学生讲明，以便正确掌握动作要领。

（2）搬拦捶的转身动作要做到虚实清楚，转换轻灵，重心平稳。转换中要注意重心的移动，脚的扣转，腿的屈伸，切不可重心起伏，上体摇摆。

【易犯错误】

（1）拦掌、收拳时两臂画弧过大，与转腰配合不协调。

（2）转身时右腿不屈坐，出现挺髋，重心升高及上体歪斜等错误。

22．如封似闭

（1）右拳变掌，两手手心逐渐翻转向上，左手由右腕下向前伸出，然后左右分开并屈肘回收；同时身体后坐，身体重心移至右腿；左脚尖翘起，眼看前方。（图 5-1-126 至图 5-1-128）

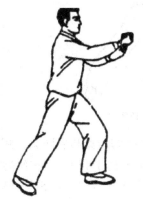
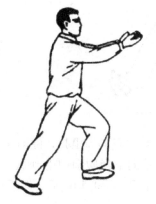
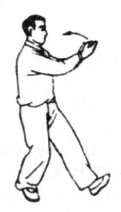

图 5-1-126   图 5-1-127   图 5-1-128

（2）两手在胸前向内翻转，向下经腹前再向上、向前推出。腕部与肩平，手心向前；同时左腿屈膝成左弓步，眼看前方。（图 5-1-129、图 5-1-130）

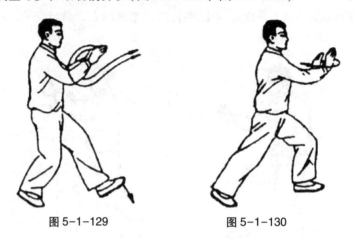

图 5-1-129   图 5-1-130

【要点】

（1）后坐引手时，两手要屈肘旋臂后引，不可前臂上卷，两肘夹肋。

（2）按掌时，两掌要平行向前，沿弧线向前推出。

【易犯错误】

（1）后坐引收时右脚屈坐不够，上体挺髋后仰。

（2）按掌时身体前俯。

23. 十字手

（1）屈膝后坐，身体重心移向右腿，左脚尖里扣，上体右转；右手随着转体向右平摆画弧，与左手成两臂侧平举，掌心向前，肘部微屈；同时右脚尖随着转体向外撇，成左横档步，眼看右手。（图 5-1-131、图 5-1-132）

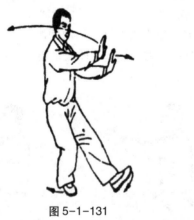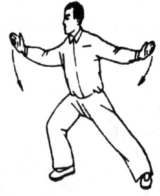

图 5-1-131   图 5-1-132

（2）身体重心慢慢移至左腿，右脚尖里扣，随即向左收回，两脚距离与肩同宽，两腿逐渐蹬直，成开立步；同时两手向下经腹前向上画弧，腕部交叉合抱于胸前，两臂撑圆，腕高与肩平，右手在外，成十字手，手心均向后，眼看前方。（图 5-1-133、图 5-1-134）

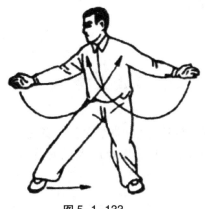
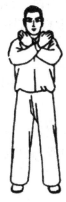

图 5-1-133　　　　　　　　　图 5-1-134

【要点】

（1）此式的手、腰转动和重心移动幅度比较大，同时配合两脚的扣转、外撇和收并。整个动作要保持平稳连贯，完整一气，中途不要断劲。

（2）收脚合抱时，上体保持端正，不可低头弯腰。两臂要撑圆，不可抱得太紧。

【易犯错误】

（1）身体右转时，动作不连贯，中途停顿。

（2）重心左右移动中，两腿直立，低头弯腰，上体摇晃。合抱动作耸肩、夹肘，两臂没有掤满。

24. 收式

两手向外翻掌，手心向下，两臂慢慢下落，停于身体两侧，眼看前方。（图 5-1-135、图 5-1-136）

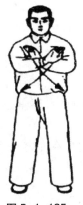
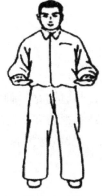

图 5-1-135　　　　　　　图 5-1-136

【要点】

（1）翻掌分手时，两手应边分边翻转。

（2）并步还原时，左脚应注意"点起点落"，轻匀沉稳。

【易犯错误】

（1）翻掌分手时腕关节屈折挽花。

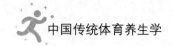

（2）垂臂落手时两臂屈伸，两手收按。

（3）并步时身体左右摇晃。

第二节　三十二式太极剑

三十二式太极剑是一种基础太极剑套路。由于动作优美，简便易学，突出了太极剑的风格特点，健身娱乐收效快，因此，成了大学生及广大民间易推广普及教学的内容之一。

一、动作名称

【准备动作】预备式、起式

【第一组】并步点剑、独立反刺、仆步横扫、向右平带、向左平带、独立抢劈、腿部回抽、独立上刺

【第二组】虚步下截、左弓步刺、转身斜带、缩身斜带、提膝捧剑、跳步平刺、左虚步撩、右弓步撩

【第三组】转身回抽、并步平刺、左弓步拦、右弓步拦、左弓步拦、进步反刺、反身回劈、虚步点剑

【第四组】独立平托、弓步挂劈、虚步抢劈、撤步反击、进步平刺、丁步回抽、旋转平抹、弓步直刺

【结束动作】收式

二、动作说明

准备动作

1. 预备式

身体直立，两脚开立，与肩同宽，脚尖向前；两臂自然垂直于身体两侧，左手持剑，剑尖向上，剑身竖直；眼睛平视前方。（图5-2-1）

【要点】上体要自然，不要故意挺胸，收腹。剑身在左臂后不要触及身体。两肩自然松沉。

2. 起式

（1）右手握成剑指，两臂慢慢向前平举，高与肩平，手心向下；眼看前方。（图5-2-2）

【要点】两臂上起时，不要用力，两手宽度不超过两肩。剑身在左臂下要平，剑尖不可下垂。

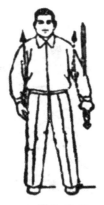
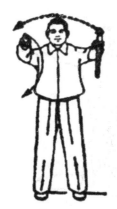

图 5-2-1 图 5-2-2

（2）上体略向右转，身体重心移于右腿，屈膝下蹲，然后再向左转体，左腿提起向左侧前方迈出，称左弓步；左手持剑随即经体前向左下方搂出，停于左胯旁，剑立于左臂后，剑尖向上；同时右手剑指下落转成掌心向上，由右后方屈肘上举经耳旁随转动方向向前指出，高与眼平；眼先向右看，然后向前看右剑指。（图 5-2-3、图 5-2-4）

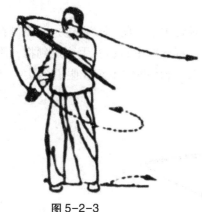
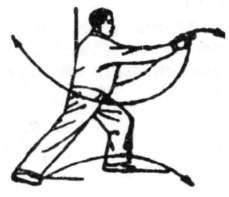

图 5-2-3 图 5-2-4

【要点】右臂向体前画弧时，身体要先微向右转，身体重心在右腿放稳之后再提左腿。转体、迈步和两臂动作要协调柔和。

（3）左臂屈肘上提，左手持剑（手心向下）经胸前从右手上穿出，右剑指翻转（手心向上），并慢慢下落至右后方（手心仍向上），两臂前后展平，身体右转；与此同时，右腿提起向前横落，脚尖外撇，两腿交叉，膝部弯曲，左脚跟离地，身体稍向下坐，成半坐盘势；眼向后看右手。（图 5-2-5）

【要点】左右手必须在体前交错分开，右手后撤与身体右转动作要协调。

（4）右脚和左手持剑的位置不动，左脚前进一步，成左弓步；同时身体向左扭转，右手剑指随之经头部右上方向前落于剑把之上，准备接剑；眼平视前方。（图 5-2-6）

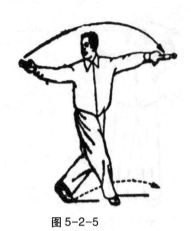

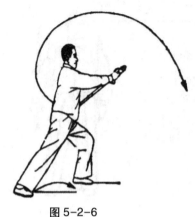

图 5-2-5   图 5-2-6

【要点】做动作时应先提腿和向右转头，然后再举右臂向前落；两臂不要僵直，两肩要松；上体保持自然。

第一组

1. 并步点剑

左手食指向中指一侧靠拢，右手松开剑指，虎口对着护手，将剑接换过，并使剑在身体左侧画一立圆，然后剑尖向前下点，剑尖略向下垂，右臂要平直；左手变成剑指，附于右手腕部；同时右脚前进向左脚靠拢并齐，脚尖向前，身体略向下蹲；眼看剑尖。（图5-2-7）

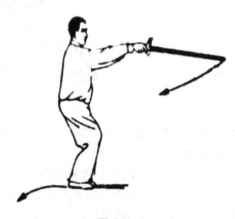

图 5-2-7

【要点】剑身向前绕环时，两臂不可高举；右手握剑画圆时手腕绕环；点剑时，力注剑尖；肩要下沉，上体正直。

2. 独立反刺

（1）右脚向右后方撤一步，随即身体向右后转，然后左脚收至右脚内侧，脚尖点地；同时右手持剑经体前下方撤向后方，右腕翻转，剑尖上挑；左手剑指随剑回撤，停于右肩旁；眼看剑尖。（图5-2-8、图5-2-9）

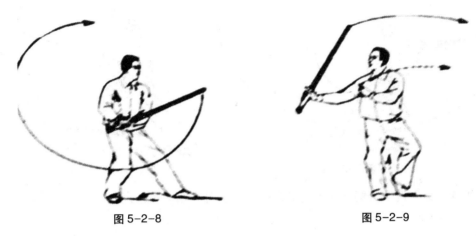

图 5-2-8   图 5-2-9

（2）上体左转，左膝提起，成独立式，剑尖下垂；同时右手渐渐上举，使剑经头部前上方向前刺出（拇指向下，做反手立剑），剑尖略低，力注剑尖；左手剑指则经下颌处随转体向前指出，高与眼平；眼看剑指。（图5-2-10）

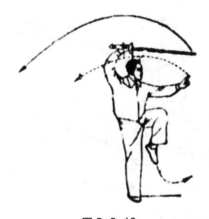

图 5-2-10

【要点】分解动作中间不要间断，独立姿势要稳定，身体不可前俯后仰。

3. 仆步横扫

（1）上体右后转，剑随体转向右后方劈下，右手与剑平直，左剑指落于右手腕部；在转体的同时，右膝前弓，左腿向左横落撤步，膝部伸直；眼看剑尖。（图5-2-11）

（2）身体向左转，左手剑指经体前顺左肋反插，向后、向左上方画弧举起至左额前上方，手心斜向上；右手持剑翻掌，手心向上，使剑由下向右上方平扫，力在剑刃中部，剑高与胸平；在转体的同时，右膝弯曲成半仆步，此势不停，接着身体重心逐渐前移，左脚尖外撤，左腿屈膝，右脚尖里扣，右腿自然伸直，变成左弓步；眼看剑尖。（图5-2-12）

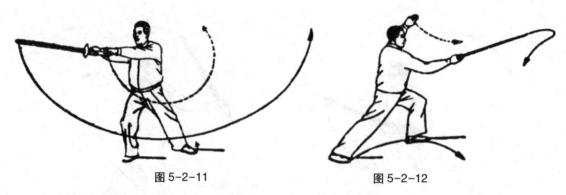

图 5-2-11　　　　　　　　　　　图 5-2-12

【要点】以上两个分解动作要连贯进行，弓步时身体保持正直。

4. 向右平带

右腿提起经左腿内侧向右前方跨出一步，成右弓步；同时右手剑向前引伸，然后翻转手心向下，将剑向右斜方慢慢回带，屈肘使握剑手至右肋前方，力在右剑刃，剑尖略高于手；左手剑指下落附于右手腕部；眼看剑尖。（图 5-2-13）

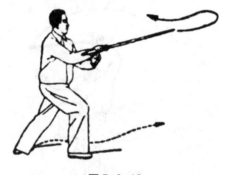

图 5-2-13

【要点】剑的回带和弓步屈膝动作要一致。

5. 向左平带

右手剑向前引伸，并慢慢翻掌将剑向左斜方回带，屈肘将握剑手带至左肋前方，力在左剑刃，左手剑指经体前左肋向左上方画弧举起至左额上方，手心斜向上；与此同时，左脚经右腿内侧向左前方迈出一步，成左弓步；眼看剑尖。（图 5-2-14）

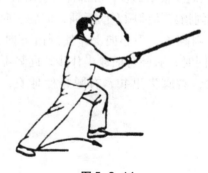

图 5-2-14

【要点】与"向右平带"的要点相同。

6. 独立抢劈

右脚前进到左脚内侧，脚尖着地；左手从头部左上方落至右腕部；然后身体左转，右手抽剑由前向下、向后画弧，经身体左下方旋臂翻腕上举，向前下方正手立剑劈下，力在剑下刃；左手剑指则由身体左侧向下、向后转至左额上方，掌心斜向上；在抢劈剑的同时，右脚前进一步，左腿屈膝提起，成独立步；眼看剑尖。（图5-2-15至图5-2-17）

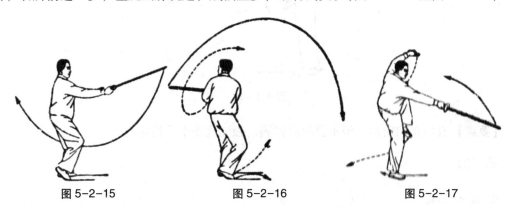

图5-2-15　　　　　　图5-2-16　　　　　　图5-2-17

【要点】劈剑时，身体和头部先向左转，然后随剑的抢劈方向转向前方。提膝和劈剑要协调一致。整个动作过程要连贯不停。

7. 退步回抽

左脚向后落下，屈膝，右脚随之撤回半步，脚尖点地成右虚步；同时右手剑抽回，剑把靠近左肋旁边，手心向里，剑面与身体平行，剑尖斜向上；左手剑指下落附于剑把上；眼看剑尖。（图5-2-18）

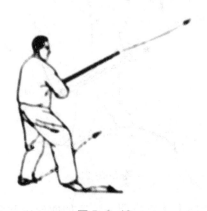

图5-2-18

【要点】右脚回撤与剑的回抽动作要一致，上体要正直。

8. 独立上刺

身体微向右转，面向前方，右脚前进一步，左腿屈膝提起，成独立步；同时右手剑向前上方刺出（手心向上），力注剑尖，剑尖高与眼平，左手仍附在右手腕部，眼看剑尖。（图5-2-19）

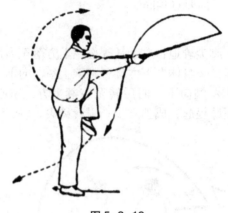

图 5-2-19

【要点】身体微向前倾，但不要故意挺胸。独立式要平衡稳定。

第二组

9. 虚步下截

左脚向左后方落步，右脚随即微向后撤，脚尖点地，成右虚步；同时右手剑先随身体左转，再随身体右转，经体前向右向下按（截）。力注剑刃，剑尖略下垂，高与膝平，左剑指由左后方绕行至左额上方（掌心斜向上），眼平视右前方。（图 5-2-20）

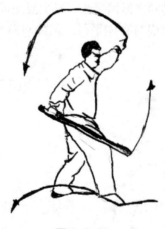

图 5-2-20

【要点】右脚变虚步与剑向下截要协调一致。如面向南起势，此式虚步方合正东偏北（约30°）。上体右转，面向东南。

10. 左弓步刺

右脚向右后方回撤一步，左脚收至右脚内侧，后再向左前方迈出，成左弓步。右手持剑向左前方刺出，手心向上，力注剑尖；左手剑指向右向下落，经体前再向左向上绕行至左额上方，手心斜向上，臂要撑圆；眼看剑尖。（图 5-2-21、图 5-2-22）

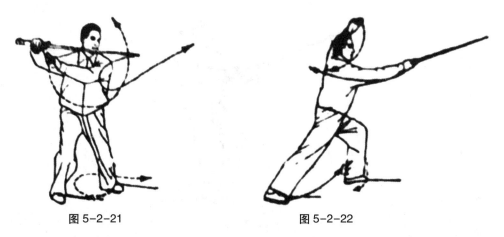

图 5-2-21　　　　　　　　　图 5-2-22

【要点】右手回撤时，前臂先外旋再内旋（手心先转向外，再向下，再转向上），从右腰部将剑刺出；左剑指绕行时要先落在右手腕部再分开转向头上方；弓步方向为东偏北（约 30°）。

11. 转身斜带

（1）身体重心后移，左脚尖里扣，上体右转，随后身体重心又移至左脚上，右腿提起，贴在左腿内侧；同时右手剑收回横置胸前，掌心仍向上，左剑指落在右手腕部，眼看左方。（图 5-2-23）

（2）上势不停，向右后方转体，右脚向右侧方迈出，成右弓步；同时右手剑随转体翻腕，掌心向下并向身体右侧外带（剑尖略高），力在剑刃外侧，左剑指仍附于右手腕部；眼看剑尖。（图 5-2-24）

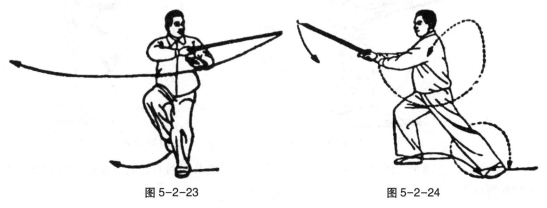

图 5-2-23　　　　　　　　　图 5-2-24

【要点】身体重心移动，向右侧方迈出做右弓步，须与向右后转的动作一致，力求平稳协调。转身斜带弓步方向应转为正西偏北（约 30°）。

12. 缩身斜带

左腿提起后再向原位置落下，身体重心移于左腿，右脚撤到左脚内侧，脚尖点地；同时右手翻掌手心向上并使剑向左侧回带（剑尖略高），力在剑刃外侧；左手剑指随即由体前向下反插，再向后，向上绕行画弧重落于右手腕部；眼看剑尖。（图 5-2-25）

【要点】剑回带时，身体也随着向左扭转。身体后坐时，臀部不要凸出。

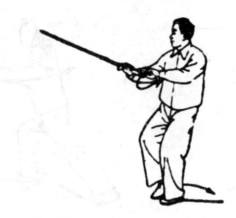

图 5-2-25

13. 提膝捧剑

（1）右脚后退一步，左脚也微向后撤，脚尖着地；同时两手平行分开，手心都向下，剑身斜置于身体右侧，剑尖位于体前，左剑指置于身左侧。（图 5-2-26）

（2）左脚略向前进，右膝向前提起成独立式；同时右手剑把与左手（剑指变掌）在胸前相合，左手捧托在右手背下，两臂微屈，剑在胸前，剑身直向前方，剑尖略高，眼看前方。（图 5-2-27）

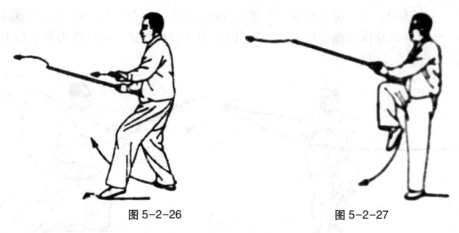

图 5-2-26   图 5-2-27

【要点】以上两个分解动作要连贯不停。独立步左腿自然蹬直，右腿提膝，脚尖下垂。上体保持自然。

14. 跳步平刺

（1）右脚向前落下，身体重心前移，然后右脚尖用力蹬地，左脚随即向前一步踏实，右脚在左脚将落地时，迅速向左腿内侧收拢（脚不落地）；同时两手捧剑先微向后回收，紧接着随右脚落地再直向前伸刺，然后随左脚落地两手分开撤回身体两侧，两手手心都向下，左手再变剑指，眼看前方。（图 5-2-28、图 5-2-29）

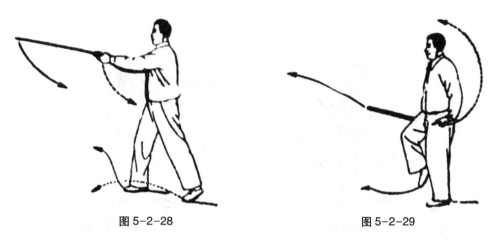

图 5-2-28　　　　　　　　　　　图 5-2-29

（2）右脚再向前上一步，成右弓步，同时右手剑向前平刺（手心向上），力注剑尖；左手剑指由左后方上举，绕至左额上方，手心斜向上，眼看剑尖。（图 5-2-30）

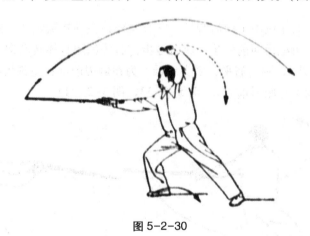

图 5-2-30

【要点】两手先略向后回收，再与右脚落地同时向前伸。左脚落地要与两手回撤动作一致，刺出后，剑要平稳。

15. 左虚步撩

身体重心后移至左腿上，上体左转，右脚回收再向前一步，脚尖外撇，再向右转体，身体重心前移至右脚，左脚随即向前一步，脚尖着地，成左虚步；同时右手剑随身体转动经左上方向后向下，立剑向前撩出（前臂内旋，手心向外），力在剑刃前部，剑把停于头前，剑尖略低；左手剑指在上体左转时即下落附于右腕部，随右手绕转；眼看前方。（图 5-2-31、图 5-2-32）

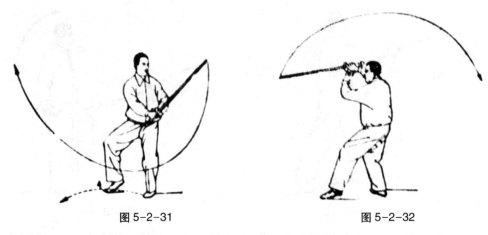

图 5-2-31   图 5-2-32

【要点】撩剑的路线必须划一个整圆，左手剑指须下落到左肋上与右手相合。

16. 右弓步撩

身体先向右转，右手剑由上向后绕环，掌心向外，左剑指随剑绕行附于右腕内侧；随之左脚向前垫步，右脚继而向前一步，成右弓步；右手剑随身体转动向下，向前立剑撩出（前臂外旋，手心向外），剑与肩平，剑尖略低，力在剑刃前部；左剑指则由下向上绕行至左额上方，手心斜向上；眼看前方。（图 5-2-33、图 5-2-34）

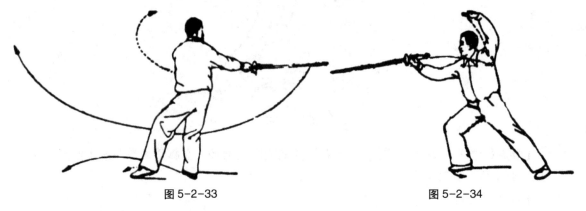

图 5-2-33   图 5-2-34

【要点】剑向后绕环时，身体和眼神随着向后转。整个动作要连贯。

第三组

17. 转身回抽

（1）身体左转，重心后移，右脚尖里扣，左脚尖稍外展，右腿蹬直。成侧弓步；同时右手将剑柄收引到胸前，剑身平直，剑尖向右后，左手剑指仍附于右腕上；然后身体再向左转，随转体右手剑经左前方劈下，力在剑刃（剑身要平），左手剑指附于右腕部；眼看剑尖。（图 5-2-35、图 5-2-36）

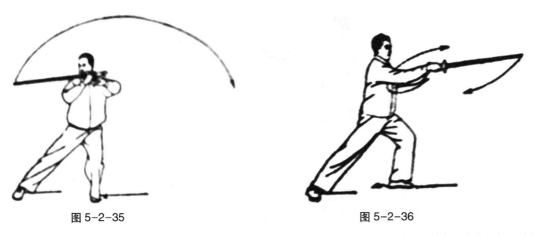

图 5-2-35   图 5-2-36

（2）身体重心后移至右腿，右膝稍屈，左脚回撤，脚尖点地，成左虚步；同时右手剑抽回身体右侧（剑尖略低）；左剑指收回，再经胸前、下颌处向前指出，高与眼齐，眼看剑指。（图 5-2-37）

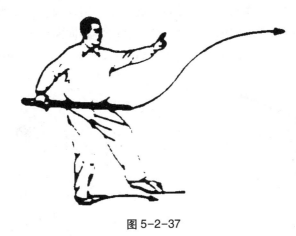

图 5-2-37

【要点】第一动，向左转体时，要先扣右脚，再展左脚；右臂先屈回胸前再向左劈。第二动，左手剑指必须随右手收到腹前，在向上、向前指出。全部动作要协调。如果面向南起势，此式方向则为东偏南。

18. 并步平刺

左脚略向左移，右脚靠拢左脚成并步，面向前方，身体直立；同时左剑指向左转并向右下方画弧，反转变掌捧托在右手下，然后，双手捧剑向前平刺，手心向上，力注剑尖，高与胸平；眼看前方。（图 5-2-38）

【要点】剑刺出后两臂要微屈，并步和刺剑要一致。身体直立自然，不要故意挺胸，如果面向南起势，刺剑的方向为正东。

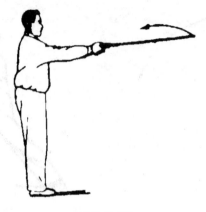

图 5-2-38

19. 左弓步拦

右手剑翻腕后抽，随身体右转，由前向右转动，再随身体左转经右后方向下，向左前方托起拦出，力在剑刃，剑身与头平，前臂外旋，手心斜向里；左剑指则向右、向下、向上绕行，停于左额上方，手心斜向上；在身体左转时左脚向左前方进一步，左腿屈膝，成左弓步；眼先随剑向右后看，最后平看前方。（图 5-2-39、图 5-2-40）

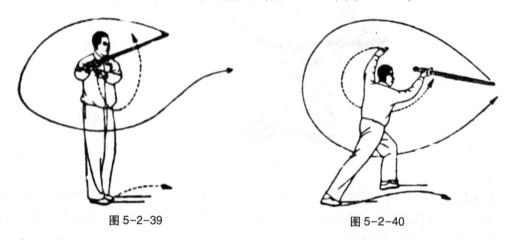

图 5-2-39   图 5-2-40

【要点】身体应随剑先向右转再向左转，右腿先微屈，然后迈左脚，左手剑指随右手绕行，到右上方之后再分开。

20. 右弓步拦

身体重心微向后移，左脚尖外撇，身体先向左转再向右转；在转体的同时，右脚经左脚内侧向右前方进一步，成右弓步；右手剑由左后方划一整圆向右前托起拦出（前臂内旋，手心向外），力在剑刃，剑身与头平；左剑指附于右手腕部；眼看前方。（图 5-2-41）

【要点】以上两动要连贯，剑须走一大圈，视线随剑移动。

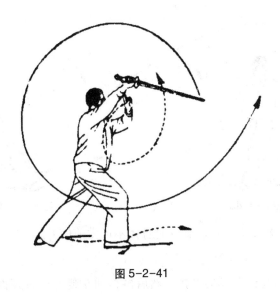

图 5-2-41

21. 左弓步拦

身体重心微向后移，右脚尖外撇，其余动作及要点与前"右弓步拦"相同，只是方向左右相反。右手剑拦出时，右臂外旋，手心斜向内。（图 5-2-42）

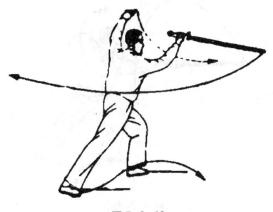

图 5-2-42

22. 进步反刺

（1）身体向右转，右脚向前横落盖步，脚尖外撇，左脚跟离地成半坐盘势；同时右手剑尖下落，左剑指下落到右腕部，然后剑向后方立剑刺出，左剑指向前方指出，手心向下，两臂伸平，右手手心向体前，眼看剑尖。（图 5-2-43）

（2）身体左转，左脚前进一步，成左弓步；同时右前臂向上弯曲，剑尖向上挑挂，继而向前刺出（前臂内旋，手心向外，拨反立剑），力注剑尖，剑尖略低；左手剑指附于右腕部；眼看剑尖。（图 5-2-44）

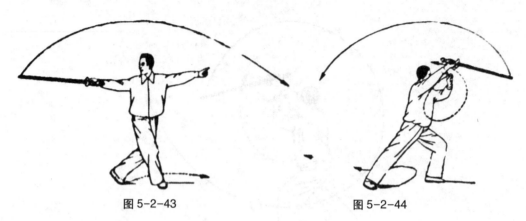

图 5-2-43   图 5-2-44

【要点】以上两动要连贯，弓步刺剑时身体不可太前俯。

23. 反身回劈

身体重心先移至右腿，左脚尖里扣，然后再移到左腿上；右脚提起收回（不停），身体右后转，右脚随即向前迈出成右弓步，面向中线右前方；同时右手剑随转体由上向右后方劈下，力在剑刃；左手剑指由体前经左下方转在左额上方，手心斜向上；眼看剑尖。（图 5-2-45）

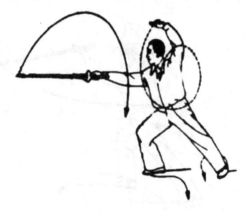

图 5-2-45

【要点】劈剑、转体和迈右脚成弓步要协调一致，弓步和劈剑方向为正西偏北（约 30°）。

24. 虚步点剑

左脚提起，上体左转，左脚向起势方向垫步，脚尖外撇，随即右脚提起落在左脚前，脚尖点地，成右虚步；同时右手剑随转体画弧上举向前下方点出，右臂平直，剑尖下垂，力注剑尖；左剑指下落经身体左侧向上绕行。在体前与右手相合，附于右手部；眼看剑尖。（图 5-2-46）

【要点】点剑时，腕部用力，使力量达于剑尖，点剑与右脚落地要协调一致，身体保持正直，虚步和点剑方向与起势方向一致。

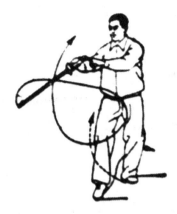

图 5-2-46

第四组

25. 独立平托

右脚向左腿的左后方倒插步，两脚以脚掌为轴向右转体（仍成面向前方），随即左膝提起成右独立步；在转体的同时，剑由体前先向左、向下绕环，然后随向右转体动作向右上方托起，剑身略平，稍高于头，力在剑刃上侧；左剑指仍附于右腕部；眼看前方。（图5-2-47）

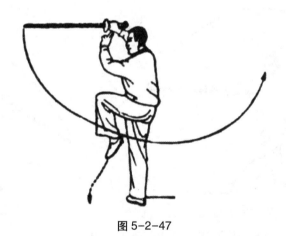

图 5-2-47

【要点】撤右腿时，右脚掌先落地，然后再以脚掌为轴右转体，身体不要前俯后仰，提膝和向上托剑动作要一致，右腿自然伸直。

26. 弓步挂劈

（1）左脚向前横落，身体左转，两腿交叉成半坐盘式，右脚跟离地，同时右手剑向身体左后方穿挂，剑尖向后；左剑指仍附右手腕上，眼向后看剑尖。（图5-2-48）

（2）右手剑由左侧翻腕向上再向前劈下，剑身要平，力达剑刃；左剑指则经左后方上绕至左额上方，手心斜向上；同时右脚前进一步，成右弓步；眼向前看剑尖。（图5-2-49）

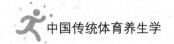

【要点】身体要先向左转再向右转，视线随剑移动。

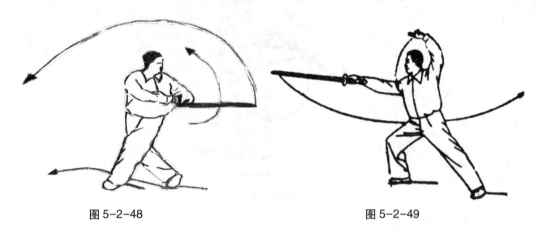

图 5-2-48   图 5-2-49

27. 虚步抡劈

（1）重心略后移，身体右转，脚尖外撇，左脚跟离地成交叉步；同时右手剑由右侧下方向后反手撩平，左剑指落于右肩前；眼向后看剑尖。（图 5-2-50）

（2）左脚向前垫一步，脚尖外撇，身体左转，随即右脚前进一步，脚尖着地，成右虚步；与此同时，右手剑由右后反臂上举再向前劈下，剑尖与膝同高，力在剑刃，左剑指自右肩前下落经体前向左上画圆，再落于右前臂内侧；眼看前下方（图 5-2-51）。

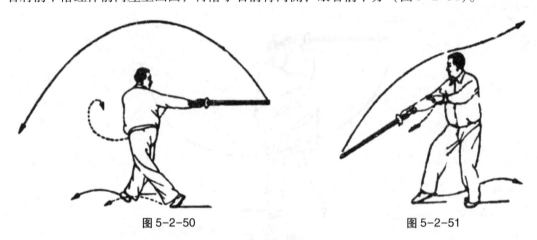

图 5-2-50   图 5-2-51

【要点】以上两个分解动作要连贯，中间不要停顿。

28. 撤步反击

上体右转，右脚提起向右后方撤一大步，左脚跟外转，左脚蹬直，成右侧弓步；同时右手剑向右后上方斜削击出，力在剑刃前端，手心斜向上，剑尖斜向上，高与头平；左剑指向下方分开平展。剑指略低于肩，手心向下；眼看剑尖。（图 5-2-52）

【要点】右脚先向后撤，再蹬左脚。两手分开要与弓腿、转体动作一致。撤步和击剑方向为东北。

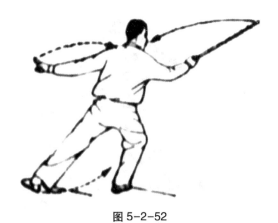

图 5-2-52

29. 进步平刺

（1）身体微向右后转，左脚提起贴靠于右腿内侧；同时右手反掌向下，剑身收回于右肩前，剑尖斜向左前；左剑指向上绕行落在右肩前；眼向前看。（图 5-2-53）

（2）身体向左后转，左脚垫步，脚尖外撇，继而右脚前进一步，成右弓步；同时右手剑随转体动作向前方刺出，力贯剑尖，手心向上；左剑指经体前顺左肋反插，向后再向左上绕至左额上方，手心斜向上；眼看剑尖。（图 5-2-54）

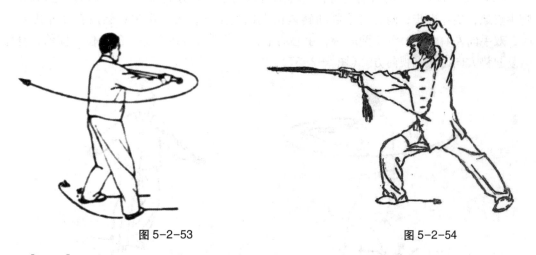

图 5-2-53   图 5-2-54

【要点】左腿提起时，要靠近退后再转身落步，待左腿稳定后再进右步，上下须协调一致。

30. 丁步回抽

身体重心后移，右脚撤至左脚内侧，脚尖点地，成右丁步；同时右手剑屈肘回抽（手心向里），剑把置于左肋部，剑身斜立，剑尖斜向上，剑与身体平行；左剑指落于剑把之上；眼看剑尖。（图 5-2-55）

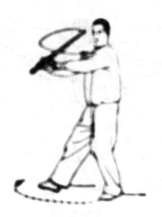

图 5-2-55

【要点】右脚收回和剑手回抽要一致，上体须正直。

31. 旋转平抹

（1）右脚提起向前落步外摆（两脚成八字形）；同时上体稍右转，右手翻掌向下，剑身横置胸前。身体重心移于右腿，上体继续右转，左脚随即向右脚前扣步，两脚尖斜相对（成内八字形）。（图 5-2-56）

（2）以左脚掌为轴向右后转身，右脚随转体向中线侧方后撤一步，左脚随之稍后收，脚尖点地，成左虚步；同时右手剑随转体由左向右平抹，力注剑尖；然后在变左虚步同时，双手向左右分开，置于两胯旁，手心向下，剑身斜置身体右侧，剑尖位于体前，身体恢复起势方向，眼平视前方。（图 5-2-57）

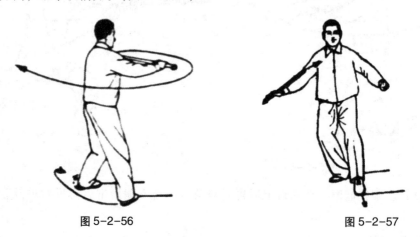

图 5-2-56   图 5-2-57

【要点】移步转身要平稳自然，不要低头弯腰，速度要均匀。由"丁步回抽"到"反转平抹"完成，转身约 360°，身体方向归成起势方向。

32. 弓步直刺

左脚向前进半步，成左弓步；同时右手剑立剑直向前刺出，高与胸平，力注剑尖；左剑指附在右手腕部；眼看前方。（图 5-2-58）

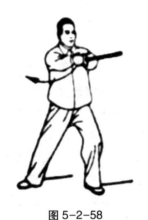

图 5-2-58

【要点】弓步、刺剑要动作一致。

结束动作

收式

（1）身体重心后移，随即身体向右转；同时右手剑向右后方回抽，手心仍向内；左手也随即屈肘回收（两手心相对），接握剑的护手；眼看剑身。（图 5-2-59）

（2）身体左转，身体重心再移到左腿，右脚向前跟进半步，与左脚成开立步（与肩同宽，脚尖向前）；同时左手接剑（反握），经体前下落垂于身体左侧；右手变成剑指向下，向右后方画弧上举，再向前，向下落于身体右侧；全身放松；眼平视前方。（图 5-2-60）

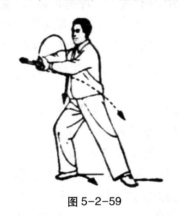

图 5-2-59

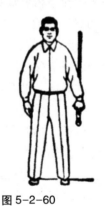

图 5-2-60

第三节　养生太极掌

养生太极掌，又称强心益肺太极掌，乃引导养生学中的重要内容之一。它是以疏导经络、畅通气血和采日月之精华为手段，以柔和缓慢。连绵不断地行进走旋、摆扣、磨转、变换多端、协调自然为运动形式，以辨证立法、对症练功、强心益肺为主要目的而得名。全套有四大段、39 个动作所组成。概括起来主要有以下特点。

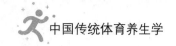

一、主要特点

1. 采练运气，养气为本

气之内涵，复杂奥妙，上及天文，下穷地理，中至人事，内容十分广泛。气是中国哲学范畴中一个极为重要的命题，也是传统医学、养生学的重要组成部分。

养生学角度来说，气被视为生命之本源，是构成、维持人体生命活动的基本物质。正如《庄子·知北游》云："人之生，气之聚也，聚则为生，散则为死。"亦如《灵枢·天年》云："愿闻人之始生，何气筑为基，何立而为楯……以母为基，以父为楯。"均说明人之生命是父母之精气所产生。依赖呼吸之气、水谷之精气所充养。

从气血二者的关系来看，气为阳，血为阴，气与血有阴阳相随、互为资生、互为依存的关系。"气者，血之母"（《医经溯洄集》），"气者，血之帅"（《仁斋直指方》），"气行则血行，气滞则血瘀"，说明血瘀多数是由于气滞所引起的。但气亦须依附于血液，循行于全身，故曰"血为气之守"（《血证论》），"血能藏气"（《读医随笔》）。可以看出，血气密切相关，但以气为主，"气和则安，气乱则病，气散则死"。因此，养生太极掌十分重视采气、练气、运气和养气。如第一式"真人采气"、第二十七式"气息归元"、第二十九式"采气归元"，顾名思义，就是在心神宁静的状态下，分别用左右手之劳宫穴采日月之精华归于气海，以充其气。第二十八式"开合拉气"，即是用意引气于劳宫，以运其气。第七式和第三十二式"春风摆柳"，是以"力发始于轴（腰），根基脚下求，中气贯周身，内力达于手"的整劲，以练肾气。左、右"苍鹰掐嗉"，就是以八字掌的多次出现，刺激手太阴肺经和手阳明大肠经，以练肺气。第二十六式"母鸡护雏"，要求气沉丹田、两手（两翼）相合，目的是为了练中气。第二十四式"二龙戏珠"，是通过两臂（肩、肘、腕、指）的旋转缠绕和两腿（髋、膝、踝、趾）的屈伸扭转，来畅通手足三阳经、三阴经，以练全身之经气。须要强调的是，练习养生太极掌，要求排除杂念、净化大脑，是为了清虚静定，以养其气。

在采气、练气、运气、养气四者中，养气是根本。正如《天隐子》所说："长生之要，以养气为根。"又如《类经》所云："人之有生，全赖此气。"不难看出，养生之道，在于爱气、养气。如何养气？晋代葛洪说："养生以不伤为本。"史载古代最老寿星彭祖认为："致寿之道无它，但莫伤之而已。"并提出防伤生七条，曰："忧愁悲哀伤人，寒暖失常伤人，喜乐过度伤人，愤怒不解伤人，远思强记伤人，汲汲所愿伤人，阴阳不顺伤人。"包括情志、起居、劳倦等的过用，特别是神志的过用伤气。既重视练习前的调心，努力排除杂念；又重视练习中的清虚静定，净化大脑；更重视日常生活中去私欲，少妄念，控制七情过度而伤神气，强调从点滴做起，从我做起，从现在做起，以求神气日充以壮，固精气而不泄，从而达到康体增寿的目的。

2. 强调缠绕，工于腕踝

强调缠绕，工于腕踝，是养生太极掌之显著特点之一，它几乎贯穿于整个掌法动作的全过程。在日常生活中，动作多种多样，千变万化，但一般来说都是在自然情况下形成的。而养生太极掌的动作则不然，它是在有意识的旋转中"动"，有目的的缠绕中"作"，

"动"从"旋"中始,"作"自"绕"中停,这对于疏导全身经络、畅通周身气血,延年益寿大有益处。

中医认为,经络是人体气血运行的通道。它分布全身,内联五脏六腑,外络四肢、皮肤、五官、九窍,构成一个纵横交错的联络网。它包括十二经脉、奇经八脉、十五络脉和十二经别、十二经筋、十二皮部以及数不清的孙络等。现以十二经脉为例说明之:十二经脉是十二脏腑所属的经脉,每一脏腑都各系一经,分左右循行于头面、躯干以及四肢,纵贯全身上下,为经络系统的主题。十二经中又有阴经、阳经的区别,阴经属脏络腑,阳经属腑络脏,其阴经和阳经又相互交接、逐经相传。交接情况可概括为手三阴经从胸走手交手三阳经;手三阳经从手走头交足三阳经;足三阳经从头走足交足三阴经;足三阴经从足走胸交手三阴经。这样就构成了一个阴阳相贯、周而复始的传注循环。

养生太极掌,强调动作旋转缠绕,对提高上述各经脉的刺激强度有积极作用,从而取得有病治病、无病强身的效果。如:上肢的缠绕,有助于疏通手三阴经和手三阳经,可强心益肺、养心安神、宣肺平喘、润肠化结、通调水道、清热导滞;下肢的缠绕,有助于畅通足三阴经和足三阳经,可补中益气、固摄肾气、滋阴降火、舒肝利胆;腰脊的旋转,有助于固肾壮腰、纳气归元、调补先天、补益后天。

工于腕踝,是养生太极掌防治疾病、康体增寿的重要一环。这是因为十二经脉在腕踝附近各有一个重要的经穴——原穴。中医认为,原穴是脏腑原气经过和留止的部位,某一脏腑的病变,往往反应于该经的原穴上。故《灵枢·九针十二原》有"五脏有疾,当取之十二原"之说,说明原穴治疗内脏疾病有重要作用。

在养生太极掌的演练过程中,腕关节和踝关节多次有规律地进行活动,这实际上就是对十二原穴的自我按摩,起到以指代针的作用。所以,既可以增强经络运行气血、协调阴阳的生理功能,又可以提高经络防御病邪、反映证候的病理功能,还可以加强经络传导感应、调整虚实的防治功能,从而收到维护正气、内安五脏、强身健体的效果。

3. 心身同练,重在练心

"心"(神)与"身"(形)是构成人体生命的两大要素,不能缺少其一。人体生命的最佳状态是"心全于中,形全于外"(《管子》)。告诉人们,不论是练功,或是行掌,均须心身同练,方能相得益彰,逐渐达到神全、形全。

所谓"形全",既是在心的主导下,通过经络(十二经脉、十五络脉、奇经八脉等)的联络传注,将体内之五脏六腑与体表之四肢百骸形成统一整体,使"五脏坚固,血脉和调,肌肉解利,皮肤致密,营卫之行不失其常,呼吸微徐,气以度行,六腑化谷,津液布扬"(《灵枢》)。

所谓"神全",这里是指元神(先天的,不以人们所受教育的程度、方法和所积累的经验为转移)和识神(后天的,同人们所受教育的水平和方法有关)之间的高度协调,使其发挥出最高效益,即"识神"的运用能力充分发挥以成就事业和"元神"得到尽善尽美的保护以祛病延年的紧密结合。

须要说明的是,在人体生命的大系统中,心(神)与形(身)虽然是构成人体生命的两大要素,但二者在人体生命中所处的地位却不相同。形是人体生命停留的房舍,气是充实生命的源泉,而神是生命之主宰。如《黄帝内经》所云:"夫形者,生之舍也;气

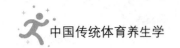

者，生之充也；神者，生之制也。"故《黄帝内经》把人体的生、长、壮、老、已归结为神气的发生、发展和衰亡，即"失神者死，得神者昌"。强调"心"的重要性，并不是说"形"不重要，关键是二者要高度的协调。

因此，养生太极掌在强调心身同练的同时，十分重视练心。如养生太极掌（第一套）由 39 个动作组成，这 39 个动作，在"心"的主导下，进行着上下、左右、前后、俯仰、屈伸、刚柔、升降等特定的有规律的运行，并与细匀深长的腹式呼吸紧密结合，同时要求通过经脉十二、络脉十五把五脏六腑、四肢百骸联系成为一个整体，从而内安五脏、化谷六腑、调和气血、布扬津液、致密皮肤等。这正是"形全"的典型体现。

而养生太极掌更重视"神全"。要求人们在演练前或在演练中和演练后排除杂念、净化大脑、心神宁静，对喜、怒、忧、思、悲、恐、惊，所谓"七情"严守适度，对性欲提倡节欲，并讲究饮食的合理安排及睡眠卫生等，这样就较好地保养了"元神"。在保养"元神"的基础上，养生太极掌又特别重视后天的"识神"对先天的"元神"的干扰。在用神（意）方面要求做到"不可用心守，不可无意求，用心着相，无意落空，绵绵若存，似守非守"。此外，还将修德养心放在首位，号召人们"能守一而弃万苛，见利而不诱，见害而不惧"。然而，人们生活在大千世界里，其思想必然会受到社会的和自然的影响，也必然对各种刺激做出相应的反应。因此，养生太极掌和导引养生功一样，把四乐八互导引养生功精神、八戒律、十要诀作为所有练习者的行动准则，自觉地用新的思想观念代替旧的思想观念，用新的道德规范代替旧的道德规范，倡导文明健康科学地生活方式，克服社会风俗习惯中存在的愚昧落后的东西，以防对"元神"的干扰，达到益聪增智、祛病延年的目的。

4. 神宇形舒，潇洒飘逸

养生太极掌全套 39 个动作，均要求做到神宇形舒，潇洒飘逸。所谓"神宇"，是指人的风度姿态、神情仪表、精神韵致，洒脱不凡。所谓"形舒"，是指动作的造型结构舒展大方，胸怀宽畅，关节滑利。所谓"潇洒"，是指人的举止神情自然大方，不做作、不拘束。所谓"飘逸"，是指动作洒脱自然，翩然轻捷，不拘一格，与众不同。

总的来说，练习养生太极掌时，既要做到清刚俊逸，俏丽新颖，婉转流畅，干净利落，又要体现出雄劲沉稳，气势饱满，刚浮于柔，柔寓于刚，神采焕发，耐人寻味。使人在美的享受中，取得疏导经络、畅通气血、强壮筋骨、通利关节、活血化瘀、松解粘连、平衡阴阳、扶正祛邪、增强体质、内安五脏的效果。

二、手型步型、步法腿法介绍

拳：中指、无名指和小指屈于掌心，中冲点抠劳宫，拇指搭在食指上，少商和商阳穴相接。

掌：五指伸直，稍微分开，食指略上翘，拇指和大鱼际自然内收，掌心成凹状。

勾：中指、无名指和小指屈于掌心，拇指搭在食指上，少商和商阳穴相接，屈腕上提。

八字掌：中指、无名指和小指屈于掌心，拇指和食指成八字。

马步：两脚开立，两腿下蹲，大腿与地面平行，脚尖向前，两脚之间的距离相当于本人的三脚长，松腰敛臀，身体中正。

左弓步：重心移到右脚，右腿屈膝，左脚上步，接着重心前移，左腿前弓，右腿自然伸直，沉髋松腰。

右弓步：重心移到左脚，左腿屈膝，右脚上步，接着重心前移，右腿前弓，左腿自然伸直，沉髋松腰。

左丁步：重心移到右脚，右腿半蹲，左脚尖点在右脚足弓内侧，两腿相靠，松腰敛臀，身体中正。

右丁步：重心移到左脚，左腿半蹲，右脚尖点在左脚足弓内侧，两腿相靠，松腰敛臀，身体中正。

虚步：有两种，第一种，重心移到右脚，右腿半蹲；同时左脚上步，脚跟着地，左腿自然伸直，身体中正，松腰敛臀，这是"左虚步"。重心移到左脚，左腿半蹲；同时右脚上步，脚跟着地，右腿自然伸直，身体中正，松腰敛臀，这是右虚步。第二种，重心右移，右腿半蹲，左脚上步，脚掌前部点地，左腿自然伸直，这是左虚步。重心左移，左腿半蹲，右脚上步，脚掌前部点地，右腿自然伸直，这是右虚步。

歇步：开步站立，重心移到一只脚上，另一只脚向支撑脚的斜后方插步。前脚掌小脚趾侧着地，然后下蹲，臀部坐在小腿上。

盘根步：重心移到一只脚上，另一只脚向支撑脚的斜后方插步，前脚掌小趾侧着地，接着屈膝盘坐，臀部在两腿之间。

摆步：重心后移，后腿弯曲，前腿伸直，脚尖跷起，接着前脚后摆，不超过45°，再重心前移，后脚跟进。

扣步：重心后移，后腿弯曲，前腿伸直，脚尖跷起，接着前脚内扣，移换重心，另一脚回收点地。

外摆莲：重心右移，右脚半蹲，左腿伸直，脚尖上跷，随之身体右转，左脚尖内扣，两腿伸直，右脚面绷平外摆，两手依次击拍右脚面。

卧鱼（喜鹊舒尾）：重心移到左脚，左腿下蹲，右脚向左腿后悬空伸出，右腿伸直，右脚尖跷起；左掌按于左大腿伏兔穴上，右手中指、无名指、小指屈于掌心，食指稍屈，拇指腹尺侧面压在食指商阳穴，用食指第二关节之顶端点在太阳穴上。亦可左右交换做动作。

三、动作说明

（一）真人采气

1. 并步站立，身体自然竖直，头颈端正，下颏微向内收，两手垂于体侧，胸腹舒松，精神集中，排除杂念，呼吸自然，眼平视前方。（图5-3-1）

2. 身体微向右转，右臂屈肘上提，右手少商（少商：属手太阴肺经穴，在拇指桡侧指甲角旁开0.1寸处）与商阳（商阳：属手阳明大肠经穴，在食指桡侧指甲角旁开0.1寸处）相接，中指、无名指、小指屈于掌心成握拳状，拳心朝上，拳轮轻贴腰侧；左臂外

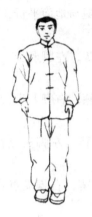

图 5-3-1

旋，左掌向左前上方托举，掌心朝上，用意采取天阳之气，左臂自然伸直，左手腕与头顶大抵齐平；眼看左劳宫穴（劳宫：属手厥阴心包经穴，在掌中央第二、三掌骨之间，掌横纹中，当屈指握拳时，中指尖所指处）。（图 5-3-2 至图 5-3-4）

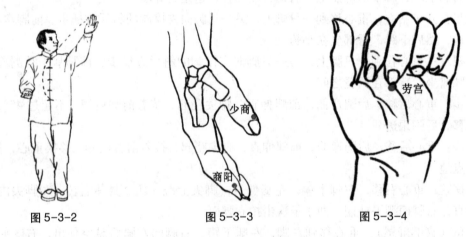

图 5-3-2　　　　　图 5-3-3　　　　　图 5-3-4

3. 身体转正，左臂内旋，左掌弧形下落使劳宫穴盖于丹田（气海穴）上（气海：属任脉穴，在上体正中线脐下 1.5 寸处）；眼平视前方。（图 5-3-5、图 5-3-6）

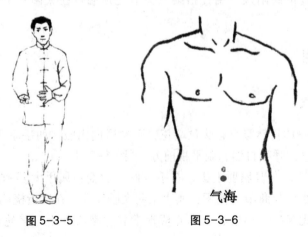

图 5-3-5　　　　　图 5-3-6

4. 身体微向左转，右臂内旋伸直，右掌向右前上方摆举，掌心朝下，用意念通过劳宫穴采取地阴之气，右手腕与头顶大抵平齐；眼看右掌。（图5-3-7）

5. 身体转正，右臂稍外旋，右掌弧形下落使劳宫穴叠于左掌外劳宫穴上（外劳宫：手背面，与劳宫相对）；眼平视前方。（图5-3-8）

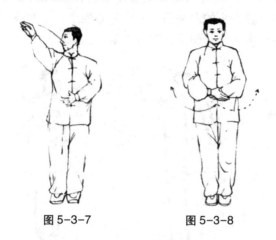

图 5-3-7   图 5-3-8

【要点】

（1）意念集中，排除杂念。用意念采天阳和地阴之气，以达壮气之目的。

（2）身体左右转动时，百会上顶（百会：属督脉穴，在后发际上七寸，约当两耳尖连线之中点，图5-3-9），两肩下沉。

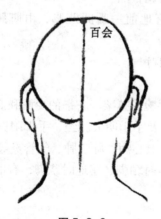

图 5-3-9

（3）左手或右手上摆时吸气，下落时呼气。

（4）周身放松，两肩下沉，体现出雄劲沉稳、气势饱满的风范。

【功能】 意在通过劳宫采天阳和地阴之气纳入丹田，以壮其气。

（二）托梁换柱

1. 两脚不动，两腿伸直，身体左转不超过45°；同时两臂内旋，两掌分别向左右摆至与脐平，两臂自然伸直；眼向左前方平视。（图5-3-10）

2. 身体右转，右脚尖稍外摆；同时右臂外旋，右掌稍向上摆起收于右腰侧，掌心朝

上；左臂外旋，左掌向上摆至面部左前方，掌心斜朝上；眼看左掌。（图5-3-11）

3. 身体继续右旋，右腿半蹲，左脚尖点地；同时右掌握拳，少商与商阳相接，拳心朝上；左臂稍外旋，左掌经面前下落于左肩前，左臂沉肘呈弧形，眼看左掌。（图5-3-12）

4. 左脚向左前方上步，脚跟先着地，随着重心前移变成左弓步；同时左臂先稍下沉内旋，后沉肘上架使左掌置于头的左侧前上方，掌心朝上，左臂撑圆；右拳变掌坐腕向左前方推出，右肘尖下垂，右掌心斜朝前；眼看右掌。（图5-3-13）

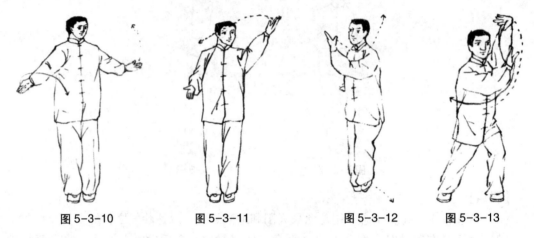

图5-3-10　　　　　图5-3-11　　　　　图5-3-12　　　　　图5-3-13

【要点】

（1）该动作要连贯进行，协调自然。

（2）左脚上步时绷脚面，落地前一瞬间跷脚，由脚跟着地先成虚步再逐渐地变成弓步。

（3）左臂上架、右掌前推时呼气。

【功能】

（1）通过左右臂的旋转、手腕的撑架、右拳的少商和商阳相接等动作，刺激手太阴肺经、手厥阴心包经、手少阴心经及手阳明大肠经、手少阳三焦经、手太阳小肠经等。可强心益肺，润肠化结，对高血压、冠心病、肺气肿、气管炎等疾病有良好效果。

（2）腰部的左旋右转、上步时绷脚、落地时跷脚，有助于固肾健腰、健脾和胃等。

（三）顺手牵羊

1. 身体右转，重心下沉后移，右腿屈膝，左腿自然伸直；同时两手十指呈握物牵拉状，将右手回带到右腹前，右小臂贴身，平行于地面，右手心朝上；左手回带到身体左前方，左小臂亦平行于地面，左手心朝下；眼看左手。（图5-3-14）

2. 身体继续右转，重心下沉，左脚内扣，两手顺势牵拉到身体右侧前方后，十指展开（右臂内旋）向右、向前、向左摆掌，掌心朝下；眼看右掌。（图5-3-15）

3. 动作不停，身体左转，重心逐渐移至左脚，左腿弯曲，右腿自然伸直；两掌顺势左摆；眼看右掌。（图5-3-16）

4. 身体稍右转，右脚回收点在左足弓内侧成右丁步；同时两掌再稍向左摆动以后，分别回带到腰侧，掌心朝前，掌指朝下；眼平视前方。（图5-3-17）

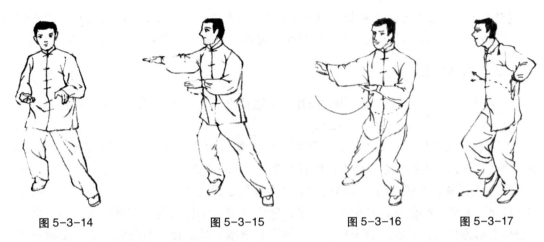

图 5-3-14   图 5-3-15   图 5-3-16   图 5-3-17

【要点】

（1）牵拉回带（顺手牵羊）时要体现出腰力，以腰带手。

（2）重心的转换、两脚的扣点和两掌的牵拉抡摆要上下一致，协调自然。

（3）身体在左转右转时，百会上顶，身体中正，两肩下沉，气沉丹田。

【功能】 两手拇指和食指的伸屈可刺激手太阴肺经和手阳明大肠经，有助于调呼吸，补肺气，活血化瘀，滋阴降火。

（四）掌推华山

1. 右脚上步，脚跟着地；同时两臂内旋使两掌指朝上，以小指侧为力点前推；眼兼视两掌。（图 5-3-18）

2. 重心前移，右腿屈膝，右脚踏实；继而左脚跟进，左脚点在右足弓内侧成左丁步；同时两掌继续前推，中指端与鼻尖齐平，两臂自然伸直，两掌心朝内、斜朝前，掌指朝上；眼兼视两掌。（图 5-3-19）

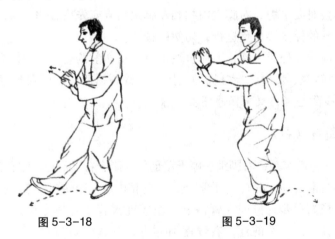

图 5-3-18   图 5-3-19

【要点】

（1）推掌时要力发腰脊，沉肩伸肘，坐腕跷指。

（2）重心下沉，身体中正，气沉丹田。

【功能】两臂由外旋变为内旋以及两掌指尖由下转为朝上前推，可加强心经原穴神门、心包经原穴大陵、肺经原穴太渊等穴的按摩，可益气养肺，止咳平喘，平心安神。

（五）白马磨头

1. 身体稍左转，左脚后撤，脚尖内扣，左腿伸直成右弓步；同时将左手掖在右腋下，右掌稍前伸；眼看右掌。（图5-3-20）

2. 身体继续左转，重心左移，左腿弯曲，右脚内扣，右腿伸直；同时右臂内旋，右掌贴身随体转回身上挑，右臂伸直；眼看右掌。（图5-3-21）

3. 重心后移，右腿弯曲，左脚以脚前掌为轴使足跟内旋；同时左臂外旋，左掌向下、向前撩挑，左臂自然伸直，左掌高与肩平，掌心朝右，掌指朝前；右臂内旋，右掌向上、向身体右后方摆出，右掌高与腰平，掌心朝下，掌指斜朝后撩，右肘尖下垂；眼看右掌。（图5-3-22）

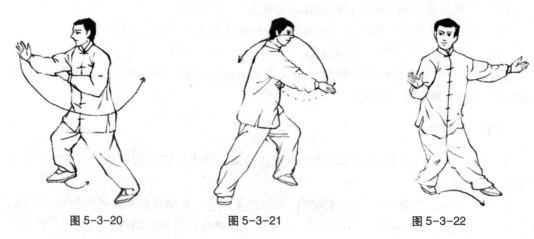

图5-3-20　　　　　　　图5-3-21　　　　　　　图5-3-22

【要点】

（1）重心移换时要平稳，右脚尖内扣和左脚跟内旋应先后分明，协调自然。

（2）右、左掌的撩挑要连贯进行，切勿停顿。

（3）成弓步前撩要松腰沉髋，上体自然正直，切勿前俯后仰、左倾右斜。

【功能】通过转身、旋臂、左掌插伸撩挑、右臂画弧旋转，既可畅通手太阴肺经、手厥阴心包经、手少阴心经，又可畅通任督二脉。

（六）巧女缝针（右）

1. 重心前移，左腿半蹲，右脚跟进停于左足弓内侧成右丁步；同时右臂外旋，右掌稍下落，弧形收于右腰侧，掌心朝前，掌指朝下；左臂稍内旋；眼转视左掌。（图5-3-23）

2. 右脚上步成右弓步；同时左臂内旋，左掌外撑置于身体左后方，左臂成弧形，掌指朝前，掌高与肩平；右掌前穿，右臂逐渐伸直，右掌亦高与肩平，掌心朝上，掌指朝前；眼看右掌。（图5-3-24）

【要点】

（1）右脚亦可不在左足弓内侧点地，直接上步；右脚上步成右弓步时重心要平稳，上体正直，沉髋松腰。

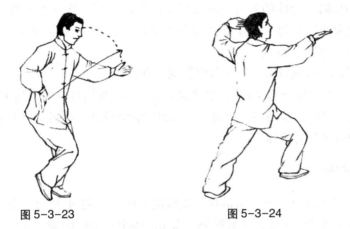

图 5-3-23　　　　　　　　　图 5-3-24

（2）左掌的内旋侧撑和右掌前穿"纫针"要同时进行。

【功能】在右脚上步绷脚、落地跷脚和左掌跷腕侧撑、右掌变指尖朝向前穿，有助于疏导脾胃之气，调补后天；滋阴补肾，补益先天，有助于补血养心，益气安神。

（七）春风摆柳

1. 重心后移，左腿弯曲，身体稍左转；同时右臂稍内旋使掌心朝左，右掌稍向左拨，左臂稍伸，左掌稍向左后方撑掌，左臂撑圆；眼看右掌。（图 5-3-25）

2. 身体右转，右脚尖外摆，继而重心前移至右脚，右腿屈膝，左脚上步，脚尖朝前；同时右臂内旋，右掌画弧回带至右胸前，掌心朝外，掌指朝前；左臂外旋，左掌从左侧向身前平摆，左臂自然伸直，掌心朝右，掌指朝前；眼转视左掌。（图 5-3-26）

3. 两脚不动，重心前移成左弓步；同时身体左转，左臂内旋，左掌平摆侧撑置于身体左后方，左臂成弧形，掌心朝外，掌指朝前，掌高与肩平；右臂逐渐外旋，右掌随身左转向身前平摆，掌心朝左，掌指朝前，右臂自然伸直；眼看右掌。（图 5-3-27）

4. 两脚仍不动，重心后移，右腿弯曲，身体右转；同时右臂内旋，右掌画弧回带至右胸前，掌心朝外，掌指朝前；左臂外旋，左掌从左侧向身前平摆，左臂自然伸直，掌心朝右，掌指朝前；眼看右掌。（图 5-3-28）

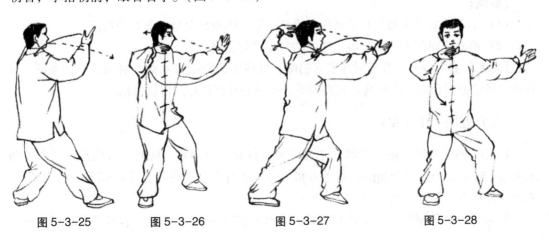

图 5-3-25　　　　图 5-3-26　　　　图 5-3-27　　　　图 5-3-28

【要点】

（1）做该动作时，身体的右转左转和两掌的飘逸抡摆，宛如春风摇曳垂柳，轻盈舒展，因此，要以腰动带手动，体现出"力发始于轴（指腰），根基脚下求，中气贯周身，内力达于手"的"整劲"特点。

（2）眼随手动，气沉丹田，松腰敛臀，沉肩垂肘。

【功能】 在"力发始于轴（腰）、根基脚下求、中气贯周身、内力达于手"的要求下，对督脉、膀胱经、肾经以及命门、肾俞、会阴部位刺激较强，故可固肾壮腰。两臂的旋转及两掌的撑摆回带可强心益肺。

（八）苍鹰掐嗉（右）

1. 在身体左转的同时，重心边前移，左脚边外摆（不超过45°），左腿弯曲，右腿伸直；同时右臂屈肘外旋向下滚压于右腰侧，右掌心朝上；左臂内旋，左掌下按，左掌指斜朝右前方；眼看左掌。（图5-3-29）

2. 右脚经左脚内侧上步成右弓步；同时左掌回带于右肘下，掌心朝下，五指稍屈；右手的中指、无名指和小指屈于掌心，食指和拇指成八字掌前伸，当右臂自然伸直时，右掌心朝上成卡喉掐嗉状；眼看右手。（图5-3-30）

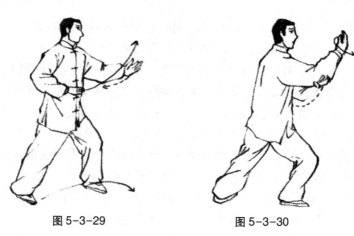

图 5-3-29　　　　　　图 5-3-30

【要点】

（1）上下肢的动作和左右手动作要协调一致，体现出全身一股劲的特点。

（2）重心稳固在于气沉丹田，速度均匀，严防急躁。

【功能】 右掌由八字掌变成环形掌掐嗉，可按摩肺经原穴太渊，启动其井穴少商，可按摩大肠经原穴合谷，启动其井穴商阳等，故对心肺有良好的保健作用。

（九）苍鹰掐嗉（左）

1. 随着身体左转，重心后移，左腿弯曲，右腿自然伸直；同时左臂内旋，左掌回带至胸前，掌心朝外，掌指朝前；右手五指展开，随着右臂稍内旋使掌心朝外，掌指朝前，右臂自然伸直；眼看左掌。（图5-3-31）

2. 随着重心逐渐前移，身体稍右转，右脚外摆（不超过45°），右腿弯曲；同时左手

随着左臂外旋滚压于左腰侧，左掌心朝上；右臂内旋，右掌下按，右掌指斜朝左前方；眼看右掌。（图5-3-32）

3. 动作不停，身体稍右转，左脚经右脚内侧上步成左弓步，同时右掌回带于左肘下，掌心朝下，五指稍屈；左手的中指、无名指和小指屈于掌心，食指和拇指成八字掌前伸，当左臂自然伸直时，左掌心朝上呈卡喉掐嗓状；眼看左掌。（图5-3-33）

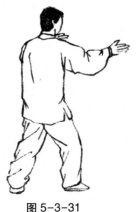 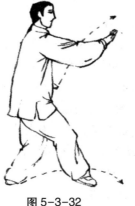 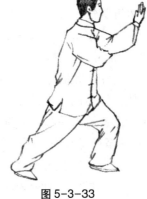

图 5-3-31　　　　　　　　图 5-3-32　　　　　　　　图 5-3-33

【要点】同右苍鹰掐嗓。

【功能】同右苍鹰掐嗓。

（十）上工诊脉（右）

1. 重心后移，右腿弯曲，左脚尖跷起，左腿伸直；同时右掌上滑拨推，掌心朝外，左掌下滑沉肘，掌心朝里；眼看左手。（图5-3-34）

2. 身体右转，左脚内扣约90°，继而重心稍下沉移到左脚，左腿弯曲，同时左掌继续下滑抽掌再弧形上摆，掌心斜朝前；右掌继续上滑经面前弧形下按，掌心朝下，右臂自然伸直；眼看右掌。（图5-3-35）

3. 右脚回收点在左弓步内侧成右丁步；同时右掌顺势弧形抄摆至左小腹前，掌心朝上，左掌经面前弧形下落至右臂寸口处（寸口所指及其含义见该式要点），无名指腹切"寸"、中指腹切"关"、食指腹切"尺"；眼看左手。（图5-3-36）

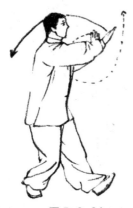 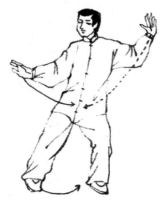 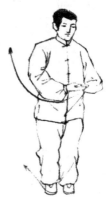

图 5-3-34　　　　　　　　图 5-3-35　　　　　　　　图 5-3-36

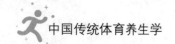

【要点】

（1）欲知测候脉象的变化，需首先明确"寸口"。寸口，即两手桡动脉应手处，以其脉出太渊长一寸九分，故名寸口，又名脉口或气口，属于手太阴肺经的动脉。肺主气而朝百脉，同时寸口又为脾胃之气所归，脾胃为五脏六腑气血之海，所以全身脏腑经脉气血的情况，都可以在寸口脉上体现出来。五脏之气失常，则变见于气口，如《素问·五脏别论》说："气口何以独为五脏主……胃者，水谷之海，六腑之大源也，五味入口，藏于胃以养五脏气，气口亦太阴也，是以五脏六腑之气味，皆出于胃，变见于气口。"这是说足太阴脾输布水谷的精气以养五脏，手太阴肺朝会百脉而行于寸口，所以说"气口亦太阴也"。取寸口之法，在《难经》中，更明确地加以阐述，如《难经·一难》说："十二经皆有动脉，独取寸口，以决五脏六腑死生吉凶之法，何谓也？然，寸口者，脉之大会，手太阴之脉动也……五脏六腑之所终始，故法取于寸口也。"寸口包括寸、关、尺三部，以掌后高骨处为关部，关前为寸，关后为尺。寸以候阳，尺以候阴。如《难经·二难》说："从关至尺是尺内，阴之所治也；从关至鱼际是寸口内，阳之所治也。"

（2）行功换势要虚实分明，动作连贯。

（3）成丁步时要松腰敛臀，上体正直。

【功能】手切寸口、无名指按点肺经原穴太渊，有助于宣肺平喘，益气通阳，增强抵抗力、免疫力。下肢的虚步，有助于加强左右脚踝附近的各个原穴的刺激强度，可疏肝利胆，和胃健脾。

（十一）卧龙藏身（右）

1. 身体右转，右脚向右前方上步，由右虚步变成右弓步；同时左手指腹切脉不动，随右掌一起从左前方向右前方斜行上摆，右掌心朝上。（图5-3-37）

2. 右臂坐肘下垂，掌心与下颏齐平，眼看右手。重心后移，左腿弯曲，右腿伸直，身体右转；同时右掌以腕为轴向右缠绕，掌心朝上，右肘随之弯曲；左无名指腹随右手缠绕捻压太渊穴（属手太阴肺经穴，在掌后腕横纹桡侧端，桡动脉侧凹陷中）；眼看右掌。（图5-3-38、图5-3-39）

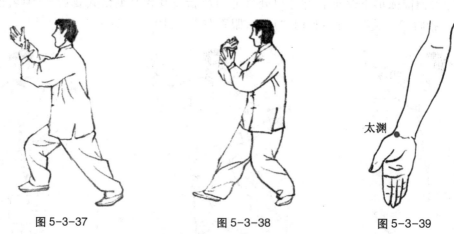

图5-3-37　　　　图5-3-38　　　　图5-3-39

3. 重心再稍后移，随着身体稍左转，右脚尖内扣，左掌指腹仍扶腕，随着右掌顺势

缠绕，继而重心前移至右脚，右腿弯曲；同时右掌随右臂内旋翻掌使掌心朝下，掌指朝左；眼看右掌。（图 5-3-40）

4. 左脚向右脚右后方插步下蹲成盘根步；同时左中指、无名指和小指屈于掌心，拇指少商穴与食指商阳穴相接拉至左胸前，掌心朝上；右掌指稍屈下切至右下方，掌心朝下，掌指朝左，右臂自然伸直；眼看右掌。（图 5-3-41）

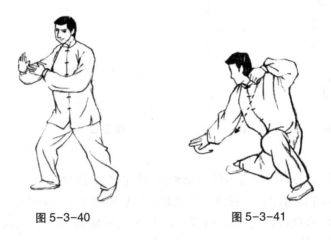

图 5-3-40　　　　　　　　　　图 5-3-41

【要点】

（1）重心的前后移动，既要充分又要连贯，成盘根步时姿势宜低，恰如"卧龙藏身"。

（2）右腕的缠绕要充分，左手捻压太渊穴可稍用力。

（3）整个动作要体现出"始于腰肾之枢，达于四梢肌肤"的运动规律。

【功能】两腿相盘、压挤擦摩可刺激足少阴肾经、足厥阴肝经、足太阴脾经及其原穴太溪、太冲、太白等。因此，具有固肾壮腰、疏肝利胆、和胃健脾的效果。两臂、两腕的旋转缠绕可刺激上肢的三条阴经和阳经，因此，具有补血养气、益气安神、导滞通便的作用。

（十二）顺风转舵

1. 身体稍左转并稍起。左掌向右腋下插掌，手心朝下，右掌稍向左摆掌，手心朝下；眼看右掌。（图 5-3-42）

2. 分别以左、右脚前掌为轴，身体左转，重心逐渐移到左脚；同时左臂外旋，使掌心逐渐朝上向左弧形平摆，左臂自然伸直；右臂内旋，右掌亦顺势向左、向面前弧形上摆，右臂屈成弧形，右掌心朝斜上方；眼看右掌。（图 5-3-43）

3. 以右脚前掌为轴继续向左转体，身体重心逐渐移至右脚；同时左掌心朝上亦向左平摆，左臂自然伸直；右掌顺势经面前向右弧形摆至头的右侧，右臂屈成弧形，右掌心朝外；眼看右掌。（图 5-3-44）

4. 随着身体继续稍左转，左脚以脚跟为轴，左脚外摆；接着重心前移至左脚，左腿半蹲，右脚上步脚尖点成右虚步；同时左掌顺势继续左摆，亮掌于头的左侧上方，掌心朝上，掌指朝右；右臂外旋，右掌画弧从右侧向前横砍，右臂伸直，右掌心朝上（卧龙藏身

接顺风转舵正好旋转一周）；眼看右掌。（图5-3-45）

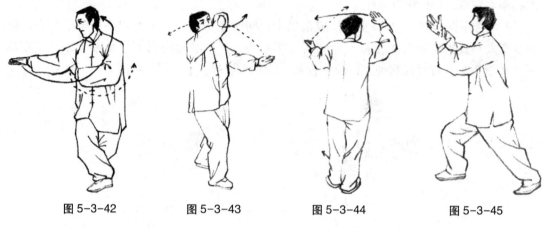

图5-3-42　　　　　图5-3-43　　　　　图5-3-44　　　　　图5-3-45

【要点】

（1）该动作的重心移换、身体的转动和两掌的缠绕旋摆比较复杂，练习时可以先练下肢动作，当下肢动作练好之后，接练上肢动作，最后再将上下肢动作结合起来联系。

（2）练习时要体现以腰带手，两臂、两掌的旋转幅度宜大，以加强对手少阴心经（图5-3-46）、手厥阴心包经（图5-3-47）和手太阴肺经（图5-3-48）的刺激，提高疗效。

（3）转体时上体宜正直，动作要连贯，上下肢协调一致。

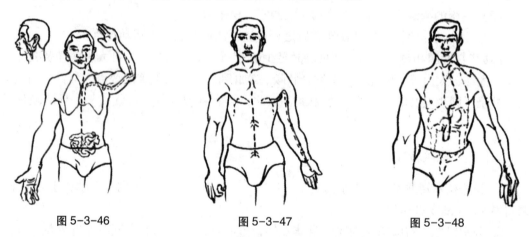

图5-3-46　　　　　　　　图5-3-47　　　　　　　　图5-3-48

【功能】通过两臂的旋转缠绕及头上的亮掌跷腕等，可激发肺经、心包经和心经。前脚虚点地面，后脚屈踝抓地，可激发肾经、肝经和脾经，起到通则不痛的作用。

（十三）紫燕栖巢

1. 两脚不动，身体右转，重心稍下沉；同时左臂外旋，左掌下落右摆，掌高与肩平，掌心朝上；右臂内旋，使右掌心逐渐朝下外撑，右臂撑圆，掌高与肩平；眼看右掌。（图5-3-49）

2. 两脚仍不动，身体左转；同时左臂内旋，左掌向右稍向上摆起，右臂稍伸直，右

掌下按于右胯旁；眼看右掌。（图 5-3-50）

3. 右脚向左脚左后方插步，脚前掌着地；同时右掌继续下沉左摆，掌心朝下；左掌稍向左画弧经面前下落；眼看右掌。（图 5-3-51）

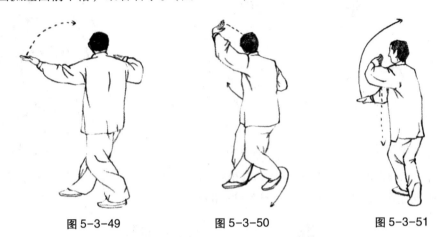

图 5-3-49　　　　　图 5-3-50　　　　　图 5-3-51

4. 两腿下蹲成歇步；同时右掌心朝下，上架于面前时翻掌亮于头的右上方，右臂自然成弧形；左掌下按于左大腿前部，劳宫穴对准伏兔穴（属足阳明胃经穴，在膝上 6 寸处）；眼向左平视。（图 5-3-52、图 5-3-53）

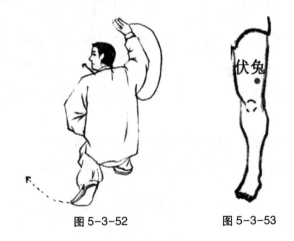

图 5-3-52　　　　　　图 5-3-53

【要点】

（1）腰的转动协调自然，上体保持正直。

（2）成歇步架按掌时，右臂虽不宜挺直，但应稍用力向上；左掌按伏兔穴时五指应稍屈指握腿。

【功能】两腿相盘成歇步可刺激肝、肾、脾、胆、膀胱、胃经的原穴及其井穴；两臂的撑架沉落，两掌的摆旋按托可刺激肺、心包、心、大肠、三焦、小肠经的原穴及其井穴。

（十四）喜鹊舒尾

1. 左脚、左手不动，右腿悬空伸直，脚尖跷起；同时右掌向右侧弧形下落，当接近

309

头部时握拳，抵于右侧太阳穴，宛如喜鹊舒尾一般（太阳属奇穴，在眉梢与外眼角中间向后约1寸凹陷处），眼向左平视。（图5-3-54至图5-3-56）

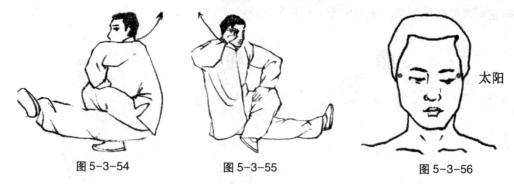

图5-3-54　　　　图5-3-55　　　　图5-3-56

2. 接着，右脚面绷平，右拳变成横掌稍带弧形向右撑出，右臂自然伸直，右掌高与头齐平；眼向左平视。（图5-3-57、图5-3-58）

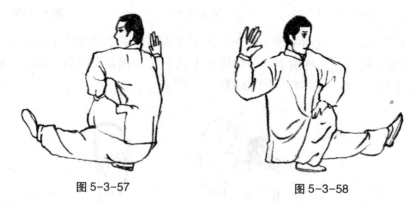

图5-3-57　　　　　　图5-3-58

【要点】

（1）要想使"喜鹊舒尾"动作完成得稳健，踝关节的灵活性很重要，即支撑腿下蹲时应屈膝前跪，使小腿与脚面的夹角尽量缩小，这样有助于身体重心的投影点在支撑面之内。

（2）支撑腿的力量大小也是完成"喜鹊舒尾"动作好坏之关键，为此应加强腿部力量素质的训练。

（3）年老体弱者、病患可不做此势。

【功能】左腿全蹲，膝踝关节活动幅度较大，故对下肢的三阴经和三阳经刺激较强，具有健胃助消化、补肾益先天的效果。右脚跷伸，既可补肾，又可补脾。

（十五）罗汉安睡

左、右脚和左手不动，右臂外旋屈肘，右掌心朝上，上体向右平卧，使面部右侧睡于右掌心之上呈安睡状。（图5-3-59、图5-3-60）

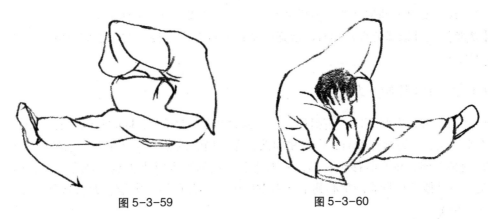

图 5-3-59 图 5-3-60

【要点】除了要遵守喜鹊舒尾动作的三条要点之外，还要提高腰髋的灵活性和力量。

【功能】同喜鹊舒尾。

（十六）野马分鬃

1. 右腿屈膝，右脚落地，上体边直起，两腿边伸直，身体边右转（以右脚掌，左脚跟为轴）；同时右臂内旋，右掌向右向上弧形摆掌；左臂外旋，左掌上挑，掌心朝上；眼看左掌。（图 5-3-61）

2. 上动不停，身体仍以右脚前掌和左脚跟为轴向右旋转；同时右掌顺势落下，左掌顺势上挑；眼看右掌。（图 5-3-62）

3. 重心移至左脚，左腿半蹲，右脚回收点在左脚内侧成右丁步；同时右臂外旋，右掌下抄回抱于小腹前，掌心朝上，右臂成弧形；左臂内旋，左掌内收下落于胸部之前，掌心朝下，左臂亦成弧形，左右掌劳宫穴上下相对；眼转视左掌。（图 5-3-63）

4. 右脚向右前方上步，由虚步逐渐变为弓步；同时两掌分鬃，左掌下按于胯部，掌心朝下，掌指朝前，左臂成弧形；右掌随身体右转用靠劲向右，向上分挑，右臂自然伸直，右掌心朝上，掌指稍高于头顶；眼看右掌。（图 5-3-64）

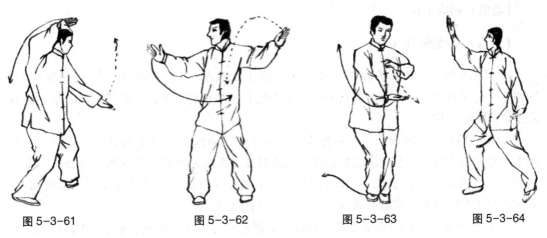

图 5-3-61 图 5-3-62 图 5-3-63 图 5-3-64

【要点】

（1）两手成抱球状时两掌之间的距离约 30 厘米，两掌离身体的距离约 10 厘米。

（2）该式要以腰劲带动两掌前后分开，上下肢协调一致，上体中正。

【功能】通过抱球劳宫穴相对以增强气感；通过左掌下按、右掌上掤以畅通心经、心包经和肺经。

（十七）上工诊脉（左）

1. 重心后移，左腿弯曲，右腿伸直，右脚尖跷起外摆30°；同时身体右转带动右臂内旋，右掌下按，右臂自然伸直；左掌稍向前，左臂仍成弧形；眼看右掌。（图5-3-65）

2. 身体右转，重心前移至右脚，右腿弯曲，左脚跟进以脚尖点地成左丁步；同时左臂外旋，左掌抄于小腹前，掌心朝上；右掌回带，以右食指、中指、无名指落于寸口处。（图5-3-66）

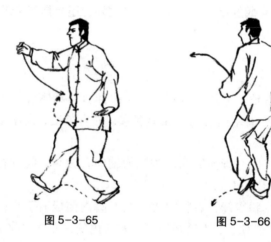

图5-3-65　　　　　　　　图5-3-66

【要点】

（1）"野马分鬃"后接"上工诊脉"时，右掌要随着沉肩，转体，收髋体现出"化"劲儿。

（2）身体中正，上下肢协调一致。

【功能】同第十式。

（十八）卧龙藏身（左）

1. 身体左转，左脚向左前方上步，由左虚步变成左弓步；同时右手指腹切脉不动，随左掌一起从右前方向左前方斜行上摆，掌心朝上，左右肘下垂，掌心与下颏齐平；眼看左手。（图5-3-67）

2. 重心后移，右腿弯曲，左腿伸直，身体左转；同时左掌以腕为轴向左缠绕，掌心朝上，左肘随之弯曲；右无名指腹随左手缠绕捻压太渊穴；眼看左掌（图5-3-68）。重心再稍后移，随着身体稍右转，左脚尖内扣；左掌随左臂内旋翻掌使掌心朝下，掌指朝右；右掌指腹仍扶腕随着左掌顺势缠绕，眼看左掌（图5-3-69）。

3. 上动不停，重心前移至左脚，右脚向左脚左后方插步下蹲成盘根步；同时右中指、无名指和小指屈于掌心，拇指少商穴与食指商阳穴相接提拉至右胸前，拳心朝上；左掌指稍屈下切至左下方，掌心朝下，掌指朝右，左臂自然伸直；眼看左掌。（图5-3-70）

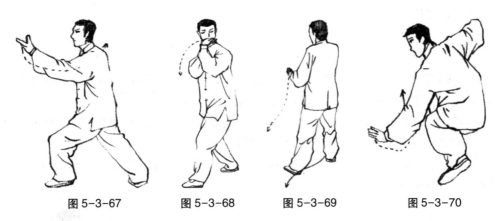

图 5-3-67　　　　图 5-3-68　　　　图 5-3-69　　　　图 5-3-70

【要点】同第十一式。

【功能】同第十一式。

(十九) 顺风转舵

1. 身体稍右转并稍起，右掌向左腋下插掌，手心朝下，左掌稍向右摆掌，手心朝下；眼看左掌。（图 5-3-71）

2. 分别以右左脚前掌为轴，身体右转，重心逐渐移到右脚；同时右臂外旋，使掌心逐渐朝上，向右弧形平摆，右臂自然伸直；左臂内旋，左掌亦顺势向右、向面前弧形上摆，左臂屈成弧形，左掌心朝斜上方；眼看右掌。（图 5-3-72）

3. 以左脚前掌为轴继续向右转体，身体重心逐渐移至左脚；同时右掌心朝上向右平摆，右臂自然伸直；左掌顺势经面前向左弧形摆至头的左侧，左臂屈成弧形，左掌心朝外；眼看左掌。（图 5-3-73）

4. 随着身体继续稍右转，左脚以脚跟为轴，右脚尖外摆，接着重心前移至右脚，右脚半蹲，左脚上步脚尖点地成左虚步；同时右掌顺势继续右摆，亮于头的右侧上方，掌心朝上，掌指朝左；左臂外旋，左掌画弧从左侧向前横砍，左臂伸直，左掌心朝上（卧龙藏身接顺风转舵正好旋转一周）；眼看左掌。（图 5-3-74）

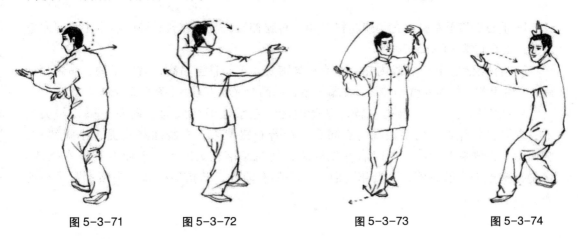

图 5-3-71　　　图 5-3-72　　　　　图 5-3-73　　　　图 5-3-74

【要点】同第十二式。

313

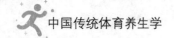

【功能】同第十二式。

（二十）撩衣提袍

1. 身体右转，右脚尖稍外摆，左脚内收点地成左丁步，同时左臂外旋，左掌稍向上弧形内收，右臂稍内旋右掌下落，眼看左掌。（图5-3-75）

2. 左脚上步成左弓步；同时左掌向下、向前弧形撩掌，掌心朝右，掌指朝前，拇指在上；右掌顺势下落；眼看左掌。（图5-3-76）

3. 右脚上步成右弓步；同时左臂内旋，左掌向上、向右弧形摆至身后，左臂伸直，眼看右掌。（图5-3-77）

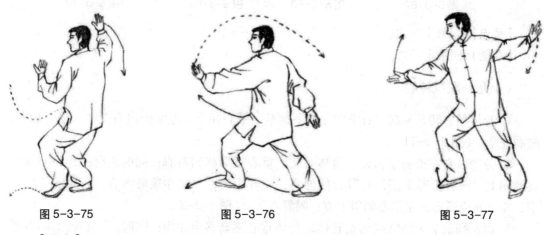

图5-3-75　　　　　　　　图5-3-76　　　　　　　　图5-3-77

【要点】

（1）该式的左右脚上步要连贯进行，重心平稳。

（2）两臂摆动要协调自然，既不能挺直僵硬，又不能弯曲成角。

【功能】左臂的外旋、内旋，左右掌的前撩上挑和下肢的前弓后蹬，可使全身得到锻炼，对其原穴也可起到自我按摩的作用。

（二十一）更鸡独立

1. 重心后移至左脚，右脚跷起稍内扣，右腿伸直，身体左转；同时右掌上挑，左掌下落；眼看右掌。（图5-3-78）

2. 身体继续左转，右脚内扣，随着右脚踏实，重心移至右脚，右腿半蹲，右臂稍外旋，右掌上举，同时左臂亦外旋，左掌下落，眼睛余光看左掌。（图5-3-79）

3. 两脚不动，身体再稍左转，左臂内旋，左掌逐渐变成勾手向左平举，勾尖朝下，左臂自然伸直，勾手顶端与肩同高，接着右腿伸直，左腿屈膝高提，小腿斜垂，脚面绷平，踝关节内收；同时右臂先外旋，使右掌落在大腿上，继而右掌向右摆掌，缓慢抖腕亮于头的右侧，右臂稍弯曲，掌心朝右前方，掌指端稍高于头顶；眼平视前方。（图5-3-80）

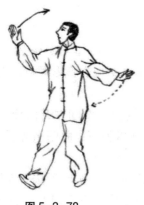

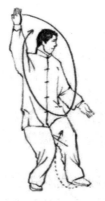

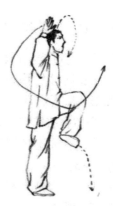

图 5-3-78　　　　　　　　　图 5-3-79　　　　　　　　　图 5-3-80

【要点】

（1）身体重心的移动要平稳，两臂摆动要连贯顺达。

（2）成独立势时，支撑脚要五趾抓地，百会上顶，两眼远视，方能稳健挺拔。

【功能】独立势可补脾补肾，因为支撑脚要抓地，提起脚要绷脚。两掌的摆旋及左掌成勾可强心益肺，因为两臂旋转可疏导肺经和心经，左掌成勾手可给心经、肺经之原穴以按摩。

（二十二）掩手挑帘

身体稍右转，右腿半蹲，左脚向前落地，由脚跟先着地逐渐过渡到全脚着地成左弓步；同时左勾手变掌随左臂外旋，掩手至胸前，左掌背贴于右上臂内侧；右掌向前、向右、向下、向前撩挑，掌心朝左，掌指朝前，右臂伸直；眼看右掌。（图 5-3-81）

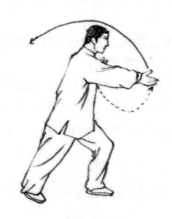

图 5-3-81

【要点】

（1）左掌掩手和右掌挑帘要协调一致。

（2）成弓步时要沉髋松腰，后脚跟不能拔起。

【功能】对心肺经有刺激按摩作用。

（二十三）孤雁出群

1. 重心后移至右脚，右腿弯曲，左腿伸直，左脚跷起；右掌稍起，接着身体右转，左脚内扣；同时左手弧形下伸，左臂伸直；右臂内旋，右掌向上、向右弧形摆掌，右臂稍屈成弧形；眼看右掌。（图5-3-82）

2. 身体稍右转，右脚向左脚后方落地，两腿随之稍屈；同时左掌随左臂内旋亮于头部左上方；右掌随着右臂外旋下落收于右腰侧，掌心朝前，掌指朝下；眼睛余光看右手。（图5-3-83）

3. 两腿下蹲成盘根步；同时随着身体稍左转，左掌经面前盖掌弧形下按于左胯旁，掌心朝下，掌指朝前，左臂成弧形；右掌从左掌背上向前上方穿出，掌心朝上，手指朝斜上方，右臂自然伸直；眼看右掌。（图5-3-84）

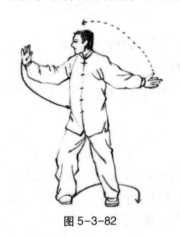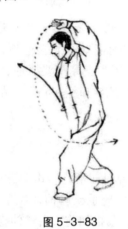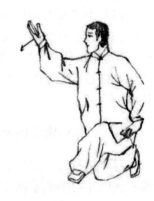

图5-3-82　　　　　　　　　　图5-3-83　　　　　　　　　　图5-3-84

【要点】

（1）该式撤步成盘根步时重心宜低，上身前探如出群孤雁。

（2）两掌的摆、压、按、穿要连贯圆滑。

【功能】下肢的盘根步可压挤擦摩肾经、肝经、脾经及其原穴太溪、太冲、太白，故可固肾健腰，疏肝利胆，和胃健脾。左臂内旋、左掌下按和右臂外旋、右掌前伸，可刺激心经、心包经和肺经，故可强心益肺，补血安神。

（二十四）二龙戏珠

1. 两腿边伸，身体边稍左转；同时左臂内旋，左掌后伸；右臂内旋，右掌左摆；眼看右掌。（图5-3-85）

2. 身体右转，右掌从小指开始持续屈指并屈腕向右腋插掌，左臂外旋，左掌上摆；眼看右掌。（图5-3-86）

3. 以右、左脚前掌先后为轴，身体右转；同时右掌沿背后顺势下插，掌心朝后，左臂外旋，左掌弧形斜摆，眼看左掌。（图5-3-87）

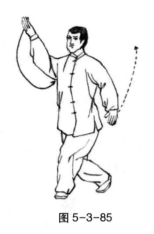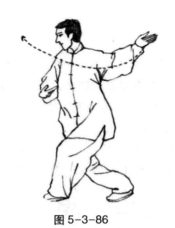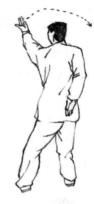

图 5-3-85　　　　　　　　图 5-3-86　　　　　　　　图 5-3-87

4. 身体继续右转，右臂内旋，右掌随之下伸，左臂外旋，左掌随之右摆；眼看左掌。（图 5-3-88）

5. 身体左转，左脚向右脚右后方插步，脚前掌着地，同时左掌从小指开始依次屈指，并屈腕向左腋下插掌；右臂外旋，右掌向右侧弧形摆掌；眼看右掌。（图 5-3-89）

6. 以左、右脚前掌先后为轴，身体左转，同时左臂内旋，左掌沿背后顺势下插，掌心朝后；右臂外旋，右掌弧形斜摆，眼看右掌。（图 5-3-90）

7. 身体继续左转，左臂内旋，左掌随之下伸，右臂外旋，右掌随之左摆；眼看右掌。（图 5-3-91）

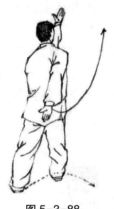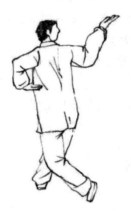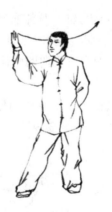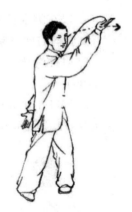

图 5-3-88　　　　　图 5-3-89　　　　　图 5-3-90　　　　　图 5-3-91

【要点】

（1）该式应以腰带动两掌旋转缠绕，屈指、屈腕要充分，仿佛二龙戏珠般。

（2）身体重心要平稳，切勿起伏。

（3）动作要连贯圆活，不僵不拘。

（4）从图 5-3-85 到图 5-3-91 要连续做 3 遍。

【功能】腰背的旋转可畅通任督二脉，具有补肾壮腰作用，对生殖泌尿系统有保健效果。两臂的旋转缠绕、两腕指的反复屈伸是疏导上肢经脉、通经活络、畅行气血的有效方法，这一动作实际上是练全身之经气。

（二十五）昭君扑蝶

1. 身体右转，右脚向左脚左后方插步；同时右掌从小指开始依次屈指并屈腕向右腋下插掌；左手随左臂外旋向左前方弧形斜摆掌；眼看左掌。（图 5-3-92）

2. 以右、左脚前掌先后为轴，身体右转；同时右臂内旋，右掌沿脊背顺势下插。掌心朝后；左臂外旋，左掌顺势斜摆；眼看左掌。（图 5-3-93）

3. 身体稍右转，继而重心左移，身体左转；左掌从小指开始依次屈指并屈腕向左腋下插掌；右臂外旋，右掌向右前方弧形摆掌；眼看左掌。（图 5-3-94）

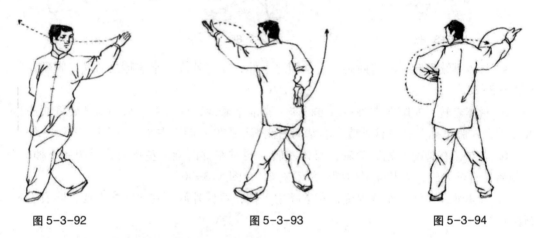

图 5-3-92 　　　　　　 图 5-3-93 　　　　　　　 图 5-3-94

4. 以右脚跟和左前掌为轴，身体右转；同时左掌弧形摆掌；右掌从小指开始依次屈指并屈腕向右腋下插掌；眼看左掌。（图 5-3-95）

5. 身体继续右转，两掌分别向两侧伸出，掌心朝下，两臂自然伸直；眼看右掌。（图 5-3-96）

6. 两腿下蹲并成盘根步，上身稍前俯；同时两掌向里摆掌下按，掌心朝下，掌指朝前成扑蝶状；眼视两掌。（图 5-3-97）

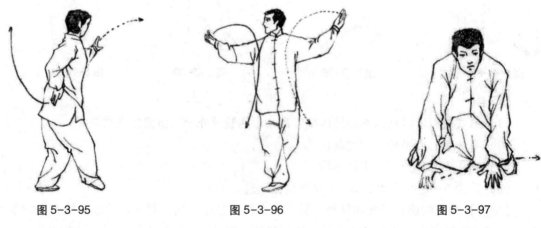

图 5-3-95 　　　　　　 图 5-3-96 　　　　　　　 图 5-3-97

【要点】

（1）两掌分别左右插掌时，两臂的外旋内旋要充分。

（2）成盘根步时，两腿拧紧，上下肢协调一致。

【功能】两腿相盘下蹲，两踝屈伸旋转及右脚外摆和左脚侧蹬，可练全身经气，对五脏六腑、四肢百骸均有良好保健作用。

（二十六）母鸡护雏

1. 两腿稍直起，左脚向左开步（步幅相当于本人的三脚长），脚尖朝前；同时两臂内旋，两掌背相叠上提至胸前，掌指朝下；眼兼视两掌。（图5-3-98）

2. 两腿伸直，同时两掌上提，依次卷指弹指甲，将两掌经面前分别向左右分开，掌心朝前，臂自然伸直；眼平视前方。（图5-3-99）

3. 两腿下蹲成马步；同时两臂稍内旋使掌心朝下，掌指朝侧方向下按掌，恰如羽翼护雏。（图5-3-100）

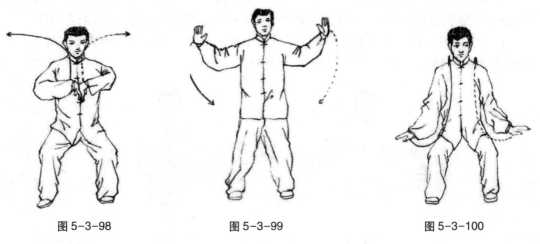

图5-3-98　　　　　　　图5-3-99　　　　　　　图5-3-100

【要点】

（1）卷指弹甲要连贯进行，弹甲时动作稍快，即做到四折一弹。

（2）羽翼护雏时两翼要放松轻落，同时气沉丹田。

【功能】卷指弹甲、屈肘叠腕可练心气、肺气。两腿下蹲、膝踝屈伸可练脾气、肾气，并可培养下肢的力量、柔韧、耐力等素质。

（二十七）气息归元

1. 重心移至左脚，左腿弯曲，右腿伸直；同时两臂外旋，两掌向前、向上托起，掌心朝上，掌与肩同高，两臂自然伸直；眼看两掌。（图5-3-101）

2. 右脚向左脚并拢，两腿半蹲；同时两臂内旋，两掌抱气，掌心相对，两掌之间距离约20厘米，高与脐平；眼兼视两掌。（图5-3-102）

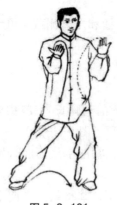
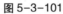
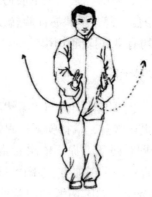

图 5-3-101　　　　　　　　　　图 5-3-102

3. 接着，随着两腿逐渐伸直，两掌内收，掌指相对，掌心朝向气海，将采来之气归于气海；继而两臂内旋伸直，两掌分别侧伸，掌心朝后，眼平视前方。（图 5-3-103）

4. 左腿下蹲，右脚尖点在左足弓内侧成右丁步；同时两臂外旋，两掌向前抱气，掌心相对，高与脐平；眼兼视两掌。（图 5-3-104）

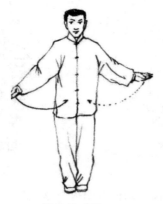
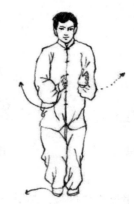

图 5-3-103　　　　　　　　　　图 5-3-104

【要点】

（1）该式重点在于用意将日月之气收归气海，以壮其气。

（2）两掌放松，掌心成凹状，旋臂充分，身体中正。

【功能】通过用意将气采入气海以补内气，达到扶正培本的目的。

（二十八）开合拉气

1. 右脚向右侧开步，脚尖朝前，重心移于右脚，右腿半蹲；同时两掌分别向身体左右前侧方分开拉气，小臂平行于地面，掌与上腹部齐平；眼看右掌。（图 5-3-105）

2. 左脚向右脚并拢，两腿半蹲；同时两臂两掌内收抱气，掌心相对，两掌之间的距离约 20 厘米，眼兼视两掌。（图 5-3-106）

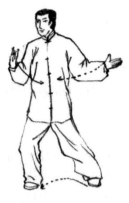 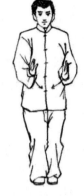

图 5-3-105　　　　　　　　图 5-3-106

【要点】

（1）开合拉气这个动作要连续做 3 遍，意在劳宫拉气，身体中正，周身放松，以行其气。

（2）两掌分开时，意想有万缕气丝连绵不断，两掌相合时，意想有一气球相隔欲合难成。

（3）两掌外分时，两腕顶端稍外凸，两掌内合时，两腕顶端稍内收，使两掌有轻度的摆动。

【功能】 引气于劳宫穴，以行其气，冲击病灶，防治疾病，强身健体。

（二十九）采气归元

1. 两腿稍伸直，两掌抱气内收（掌心朝向腹部），将日月精华之气采入气海。（图 5-3-107）

2. 上动不停，两腿伸直，两臂内旋，两掌分别向两侧弧形摆至体侧，掌心朝后；眼平视前方。（图 5-3-108）

3. 右腿半蹲，左脚尖点在右足弓内侧成左丁步；同时两臂外旋，两掌向身前抱气，掌心相对，两掌之间的距离约 20 厘米，高与脐平；眼兼视两掌。（图 5-3-109）

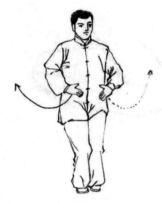 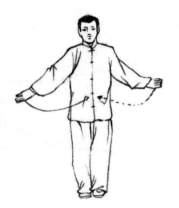 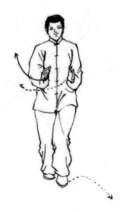

图 5-3-107　　　　　　　图 5-3-108　　　　　　图 5-3-109

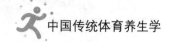
【要点】

（1）精神集中，两掌劳宫穴采气归于气海以壮其气。

（2）周身放松，两掌心成凹状。

（3）动作与细、匀、深、长的腹式呼吸相结合。

【功能】通过用意将气采入气海以补内气，达到扶正培本的目的。

（三十）宿鸟投林

1. 身体稍右转，两掌随着一起向右摆掌，右掌在上，掌心朝下，左掌在下，掌心朝上；随之左脚向左开步，左脚内扣，右脚弯曲，左腿伸直；眼看右掌。（图5-3-110）

2. 重心逐渐移至左脚，左腿半蹲，右腿伸直；同时以身带臂将左掌回带到小腹前，右掌回带到小腹侧前方；眼看右掌。（图5-3-111）

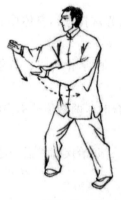
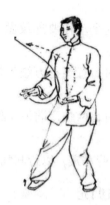

图5-3-110　　　　　　　　　图5-3-111

3. 上动不停，重心逐渐向右脚移动成右弓步；同时右臂外旋使掌心朝上，左臂内旋使掌心朝下，用左食指腹点压于右臂内关穴上（内关属手厥阴心包经穴，位于腕横纹上2寸，两筋之间），其他四指顺势扶于右臂之上，右掌指朝右，向右上方穿掌，右掌心朝上；眼看右掌。（图5-3-112、图5-3-113）

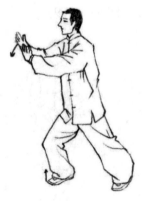
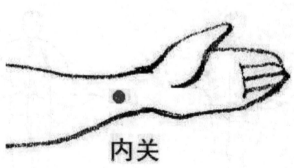

图5-3-112　　　　　　　　　图5-3-113

内关

【要点】

（1）重心的移动要平稳。

（2）右掌前穿时要体现腰劲儿。

【功能】下肢的弓步可练脾气、肾气和肝气，上肢的前伸可练心气、肺气。

（三十一）巧女纫针（左）

1. 重心后移，左腿弯曲，右腿伸直，右脚尖跷起；同时左掌指仍扶右腕，右掌稍向左平摆；眼看右掌。（图5-3-114）

2. 身体右转，右脚尖外摆；同时右臂内旋，右掌回带至头的右前方，掌心朝外，掌指朝前；眼平视前方。（图5-3-115）

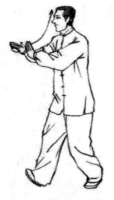 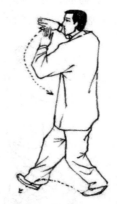

图5-3-114　　　　　图5-3-115

3. 重心前移至右脚，右脚踏实；左脚跟进，左脚尖点在右脚内侧；同时左臂外旋，左掌落于左腰侧，掌心朝前，掌指朝下；眼之余光看左掌。（图5-3-116）

4. 左脚向前上步成左弓步；同时右掌侧撑置于身体右后方，右臂成弧形，掌心朝外，掌指朝前，掌高与肩平；左掌前穿，左臂逐渐伸直，左掌亦高与肩平，掌心朝上，掌指朝前；眼看左掌。（图5-3-117）

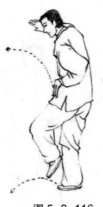 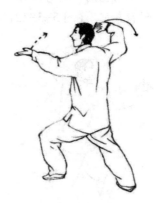

图5-3-116　　　　　图5-3-117

【要点】

（1）左脚上步成左弓步时重心要平稳，上体正直，沉髋松腰。

（2）右臂内旋右掌侧撑和左掌前穿"纫针"要同时进行。

（3）左脚跟进，也可不在右脚内侧点地，直接上步。

【功能】同第六式。

（三十二）春风摆柳

1. 重心后移，右腿弯曲，身体稍右转；同时左臂稍内旋使掌心朝右，左掌稍右拨；右臂伸肘，右掌稍向右后方撑掌，右臂自然伸直；眼看左掌。（图5-3-118）

2. 身体左转，左脚尖外摆，继而重心前移至左脚，右脚上步，脚尖朝前；同时左臂内旋，左掌画弧回带至左胸前，掌心朝外，掌指朝前；右臂外旋，右掌从右侧向身前平摆，右臂自然伸直，掌心朝左，掌指朝前；眼转视右掌。（图5-3-119）

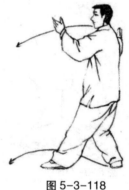

图 5-3-118   图 5-3-119

3. 两脚不动，重心前移成右弓步；同时身体右转，右臂内旋，右掌平摆侧撑置于身体右后方，右臂成弧形，掌心朝外，掌指朝前，掌高与肩平，左臂逐渐外旋，左掌随身右转向身前平摆，掌心朝右，掌指朝前，左臂自然伸直；眼看左掌。（图5-3-120）

4. 两脚仍不动，重心后移，左腿弯曲，身体左转；同时左臂内旋，左掌画弧回带到左胸前，掌心朝外，掌指朝前；右臂外旋，右掌从右侧向身前平摆，右臂自然伸直，掌心朝左，掌指朝前；眼看左掌。（图5-3-121）

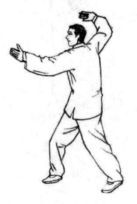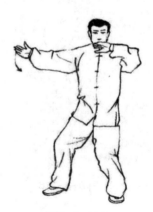

图 5-3-120   图 5-3-121

【要点】同第七式。

【功能】同第七式。

（三十三）苍鹰掐嗉（左）

1. 在身体右转的同时，重心边前移，右脚边外摆（不超过45°），右腿弯曲，左腿伸直；同时左臂外旋向下滚压于左腰侧，左掌心朝上；右臂内旋，右掌下按，右掌指斜朝左前方；眼看右掌。（图5-3-122）

2. 左脚经右脚内侧上步成左弓步；同时右掌回带于左肘下，掌心朝下，五指稍屈；左手的中指、无名指和小指屈于掌心，食指和拇指成八字掌前伸，当左臂自然伸直时，左掌心朝上呈卡喉掐嗉状；眼看左手。（图5-3-123）

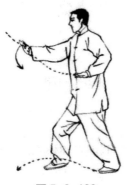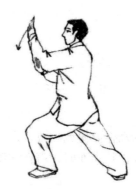

图5-3-122　　　　　　　　图5-3-123

【要点】同第八式。

【功能】同第八式。

（三十四）迎风摆莲

1. 重心后移，右腿弯曲，左脚尖跷起，左腿伸直；同时右掌上滑拨推，掌心朝外，左掌下滑沉肘，掌心朝里；眼看左掌。（图5-3-124）

2. 身体右转，左脚内扣落地，随之重心移至左脚，左腿半蹲；同时左臂随身右转内旋，左右掌稍前伸，眼看右掌。（图5-3-125）

3. 身体继续右转，两掌随着身体摆至右前方，掌心朝下；眼看右掌。（图5-3-126）

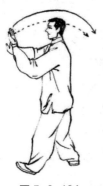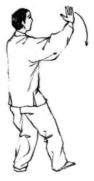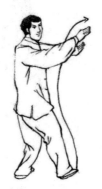

图5-3-124　　　　　　图5-3-125　　　　　　图5-3-126

4. 左腿伸直，右脚面绷平，由左前方向右前方成扇形踢摆，右腿伸直，左右手依次拍击右脚面。（图5-3-127）

5. 上体继续稍右转，右腿屈膝提起；同时右臂外旋回带使右掌心朝上置于左肘内侧，左掌前伸，掌心朝下，左掌高与肩平；眼看左掌。（图5-3-128）

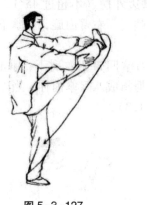 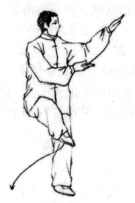

图5-3-127　　　　　　　　　图5-3-128

【要点】

（1）上下肢的动作要协调一致，连贯圆活。

（2）做外摆莲击拍脚面时，声音宜清脆，动作可稍快。体弱多病者拍不到脚面时，可以稍屈腿来完成。

【功能】两掌先后拍击右脚面，加上右腿上摆，对畅通下肢经脉有较好影响，拍脚时两掌要用力，故为疏导上肢经脉有良好效果。

（三十五）顺手牵羊

1. 接上势，左腿屈膝下蹲，右脚向右落地，继而重心移至右脚，右腿半蹲；同时两臂沉肘回带，两手十指稍屈，呈"顺手牵羊"状；眼看左手。（图5-3-129）

2. 上动不停，左脚回收于右脚内侧成左丁步；同时两手屈指继续回带，右前臂和右手贴于腹部，高与脐平；左前臂和左手置于身体左侧，小臂平行于地面，眼看左手。（图5-3-130）

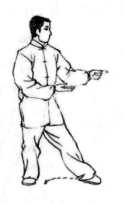 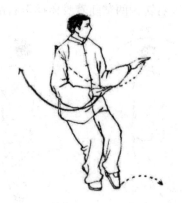

图5-3-129　　　　　　　　　图5-3-130

【要点】

（1）该式要体现出以身带臂带手的整劲来。

（2）上下肢要协调一致，重心宜下沉。

【功能】同第三式。

（三十六）推波助澜

1. 左脚向左开步，脚尖向前，左腿伸直；同时两掌继续向右回带，当回带到身体右侧时，随着两臂内旋舒指摆掌，右掌摆至身体右侧，掌心向前，右臂伸直，高与肩平；左掌摆至右胸前，掌心亦朝前；眼看右掌。（图5-3-131）

2. 重心移至左脚，左腿半蹲；同时两掌姿势不变，随重心左移跷腕向左回带平推，掌心朝外；眼看左掌。（图5-3-132）

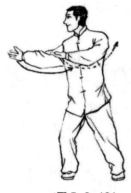 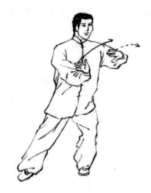

图5-3-131　　　　　　　图5-3-132

3. 重心仍在左脚，两掌继续向左回带平推，随之左臂外旋伸臂，左掌直腕，掌心朝前；右掌亦直腕，掌心朝后；眼看左掌。（图5-3-133）

4. 重心右移，右腿半蹲，左脚回收点于右脚内侧成左丁步；同时右臂内旋回屈，右掌跷腕置于胸前，掌心朝前；左臂屈肘，左掌跷腕置于左腹前，掌心朝前，眼看左掌。（图5-3-134）

5. 重心仍在左脚，左脚向左开步，脚尖朝前，左腿伸直；同时左掌直腕摆至右胸前，掌心朝里，掌指朝右；右臂稍沉肘，右掌稍向上画弧右伸，掌心斜朝下。（图5-3-135）

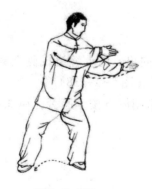 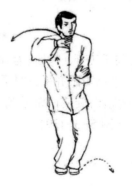 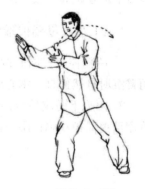

图5-3-133　　　　　　　图5-3-134　　　　　　　图5-3-135

【要点】

（1）该式左脚开步、并步和重心左右移动要连贯无滞，重心宜下沉。

（2）整个动作恰似推波助澜，令人心旷神怡，潇洒自如。

【功能】下肢重心左右移动可对足三阴经和足三阳经有刺激作用，上肢屈肘摆掌可对手三阴和手三阳经有刺激作用，因此，可强身健体，防治疾病。

（三十七）马步单鞭

1. 重心移到两脚之间，两腿伸直；同时右手成勾手置于身体右前方，右臂沉肘伸直，勾手顶端与肩同高；左手经面前向左移划于身体左前方，左臂自然伸直，左掌心朝里，掌指斜朝上，掌与眼齐平；眼看左掌。（图5-3-136）

2. 两腿下蹲成马步；同时右臂稍后移，左臂内旋，左手坐腕跷起，掌心成凹状，掌心斜朝前，掌指端基本上与眼齐平；眼看左掌。（图5-3-137）

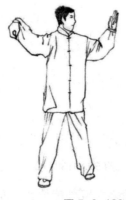 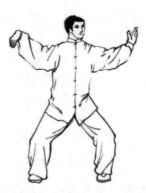

图5-3-136　　　　图5-3-137

【要点】

（1）左掌经面前向左移划时百会穴上顶，眼随手动。

（2）下蹲成马步时，要松腰敛臀，沉肩垂肘，马步不宜过低，一般是大小腿夹角成120°，切勿跪膝、靠膝、展膝等。

【功能】右掌成勾手，左掌侧摆，左腕下沉，是畅通心包经、心经和肺经的有效方法；马步下蹲是疏导下肢三阴经和三阳经的有效手段。

（三十八）母鸡护雏

1. 两腿伸直；同时两手（右勾手变掌）以腕为轴向下、向里。向上缠绕成侧立掌，两臂沉肘自然伸直，掌心成凹状，掌高与眼齐平；眼平视前方。（图5-3-138）

2. 两腿下蹲成马步；同时两臂稍内旋使两掌心朝下，掌指朝侧下按于胯旁，宛如母鸡用羽翼保护小鸡；眼平视前方。（图5-3-139）

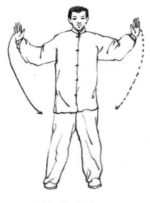
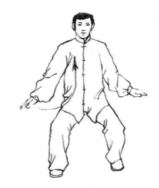

图 5-3-138　　　　　　　　　　图 5-3-139

【要点】

（1）做该式当伸腿缠腕时吸气，同时百会上顶。

（2）当下蹲成马步两掌下按时，要气沉丹田，舒适自然。

【功能】同第二十六式。

（三十九）采气归元

1. 重心移至右脚，右腿半蹲；同时两臂外旋，自然伸直，两掌向前、向上捧起，掌心成凹状，掌高于肩平，采天阳之气；眼兼视两掌。（图 5-3-140）

2. 左脚向右脚并拢，两腿半蹲；同时两臂内旋，两掌抱气，掌心相对，高与脐平；眼兼视两掌。（图 5-3-141）

3. 接着，随着两腿逐渐伸直，两掌内收，掌指相对，掌心朝向气海，将采来之气归于气海；继而两臂内旋伸直，两掌分别侧伸，掌心朝后；眼平视前方。（图 5-3-142）

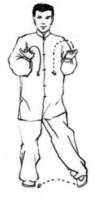
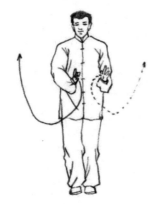
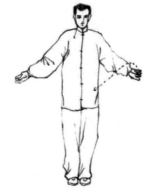

图 5-3-140　　　　　　　图 5-3-141　　　　　　　图 5-3-142

【要点】

（1）该动作要用意采气归气海，以壮元气。

（2）动作可稍慢，周身要放松。

（3）抱气归气海的动作尚可连续做 2~3 次，以求更佳效果。

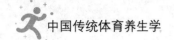

【功能】借外气补内气，扶正培本，却病延年。

（四十）收式

最后，两手垂于体侧成并步站立势，以怡然自得的心情缓缓收式。（图 5-3-143）

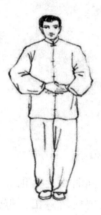

图 5-3-143

第六章 心理养生

人应当追求诗意般的栖居，"实际上，一切高级文化，诸如宗教、艺术、哲学等，其最大的社会功用，就在于对人之心灵的安抚作用，它将人与人、人与社会之间的斗争，内化为人与自我的斗争。宗教、艺术、哲学等的伟大成就，就在于使人终于战胜了自我，达到一种和谐的境界；这不是社会的和谐，而是人自身心境的和谐。借此，人可以获得一种可贵的心灵宁静状态"。

《素问·上古天真论》提出的"恬惔虚无""精神内守"是心理养生的基本原则。后来，这种原则被广为阐发。如《淮南子》说："神清志平，百节皆宁，养性之本也；肥肌肤，充肠腹，供嗜欲，养性之末也。"明代养生家万全在《养生四要》中指出："养生之法有四，曰寡欲，曰慎动，曰法时，曰却疾。""夫寡欲者，谓坚忍其性也；慎动者，谓保定其气也；法时者，谓和于阴阳也；却疾者，谓慎于医药也。坚忍其性则不坏其根矣，保定其气则不疲其枝矣；和于阴阳则不犯其邪矣，慎于医药则不遇其毒矣。养生之要，何以加于此哉。"在万全看来，寡欲、慎动、法时和却疾时养生"四要"，"寡欲"居于重要的位置。清代养生家曹廷栋干脆提出了"养静为摄生首务"的养生名言。

伍子胥能够一夜白头、范进中举也可瞬间疯癫，人的喜怒哀乐对人的身体健康影响甚巨。中国传统养生讲究"性命双修，贵在修性"，而"修性"贵在静、善二字。

第一节 人心向善

道德修养是中国传统养生家特别重视的一项内容。儒家创始人孔子早就提出"德润身""仁者寿"的养生思想。其继承者荀子则强调"美意延年"。

除儒家养生之外，道家养生、中医养生、释家养生、武术养生等，也特别重视道德的修养。如汉代名医张仲景在《伤寒杂病论》中就批评当时的一些人"进不能爱人知人，退不能爱身知己"；唐代孙思邈在《备急千金要方》中说："性既自善，内外百病皆悉不生，祸乱灾害亦无由作，此养性之大经也。"明代龚廷贤在《寿世保元》中说："积善有功，长存阴德，可以延年。"明代王文禄在《医先》中说"养德、养生无二术"；清代尤乘在其《寿世青编》中说："夫心者，万法之宗，一身之主，生死之本，善恶之源，与天地而可通，为神明之主宰，而病否之所由系也。盖一念萌动于中，六识流转于外，不趋乎善，则五内颠倒，大疾缠身。若夫达士则不然，一真澄湛，万祸消除。"在此认识基础上，尤乘进一步提出了"妄想一病，神仙莫医；正心之人，鬼神亦惮"的养生主张。世界卫生

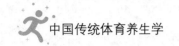

组织更是将道德健康纳入健康的范畴之中。

养生先养心，德立而命长。《大学》曰："大学之道，在明明德，在亲民，在止于至善。"历史上，养生家、医学家以"说病"、药方的形式为我们开列了这方面的养生处方，比较著名者有以下几位。

一、唐代希迁禅师的"十味药方"

希迁（700—790），唐代著名禅师，世称石头和尚，俗姓陈，端州高要（今广东省肇庆市高要区）人，谥号无际大师。

无际大师年少时非常孝顺，非常有善根。当禅宗六祖慧能来到南方时，希迁大师就投奔到慧能门下修行，慧能圆寂前，告诉他"寻思"，他便终日静坐。首座见他是一个难得的人才，便点化希迁去江西吉州找他的师兄行思和尚。行思和尚对其亦特别器重。大约在天宝初年（742年），希迁禅师在湖南南岳南台寺东面的石台上搭起一个简易的茅庵修行，故人们又称希迁禅师为石头和尚，把他创立的禅法宗派称为石头宗。

无际大师写有《参同契》《草庵歌》《心药方》，其中《心药方》对世人影响较大。大师告诉世人曰："凡欲齐家、治国、学道、修身，先须服我十味妙药，方可成就。"这"十味妙药"是："慈悲心一片，好肚肠一条，温柔两半，道理三分，信行要紧，中直一块，孝顺十分，老实一个，阴骘全用，方便不拘多少。此药用宽心锅炒，不要焦，不要躁，去火性三分，于平等盆内研碎。三思为末，六波罗蜜为丸，如菩提子大，每日进三服，不拘时候，用和气汤送下。果能依此服之，无病不瘥。切忌言清行浊、利己损人、暗中箭、肚中毒、笑里刀、两头蛇、平地起风波。以上七件，速须戒之。此前十味，若能全用，可以致上福上寿，成佛作祖。若用其四五味者，亦可灭罪延年，消灾免患。各方俱不用，后悔无所补，虽扁鹊卢医，所谓病在膏肓，亦难疗矣。纵祷天地、祝神明，悉徒然哉。况此方不误主雇，不费药金，不劳煎煮，何不服之？偈曰：此方绝妙合天机，不用卢师扁鹊医。普劝善男并信女，急需对治莫狐疑。"

无际大师把佛家的慈悲思想与世间的伦理道德有机地结合在一起，其《心药方》直指人心，从根本处医疗了人们的心结。无际大师本人亦活到90岁高龄。

二、宋代佚名的《说百病》《崇百药》和《初真十戒》

《说百病》《崇百药》和《初真十戒》全见于宋代张君房编著的《云笈七签》卷四十《说戒部》，因其概括养生思想全面而细致，故全录如下：

（一）《说百病》

老君曰：救灾解难，不如防之为易；疗疾治病，不如备之为吉。今人见背，不务防之而务救之，不务备之而务药之。故有君者不能保社稷，有身者不能全寿命。是以圣人求福于未兆，绝祸于未有。盖灾生于稍稍，病起于微微。人以小善为无益，故不肯为；以小恶为无损，故不肯改。小善不积，大德不成；小恶不止，以成大罪。故摘出其要，使知其所生焉，乃百病者也。

喜怒无常是一病，忘义取利是一病。好色坏德是一病，专心系爱是一病。
憎欲令死是一病，纵贪蔽过是一病。毁人自誉是一病，擅变自可是一病。
轻口喜言是一病，快意逐非是一病。以智轻人是一病，乘权纵横是一病。
非人自是是一病，侮辱孤弱是一病。以力胜人是一病，威势自胁是一病。
语欲胜人是一病，贷不念偿是一病。曲人自直是一病，以直伤人是一病。
恶人自喜是一病，喜怒自伐是一病。愚人自贤是一病，以功自与是一病。
名人有非是一病，以劳自怨是一病。以虚为实是一病，喜说人过是一病。
以富骄人是一病，以贵轻人是一病。以贫妒富是一病，以贱讪贵是一病。
谗人求媚是一病，以德自显是一病。败人成功是一病，以私乱公是一病。
好自掩意是一病，危人自安是一病。阴阳嫉妒是一病，激厉旁悖是一病。
多憎少爱是一病，评论是非是一病。推负着人是一病，文拒钩锡是一病。
持人长短是一病，假人自信是一病。施人望报是一病，无施责人是一病。
与人追悔是一病，好自怨诤是一病。骂詈虫畜是一病，蛊道厌人是一病。
毁訾高才是一病，憎人胜己是一病。毒药鸩饮是一病，心不平等是一病。
以贤愤高是一病，追念旧恶是一病。不受谏谕是一病，内疏外亲是一病。
投书败人是一病，谈愚痴人是一病。烦苛轻躁是一病，摘捶无理是一病。
好自作正是一病，多疑少信是一病。笑颠狂人是一病，蹲踞无礼是一病。
丑言恶语是一病，轻易老少是一病。恶态丑对是一病，了戾自用是一病。
好喜嗜笑是一病，喜禁固人是一病。诡谲谀诣是一病，嗜得怀诈是一病。
两舌无信是一病，乘酒歌横是一病。骂詈风雨是一病，恶言好杀是一病。
教人堕胎是一病，干预人事是一病。孔穴窥视是一病，借不念还是一病。
负债逃窃是一病，背向异辞是一病。喜抵捍戾是一病，调戏必固是一病。
故迷误人是一病，探巢破卵是一病。刳胎剖形是一病，水火败伤是一病。
笑盲聋喑是一病，教人嫁娶是一病。教人摘捶是一病，教人作恶是一病。
含祸离爱是一病，唱祸道非是一病。见便欲得是一病，强夺人物是一病。
老君曰：能念除此百病，则无灾累，痛疾自愈，济度苦厄，子孙蒙佑矣。

（二）《崇百药》

老君曰：古之圣人，其于善也，无小而不得；其于恶也，无微而不改。而能行之，可谓饵药焉。所谓百药者：

体弱性柔是一药，行宽心和是一药。动静有礼是一药，起居有度是一药。
近德远色是一药，除去欲心是一药。推分引义是一药，不取非分是一药。
虽憎犹爱是一药，好相申用是一药。为人愿福是一药，救祸济难是一药。
教化愚敝是一药，谏正邪乱是一药。戒救童蒙是一药，开导迷误是一药。
扶接老弱是一药，以力助人是一药。与穷恤寡是一药，矜贫救厄是一药。
位高下士是一药，语言谦逊是一药。恭敬卑微是一药，不负宿债是一药。
愍慰笃信是一药，质言端悫是一药。推直引曲是一药，不争是非是一药。
逢侵不鄙是一药，受辱不怨是一药。推善隐恶是一药，推好取丑是一药。

推多取少是一药，称叹贤良是一药。见贤自省是一药，不自彰显是一药。

推功引苦是一药，不自伐善是一药。不掩人功是一药，劳苦不恨是一药。

怀实信厚是一药，覆蔽阴恶是一药。富有假乞是一药，崇进胜已是一药。

安贫不怨是一药，不自尊大是一药。好成人功是一药，不好阴私是一药。

得失自欢是一药，阴德树恩是一药。生不骂詈是一药，不评论人是一药。

好言善语是一药，灾病自咎是一药。苦不假推是一药，施不望报是一药。

不骂畜生是一药，为人祝愿是一药。心平意和是一药，心静意定是一药。

不念旧恶是一药，匡邪弼恶是一药。听谏受化是一药，不干预人是一药。

忿怒自制是一药，解散思虑是一药。尊奉老者是一药，闭门恭肃是一药。

内修孝悌是一药，蔽恶扬善是一药。清廉守分是一药，好饮食人是一药。

助人执忠是一药，救日月蚀是一药。远嫌避疑是一药，恬淡宽舒是一药。

尊奉圣制是一药，思神念道是一药。宣扬圣化是一药，立功不倦是一药。

尊天敬地是一药，拜谒三光是一药。恬淡无欲是一药，仁顺谦让是一药。

好生恶杀是一药，不多聚财是一药。不犯禁忌是一药，廉洁忠信是一药。

不多贪财是一药，不烧山木是一药。空车助载是一药，直谏忠信是一药。

喜人有德是一药，赴与穷乏是一药。代老负担是一药，除情去爱是一药。

慈心悯念是一药，好称人善是一药。因富而施是一药，因贵为惠是一药。

老君曰：此为百药也。人有疾病，皆有过恶，阴掩不见，故应以疾病，因缘饮食、风寒、温气而起。由其人犯违于神，致魂逝魄丧，不在形中，体肌空虚，精气不守，故风寒恶气得中之。是以圣人虽处幽暗，不敢为非；虽居荣禄，不敢为利。度形而衣，量分而食。虽富且贵，不敢恣欲；虽贫且贱，不敢犯非。是以外无残暴，内无疾痛，可不慎之焉！

（三）《初真十戒》

天真言：出家超俗，皆宿有良契，故能独拔常伦。若慎终如始，精至修炼，当福延七祖，庆流一门。所谓九层之台，起于累土，千里之行，始于足下，乃至功成德就，白日升天。于是乎，开度之时，宜受初真之戒。其戒有十尔，当受之。

第一戒者，不得阴贼潜谋，害物利己，当行阴德，广济群生。

第二戒者，不得杀害含生，以充滋味，当行慈惠，以及昆虫。

第三戒者，不得淫邪败真，秽慢灵气，当守贞操，使无缺犯。

第四戒者，不得败人成功，离人骨肉，当以道助物，令九族雍和。

第五戒者，不得谗毁贤良，露才扬己，当称人之美善，不自伐其功能。

第六戒者，不得饮酒过羌，食肉违禁，当调和气性，专务清虚。

第七戒者，不得贪求无厌，积财不散，当行节俭，惠恤贫穷。

第八戒者，不得交游非贤，居处秽杂，当慕胜己，栖集清虚。

第九戒者，不得不忠不孝，不仁不信，当尽节君亲，推诚万物。

第十戒者，不得轻忽言笑，举动非真，当持重寡词，以道德为务。

能保此十戒，始终无亏，则天道祐之，神明辅之，欲求凶横，不可得也。若朝为夕替，泄慢真正，自贻其殃，无怨咎于高灵也。凡初人道之子，可部勉之。

三、其他养心方

《大学》强调"富润屋，德润身，心宽体胖"，《中庸》指出"修身以道，修道以仁""大德必得其寿"。清代养生家袁开昌在其《养生三要》中指出："圃翁曰：昔人论致寿之道有四，曰慈、曰俭、曰和、曰静。人能慈心于物，不为一切害人之事，即一言有损于人，亦不轻发，推之戒杀生以惜物命，慎剪伐以养天和，无论冥报不爽，即胸中一段慈祥恺悌之气，自然灾沴不干，而可以长龄矣。"在袁开昌看来，长寿之道有四，而慈排在第一位。

而在杭州西湖之南，钱塘江畔的月轮山上，有一座著名的佛塔——六和塔。这座塔之名出自佛教的"六和敬"——身和敬、口和敬、意和敬、戒和敬、见和敬、利和敬，这是佛家弟子调节人际关系、修心养性、维持和谐身体的法宝。

曾于北京安贞医院就职的洪昭光教授开列有类似的"养心八珍汤"："慈爱心一片，好肚肠两寸，正气三分，宽容四钱，孝顺常想，老实适量，奉献不拘，回报不求。"洪昭光所开列的"养心八珍汤"可以净化心灵、升华人格、陶冶情操、调适心理，做到物我两忘、荣辱不惊，其六大功效分别为：诚实做人、认真做事、奉献社会、享受生活、延年益寿、消灾去祸。但"这八味药不能机械混合，而是要有机组合，即先放在宽心锅里炒，火要小，文火慢炒不焦不躁；再放在公平钵里研，精磨细研越细越好，三思为末，淡泊为引。做事三思而行，做人淡泊明志。做成菩提子大小，和气汤送下，清风明月早晚分服。面对清风明月夜深人静扪心自问，经常思考反复比较。"

可以看出，不管是唐代希迁禅师的养生"十味药方"、宋代佚名的《说百病》《崇百药》，还是清代袁开昌的"致寿之道"、佛家的"六和敬"、当代洪昭光教授的"养心八珍汤"，均强调养德。这种养生方法不费时、不费力、不费钱，我们何乐而不用？

第二节　清净养神与闲情逸致

清净养神是中国传统养生的精髓。先秦时期的《黄帝内经》就已从医学的角度提出了"恬惔虚无"的养生防病思想。近些年来，国内外学者对清净与健康的关系进行了探讨。研究发现，人在人静后，生命活动中枢的大脑又回复到人的儿童时代的大脑电波状态，也就是人的衰老生化指标得到了"逆转"。

一、清净养神的方法

"知止而后能定，定而后能静，静而后能安，安而后能虑，虑而后能得。"人只有知道目标所在，才能引发确定的志向；有了确定的志向，才能保持平静的心情。而为达到清净养神的目的，中国传统养生家探索了许许多多的方法，主要的有以下几种。

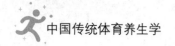

（一）欲望的减少与调节

"寡欲身少病，乐天心不忧。"养生要少私寡欲是道家养生的一个基本主张。如老子《道德经》主张："见素抱朴，少私寡欲。""罪莫大于多欲，祸莫大于不知足。"《黄帝内经》指出："志闲而少欲，心安而不惧……所以能年皆度百岁而动作不衰者，以其德全不危也。"《太上老君说常清静妙诀》说："人神好清，而心扰之；人心好静，而欲牵之。常能遣其欲，而心自静；澄其心，而神自清。"《太上老君养生诀》说："且夫善摄生者，要当先除六害，然后可以保性命，延驻百年，何者是也？一者薄名利，二者禁声色，三者廉货财，四者损滋味，五者除佞妄，六者去妒忌。"

少私寡欲自然易于静下心来，在松静自然中体悟人生的真谛。但儒家对此持反对态度，其中荀子讲得尤其清楚，他认为寡欲去欲既不可能也没用。所以，重点不在劝人禁欲，而是要适当引导、调节人的欲望，而调节的方法就是"礼乐"。汉代注《诗经》的博士韩婴亦有类似的认识，他在《韩诗外传》卷五中说："人有六情：目欲视好色，耳欲听宫商，鼻欲嗅芳香，口欲嗜甘旨，其身体四肢欲安而不作，衣欲被文绣而轻暖，此六者，民之六情也，失之则乱，从之则穆。故圣王之教其民也，必因其情，而节之以礼，必从其欲，而制之以义。义简而备，礼易而法，去情不远，故民之从命也速。"

宋代著名理学家程颢《偶成》诗曰："闲来无事不从容，睡觉东窗日已红。万物静观皆自得，四时佳兴与人同。道通天地有形外，思入风云变态中。富贵不淫贫贱乐，男儿到此是豪雄。"这种境界是在人的欲望得到很好的引导、调节之后而获得的。

（二）清静养神

《医钞类编》曰："养心则神凝，神凝则气聚，气聚则形全，若日逐劳攘扰烦，神不守舍，则宜衰老。"养心凝神有利于"气聚""神全"，对人的健康长寿极其有效。三国时期诸葛亮在告诫儿子诸葛瞻的信中说："夫君子之行，静以修身，俭以养德，非淡泊无以明志，非宁静无以致远。"强调静、俭以修养身心。

至于如何才能清静养神，《太上老君说常清静妙诀》云："悟道者，常清静。"而其方法则可依靠静坐来达到。

（三）闹中取静

"人须在事上磨，方立得住，方能'静亦定，动亦定'。"清静养神的关键是心静，即使身居闹市，也要学会"闹中取静"的功夫（即道家所谓的"泥中行船，火中生莲"的功夫），这是一种修养，也是一种境界。

（四）不着急

养生一定要心态平和、不着急，冯友兰可看作是这方面的代表。当有人问及其长寿之道时，对中国传统哲学深有研究的冯友兰只说了三个字："不……着……急。"静能养神，亦能治病。南怀瑾先生认为："任何中西医药治疗疾病的根本方法，都靠静养，所有中西药物，只有帮助治疗的功效，并无绝对祛病的作用。身体之所以恢复了健康，得到药物帮助的效果，仅有十之三四，靠着卧床住院的静养，因此引发本身体能的治疗效果而重获生机，却占十之六七的重要。"

二、闲情逸致的培养

重视和培养人们在琴棋书画、花木鸟鱼、旅游交友等方面的兴趣，对怡神养性、健身防病等具有十分重要的作用。明代养生家龚廷贤在《寿世保元·延年良箴》中便提出了"诗书悦心，山林逸兴，可以延年"的观点。有许多专家、学者干脆将之称为"娱乐养生法"。

（一）仙风道骨，笑对生活

人存在于社会之中，但人不能随波逐流，要有一定的仙风道骨。何谓"仙风"，何谓"道骨"？明代道教养生家龚居中给出了简单明了的答案，他说："神明峻洁，体气孤高，如石之臞，泉之冷，凛凛然逼人以超凡之想者，此仙骨也。风标缥缈，意度清闲，如山之幽，梅之韵，飘飘然使人有凌云之思者，此仙风也。据此风骨，则入世难于偕俗，而出世又虞立群。"人只有有了仙风道骨，才会入世而不俗，出世而不立群。这对人的修养心性、延年益寿是大有益处的。

有仙风道骨的人都是热爱生活的人。明代医家龚居中就是这样的人，他热爱生活的态度在其《四时调歌》中可见一斑：

春调

小门深巷巧安排，没有尘埃，却有莓苔。
自然潇洒胜蓬莱，山也幽哉，水也幽哉。
东风昨夜送春来，才见梅开，又见桃开。
十分相称主人怀，诗是生涯，酒是生涯。

夏调

一生风月且随缘，穷也悠然，达也悠然。
日高三丈我犹眠，不是神仙，谁是神仙？
绿杨深处昼鸣蝉，卷起湘帘，放出炉烟。
荷花池馆晚凉天，正好谈禅，又好谈玄。

秋调

扶舆清气属吾曹，莫怪粗豪，莫笑风骚。
算来名利也徒劳，何处为高？闲处为高。
一庭疏竹间芭蕉，风也潇潇，雨也潇潇。
木樨香里卧吹箫，且度今朝，谁管明朝。

冬调

于今挥手谢浮生，非不闲争，是不闲争。
扁舟湖上放歌行，渔也知名，牧也知名。
归来幽兴逼心清，雪满中庭，日满中庭。
一炉松火暖腾腾，看罢医经，又看丹经。

除了龚居中，清代石成金也是善于生活的人。他认为养生就是要清享"四美"（良辰、美景、赏心、乐事）、"二难"（贤主、嘉宾）。

善于生活的人，都是要笑对人生的人。为此，石成金专门写有《人要笑歌》："人要笑，人要笑，笑笑最能开怀抱。笑笑病疾渐除消，笑笑衰老成年少。听我歌，当知窍，极好光阴莫丢掉。堪笑痴人梦未醒，劳苦妄作千年调。从今快活似神仙，哈哈嘻嘻只是笑。"

（二）琴棋书画与养生

艺术修养活动是中国传统养生的重要内容。琴棋书画，古人称之为四大雅趣。琴可活动手指，陶冶情操；棋可摒除杂念，集中心神；书画为"纸上的太极，墨上的气功"，可以活动身躯、抒发性情，自古善琴棋书画者多长寿。据说，隋朝京都名医莫君锡进宫给隋炀帝治病。莫君锡发现隋炀帝因贪恋女色，导致虚劳，便为隋炀帝画了两幅画：一幅为"京东无处不染雪"，一幅为"梅熟时节满园春"，嘱咐隋炀帝每日玩味画中的含义。隋炀帝见画便陶醉其中。慢慢地，梅子的酸甜、白雪的晶莹使阵阵寒气涌上隋炀帝的心头，渐无口干舌燥、心中烦闷、体倦乏力之感。久而久之，隋炀帝的病竟然好了。

据《欧阳文忠公全集》卷一百三十记载："昨因患两手中指拘挛，医者言为数运动以导其气滞者，为之弹琴可为。"欧阳修通过弹琴训练，治好了手指的疾病。当然，娱乐养生更重要的作用在于"养心静性"。清代石成金《养心歌》曰："养我心，静我性，静养心性常安定。养心欲寡是良方，孟子之言真足训。莫将嗜欲累心思，富贵功名皆幻境。知幻境，即知命，行止快乐五偏病。"

"国医大师"何任对音乐养生体会颇深，他认为民族音乐具有"清、微、淡、远的特点"，听了"能使我心除烦恼，消散块垒，宽敞胸怀，坚定意志，心情畅爽；对我身则清头目，舒肝膈，健脾胃，和气血，茶饭添香"。

书法对人修养身心大有裨益。近代著名书法家于右任（1879—1964）高寿"三友"之中就有书法艺术"一友"。"国医大师"李振华（1924 年生人）根据自己的身体状况，制定的活动与工作方法也包括"练习书法"一项，他认为："楷书一笔一点，须一丝不苟，可使我心静、神安、志定，陶冶情操，活动肢体"，从而达到"气沉丹田，形神受益"的目的。为此，李振华先生坚持练习书法以"楷书为主"。

医学专家研究得出在可使人长寿的 20 种职业中，书法家名列榜首。历代大书法家中，长寿者居多。

（三）读书与养生

闭门即是深山，读书随处净土。"养生关键在健脑"，古今中外的科学家多长寿，关键就在于常用脑、勤读书。读书不但可以使人明志，更可以健脑，使人益寿延年。可谓"读书如学仙，时至骨自换"。明代朱熹将"知言"与"养气"有机地联系在一起，认为"知言然后能养气"，"若知言，便见得是非邪正。义理昭然，则浩然之气自生"。苏轼《和董传留别》中曰："粗缯大布裹生涯，腹有诗书气自华。"一个人，读书多、见识高，自然底气充足。读书之所以养心治气，道理就在此。明代医家龚居中对养生家提了如下四条建议：

"凡为养生家，当先读书，凡欲读书，必先识字"；"凡为养生家，亦须识药"；"凡为养生家，宜先虚怀，灵知空洞，本无一物，苟执我见，便无物对"；"凡为养生家，当深心慕道，毋为利欲所诱，旁门所惑"。

龚居中认为上述四条"皆关切养生家才品道术，利济功过，即愿来学，俯从吾祝，则进乎道，而不囿于技矣"。而在这四条之中，龚居中将读书列在了首位。明代书画家陈眉公指出："人生有书可读，有暇得读，有资能读，又涵养如不识字人，是为善读书者，想世间清福，未有过于此也。""国医大师"徐景藩将"心无机事，案有好书"作为自己的养生座右铭，他的爱好就是读书和写字。

现代健康老人夏征农不但喜欢体育锻炼，更擅长头脑锻炼。为了"健脑"，读书之外，他还采用打扑克的方式。但有趣的是，夏老打扑克不是和别人打，而是一个人扮演四个人，自己跟自己打。这种方式既锻炼了脑子，又不用麻烦别人，真是一举多得。

"书载圣贤言语，古今事迹，一切奇见异闻，无所不备。虽看一时，而知千百年之事，宛然与古人晤对。讽诵其词章，寻讨其义趣，学问日深，道理日新，愚者因之而贤，昧者因之而明。"宋末元初人翁森对此有深刻的体会，他的《四时读书乐》云：

春

山光照槛水绕廊，舞雩归咏春风香，好鸟枝头亦朋友，落花水面皆文章。
蹉跎莫遣韶光老，人生惟有读书好，读书之乐乐何如？绿满窗前草不除。

夏

修竹压檐桑四周，小斋幽敞明朱晖，昼长吟罢蝉鸣树，夜深烬落萤入帏。
北窗高卧羲皇侣，只因素稔读书趣，读书之乐乐无穷，瑶琴一曲来薰风。

秋

昨夜前庭叶有声，篱豆花开蟋蟀鸣，不觉商意满林薄，萧然万籁涵虚清。
近床赖有短檠在，对此读书功更倍，读书之乐乐陶陶，起弄明月霜天高。

冬

木落水尽千崖枯，迥然吾亦见真吾，坐对韦编灯动壁，高歌夜半雪压庐。
地炉茶鼎烹活火，一清足称读书者，读书之乐何处寻，数点梅花天地心。

清代李鸿章在写给哥哥李翰章的家书中专门提及"读书可以疗病"的问题，他说："体气多病，得名人文集，静心读之，亦足以养病。凡读书有难解者，不必遽求甚解。有一字不能记者，不必苦求强记，只须从容涵吟。今日看几篇，明日看几篇，久久自然有益。但于已阅过者，自作暗号，略批几字，否则历久忘其为已阅未阅矣。"无独有偶，清人石成金也发出了"读书乃天下最乐之事，实吾人终身极大受用"的感慨。

喜爱读书的人还常以藏书为乐。陆游将自己的书屋取名为"老学庵"，在一首题为《读书》的诗中他说："放翁白首归剡曲，寂寞衡门书满屋。藜羹麦饭冷不尝，要足平生五车读。"延至明代，高濂则提出了"藏书以资博洽，为丈夫子生平第一要事"的主张。

被誉为"中国哲学第一人"的金岳霖先生（1895—1984）既有烟瘾又有酒瘾，就是这么一个人还能享有89岁的高寿，这与他有一颗天真的童心不无关系。金老喜欢斗蟋蟀、斗鸡、玩幽默、玩逻辑，心无城府、天真烂漫。难怪好友冯友兰将其与"越名教而任自然"的嵇康相比。金先生因痴恋林徽因而终生未娶，做起了快乐的单身汉。他对知识分子提出了四个希望：一是希望知识分子经济可以独立；二是希望知识分子不能把官当职业，更不能做政客；三是希望知识分子不能贪图发财致富；四是希望知识分子有独立的环境，有志同道合者的团结。

我国桥梁专家茅以升（1896—1989）先生不仅桥修得好，而且还是个体育迷，尤其喜欢踢足球。除此之外，茅以升的业余爱好还比较广泛，他喜欢练习书法、种植花草、收集古今字帖和碑石。这些业余爱好陶冶了情操、净化了心灵，对茅先生的健康长寿起到了重要的作用。

第三节　忍为先与戒怒莫愁不生气

中国生命哲学的精髓是"务实"与"超脱"。唐代著名诗人白居易有一个重要的养生观点："心是自医生。"这就要求我们在平时的生活中要知忍，善于戒怒、莫愁、不生气，尽可能保持心胸的豁达和心情的开朗。

一、知忍

能忍是人有度量、修养高的表现。宋代文学家、养生家苏轼在《留侯论》中指出："古之所谓豪杰之士者，必有过人之节，人情有所不能忍者。匹夫见辱，拔剑而起，挺身而斗，此不足为勇也。天下有大勇者，猝然临之而不惊，无故加之而不怒。此其所挟持者甚大，而其志甚远也。"

中国古人关于忍的认识，以唐代张公艺的《百忍歌》和清人石成金的《忍耐歌》最为精辟，其歌诀如下：

百忍歌

（唐）张公艺

百忍歌，歌百忍。

忍是大人之气量，忍是君子之根本。

能忍夏不热，能忍冬不冷。

能忍贫亦乐，能忍寿亦永。

贵不忍则倾，富不忍则损。

不忍小事变大事，不忍善事终成恨。

父子不忍失慈孝，兄弟不忍失爱敬。

朋友不忍失义气，夫妇不忍多争竞。

刘伶败了名，只为酒不忍。

陈灵灭了国，只为色不忍。

石崇破了家，只为财不忍。

项羽送了命，只为气不忍。

如今犯罪人，都是不知忍。

古来创业人，谁个不是忍。

百忍歌，歌百忍。

仁者忍人所难忍，智者忍人所不忍。

思前想后忍之方，装聋作哑忍之准。

忍字可以走天下，忍字可以结临近。

忍得淡泊可养神，忍得饥寒可立品。

忍得勤苦有余积，忍得荒淫无疾病。

忍得骨肉存人伦，忍得口腹全物命。

忍得语言免是非，忍得争斗消仇憾。

忍得人骂不回口，他的恶口自安靖。

忍得人打不回手，他的毒手自没劲。

须知忍让真君子，莫说忍让是愚蠢。

忍时人只笑痴呆，忍过人自知修省。

就是人笑也要忍，莫听人言便不忍。

世间愚人笑的忍，上天神明重的忍。

我若不是固要忍，人家不是更要忍。

事来之时最要忍，事过之后又要忍。

人生不怕百个忍，人生只怕一不忍。

不忍百福皆雪消，一忍万祸皆灰烬。

忍耐歌

（清）石成金

忍耐好，忍耐好，忍耐二字真奇宝。

一朝之忿不能忍，斗胜斗强祸不小。

身家由此破，性命多难保。

逞财势，结冤仇，后来要了不得了。

让人一步有何妨？量大福大无烦恼。

二、戒怒

关于戒怒，东晋徐逊有《戒怒歌》，歌曰："君不见，大怒冲天贯斗牛，擎拳嚼齿怒双眸。兵戈水火亦不畏，暗伤性命君知否？又不见，楚霸王、周公瑾，匹马乌江空自刎，只因一气殒天年，空使英雄千载忿！对时人，须戒性，纵使闹中还取静。假若一怒不老躯，亦至血衰生百病。耳欲聋，又伤眼，谁知怒气伤肝胆。血气方刚宜慎之，莫待临危悔时晚。"

三、莫愁

关于莫愁，清代徐文弼的《除烦恼歌》较有代表性，其歌曰："百年偶寄，何苦烦

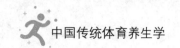

恼。天地缺陷，人生皆有。生初坠地，哭声一吼。身落尘劫，烦恼居首。烦字从火，内焚外燎。脏腑焦燥，形貌枯槁。精因之摇，神因之扰。气因之丧，寿因之夭。人固明知，烦恼自讨。气性之偏，习而难矫。执迷者多，醒悟者少。古有歌词，名曰宝诰。当烦恼时，心镜内照。譬如此身，冥冥杳杳。坠地以前，归土以后。此身都无，烦恼尽扫。持诵斯言，永年可保。"

四、不生气

清代闫敬铭《不气歌》可以说是劝导人们不生气的经典文献，歌曰："他人气我我不气，我本无心他来气。假若生气中他计，气下病来无人替。请来医生将病治，反说气病治非易。气之为害太可惧，诚恐因气把命去。我今尝过气滋味，不气不气真不气！"

卡耐基将对待不幸的态度归结为三个步骤：第一步，问自己"可能发生的最坏情况是什么"；第二步，要使自己明白，如果事情不得不如此，就应该做好准备去迎接它；第三步，开始把自己的时间和精力投入到改善最坏结果的努力中去。卡耐基的这三个步骤，虽然简单，却比生气有效得多。

第四节　调摄情绪与学会幽默

七情六欲，人人都有。我们要注意的是，在遇到不良情绪时要懂得转移和疏泄，否则会对我们的健康产生负面的影响。清代著名国学家俞樾次女俞绣孙中年碰到了不顺心的事，做父亲的俞樾写家书劝解曰："汝有生以来，尚无大拂逆之境，此日稍尝辛苦，亦文章顿挫之法。昨得彭雪琴侍郎书，有诗云：欲除烦恼须无我，历尽艰难好作人。此言有味，故为汝诵之。吾尝言人生须分三截：少年一截，中年一截，老年一截，此三截中无一毫拂逆，乃是大福全福，未易得也。三截中有两截好，已算福分矣。但此两截好，须在中晚方佳；若晚年不好，便乏味也。必不得已，中一截不好，犹之可耳。汝少年总算顺境，但愿以中年之小不好，博晚年之大好，仍不失为福慧楼中人。善自保重，深思吾言。"俞樾的劝解着眼于未来，这种巧妙的方法对于消解不良情绪肯定起到了意想不到的作用。

一、调摄情绪的方法

调摄情绪的方法多种多样，常见的有节制、疏泄、转移等方法。

（一）节制法

《吕氏春秋》说："欲有情，情有节，圣人修节以止欲，故不过行其情也。"重视心理平衡，首先要懂得节制自己的感情。平时则要培养自己遇事"沉着冷静""荣辱不惊"的习惯和善于"遇事戒怒"的能力。

（二）疏泄法

疏泄法是指把集聚、压抑在内心的不良情绪，用适当的方式宣达、发泄出去。其具体方法主要有直接发泄法、疏导宣散法两种。

（三）转移法

转移法又称移情法，即通过一定的方法和措施改变人的思想焦点，或改变其周围环境，使其与不良刺激因素脱离接触，从而从情感纠葛中解放出来，或转移到另外事物上去。《素问·移精变气论》曰："古之治病，惟其移精变气，可祝由而已。"古代的祝由疗法，实际上就是一种心理疗法，其实质是转移人的精神以达到精神内守的目的。调摄情绪的目的是使心趋于平静，而有一种平静是看破生死后洒脱式的平静。如文怀沙提议"活体告别"，要求亲友们在他生前或垂危时，各抒己见，"麻雀叫""狮子吼"，好歹叫他全听到；而启功在66岁时就为自己写了墓志铭——《自传墓志铭》："中学生，副教授。博不精，专不透。名虽扬，实不够。高不成，低不就。瘫趋左，派曾右。面虽圆，皮欠厚。妻已亡，并无后。丧犹新，病照旧。六十六，非不寿。八宝山，渐相凑。计平生，谥曰陋。身与名，一齐臭。""淡泊名利，宁静致远"既是人生格言，亦是精神养生大法。这一点，我们可在《知足歌》和《宽心谣》中得到印证：

知足歌

（清）石成金

人生尽受福，何苦不知足。

思量事劳苦，闲着便是福。

思量疾厄苦，无病便是福。

思量患难苦，平安便是福。

思量死来苦，活着便是福。

也不必高官厚禄，也不必堆金积玉。

看起来，一日三餐，有多少自然之福。

我劝世间人，不可不知足。

宽心谣

日出东海落西山，喜也一天，愁也一天；

遇事不钻牛角尖，人也舒坦，心也舒坦；

每月领取养老钱，多也喜欢，少也喜欢；

少荤多素日三餐，粗也香甜，细也香甜；

新旧衣裳不挑拣，好也御寒，赖也御寒；

常与朋友聊聊天，古也谈谈，今也谈谈；

内外儿孙同看待，儿也喜欢，女也喜欢；

全家老少互慰勉，穷也相安，富也相安；

早晚操劳勤锻炼，忙也乐观，闲也乐观；

心宽体健养天年，不似神仙，胜过神仙。

二、学会幽默

幽默可以缓解压力、调整心理，是心理养生的重要方法，能起到"心理按摩"的作

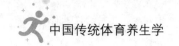

用。古今长寿者善幽默者颇多。

无产阶级革命家任仲夷（1914—2005）一只眼睛失明后他说："我是一目了然。"在一只耳朵失聪后他又说："我是偏听不偏信。"他患胆结石，将胆割去，他自嘲为"我浑身是胆"。他胃部患癌，动手术切去大半，他又自嘲为"我无所畏惧（胃具）"。当提到生老病死时，他说："我时刻准备着——返璞归真。"

我国相声界的前辈马三立（1914—2003），当看到年轻人进步时，总是叮嘱千万别骄傲，百尺竿头要更进一步，一层不行就再高点，上九九八十一层楼——可千万别忘了带钥匙。一句"可千万别忘了带钥匙"，充满寓意，风趣而幽默。

中国著名古典文学家、书法家启功（1912—2005），他的学生常称他"博导"。他说："我这个'博导'是一拨就倒，一驳就倒。"启功被任命为中央文史馆馆长后，有人祝贺说，这是"部级"。他则接着说："不急，我不急，真不急！"当启功外出讲学时，他总是谦虚地说："我是满族，历史上属'胡人'，因此在下所讲全是不折不扣的'胡言'。"启功的幽默、洒脱，令人回味无穷。

善养生者养内，不善养生者养外。心理养生是养生四大内容中的重点。近现代各个领域的卓越者均对其有所阐发。如：

沈钧儒（1875—1963）认为："一个人最重要的是心静，所谓心静，就是要澄清思虑之意。澄清思虑的方法，首先是要除去名利的念头，眼光要看得远，不要只看到自己个人，要看到朋友，看到人民和祖国。"

钱钟书先生"养生十六字诀"曰："幽默风趣，淡泊名利，夫妻情深，童心童趣。"这四句话均与心理健康密切相关。

著名作家冰心（1900—1999）有自己的养生秘诀——六大"长寿维生素"（在微笑中写作，轻功名利禄，心理保健，顺应自然动静结合，知足常乐，背诗）。94岁时她写过一副养生联："事因知足心常乐，人到无求品自高。"这可看作是她高寿的经验总结。

政治活动家、社会活动家程思远介绍自己的养生经验时特别强调"心宽体瘦""百折不恼"。

谢觉哉夫人王定国（1913—2020）"粗枝大叶的生活习惯歪打正着成就了她的养生之道"，她常对子女说："房宽不如心宽，高薪不如高寿，高寿不如高兴。"

心理养生要有追求、有爱心、有恒心，要宽宏大度。"国医大师"郭子光一生都在实践着这四个"有"字，"有追求才有活力""有宽恕才有平静""有爱心才有成全""有恒心才有成果"。

尼采在19世纪末就说过，现代人迷失了方向。1949年，雅斯贝尔斯出席在日内瓦召开的"国际会晤"大会上作了题为"新人道主义的条件与可能"的学术报告，在这个报告中他提出："科技的发展使人成为机器的附件，官僚政治使人成为一个符号，隔断历史使人丧失了精神家园。"

"人活着，必须有信仰，有崇高的理想。理想和信仰就是我们的精神家园。有了'精神家园'，有了崇高的理想，你就能经受得住外界种种的诱惑和考验，你也就会守住真正的自己，守住心中的一片'净土'。同时你也就会有极大的勇气去面对生活中的种种磨难和逆境，你就会在不平等的人世间更大胆地去体验，去生活，去追求。这样，你也就会比别人获得更多的自由和幸福。"精神家园丧失、方向迷失之后，人不得不停下来反思。

第五节　静坐与胎息

养生以清静养神为要，而常见的方法有静坐和胎息。

一、静坐：便捷的修学之路

静坐是中国传统养生的重要方法之一，该方法主要在道家养生、释家养生中盛行。宋以后，由于程颢、程颐的努力，儒家养生也开始主张静坐。当然，由于静坐对于养生特殊的功效，中医养生和武术养生也多采用静坐法修养身心。

（一）宋明儒家对静坐的提倡

儒家强调静本于《大学》："知止而后有定，定而后能静。"儒者所强调的是虚一而静，但并不静坐。后来，受佛教、道教修持法的刺激，从程颐、程颢开始，儒家提出了静坐的法门，并以"观喜怒哀乐未发前气象"作为静坐时参悟的架构。其中，程颐"见人静坐，便叹其善学"。

"静坐是养气工夫，可以变化气质。"朱熹的老师李侗好静坐，为此，他的气质大变，养得个性如同冰壶秋月，一片晶莹。受其影响，朱熹亦特别重视静坐，他在《调息箴》中说："鼻端有白，我其观之。随时随处，容与猗移。静极而嘘，如春沼鱼；动已而翕，如百虫蛰。氤氲开辟，其妙无穷。"为此，朱熹向他的学生提倡"半日静坐，半日读书"。在写给朋友的信中，朱熹说："病中不宜思虑，凡百事且一切放下，专以存心养气为务。但跏趺静坐，目视鼻端，注心脐腹之下，久自温暖，即渐见功效矣！"

明代心学的开创者陈白沙在《与贺克恭黄门》中写道："为学须从静中坐，养出个端倪来，方有商量处。"其《夜坐》两首曰：

> 半属虚空半属身，细缊一气似初春。
> 仙家亦有调元手，屈子宁非具眼人。
> 莫遣尘埃封面目，试看金石贯精神。
> 些儿欲问天根处，亥子中间得最真。
>
> 不著丝毫也可怜，何须息息数周天。
> 禅家更说除生灭，黄老惟知养自然。
> 昔与蜉蝣同幻化，祇应龟鹤羡长年。
> 吾儒自有中和在，谁会求之未发前。

心学大家王阳明"日间工夫，觉纷扰则静坐"，而王龙溪则撰有《调息法》，曰："欲习静坐，以调息为入门。使心有所寄，神气相守，亦权法也。"

"静坐之诀原出于禅门，吾儒无有也，自程子见人静坐，即叹其善学，朱子又欲以静坐补小学收放心一段工夫，而儒者始知所从事矣。"从袁黄《静坐要诀》的这个记载来

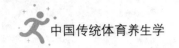

看，宋明理学所推崇的静坐主要目的是收敛心神，更好地做学问。

儒家静坐的重点是让人专一，与佛教禅坐教人无思无虑截然不同。为防止大家混淆两者之间的概念，程伊川曾主张用"敬"代替"静"。正因为儒家静坐的重点在敬不在静，所以儒家静坐不像佛家静坐那样要求盘腿趺坐，其静坐亦不限于静时，动时也要静。而能在繁杂的俗物中仍然一心不乱才是真静。

儒家静坐与道家静坐亦不同。道家静坐要守一，儒家静坐要精神专一，两家都有别于佛家的绝虑去念之法。但道家静坐常把这个"一"在人身上点出来（意守丹田、人中、泥丸、黄庭等），而儒家的"一"是形容词，形容精神专一，所以不需具体守什么地方。另外，道家静坐常与八段锦等动功结合起来进行。但儒家静坐是动静一如，不必静坐之外另练动功。并且儒家说的动，是指人在与事情应接时的动，如孟子说"动心忍性"之动，道教说的动则偏于形体上的动。

明代理学家高攀龙（1562—1626）以复兴程朱理学为己任，曾讲学于东林书院，进一步倡导静坐之法。他说："静坐之法，不用一毫安排，只平平常常，默然静去，此平常二字不可容易看过。"高攀龙所倡导的静坐法简单易行，可称之为"大众静坐法"，或可一试。

（二）养生名家好静坐

在道家、佛家以及儒家等的提倡下，静坐之法得到了众多养生名家的喜爱，坚持静坐者不乏其人。

中国现当代著名文学家、古文字学家、历史学家郭沫若（1892—1978）是一位"百科全书式的文化巨人"，他幼年时曾罹患重症，青年时又因伤寒而致两耳失聪，身体一直不好。20世纪20年代初，郭沫若开始研读《王文成公全集》，读到王阳明以静坐法健身治病的时候心为所动，开始尝试练习静坐并收到了奇效。而后，郭沫若一直坚持静坐，并专门写下了《静坐的功夫》一文，指出："静坐这项功夫在宋明时代，儒家是很注重的，论者多以为是从禅而来，但我觉得，当溯源于孔子的弟子颜回，因为《庄子》上有颜回坐忘（即静坐）之说。"郭沫若因本人静坐很有疗效，所以他认为："静坐于修养上是真有功效，我很赞成朋友们静坐。我们是以静坐为手段，不以静坐为目的，是与进取主义不相违背的。"

钱穆（1895—1990）先生自幼体弱多病，其祖父37岁谢世，其父终年年仅41岁。1928年，钱穆的结发妻子和新生儿子也相继离世。另外，长兄钱挚也于"不惑之年"去世。"三世不寿"的严峻现实，使钱穆不得不在读书时关注养生之事。钱先生感悟到："人生不寿，乃一大罪恶。"为此，钱先生极为注意锻炼身体。在众多的健身方法中，钱先生经常坚持练习的是太极拳、静坐和冷水浴。其中太极拳，钱穆先生坚持几十年不间断，他一套拳每次可打30分钟；钱穆还一度仿效伍廷芳倡行的冷水浴；而静坐则是钱穆先生自二十余岁就迷恋的养生方法。他的妻子回忆说："我和宾四刚开始共同生活时，他整天在学校，有应付不完的事；下班回家一进门，静卧十几分钟，就又伏案用功。有时参加学校全体旅游，一早出门，涉海、爬山，黄昏回家，年轻人都累了，但宾四一进门仍只休息十几分钟便伏案。我觉得很奇怪，有一次谈起，他说这是因为有静坐之功过他年轻时为求身体健康，对静坐曾下过很大功夫，以后把静坐中的'息念'功夫应用到日常生活上来，乘巴士、走路，都用心'息念'，所以一回家就能伏案。"

（三）静坐的姿势

明代养生家万全曾指出："人之学养生，曰打坐，曰调息，正是主静功夫。但到打坐调息时，便思要不使其心妄动，妄动则打坐调息都只是搬弄，如何成得事？孟子曰：夭寿不二，修身以俟之。这便是长生秘诀。打坐，正是养生一件事。养生者，养其性情也。打坐者，收敛此心，不使放去也，岂是呆坐？"由此可见，打坐并非随随便便的一坐即可，而是有一些基本的要求。下面我们对静坐的基本姿势加以说明。

静坐的具体姿势多种多样，仅儒、释、道三家的静坐姿势，历来相传有 96 种之多。但通常所用的姿势为盘足坐法（又称七支坐法、跏趺坐）。

七支坐法是指肢体的七种要点，即：跏趺坐，盘双腿，足心向上；手结定印（双手相叠，手心向上，左手置于右手上，两大拇指轻轻相拄，置于丹田处）；身直肩张，胸膈放松；曲颈如钩，下颏挤喉；舌抵上腭，视觉集中，注视前方；语寂，口吐浊气；意寂（不思过去未来）。关于七支坐法，南怀瑾先生有简明扼要的说明，现将其要点摘录如下：

1. 七支坐法

（1）双足跏趺（双盘足）。如果不能双盘，便用单盘，或把左足放在右足上面（如意坐），或把右足放在左足上面（金刚坐）。开始习坐，单盘也不能时，也可以把两腿交叉架住。

（2）脊梁直竖。

（3）左右两手圜结在丹田（小腹之下）下面，平放在胯骨部分。两手心向上，把右手背平放在左手心上面，两个大拇指轻轻相拄（结手印）。这种手势，也叫作三昧印。

（4）左右两肩稍微张开，使其平整适度为止。

（5）头正，后脑稍微向后收放。下颌内收（不是低头），稍微压住颈部左右两条大动脉的活动即可。

（6）双目微张，似闭还开。目光随意确定在座前七八尺（1 尺 = 0.33 米）或一丈一二尺处（如平常多用眼睛工作的人，在静坐之初，先行闭目为佳）。

（7）舌头轻微舔抵上腭，犹如还未生长牙齿的婴儿酣睡时的状态

2. 七支坐法注意的事项

（1）凡在静坐的时候，必须使脑神经以及全身神经与肌肉放松，绝对不可有紧张状态；最好是微带笑容，因为人在笑时，神经自然会全部放松。

（2）初学静坐者，不可以吃过饭就打坐，以免妨碍消化。同时也不能在肚子饿时打坐，以免分散心神。

（3）静坐时空气必须流通，但是不能让风直接吹到身上。

（4）静坐时光线不能太暗，否则容易昏沉；光线也不能太强，否则容易紧张。

（5）气候凉冷的时候，要把两膝和后脑包裹暖和，即使热天打坐，亦不可使膝盖裸露。

（6）初学静坐不要勉强坐太久，以时间短、次数多为原则。

（7）初习静坐时多半无法双盘，则以单盘为宜，单盘时臀下必须加坐垫。

二、胎息：寂静的清心之旅

胎息一词最早出于晋代葛洪的《抱朴子·释滞》："得胎息者，能不以口鼻嘘吸，如人在胞胎之中。"是中国传统养生的一种重要炼养术。其实是通过气功锻炼，使人体体表固有的换气功能得以强化，从而使口鼻呼吸减弱、出现绵绵若存的状态，甚至会完全停止。此时的练功者会感到自己全身的毛孔均已打开，身体内外与自然完全融为一体，有飘飘欲仙之感。

关于胎息的方法，葛洪在《抱朴子》中曰："初学行炁，鼻中引炁而闭之，阴以心数至一百二十，乃以口微吐之，及引之，皆不欲令己耳闻其炁出入之声，常令入多出少，以鸿毛著鼻口之上，吐炁而鸿毛不动为候也。渐习转增其心数，久久可以至千，至千则老者更少，日还一日矣。"北宋文学家苏轼在《苏沈良方》中曰："视鼻端，自数出入息，绵绵若存，用之不勤，数至数百，此心寂然，此身兀然。与虚空等，不烦禁制。自然不动，数至数千，或不能数。则有一法，其名曰随，与息俱出，复与俱入，随之不已。一息自住，不出不入。或觉此息，从毛窍中八万四千云蒸雾散。无始已来，诸病自除，诸障自灭。"清人汪昂《勿药元诠》中的胎息之法较为简略："调息之法，不抱时候，随便而坐，平直其身，纵任其体，不倚不曲，解衣缓带，务令调适，口中舌搅数遍，微微呵出浊气，鼻中微微纳之，或三五，或一二遍，有津咽下，叩齿数通，舌抵上颚，唇齿相二者，两目垂帘，令胧胧热。渐次调息，不喘不粗，或数息出，或数息入，从一至十，徼子至百，摄心在数，勿令散乱。如心息相依，杂念不生，则止勿数，任其自，坐久愈妙。若欲起身，须徐徐舒放手足，勿得遽起。"

胎息之法，以《胎息经》较为著名，值得重视。《胎息经》又名《高上玉皇胎息经》，作者及成书年代不可考。该文献《抱朴子》有著录，可见其成文应早于东晋时期。

该文借玉皇之口，论述长寿的秘诀在于"神""气"相守的重要性。文中的胎息一词根据上下文应是一种自然的丹田呼吸状态，同婴儿在母腹中通过脐带呼吸的状态类似，这同老子"专气致柔，能婴儿乎"的说法一致。此种胎息与后世某些以闭气为手段的胎息迥异。

《胎息经》原文不长，全文如下："玉皇天尊曰：胎从伏气中结，气从有胎中息。气入身来谓之生，神去离形谓之死。知神气可以长生，故守虚无以养神气。神行即气行，神住即气住。若欲长生，神气相注。心不动念，无来无去，不出不入，自然常在。勤而行之，是真道路。""胎息不是一种呼吸锻炼，而是通过一定的锻炼途径重新激活人体已退化的自然本能"，尽管如此，胎息仍离不开调息，关于其方法，明代养生家袁了凡在《摄生三要》中指出："养气者，须从调息起手。禅家谓息有四种：凡鼻息往来有声者，此风也，非息也，守风则散虽无声而鼻中涩滞，此喘也，非息也，守喘则结；不声不滞而来有迹者，此气也，非息也，守气则劳；所谓息者，乃不出不入之义。朱子《调息铭》云：静极而嘘，如春沼鱼；动极而翕，如百虫蛰。春鱼得气而动，其动极微；寒虫翕气而蛰，其蛰无朕。调息者，须似之绵绵密密，幽幽微微，呼则百骸万窍气随以出，吸则百骸万窍气随以入。调之不废，真气从生，诚要诀也。"

而关于呼吸吐纳的养生作用，《胎息诀》给予了很好的总结："腹盈则下实，下实则行步轻健，动作不疲，四体康健。"元末明初道士、著名养生家冷谦在《修龄要旨》中提出了呼吸吐纳的"一十六字诀"："一吸便提，气气归脐；一提便咽，水火相见。右十六字，仙家名曰十六锭金，乃至简至易之妙诀也。无分于在官不妨政事，在俗不妨家务，在士商不妨本业，只于二六时中，略得空闲，及行住坐卧，意一到处，便可行之。"这十六个字，言简意赅，一语道破天机。

第七章　起居养生

人生活在居住环境、社会环境和自然环境之中，其中人的一生约有65%以上的时间是在住宅里度过的，因此，居住环境对人健康的重要性是不言而喻的。

《聪训斋语》曰："古人以眠食二者为养生之要务。"起居与饮食是人类生活的基本方面，与人类的健康息息相关。据《太平御览》引公孙尼子语曰："孔子有疾，哀公使医视之，医曰：'子居处饮食如何？'孔子曰：'某春居葛笼，夏居密杨，秋不风，冬不炀。饮食不遗，饮酒不勤。'医曰：'是良药也。'"人得了病，医生首先询问的是起居饮食情况，而良好的饮食起居习惯本身就是"良药"。

"三元养生学"的创始人、宋末元初的养生家李鹏飞认为："人之寿，天元六十，地元六十，人元六十，共一百八十岁。"而"天元之寿，精神不耗者得之"，"地元之寿，起居有常者得之"，"人元之寿，饮食有度者得之"。由此可见，饮食养生和起居养生的重要地位。

第一节　环境淡雅

在我国思想家眼里，居室作为安身之所，当便于修养身心。为达到这一目的，居室的淡雅简朴和室内外环境的和谐和有生气成为我国古代文人的文化意趣。"科学研究表明，良好的居住环境，可以使人的寿命增加十至二十五年。"

一、依山傍水

水动山静，两者相宜。古人认为，住宅周围的水最好是环绕而过。相地术把水分为六种，一为朝水，如九曲水；二为环水，如腰带水；三为横水，如一字水；四为斜流水；五为反飞水；六为直去水。以前三种为最好。城市住宅虽无自然山水可依托，但可通过绿化，建造人工景观来达到。北京的紫禁城就在都市里人为地打造了依山傍水的环境，堪称古代城市建筑之楷模。

二、坐北朝南

住宅坐北朝南有利于采光和室温调节。阳光直射室内，则室内明净亮堂，使人心情舒畅。另外，阳光具有杀菌的作用，可以清洁空气，使空气清新宜人。

为了便于采光，房屋不是越高、越大越好。《吕氏春秋·重己》说："室大则多阴，台高则多阳。多阴则蹶，多阳则接，此阴阳不适之患也。"《天隐子·安处》中要求房屋要"南向而坐，东首而寝，阴阳适中，明暗相半。屋无高，高则阳盛而明多。屋无卑，卑则阴盛而暗多。故明多则伤魄，暗多则伤魂"。

房屋的明暗，可通过在房屋内设置帘、屏来调节。《遵生八笺》说："吾所居座，前帘后屏，太明即下帘以和其内映，太暗即卷帘以通其外耀。内以安心，外以安目。心目皆安，则身安矣。"

三、要有旺气

居室有旺气，实际上是房屋周围环境要生机盎然。这就要求我们要注意在居室及居室的周围植树种花，布置好居室环境。宋代欧阳修自称"六一居士"，其居室内有六物：藏书一万卷、集录三代以来金石遗文一千卷、古琴一张、棋一局、案头酒一壶、外加自己一老翁，成六一之数，并以此为乐。为了增加情趣，古代文人还常为自己的居室取有雅名。

居室是否有旺气，还与居住的人有关。唐代刘禹锡作《陋室铭》，说明了居室主人的高风亮节也会使陋室大放异彩，有德之学人会造就出室内雅致洁净的色彩。

第二节　起居有常

"常"是指有一定的规律，起居有常就是要求人们有一套规律的日常作息习惯，这是延年益寿的重要保障。正如清代名医张隐庵所指出的那样："起居有常，养其神也，不妄作劳，养其精也。夫神气去，形独居，人乃死。能调养其神气，故能与形俱存，而尽终其天年。"起居有常主要包括"遵常制""循节律"和"二便通"三个方面。

一、遵常制

"起居不时，饮食不节，寒暑不适，则形体累而寿命损"，先秦时期的管子已认识到"起居不时"对人寿命的影响。《黄帝内经》更是指出"起居无节"便会"半百而衰也"。唐代医学家孙思邈亦指出："善摄生者，卧起有四时之早晚，兴居有至和之常制。"这里的"常制"就是指顺应自然规律，随自然的变化而调节自己的作息时间。而这种自然规律，就一年而论要注意春天夜卧早起，夏天夜卧早起，秋天早卧早起，冬天早卧晚起；就一天而论，要注意阴阳消长的变化。如果违背这种"常制"，则就会像《素问·生气通天论》中所指出的："起居如惊，神气乃浮。"如葛洪在《抱朴子·极言》中所指出的："寝息失时，伤也。"

蜚声国际数学界的苏步青（1902—2003）教授活到 101 岁，当有人问他长寿之道时，他总笑呵呵地说："我不懂什么养生之道，只是平素生活有规律，并注意体育锻炼而已。"苏步青教授每天晚上 11 点睡觉，清晨 5 点起床。起床后，他先在门前院子里打一遍练功十八法，然后学习一个小时，吃早餐。下午工作完毕，坚持步行两三公里，雨天则以上下楼梯代替。每晚睡前半个小时，听听音乐、读读唐诗，放松之后很快进入梦境。苏步青说："我研究数学一辈子，都没有花过一天工夫去总结健康之道。我这个人喜欢动，动脑、动腿，比较勤劳……脑子用累了，我就练写字，我喜欢老祖宗苏东坡的字，天天研磨书写大字和小字，日积月累，书法竟成了我的副产品。习字写字，手脑并用。实在是一种健身康复的良法。一天下来，少吃多动，难免感觉有点疲劳，晚上临睡之前，总要读读诗词，偶有所感自己也作点诗。我往往先入诗的意境，再入梦的幻境。"苏老的"不懂"之中蕴含着多么丰富的养生智慧，值得回味。

二、循节律

除遵守上述"常制"外，人的起居还要遵循体内的节律。如人的情绪、体力和智力都有一定的时间规律。其中，体力的节律周期为 23 天，情绪的节律周期为 28 天，智力的节律周期为 33 天；体内精气运行子时走胆经，丑时走肝经，寅时走肺经，卯时走大肠经，辰时走胃经，巳时走脾经，午时走心经，未时走小肠经，申时走膀胱经，酉时走肾经，戌时走心包经，亥时走三焦经。而人一天的作息亦应与体内的这种节律相一致。如卯时应起床上厕所排出大小便，辰时应吃早点等。

三、二便通

俗话说："大便一通，浑身轻松。"汉代王充提出"欲得长生，肠中常清，欲得不死，肠中无滓"，这样才能保证"脏腑肠胃，常令宽舒有余地，则真气得以流行而疾病少"。无独有偶，宋代苏轼在《养生杂记》中亦说："要长生，小便清；要长活，小便洁。"由此可见，保证大、小便的通畅，是养生的重要内容。

四、睡眠时间

对于睡眠时间，中国传统养生学没有明确的规定。仅是提出春夏晚睡早起、秋天早睡早起、冬天早睡晚起。实际上，睡眠时间因人而异，个体差异比较大。一般而言，婴儿的睡眠时间最长，每天睡 18~22 小时；而后，随年龄渐长而逐渐减少。1~2 岁，每天睡眠13~14 小时；4~7 岁，每天约睡 12 小时；7~12 岁、每天睡 9~11 小时；16~20 岁，每天睡 8~10 小时；成年人每天约睡 8 小时；中年以后，睡眠时间又开始逐渐延长。60~70 岁，每天约睡 9 小时；70~90 岁，每天睡眠时间一般要睡 10 小时。90 岁以上，一般睡眠时间在 10~12 小时。

此外，女性睡眠时间一般要比男性多些。研究表明，睡眠时间过多、过少均对身体健康不利。成年人如每天睡眠时间超过 10 小时，死亡率要比每天睡 7~8 小时的高 70%~80%；而睡眠时间不足 4 小时比睡眠 7 小时的死亡率要高 80%。

元代养生家李鹏飞认为人的寿命为 180 岁，其中天元之寿 60 岁，地元之寿 60 岁，人元之寿 60 岁。天元之寿主要讨论的是房事养生的内容，以"精神不耗者得之"；人元之寿主要讨论的是饮食养生，以"饮食有度者得之"；而地元之寿主要讨论的则是人们日常生活的起居和情绪，以"起居有常者得之"。在元代李鹏飞看来，精神不耗、饮食有度、起居有常三者对人的寿命而言，其重要性各占三分之一。

五、四季衣物增减

四季养生，衣物的增减至关重要。如春季阴寒未尽，阳气渐生。此时"天气寒暄不一，不可顿去棉衣"。为保护阳气的生发，春天的减衣宜减上衣不减裤；秋季天气转凉，要注意增加衣物，但要避免一次加衣太多，俗语所说"春捂秋冻"就是这个意思。夏天天气炎热，但仍要"着葛布短半臂，以护其胸背"。冬季天气寒冷，但"棉衣不可顿加，少暖又须暂脱"，不能一次加衣太多。"棉衣不顿加"并不是"不加"。冬天是一年之中阴气最盛的时期，此时应注意保护阳气。背部是督脉循行之处，总督一身之阳经。因此，背部的保暖很重要。可采用晒太阳、加靠垫、按摩等方式进行背部保暖。俗语曰："寒从脚下生。"冬天还要注意脚底的保暖，要保持脚部的温暖干燥，临睡前最好能用热水泡脚。

第三节 睡眠有方

人的一生有三分之一的时间处于睡眠之中，这三分之一的时间对另外的三分之二意义特别重大，只有高质量的睡眠才能使人的精力旺盛。那么，什么才算是高质量的睡眠呢？一般而言，它主要包含如下五个标准：①入睡快，上床 5~15 分钟进入睡眠状态；②睡眠深，睡中呼吸均匀，无鼾声，不易惊醒；③睡中梦少，无梦惊现象，无起夜或很少起夜；④起床快，早晨起来身体轻盈，精神好；⑤白天头脑清晰，工作效率高，不困倦。而要想有高质量的睡眠，应注意布置好卧室，选择好寝具，有正确的睡姿和良好的睡前习惯。

"花竹幽窗午梦长，此中与世暂相忘。华山处士如容见，不觅仙方觅睡方。"睡眠对人的健康长寿作用甚大，在日常生活中，我们应尽量做到起居有常，安卧有方。

一、睡时宜忌

"睡前洗脚，胜吃补药"。睡前以温水洗脚，脚暖则周身舒适，易于入睡。陆游一生坚持睡前洗脚，他在 82 岁时还写诗曰："洗脚上床真一快，稚孙渐长解烧汤"。"睡前洗洗澡，胜服安眠药"，长寿老人马寅初常年坚持冷热水浴。这种方法可以锻炼肌肉、血管的弹性，增强血液循环的能力。因此，冷热水浴又可称之为"血管体操"。

睡前适宜洗脚、泡澡以外，还要注意一些睡前禁忌。如睡前不宜饱食、饥饿或大量饮用水、浓茶及咖啡等饮料。《抱朴子·极言》曰："饱食即卧，伤也。"关于睡眠的禁忌，古人曾总结有"安睡十忌"：睡不可仰卧、睡不可忧虑、睡前勿恼怒、睡前勿进食、卧不言语、睡卧不对灯、睡时勿张口、睡时勿掩面、卧处勿当风、卧勿对火炉。

二、卧室与睡姿

"楼作卧房，能杜湿气"，卧室作为退藏之地，以密闭、干燥为好。门宜窄而卧室不宜太大。睡觉的床不应当太矮，以地气不及为原则。床铺及枕头要软硬适中。枕头的高度以

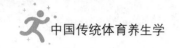

侧卧时与肩平为宜。

"寝不尸，居不容"。孔子睡觉时，不像尸体一样直挺着四肢；平日家居时也不像祭祀和接见宾客时那样端庄严肃。《论语·乡党》中的这句话道出了睡姿与养生的关系。睡姿主要有仰卧、俯卧和侧卧三种。一般情况下，古人强调侧卧而反对仰卧。侧卧有左右之分，因人的心脏在左侧，所以人睡觉时以右侧卧为好。至于睡眠的具体姿势，《希夷安睡诀》中提出："左侧卧屈左足，屈左臂，以手上承头，伸右足，以右手置于右股间。右侧卧反是。"清代养生家曹廷栋在《老老恒言·安五寝》提出："觉须手足伸舒，睡则不嫌屈缩。"亦提倡"寝不尸"，即"卧如弓"的睡姿。

三、睡眠朝向

关于睡眠的朝向，主要有"按四季定东西"和"寝卧恒东向"两种观点。其中，按四季决定头朝向的观点主要有：《备急千金要方·道林养性》提出："凡人卧，春夏向东，秋冬向西。"用《老老恒言》转引《保生心鉴》的话曰："凡卧，春夏首宜向东，秋冬首宜向西。"而寝卧恒东向的见《老老恒言》引《记玉藻》语："寝恒东首，谓顺生气而卧也。"因为头为诸阳之会，而东方是生发万物之地，故头向东卧，可保证头脑清晰。不管是坚持"按四季定东西"的养生家还是"寝卧恒东向"的养生家大多反对头北脚南的朝向。如《备急千金要方·道林养性》提出"头勿北卧，及墙北亦勿安床"的主张。《老老恒言·安寝》也指出："首勿北卧，谓避阴气。"在这一点上，古代养生家基本观点一致。认为北方属水，阴中之阴位，主冬主寒，北首而卧恐阴寒之气伤人体元阳。头勿北向而卧的观点亦得到了现代科学的证明，"临床调查发现头北足南而卧的老人，其脑血栓发病率较其他卧向高。国外资料表明，头北足南而卧，易诱发心肌梗死"。

四、睡卧"三害"及良好习惯

"就寝即灭灯，目不外眩，则神守其舍。"睡眠时除要求有宁静的环境外，还要求先在心，后在身。这样可迅速进入梦乡。清人石成金说："睡卧要注意三害：一害曰思，二害曰饱，三害曰风。除此三害，则可享受安睡之乐。"

睡眠要顺应季节变化、形成良好的习惯。《类修要诀·养生要诀》曰："春夏宜早起，秋冬任晏眠。晏忌日出后，早忌鸡鸣前。"我国传统养生提倡睡"子午觉"。子午之时正是阴阳交替变化的关键时期，此时睡觉符合中国传统养生原理。但须要注意的是，午觉以30~60分钟为宜，不要睡得太长。

五、特殊人群的睡眠问题

（一）孕妇宜左侧卧

孕妇（尤其是进入中晚期妊娠的孕妇）中大约会有80%的子宫右旋倾斜，此时，如孕妇右侧卧睡觉则不利于胎儿发育。另外，孕妇右侧卧还会压迫腹部下腔静脉，影响血液回流，也不利于胎儿的发育。

（二）婴幼儿睡姿

对婴幼儿来说，俯卧是最不卫生的睡姿。如果俯卧时间过长，会造成面部五官畸形。另外，因婴幼儿颅骨软嫩，长期一侧卧或仰卧也易使头骨发育不对称。所以，要幼儿睡眠时，大人应帮助其经常地变换体位，每隔 1~2 小时就翻一次身，这样可使孩子健康、平衡发育。

（三）老人的睡眠问题

因老人阳气已虚，故老人（尤其是 70 岁以上的老人）睡眠时最好带肚兜。另外，冬季睡觉时最好再带上睡帽，这样可防止老人为风寒所伤。

六、睡功

除睡眠有方之外，古人不但发展出睡功养生之法，而且还出现了"睡仙"——陈抟。

陈抟（871—989），字图南，自号扶摇子，师从钟离权、麻衣道者等人，中国著名内丹家。宋太宗赐号"希夷先生"，民间称之为"陈抟老祖"，是继陶弘景、司马承祯之后，道教中出现的又一位卓越学者。

陈抟对《道德经》推崇备至，其名字即取自老子对道的一句描述："视之不见名曰夷，听之不闻名曰希，抟之不得名曰微"。陈抟是传统神秘文化中富有传奇色彩的一位宗师，他曾在华山石壁刻《无极图》，开图式解析易理之先河。后陈抟长期隐居武当山，练就了著名的睡功——五龙睡法，他在《睡歌》中写道："臣爱睡，臣爱睡。不卧毡，不盖被。片石枕头，蓑衣覆地，南北任眠，东西随睡。轰雷掣电泰山摧，万丈海水空中坠；骊龙叫喊鬼神惊，臣当恁时正酣睡。闲想张良，闷思范蠡，说甚曹操，休言刘备。两三个君子，只争些闲气。怎似臣，向清风岭头，白云堆里，展放眉头，解开肚皮，且一觉睡。更管甚玉兔东升，红轮西坠。"此歌一气呵成，节奏明朗，描述了睡仙陈抟一味酣睡的超然心态。陈抟另传有睡功秘诀三十二字，名曰"蛰龙法"，其诀为："龙归元海，阳潜于阴。人曰蛰龙，我却蛰心。默藏其用，息之深深。白云上卧，世无知音。"其睡功功法如下："于静处，端身坐，轻叩齿，换心神；宽衣带，而侧卧，目半垂，舌抵腭；并双膝，收一足，十指钩，阴阳归；掐剑诀，掩生门，曲肱下，首枕之；眼对鼻，鼻对心，轻合齿，开天门；闭地户，心内观，坎离合，与日月交精也。"

陈抟之外，精于睡功者代不乏人。如宋代文学家苏轼亦精于此，他曾提出睡眠三昧之功，可惜这种功法现在所会者已不多见。国民党元老陈立夫善睡，人称其是"睡出来的寿星"。与马寅初睡前洗冷热水澡不同，陈立夫是早晨睡醒后进行四五十分钟的洗澡，并且是边淋浴边按摩。

第四节　房中养生

房中养生，又称为黄赤之道、彭祖术、玄素术、容成术、采战术，是一门新兴而又古老的学问。春秋战国乃方术之一家，秦汉时期推崇彭祖、容成公、玄女、素女等。"饮食男女，人之大欲存焉；死亡贫苦，人之大恶存焉。"孔子选定《诗经》的第一篇就是"关关雎鸠，在河之洲。窈窕淑女，君子好逑"。男女之间相互欣赏是人的本能，"男不可无女，女不可无男。无女则意动，意动则神劳，神劳则损寿"。当然，也不能放纵、强力为之。唐代孙思邈在《备急千金要方》卷二十七中说："人生四十以下，多有放恣；四十以上，即顿觉气力一时衰退，衰退既至，众病蜂起。久而不治，遂至不救。所以彭祖曰：以人疗人，真得其真。故年至四十，须识房中之术。"

中国古代房中养生以房事为核心，"房中之事，能生人，能煞人，譬如水火，知用之者，可以养生；不能用之者，立可死矣"。关于房中养生的文献相当丰富，而其中所提到的"七损八益""四不可""二有所"和"三五之伤"尤其应当引起我们的注意。

一、房中养生的基本文献

据神话传说，远古时代伏羲和女娲是兄妹，长得人首蛇身，后来二人结成夫妻。在今山东省嘉祥县有一块东汉时的石刻。上面所刻正是伏羲和女娲连体交尾的图像。上古时代，性是自由的，人们在"闹春"时、在"桑社"里自由选择另一半。中国传统哲学的阴阳概念就是在这种男女交合与分化之中逐渐成形了：

阳：伏羲、太阳、父、男、玄鸟、龟、龙、蛇、凤、云。

阴：女娲、月亮、母、女、蟾蜍、谷神、玄牝、凰、雨。

中国哲学的阴阳观念，其精妙之处正是体现在"云行雨施"的和谐交流之中，这与西方二元对立的特点恰好形成鲜明的对比，正是房中术的精髓所在。

长期以来，人们一直以为房中术是道教的发明。实际上，在道教产生以前的秦汉，已有不少房中流派及著作。汉代班固《汉书·艺文志·方技略》中方技为医经、经方、房中、神仙四类。其中，"房中八家"有《容成阴道》（二十六卷）、《务成子阴道》（三十六卷）、《尧舜阴道》（二十三卷）、《汤盘庚阴道》（二十卷）、《天一阴道》（二十四卷）、《黄帝三王养阳方》（二十卷）、《三家内房有子方》（十七卷）等书。这些书均已亡佚，甚为可惜。

1973年，马王堆汉墓出土文献里有十五种医学著作，其中就有《十问》《合阴阳》《养生方》《天下至道谈》《杂疗方》五篇是与房中密切相关的文献。

"房中者，性情之极，至道之际，是以圣王制外乐以禁内情，而为之节文。传曰：'先王之作乐，所以节百事也。'乐而有节，则和平寿考。及迷者弗故，以生疾而陨性命。"在道教产生之前，房中术大多以疗病、健身和养生为目的。

汉末，张道陵创立道教后，房中被引入道教之中，"以'行气、导引、房中之事'三者合一而成'男女和合之术'，作为'兴国广嗣'的重要法门"。由此，房中术成为道家追求长生的手段。东晋葛洪对房中之术进行系统整理时，当时有"房中之法十余家"，"房中之术近有百余事焉"。其著作《抱朴子内篇·遐览》中载录了《元阳子经》《玄女经》《素女经》《彭祖经》《容成经》《六阴玉女经》等房中著作。另外，葛洪本人亦对房中之术有许多精辟论述。可以说，葛洪是晋代房事养生的集大成者。

齐梁道士陶弘景在《养性延命录》卷下《御女损益篇》中援引了《彭祖养性经》《仙

经》《道林》《子都经》等失传的房中著作，十分可贵。至《隋书·经籍志》又有《素女秘道经》（并《玄女经》）《素女方》《彭祖养性》《郑子说阴阳经》《序房内秘术》《玉房秘诀》《徐太山房内秘要》《新撰玉房秘诀》等书收入医方类。

唐代崇尚道教，当时道士可娶妻，道姑亦不甘寂寞。此时，房中著作大量涌现，例如孙思邈《备急千金要方·养性·房中补益》。隋唐以后，在中国文化整体内转的氛围中，房中术变得隐秘起来。在宋明理学"存天理、灭人欲"的影响下，房中术走向绝境，名声越来越差，正人君子羞于言及，已很少有人撰写房中著作，收入《道藏》的仅有元代李鹏飞的《三元延寿参赞书》。

另外，《云笈七签》中有零星的房中文献、高濂的《遵生八笺》和洪基的《摄生总要》中有专论房室的内容。可以说，此时的房中文献可谓寥若晨星。

幸而日本学者丹波康赖写于984年的《医心方》中收录了许多流入日本的房中古籍。后来，叶德辉从中辑出《素女经》《素女方》《玉房秘诀》《洞玄子》，并连同《天地阴阳交欢大乐赋》残卷，于1914年汇入《双梅景暗丛书》中刊出。1951年，又有荷兰汉学家高罗佩在日本编成《秘戏图考》，介绍了他看到的《胜蓬莱》《风流绝畅》《花营锦阵》《风月机关》《鸳鸯秘谱》《青楼别景》《繁华丽锦》《江南销夏》等八部春宫画册，并抄写了房中术《秘书十种》。另外，明代洪基《摄生总要》中的《房术奇书》《种子秘剖》，朝鲜学者金礼蒙《医方类聚》中的《房中补益》《修真秘诀》等亦值得注意。

二、房中益禁

（一）七损八益

"七损八益"之说，首见于《素问·阴阳应象大论》。当黄帝问岐伯协调人体阴阳的方法时，岐伯说："能知七损八益，则二者可调，不知用此，则早衰之节也。年四十，而阴气自半也，起居衰矣；年五十，体重，耳目不聪明矣；年六十，阴痿，气大衰，九窍不利，下虚上实，涕泣俱出矣。故曰：知之则强，不知则老，故同出而名异耳。智者察同，愚者察异。愚者不足，智者有余。有余则耳目聪明，身体轻强，老者复壮，壮者益治。是以圣人为无为之事，乐恬淡之能，从欲快志于虚无之守，故寿命无穷，与天地终，此圣人之治身也。"

知"七损八益"对人的养生有这么重要的作用，但《黄帝内经》并没有给出"七损八益"的具体内容。为此，后世《黄帝内经》注家、医学家均对其进行了猜测。如王冰认为："女子以七七为天癸之终，丈夫以八八为天癸之极，然知八可益，知七可损。"张志聪认为："女子以七为纪，男子以八为纪，七损八益者，言阳常有余而阴常不足也。"张介宾认为："七为少阳之数，八为少阴之数。七损者言阳消之渐，八益者言阴长之由也。"万全认为："人能知七损八益，则形与神俱，而尽终其天年，不知此者，早衰之道也。何谓七损八益？盖七者，女子之数也，其血宜泻而不宜满；八者，男子之数也，其精宜满而不宜泻。故治女子者，当耗其气以调其血也，不损之则经闭而成病矣；男子者，当补其气以固其精，不益之则精涸而成病矣。古人立法，一损之，一益之，制之于中，使气血和平也。"

1972年7月，马王堆汉墓成功发掘出古代"房中术"典籍《十问》《天下至道谈》和《合阴阳方》。不但明确指出了"七损八益"的内容，而且说明了遵守"七损八益"的益处："八益，一曰治气，二曰致沫，三曰智（知）时，四曰畜气，五曰和沫，六曰窃气（亦作'积气'），七曰寺（待）赢，八曰定顷。""七孙（损）：一曰闭，二曰泄，三曰渴（竭），四曰勿，五曰烦，六曰绝，七曰费。"从其内容来看，"七损"是指七种房事禁忌，"八益"是指八类有益于健康的性生活方法。如能"善用八益、去七损"则"耳目聪明，身体轻利，阴气益强，延年益寿，居处乐长"。

（二）"四不可"

宋末元初著名养生家、儒医李鹏飞的名著《三元参赞延寿书》中有一卷——天元之寿，专门探讨了房事养生的问题。在该卷的开篇作者指出："男女居室，人之大伦，独阳不生，独阴不成，人道有不可废者。"在该书中，李鹏飞将房事养生归结为"四不可"和"二有所"。

1. 欲不可绝

道教中论欲不可绝者，最早的文献见于《太平经》。该书认为"男女者，乃阴阳之本也。""饮食阴阳不可绝，绝之天下无人，不可治也……阴阳不交，乃绝灭无世类也。"葛洪和陶弘景则站在养生学的角度来看待房中不可绝的问题，认为男女不交合有损于身体健康，不利于修道。葛洪《抱朴子·内篇》认为："人不可以阴阳不交，坐致疾患。"陶弘景《养性延命录》中援引彭祖的话说："男不欲无女，无女则意动，意动则神劳，神劳则损寿。"

李鹏飞接着往下讲，指出："黄帝曰：'一阴一阳之谓道，偏阴偏阳之谓疾。'曰：'两者不和，若春无秋，若冬无夏，因而合之，是谓圣度。'圣人不绝和合之道，但贵于闭密，以守天真也。"房事生活本乎自然之道，是平衡阴阳的重要方法。过度节制房事则很容易引起疾病。《三元参赞延寿书》中记载了一则真实的病例："富家子唐靖，疮发于阴至烂，道人周守真曰：病得之欲泄而不可泄也。"李鹏飞认为过度地节制房事即当泄之时而绝之，是导致气血瘀滞而生疮的主要原因。

2. 欲不可早

"赢女则养血，宜及时而嫁；弱男则节色，宜待壮而婚。"男女要到适当的年龄才能谈婚论嫁，而过早行房事则会损伤精气或血脉。李鹏飞引用《书》的言论曰："男子破阳太早，则伤其精气；女子破阴太早，则伤其血脉。""精未通而御女，以通其精，则五体有不满之处，异日有难状之疾。""未笄之女，天癸始至，若近男色，阴气早泄，未完而伤。""童男室女积想在心，思虑过当，多致劳损。男则神色先散，女则月水先闭。"

关于"欲不可早"，孔子在"三戒"中亦有提醒："少之时，血气未定，戒之在色；及其壮也，血气方刚，戒之在斗；及其老也，血气既衰，戒之在得。"

3. 欲不可纵

房事不可毫无节制，恣意妄为，否则的话势必损伤精气，危害我们的健康。在这方面，许多先贤均有所论述。如由汉儒辑成，对儒家之礼进行解释的文献《礼记》之《曲礼》提出"傲不可长，欲不可纵，志不可满，乐不可极"的思想；唐代孙思邈在《千金翼方》中引用彭祖的话说"上士别床，中士异被，服药百裹，不如独卧"；庄子曰"嗜欲深者，其天机浅"；《仙书》曰"阴阳之道，精液为宝，谨而守之，后天不老"；《三元延寿参赞书》曰"欲多则损精，人可保者命，可惜者身，可重者精。肝精不固，目眩无光；肺精不交，肌肉消瘦；肾精不固，神气减少；脾精不内坚，齿发浮落。若耗散真精不已，疾病随生，死亡随至"；《孙真人养生铭》曰"秋冬固阳事，独卧是守真"；《阴符经》曰："淫声美色，破骨之斧锯也。世之人若不能秉灵烛以照幽情，持慧剑以割爱欲，则流浪生死之海，害生于恩也。"

房事不可绝，但房事掌握不住、过了度肯定对身体不好。明代袁了凡在《摄生三要》中指出："今之谈养身者，多言采阴补阳，久战不泄，此为大谬！肾为精之府，凡男女交接，必扰其肾，肾动则精血随之而流，外虽不泄，精已离宫；即能坚忍者，亦必有真精数点，随阳之痿而溢出，此其验也。如火之有烟，焰岂有复返于薪者哉？"为此，袁了凡提出了"养生者，务实其精，实精之要，莫如经年独宿。不得已为嗣续计，房帷之事，隔月一行，庶乎其可也"的观点。

"欲不可纵"要求交合时把握"浅内徐动""弱入强出""交而不（少）泄"的原则。而为满足性欲饮食药物的做法是不可取的，尤其是年不过四十的年轻者。唐代著名医学家孙思邈早就提出："人年四十以下即服房中之药者，皆所以速祸，慎之慎之！故年未满四十者，不足与论房中之事。欲心未止，为兼饵补药，倍力行房，不过半年，精髓枯竭，惟向死近。"

4. 欲不可强

入房要在生理、心理都准备好的前提下，从容进行，以和为贵。正如彭祖所说："交接之道，无复他奇，但当从容安徐，以和为贵。"如强力入房，则会"精耗，精耗则肾伤，肾伤则髓气内枯，腰痛不能俯仰"。也许正是在此意义上，《抱朴子》提出"强之一字，真为戕生伐寿之本"的观点。

三国时期魏国文学家应璩有一首著名的《三叟长寿歌》，歌曰："古有行道人，陌上见三叟，年皆百余岁，相与锄禾荡。住车问三叟，何以得长寿？上叟前置辞，内中妇貌丑；中叟前置辞，量腹节所受；下叟前置辞，夜卧不覆首。要哉三叟言，所以能长久。"在这里，作者将三叟长寿的原因归结为：房中养生、饮食养生、睡眠养生三个方面，并且首提节制房事的重要作用。能坚持"欲不可绝""欲不可早""欲不可纵""欲不可强"，实际上是要求我们房事有度，顺应自然。

（三）"二有所"

1. 欲有所忌

为了保证性生活的和谐，道教房中对行房禁忌进行了积极的探索和总结。房中典籍《玉房秘诀》曰："合阴阳有七忌：第一之忌，晦朔弦望，以合阴阳，损气，以是生子，子必刑残，宜深慎之；第二之忌，雷风天地感动以合阴阳，血脉踊，以是生子，子必痈肿；第三之忌，新饮酒饱食，谷气未行，以合阴阳，腹中膨满，小便白浊，以是生子，子

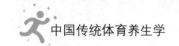

必癫狂；第四之忌，新小便、精气竭以合阴阳，经脉得涩，以是生子，子必妖孽；第五之忌，劳倦重困，志气未安，以合阴阳，筋腰苦痛，以是生子，必夭残，第六之忌，新沐浴发肤未燥，以合阴阳，令人气短，以是生子，子必不全；第七之忌，兵坚盛怒，茎脉痛，当合不合，内伤有病，如此为七伤。"

李鹏飞在《三元参赞延寿书》中大量引用《书》的论述对"欲有所忌"及其危害进行了详尽的说明，如："饱食过度，房室劳损，血气流溢，渗入大肠，时便清血，腹痛，病名肠癖。""大醉入房，气竭肝伤，丈夫则精液衰少，阴痿不起；女子则月事衰微，恶血淹留生恶疮。""燃烛行房，终身之忌。""忿怒中尽力房事，精虚气节，发为痈疽。恐惧中入房，阴阳偏虚，发厥、自汗、盗汗，积而成劳。""月事未绝而交接，生白驳。又冷气入内，身面萎黄不产。""忍小便入房者，得淋疾。""赤目当忌房事，免患内障。"另外，妇女在经期，孕期前三个月、后三个月，产后百日内要禁欲。

2. 欲有所避

《庚申论》在讨论"古人多尽天数，今人不尽天年"的原因时认为："以其罔知避慎，肆情恣色，暗犯禁忌，阴司藏其龄算，能及百岁者，几何人哉？"并进而得出了"天地间禁忌不可犯也"的结论。同样，房事中亦应有所避讳。如孙真人就提出了"大寒与大热，切莫贪色欲"的告诫。另外，房中家还要求在神庙、祠堂等场所要避免房事。这有可能与人们的斋戒心理，认为对祖先、神佛不可用不净的行为亵渎等认识有关。

房中养生为我们总结出了一套房中补益的原则和方法，为我们留下了宝贵的经验和行之有效的方法。但须要提及的是"道教房中术根本的缺陷就是有严重的轻视妇女的倾向，而且还有所谓御女越多成仙越速的封建糟粕"，这是我们必须要摒弃的。

（四）三五之伤

三五之伤是男三伤与女五伤的简称，其中"男三伤"是指：肝气未至，则阳痿不举，如交合则伤其筋；心气未至，则阳虽壮但不热，如交合则伤其血；肾气未至，则阳虽坚但不久，如交合则伤其骨。"女五伤"为：阴户尚闭不开，不可强刺，刺则伤肺；女兴已动男或不从，兴过始交，则伤心致经不调；以少阴而遇老阳，玉茎不坚举而易软，女情不畅则伤肝，必至盲目；经水未尽，男强逼合则伤肾；男子酒醉交战，茎物坚硬，久刺不止，女情已过，阳兴不休则伤脾。

房中养生除上述禁忌外，还涉及生殖健康的问题。因这与本教材的旨趣相差已远，故不谈。

三、儒家性学梗概

"食色性也"，儒家学说建立在重视饮食男女的大欲之上。在儒家文化中，男女情欲交往，非但不是见不得人的事，反而是伟大、极其重要的事情。在这种文化的影响下，男女媾精、阴阳施化、天地交泰等词语与观念，被我们不断地传诵着，而不觉得奇怪。但男女的交往要符合礼的限制，要"乐而不淫"。

至汉代，这种"比类德色""比德男女"的观点发展为"即色言德""德色一如"，开始提倡中和性学。董仲舒《春秋繁露·循天之道》曰：

"中者，天地之所终始也；而和者，天地之所生成也。夫德莫大于和，而道莫正于中。中者，天地之美达理也，圣人之所保守也。《诗》云：'不刚不柔，布政优优。'此非中和之谓与？是故能以中和理天下者，其德大盛；能以中和养其身者，其寿极命。男女之法，法阴与阳。阳气起于北方，至南方而盛，盛极而合乎阴。阴气起乎中夏，至中冬而盛，盛极而合乎阳。不盛不合。是故十月而壹俱盛，终岁而乃再合，天地久节，以此为常。是故先法之内矣，养身以全。使男子不坚牡，不家室；阴不极盛，不相接。是故身精明难衰而坚固，寿考无忒，此天地之道也。天气先盛壮而后施精，故其精固；地气盛牝而后化，故其化良。

"天地之制也，兼和与不和、中与不中，而时用之，尽以为功。是故时无不时者，天地之道也。顺天之道，节者，天之制也，阳者，天之觉也，阴者，天之急也，中者，天之用也，和者，天之功也。举天地之道，而美于和，是故物生皆贵气而迎养之。孟子曰：'我善养吾浩然之气者也。'谓行效必终礼，而心自喜，常以阳得生其意也。公孙之养气曰：'里藏泰实则气不通，泰虚则气不足，热胜则气耗，寒胜则气滞，泰劳则气不入，泰佚则气宛至，怒则气高，喜则气散，忧则气狂，惧则气摄。凡此十者，气之害也，而皆生于不中和。故君子怒则反中，而自说以和；喜则反中，而收之以正；忧则反中，而舒之以意；惧则反中，而实之以精。'夫中和之不可不反如此。

"天之道，向秋冬而阴来，向春夏而阴去，是故古之人霜降而迎女，冰泮而杀内，与阴俱近，与阳俱远也。天地之气，不致盛满，不交阴阳；是故君子甚爱气而游于房，以体天也。气不伤于以盛通，而伤于不时天并。不与阴阳俱往来，谓之不时；恣其欲而不顾天数，谓之天并。君子治身不敢违天，是故新牡十日而一游于房，中年者倍新牡，始衰者倍中年，中衰者倍始衰，大衰者以月当新牡之日，而上与天地同节矣。此其大略也。然而其要皆期于不极盛不相遇。疏春而旷夏，谓不远天地之数。"

上引正是儒家的房中之术。世谓房中术皆想到道家，实际上是偏颇的。班固在《汉书·艺文志》中共记述了八家房中术书。他说："房中者，情性之极，至道之际，是以圣王制外乐以禁内情，而为之节文。传曰：'先王之作乐，所以节百事也。'乐而有节，则和平寿考。及迷者弗顾，以生疾而殒性命。"显而易见，班固评价这些房中之书的口气是纯儒家的。因此，我们"若将之全部视为儒家之性论房中术，亦无不可。至少，也可说此类典籍并不悖于儒家的性规"。其中像《尧舜阴道》《汤盘庚阴道》二书则干脆依托儒家圣王之名，这很符合汉儒"祖述尧舜"的习惯，"这类典籍，必为儒家之述论无疑"。另外，汉儒解《诗经》，亦运用了所谓"美刺说"，即如果对情欲处理得好，则被赞大美歌颂之，相反则讥之刺之。这与中和性学是相配的。

然而，色与德并不是平等的。儒家的责任是要将原本好色的本性改易到好德的境界上来，强调"以好色之心好贤则善"，具有重德抑色的特点。孔子在鲁国做官时，对主政者好色不好德的行为，是颇不能忍受的。《论语·微子》记曰："齐人归女乐，季桓子受之，三日不朝，孔子行。"这个态度，《孟子》进一步予以发挥。《孟子·万章上》曰："人少，则慕父母；知好色，则慕少艾；有妻子，则慕妻子；仕，则慕君，不得于君，则热中。大孝终身慕父母。五十而慕者，予于大舜见之矣。"《孟子·告子下》载："任人有问屋庐子曰：'礼与食孰重？'曰：'礼重。''色与礼孰重？'曰：'礼重。'曰：'以礼食，则饥而死；不以礼食，则得食，必以礼乎……屋庐子不能对，明日之邹以告孟子。"孟子曰："取色之重者与礼之轻者而比之，奚翅色重？往应之曰：'绉兄之臂而夺之食，则得食；不绉，则不得食，则将绉之乎？逾东家墙而搂其处子，则得妻；不搂，则不得妻，则将搂之乎？'"

在面临色与礼的冲突时，儒家站在了礼的一面。这也正是"不受嗟来之食""饿死事小，失节事大"的态度。至程朱理学时，"理学家当然极为重视食色"，"然而，正因为他们极重视食色，对于食色之可能灭天理而穷人欲就越在意。由于太过忧虑好色会令人溺于欲望之中，于是，他们形成了一种尽量勿与美色接触的态度"，提倡主敬的修养工夫。这种修养态度，对宋明社会产生了深远的影响。如为避免美色的引诱，女人要尽量不被人看见，即使看见也要尽量包装得严密些。但理学家的这种态度不但没有得到民间的支持，在儒学内部也同样存在反省的声音。

正当程朱理学教人远离美色之时，阳明心学则重新回到《大学》，讲好色之诚，重在发明本心良知。一生主张经世致用、坚决反对程朱理学的王夫之"对情极为重视的诗论、极力言情的歌咏，乃至公然好色，不以艳语为讳的表现"别具一格，亦值得重视。

曾国藩（1811—1872）家族祖传有养生六诀，该六诀比较通常的说法是"每夜洗脚、饭后千步、惩忿、节欲、静坐眠食、不轻服药"，这六诀就大多与起居养生相关。一生经历三个世纪的陈立夫（1899—2002）在90岁生日宴会上，谈了自己的养生经验：一曰老健（养身在动，养心在静），二曰老伴（爱其所同，敬其所异），三曰老友（以诚相见，以礼相待），四曰老本（取之有道，用之有度），其中亦涉及起居养生的内容。

关于起居养生，明代养生家冷谦在《修龄要指·起居调摄》中给予了详尽的说明，其全文如下：

"平明睡觉，先醒心，后醒眼。两手搓热，熨眼数十遍。以睛左旋右转各九遍，闭住少顷，忽大睁开，却除风火。披衣起坐，叩齿集神，次鸣天鼓，依呵、呼、呬、吹、嘘、嘻六字诀，吐浊吸清，安五行相生循序而行一周，散夜来蕴积邪气。随便导引，或进功夫。徐徐栉沐，饮食调和。面宜多擦，发宜多梳，目宜常运，耳宜常凝，齿宜常叩，口宜常闭，津宜常咽，气宜常提，心宜常静，神宜常存，背宜常暖，腹宜常摩，胸宜常护，囊宜常裹，言语宜常简默，皮肤宜常干沐。食饱徐行，摩脐擦背，使食下舒，方可就坐。饱食发痔，食后屈身而坐，必病中满。怒后勿食，食后勿怒。身体常欲小劳，流水不腐，户枢不朽，运动故也。勿得久劳：久行伤筋，久立伤骨，久坐伤肉，久卧伤气，久视伤神，久听伤精。忍小便辄令成淋，忍大便乃成气痔，着湿衣、汗衣，令人五生疮。夜膳勿饱，饮酒勿醉。醉后勿饮冷，饱余勿便卧。头勿向北卧，头边勿安火炉。切忌子后行房，阳方生而顿灭之，一度伤于百度。大怒交合，成痈疽；疲劳入房，虚损少子。触犯阴阳禁忌，不惟父母受伤，生子亦不仁不孝。临睡时，调息咽津，叩齿，鸣天鼓。先睡眼，后睡心。侧曲而卧，觉直而伸。昼夜起居，乐在其中矣。"

生活起居是人的基本需求，也是养生的重要方面。冷谦的这篇"起居调摄"对起居养生给予了全面而详尽的概括，值得重视。

第八章 饮食养生

"治身养性，务谨其细。不可以小益为不平而不修，不可以小损为无伤而不防。凡聚小所以就大，积一所以至亿也。若能爱之于微，必成之于著者，则几乎知道矣。"中国传统养生，注重细节、注重生活的方方面面。在养生生活化的要求下，中国传统养生形成了饮食养生、起居养生、心理养生、导引养生等四大内容，这在历代养生家及养生名人的身上都有体现。如《养生四要》的作者、明代著名医学家兼养生家万全认为："养生之道，只要不思声色，不思胜负，不思得失，不思荣辱，心无烦恼，形无劳倦，而兼之以导引，助之以服饵，未有不长生者也。"近现代百岁老人马寅初（1882—1982）的养生要诀为："吃食素淡，心境开阔，要坚持锻炼，苟无他故，必活百年。"

饮食是供给人体营养物质的源泉，是保证生命生存，维持人体生长、发育不可或缺的条件。对此，古人早就有清醒的认识。据《周礼·天宫》记载，我国在周期时就已把宫廷医生按照医疗性质分为疾医、疡医、食医和兽医四种。而在一些经典文献中，更是对饮食养生给予了高度评价。如《易经·需卦》曰："君子以饮食宴乐。""酒食贞吉，以中正也。"《汉书·郦食其传》中说："民以食为天。"唐代孙思邈《备急千金要方·食治》中说："安身之本，必资于食。不知食宜者，不足以存生也。"

《礼记》的"内则篇"专门讲居家法则，其中一部分谈到了饮食的烹制。而秦汉以后，我国涌现出了众多的食疗养生名著。如三国两晋南北朝时出现了系统论述食物养生功能的《食经》，唐代孟诜根据其师孙思邈的临床经验编著了我国第一部食疗专书——《食疗本草》。另外，宋代王怀隐的《食宪鸿秘》，元代蒙古族医学家忽思慧的《饮膳正要》（三卷），明代胡文焕的《养生食忌》，清代王孟英的《随息居饮食谱》等均是饮食养生方面的经典著作。这些著作的面世，使中国传统饮食养生逐渐形成了一个独立而完整的体系。

第一节 食品

"人是铁，饭是钢，一顿不吃饿得慌"，食品是人们生存乃至于追求健康长寿的基本保障。

一、食品的定义及作用

依据《中华人民共和国食品安全法》，食品是"指各种供人食用或者饮用的成品和原料以及按照传统既是食品又是药品的物品，但是不包括以治疗为目的的物品"。它的作用主要体现在如下三个方面：

1. 为人体提供必要的能量和营养素，满足人体的营养需要。这是食物的第一功能。

2. 满足人们不同的嗜好和感官要求，即满足人们感官上对食品的色、香、味、形态、质地等的要求（如果冻做成不同的颜色、形状等）。这是食品的第二功能。

3. 对人体产生不同的生理调节作用（如茶对人的兴奋作用，香蕉对情绪的镇静作用等）。这是食物的第三功能。

二、绿色食品与有机食品

随着生活水平的日益提升，人们对食品的消费需求由满足温饱向营养和安全转变。于是具有良好营养和安全性的绿色食品和有机食品逐渐进入人们的视线。

（一）绿色食品

伴随着工业化、城市化的发展和人们生活节奏的加快，一次性用品泛滥、工业污染严重、城市垃圾急剧增加等问题逐渐显现。此时，人们不得不开始思考我们习以为常的消费方式和生活方式，并最终迎来了绿色消费时代。我国也于 1990 年 5 月 15 日正式宣布发展绿色食品。

那么，什么才是绿色食品呢？绿色食品并非指绿颜色的食品，而是对无污染食品的一种形象表述。它是指"遵循可持续发展的原则，产自优良的环境，按照规定的生产方式生产，实行全程质量控制，经专门机构认定，许可使用绿色食品标志的无污染的安全、优质、营养的食品"。按照绿色食品专门机构——中国绿色食品发展中心的规定绿色食品要同时达到如下四项标准：

1. 产地的环境质量标准。

2. 生产过程标准。

3. 产品标准。

4. 包装标准及储运等相关标准。

只有同时符合上述四项标准，经中国绿色食品发展中心认定许可后才可使用绿色食品标志。这样看来，天然食品并不属于绿色食品。绿色食品是在现代科学技术和生产条件下的产物，它有一整套"从土地到餐桌"严格的全程质量控制标准体系。

1996 年，中国绿色食品发展中心曾将国产绿色食品分为 A 级和 AA 级两类。其中，AA 级绿色食品要求生产过程中不使用任何化学合成的食品添加剂、肥料、农药、兽药、饲料添加剂以及其他有害于环境和人类健康的物质。这类绿色食品与国际接轨，其所执行的生产标准相当于国际上的有机食品标准。2008 年 6 月随着我国有机食品认证机构的增多，中国绿色食品发展中心停止受理 AA 级绿色食品认证，而 A 级绿色食品在生产过程中可限量使用限定的化肥、低毒农药和添加剂等物品。

（二）有机食品

"有机食品是指来自有机农业生产体系，按照有机农业生产的规范生产加工，并通过独立的有机认证机构认证的一切农副产品及其加工品。"很明显，这里有机食品中的"有机"不是化学上的概念，而是指采取一种有机的耕作和加工方式。食品要想成为有机食品，必须满足以下四个基本条件：

1. 原料来自已经和正在建立的有机农业生产体系。

2. 有机食品在整个生产过程中严格遵守有机食品生产、采集、加工、包装、贮藏和运输标准；禁止使用化学合成的农药、化肥、激素、抗生素、食品添加剂等，禁止使用基因工程技术及该技术的产物及其衍生物。

3. 有机食品生产和加工过程中必须建立严格的质量管理体系、生产过程控制体系和追踪体系，因此，一般需要转换期；这个转换期一般需要 1~3 年时间，之后才能够被批准为有机食品。

4. 有机食品必须获得独立的有资质的有机食品认证机构的认证。

三、强化食品

在天然食品中，没有一种食品可以完全满足人体对各种营养素的需求，另外，食品在加工、运输、贮存和烹饪过程中还往往会造成营养素的丢失。为此，我们要对有关食品进行营养强化。这种食品营养的强化，根据其目的不同，可分为如下四类：

1. 营养素的强化，即向食品中添加原来含量不足的营养素。

2. 营养素的恢复，即补充食品加工、贮藏等过程中损失的营养素。

3. 营养素的标准化，即使一种食品尽可能满足食用者全面的营养需求而加入各种营养素，如宇航员食品等。

4. 维生素化，即使原来不含某种维生素的食品中添加该种维生素。

如上四类中所添加的营养素或含有营养素的物质（包括天然的和人工合成的）被称为食品营养强化剂，而添加食品营养强化剂后的食品被称为营养强化食品。

另外，常见的食品还有功能食品和保健食品。其中功能食品是指既具有一般食品的营养、感官两大功能，又具有调节人体生理节律，增强人体防御功能，以及预防疾病、促进康复等的工业化食品；2005 年 7 月 1 日实施的《保健食品注册管理办法（试行）》中将保健食品定义为："本办法所称保健食品，是指声称具有特定保健功能或者以补充维生素、矿物质为目的的食品，即适宜特定人群食用，具有调节人体功能，不以治疗疾病为目的并且对人体不产生任何急性、亚急性或者慢性危害的食品。"保健食品和功能食品有时并称为保健（功能）食品，在欧美被称为"健康食品"，在日本被称为"功能食品"。《孟子·梁惠王上》曰："不违农时，谷不可胜食也；数罟不入洿池，鱼鳖不可胜食也；斧斤以时入山林，材木不可胜用也。谷与鱼鳖不可胜食，材木不可胜用，是使民养生丧死无憾也。养生丧死无憾，王道之始也。"能够保障基本的吃穿用度，既是养生的初级意义，亦是君王实行王道的基本条件。在《孟子》这里，养生和社会治理是合二为一的关系，两者之间密不可分，由此也可体现出食品的"功能"。

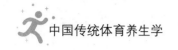

第二节　各类食品的营养价值

按照今人孔令谦的说法，吃有三重境界：第一，求温饱，吃东西就是为了活下去，这是最低也是最基本的要求；第二，求享受，吃出美味、吃出文化；第三，最高境界，吃走疾病吃来健康。通过饮食的调养，达到强身健体不生病的效果。那么，我们怎么才能"吃走疾病吃来健康"呢？

"五谷为养，五果为助，五畜为益，五菜为充。气味合而服之，以补精益气。"营养医学的倡导者王涛博士认为："人是完全有能力活到自己的极限的，活到寿终正寝，活到无疾而终。怎样才可以做到呢？那就要最大限度地发挥人体的修复和更新能力。而最大限度地发挥人体的修复和更新能力的唯一办法就是使用足量的营养素，给身体以充足的原料。"

明代医学家李时珍说："饮食者，人之命脉也。"而近代中国著名书法家于右任更是发出了"每得一样美食，便觉生命更圆满一分"的感慨。

人体所需的营养素主要包括蛋白质、脂肪、碳水化合物（糖类）、矿物质、维生素、膳食纤维和水等七大类。各类食品不同，其营养素的含量和作用存在较大的差别。歌谣曰："萝卜清食开脾胃，韭菜补肾暖膝腰，芹菜能防高血压，除湿祛寒是胡椒，大蒜杀菌可止泻，葱白姜汤治感冒，绿豆解暑降血压，健胃补虚吃红枣，番茄补血美容颜，西瓜消肿又利尿，花生能降胆固醇，益肾强腰吃核桃，山楂减肥治疝气，生梨润肺止咳嗽，木耳抗癌又补血，山药益肾消糖尿，蜂蜜润燥又益寿，蘑菇能抑癌细胞。"平衡膳食营养是养生的关键。

一、五谷为养寿命长

五谷即粳米、小豆、麦、大豆、黄黍。这些都是人类长期驯化的草本植物的种子，是中国人的传统主食。

（一）小麦、粳米与黄黍

小麦，味甘，性平、微寒，是世界上分布最广的粮食作物，其秋种、冬长、春秀、夏实，受四时之气，故为五谷之精品，有"五谷之贵"的美誉。《黄帝内经》称小麦为"心之谷"，可补益心气；粳米，今泛称大米，味甘性平。《随息居饮食谱》谓其煮成粥饭为"世界第一补人之物"。除粳米、小麦外的谷物人们常称之为杂粮。主要包括玉米、高粱、小米及薯类（甘薯、马铃薯、木薯等）。其中，黄黍，今称苞米，味甘性平，营养全面，具有调中开胃、利尿消肿、宁心安神的作用。小麦、粳米与杂粮共称为谷类食物，其主要营养成分除水分外主要有：

1. 蛋白质

一般谷类蛋白质的含量在 7%～15% 之间。其中以大米蛋白的质量较好，燕麦蛋白的含量最多。作为人们每日的主食，从谷物中获取的蛋白质约占每日蛋白质摄入量的一半或以上。

2. 脂肪

谷类的脂肪含量较低，为 1%～4%。其中，从米糠中提取的米糠油含植物固醇，有防止动脉粥样硬化的作用。从玉米和小麦胚芽中提取的玉米胚芽油和小麦胚芽油，约 80% 为不饱和脂肪酸，有良好的降血脂和防止动脉粥样硬化的作用。

3. 碳水化合物（糖类）

谷类中的碳水化合物占 70%～80%，而碳水化合物的 90% 为淀粉。

4. 矿物质

谷类中矿物质含量为 1.5%～3%，主要集中在谷皮、胚芽里，在加工过程中容易损失。

5. 维生素

谷类是 B 族维生素的重要来源。

世界卫生组织推荐的适宜膳食能量构成是：来自碳水化合物的能量为 55%～60%，来自脂肪的能量为 25%～30%，来自蛋白质的能量为 10%～15%。大米、小麦、玉米等主食是碳水化合物的主要摄入源。南方人吃米，北方人吃面。须要注意的是，米和面的能量是差不多的。所以说，米和面是完全可以互相替代的两种主食。

（二）小豆与大豆

小豆即绿豆，味甘性凉。大豆即黄豆，味甘性平。以其为代表的豆类及坚果类家族常见的还有蚕豆、豌豆、赤豆等。其中大豆含有较高的蛋白质和脂肪，碳水化合物相对较少；其他豆类则含较高的碳水化合物而油脂较少，蛋白质中等量。而大豆中的黑豆和黄豆是公认的"植物肉"，其所含蛋白质的质与量可与各种肉类相媲美。值得一提的是，作为中国"第五大发明"的豆腐在现代社会越来越受到人们的重视。目前以豆腐代替肉类，已经风靡世界。

坚果类是指果皮坚硬的非豆科作物的种子，如花生、芝麻、核桃、松子等，其营养特点与大豆类似。

南宋李光在《贬世盲》中写道："世人服暖药，皆云壮元阳。元阳本无亏，药石徒损伤。人生百岁期，南北随炎凉。君看田野间，父老多康强。茅檐弄儿孙，春陇驱牛羊。何曾识丹剂，但喜秋黍香。"粗茶淡饭自能养生，动辄燕窝、人参的现代人以为如何？

二、五果为助脾胃健

"五果"即桃、李、杏、栗、枣。其中，桃子性温，味甘微酸，自古被视为"仙果""寿果"；李子性平，味甘酸，能促进胃酸和胃蛋白酶的分泌，促使胃肠蠕动；杏子性温，味甘酸，有抗癌的作用；栗子又名板栗，性温，味甘平，有"铁杆庄稼""木本粮食"之称；大枣，味甘性温，有"粮食树"的美誉，多食能增强免疫力，增加人体的抗病力。

以五果为代表的果品营养价值极为丰富，是人们"五谷"之外的必要补充。果品根据含水量的多少分为水果和干果两种。其中，水果是维生素的"富矿"。身体健康的成人，

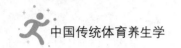

每日水果的食用量应为 300 克左右，并且最好在两餐之间吃，即上午 10 点和下午 4 点左右。这样，一可以平衡血糖，避免进餐后马上食用水果可能导致的血糖负荷过大；二是有利于水果中营养物质的消化吸收。

三、五畜为益肌肉丰

"五畜"指的是牛、羊、猪、鸡、犬。其中，牛肉味甘性平，自古就有"牛肉补气，功同黄芪"的说法；羊肉味甘性温，具有益气补虚、温脾暖肾的作用；猪肉味甘咸，性平，有补肾养血、滋阴润燥之功效；鸡肉味甘性温，质地柔嫩，易于吸收；狗肉味甘咸，性温热，具有安五脏、暖腰膝、益肾壮阳、补胃益气的作用。以"五畜"为代表的动物性食品主要包括畜类、禽类、水产品、乳制品、蛋类等。动物性食品蛋白质含量丰富，并含脂肪、无机盐及多种维生素。

（一）肉

肉是人类必备的食物，可分为禽、畜两类。一般情况下，每天食用 50 克瘦肉是基础数量，不宜超过 150 克。

肉的种类丰富，如果简单把动物分为没有腿的、两条腿的和四条腿的话，建议人们吃的顺序为：没有腿的—两条腿的—四条腿的。平时多吃无腿和两条腿的，四条腿的尽量少吃。当然，这不是绝对的。如猪肉中富含铁，对改善缺铁性贫血十分有益。无腿的鱼肉在选食材时最好选深海的，而吃法则以清蒸为佳。

日本男人的吸烟率高于美国人，但 2008 年美国发表的一项研究发现，日本人的心脏病发病率远远低于美国的同龄人和在美国生活的日本人。通过分析论证，该研究最后认为"这和日本人吃鱼量远超过美国人有直接的关系"。

（二）蛋

鸡蛋不仅蛋白质丰富，而且氨基酸的组成比例非常适合人体需要，是营养较为全面的天然食品，被称为"理想的营养库"。就营养的吸收来说，鸡蛋最健康的烹饪方式是蒸和煮，其次为炒、炸、冲、生吃。

（三）奶

牛奶中含有人体所需的大部分营养物质，是接近于"全营养"的食物。西方人称牛奶为"人类的保姆"。从补钙的角度来看，几乎没有其他天然食品可替代牛奶的地位，也许正因为此，每年五月的第三个星期二被定为"国际牛奶日"。牛奶营养丰富，但不宜空腹饮用，一定要放在餐后喝或与淀粉类固体食物（面包、饼干、蛋糕、烤馒头片等）同食。

酸奶由纯牛奶发酵而成，更易被人体消化和吸收。在选择酸奶时最好选稀不选稠。因为"浓稠"的酸奶有可能是添加了增稠剂的缘故，况且酸奶的含钙量及其他营养素的含量与黏稠度不成正比，黏稠度带来的只是口感和心理上的满足。

四、五菜为充营养足

以大白菜、芹菜、韭菜、葱、薤白等为代表的蔬菜有"维生素仓库"的美誉，是维持生命不可或缺的食物。其中，大白菜味甘，性平、微寒，具有清热除烦、通利肠胃、消食养胃的功效；芹菜味甘苦，性微寒，具有清热除烦、平肝、利水消肿、凉血止血的作用；韭菜，古称起阳草、钟乳草，是我国特有的一种蔬菜，味辛性温，具有补肾益胃、散瘀行滞的作用；葱又名葱白、大葱头、葱白头，味辛性温，具有发汗解表、散寒通阳的作用；薤白味辛苦，性温，具有行气止痛、通阳散结、下气导滞的功效。

"要想生活过得去，就得添点儿绿"。新鲜蔬菜、水果含水分多在90%以上，碳水化合物不高、蛋白质很少（1%~3%），脂肪含量更低（多数小于1%），但却是人体所需要的维生素、胡萝卜素、无机盐和一些微量元素的重要来源。蔬菜中的膳食纤维、果胶和有机酸更是对消化起到促进的作用。蔬菜可分为瓜茄类、根茎类、花叶类、食用菌类等四类。除少数蔬菜偏温（如辣椒）外，大多数蔬菜偏寒凉。

我国食用菌种类丰富，仅野生食用菌就有200多种（常见的有牛肝菌、羊肝菌、鸡油菌及口蘑等），现已人工栽培的有香菇、草菇、黑木耳、银耳等。食用菌蛋白质含量丰富、脂肪含量很低，富含B族维生素及多种矿物元素，对提高人体免疫力、降低胆固醇、防止便秘等均有很好的效果。

为了健康，每人每天要保证吃至少500克（生重）的蔬菜且要多样化，种类最好在5种以上。蘑菇、黑木耳等菌藻类，最好每天都吃。

五、其他加工食品的营养价值

其他加工制品常见的有食用油、食盐、酱油、食醋、酒、食糖、蜂蜜、淀粉、味精、茶与咖啡、可可及巧克力、软饮料等。

（一）食用油

食用油有动物脂肪油和植物种子油两种。食用油的成分里，除少量脂溶性维生素E、维生素K外，几乎都是脂肪。脂肪由脂肪酸组成，根据是否含有不饱和键与不饱和键的数目，脂肪酸可分为饱和脂肪酸、单不饱和脂肪酸和多不饱和脂肪酸。

饱和脂肪酸多存在于动物性食品、油脂和棕榈油、椰子油等少量植物油中，长期大量进食对人体无益；多不饱和脂肪酸和单不饱和脂肪酸主要来自植物性食物，适量摄入对人体健康有利。特别是单不饱和脂肪酸对控制血脂和血糖的升高有一定的作用。人不能不吃油，但又不能多吃油。《中国居民膳食指南》指出："减少烹调油用量，建议每人每天烹调油摄入量不超过25克或30克。"

一百多年前，德国化学家威罕·诺门对食用油进行氢化处理，从而创造出反式脂肪并获得专利。反式脂肪，是一种不饱和脂肪酸，主要来自经过部分氢化的植物油。这种油因更耐高温不易变质而受到食品厂商的青睐。1909年，美国宝洁公司取得此专利的美国使用权，并于1911年开始推广含有大量反式脂肪的食品。反式脂肪会增加血小板凝聚、导致

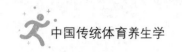

精子异常等，这些副作用最终会增大患肥胖症、心脑血管疾病、糖尿病、支气管哮喘、过敏性鼻炎、痴呆等的风险。

奶油蛋糕、奶油夹心饼干、咖啡伴侣、方便面、巧克力派、人工黄油、奶精等均含有反式脂肪。世界卫生组织建议，反式脂肪的摄入量每日不宜超过 2 克。而一小份炸薯条、一个巧克力派、一杯珍珠奶茶中反式脂肪就接近 2 克了。所以，我们在吃这些东西时一定要小心。

（二）食盐

盐是生活的必需品。盐中的钠离子具有维持人体酸碱平衡，稳定组织间液的渗透压，维持肌肉神经的正常兴奋状态等独特作用；盐中的氯离子在人流汗、流泪的时候能起到抗菌的作用。但盐的摄入量过多会引起血压的波动，导致人体内钙的流失。现在，越来越多的学者开始倡导减少盐的摄入量。那么，人体到底一天需要多少盐呢？我国居民膳食指南推荐一个人一天盐的摄入量为 6 克。抛去人们日常生活所食用的其他食物中所含的 2 克盐，实际上一人一天炒菜的用盐量应是 4 克。

盐对于维持人体功能、维持生命具有重要意义。但盐的获取十分困难。因此，在进化过程中，我们的祖先形成了多吃盐和储备盐的习惯。相应地，我们的肾脏更加倾向于储备盐而不是排泄盐。但在科技长足进步的今天，盐的获取已变得十分容易。加之现代人体力劳作减少，通过汗液排泄盐分的概率大大降低。为了保持血液中盐分的合理浓度，人体便大量摄入水分。过多的水分使血液容量增加，从而造成了高血压的出现。

医学专家提醒我们：高血压或糖尿病患者每日盐的摄入量应控制在 3 克以内，最好食用高钾低钠盐。研究表明，当每日盐的摄入量从 10 克下降到 4 克的时候，可以使收缩压下降 2 毫米汞柱，而如果再加上补充钾离子的作用，可进一步使收缩压下降 2 毫米汞柱。但须要注意的是，高钾低钠盐味道不是很咸，建议每日不要超过 4 克的用盐标准。

（三）酱油

酱油原指作为食品的肉酱，然后发展为以调味为主的各种酱料，最后发展为现在的酱油。明代李时珍在《本草纲目》中对酱油的制作工艺有记载。至清代，酱油作坊遍布大江南北。酱油由脱脂大豆（或豆饼）、小麦（或麦麸）酿造而成，主要用于调色调香。酱油的提取开始被称为"抽"。其中，本色称"生抽"，在日光下复晒使之增色变浓，称"老抽"。

酱油营养价值丰富，含有 17 种氨基酸，各种 B 族维生素以及钙、磷、铁等微量元素，但含盐量亦高，人们在食用时要注意。酱油有加热烹饪和凉拌两种用法。如果要做凉拌菜，最好选择专门用来凉拌的酱油。而如果没有标明，则最好将酱油加热熟吃。

（四）食醋

食醋是用谷类淀粉或果实、酒糟等经醋酸菌发酵酿造而成。中国是世界上用谷物酿醋最早的国家，南北朝时期醋的销量就已经很大。当时的重要著作《齐民要术》中就系统对制醋的经验和成就进行了总结。醋具有提味增食欲、抑制细菌等诸多方面的好处，但须注意胃酸分泌过多时不宜食用。

（五）酒

酒由制酒原料中的碳水化合物酿造发酵而成。一般白酒是将发酵形成的酒醅再经蒸馏而成，浓度达 40%~60%，属烈性酒；发酵酒有黄酒、葡萄酒、啤酒、果酒等，酒精含量低于 15%，一般只是其中的乙醇提供一定的能量，但果酒、啤酒、黄酒等含有一定的营养成分。其中，黄酒中的氨基酸含量为酿造酒之最。

（六）食糖

日常所用多为白砂糖，其中蔗糖含量在 99% 以上，只供能量，缺乏其他营养素。红糖未经提炼，含蔗糖约 89%，有铁、钙及少量其他无机盐。

（七）蜂蜜

蜂蜜中碳水化合物含量约 80%，主要为葡萄糖和果糖。除供应能量外，还含有多种酶，有增强人体代谢及润肠的作用。

（八）淀粉

烹调所用淀粉主要有豆类淀粉、土豆淀粉或木薯淀粉、藕粉、菱粉等，主要成分是碳水化合物，其他营养素极少。

（九）味精

国产味精多以粮食（淀粉）为原料，经微生物发酵而成主要是谷氨酸及钠盐，主要用于调味。适宜在中性或弱酸性的条件下适量使用，100℃短时加热。

（十）饮品与茶

人可以一日无谷，不可以一日无水。科学研究证明："一个人不吃食物可以活 30 天，但是如果他 3 天没喝水就活不成了。"人体 70%~80% 是由水构成的，水是生命之源。一般来说，"每 18 公斤体重，每天须喝 1 升水"。当你感到口渴时，你已经失掉了 1% 的水分。而当你失去 2% 的水分时，身体就脱水了。但可惜的是，现在地球上缺水现象日益严重。为此，联合国自 1993 年起，将每年的 3 月 22 日定为"世界水日"，呼吁人们对生命之源——水的重视。

据《神农本草经》载："神农尝百草，日遇七十二毒，得茶而解之。"中国的茶文化源远流长，茶中的叶酸、维生素、蛋白质及矿物质等具有抗氧化、预防辐射、提神醒脑、利尿解乏、降脂助消化等功能。"清晨一杯茶，饿死卖药家。""近代临床医学研究表明，喝绿茶可以预防心血管疾病。"唐代诗人卢仝写有"一碗喉吻润，二碗破孤闷，三碗搜枯肠，惟有文字五千卷。四碗发轻污，平生不平事，尽向毛孔散。五碗肌骨清，六碗通仙灵，七碗吃不得也，惟觉两腋习习清风生"的赞茶诗。

尽管中国人有喝茶的习惯，茶又有这么多的好处，我们在饮用时还是要注意不贪新、不贪浓、不喝头遍茶、不喝隔夜茶、酒后不饮茶等事项。"国医大师"路志正推荐"每天三杯茶，上午喝绿茶，下午喝乌龙茶，晚上喝普洱茶"。这种喝茶的方式与人一天的生活规律相适应，值得推广。因为绿茶为不发酵茶，属于茶中之阳，上午喝绿茶利于阳气上升；乌龙茶属于半发酵茶，其成分单宁酸与脂肪的代谢密切相关，饮之可健运脾胃，促进消化。这与"早吃好、午吃饱、晚吃少"的中国饮食习惯是相应的；"胃不和则卧不安"，普洱茶属发酵茶，饮之可护胃、养胃，进而对睡眠有所助益。

当前，市场上出现了五花八门的饮品、饮料，但最健康的还是白开水。饮酒要注意限量原则且不宜空腹，最好选择饮用干红来替代白酒。切记"长期大量喝高度酒会造成心力衰竭"；咖啡具有提神、醒脑、降低糖尿病和老年痴呆的发生率等作用，但容易引起"脱钙""催肥"；软饮料是指乙醇含量低于 0.5% 以下的饮料，以补充水分为主要目的。主要包括碳酸饮料和果蔬饮料两种。

（十一）可可与巧克力

可可粉与巧克力均来自可可豆，但成分不尽相同。将可可豆磨成稠汁后凝成块状的可可豆脂，即苦味巧克力，脂肪含量很高。在可可豆脂中加入牛奶和蔗糖制成的牛奶巧克力糖，含较多的脂肪和糖，为高热量食品。而在可可豆磨成稠汁尚未凝固成块时，去掉约一半脂肪，再制成可可粉，可用作调味料加入牛奶、点心、饮料中以增加香味。

除了注重食前的"食材养生"外，中国传统养生还特别注意食后的养生，如食后散步、食后摩腹、食后漱口等。早在汉代我们的先人就提出了"食毕当漱口数过，令牙齿不败口香"的养生要求。

第三节　药食同源

《易经·无妄卦》曰："无妄之疾，勿药有喜。"是说人若能刚健中正，自可无妄。但人生活在社会之中，许多事并不是由自己决定的。如你规规矩矩地开车，但偏有人酒驾冲撞了你，这就是无妄之灾。人生病，有时也属于这种。不是自己不好好养生，不是自己受了风邪，而是被人磕着、碰着，或遭遇了传染病。这时就须要就诊、用药。若能早日康复，摆脱这种无妄之灾，自然是高兴的事。但"是药三分毒"，平时要慎用，不能随随便便地吃药。孔子在《论语·乡党》中曰："康子馈药，拜而受之。曰：丘未达，不敢尝。"对朋友所送的药，孔子不了解药性，就不敢尝它。现代人对药的态度就没有孔子那么谨慎了，那么我们为何如此大胆呢？

在《黄帝内经》中，我们的祖先早就提出了"大毒治病十去其六，常毒治病十去其七，小毒治病十去其八，无毒治病十去其九。谷肉果菜，食养尽之，无使过之，伤其正也"的药食同源理论，这是中国传统养生的一个鲜明文化特色，"好吃药"的现代人谨之。

一、既是食品又是药品的物品名单

从我国现存最早的药物学专著《神农本草经》到唐代第一部由国家颁发的药典《新修本草》，再到宋代的《开宝本草》《证类本草》《嘉祐补注神农本草》《本草图经》《经史证类备急本草》，元代的《汤液本草》，明朝的《本草纲目》，清朝的《本草纲目拾遗》《植物各实图考》等，作为"食草"的民族，中国人所期盼的是苍天恩惠、五谷丰登。截至 2020 年，国家公布的《既是食品又是药品的物品名单》如下：

丁香、八角、茴香、刀豆、小茴香、小蓟、山药、山楂、马齿苋、乌梢蛇、乌梅、木瓜、火麻仁、代代花、玉竹、甘草、白芷、白果、白扁豆、白扁豆花、龙眼肉（桂圆）、决明子、百合、肉豆蔻、肉桂、余甘子、佛手、杏仁、沙棘、芡实、花椒、红小豆、阿胶、鸡内金、麦芽、昆布、枣（大枣、黑枣、酸枣）、罗汉果、郁李仁、金银花、青果、鱼腥草、姜（生姜、干姜）、枳椇子、枸杞子、栀子、砂仁、胖大海、茯苓、香橼、香薷、桃仁、桑叶、桑葚、橘红、桔梗、益智仁、荷叶、莱菔子、莲子、高良姜、淡竹叶、淡豆豉、菊花、菊苣、黄芥子、黄精、紫苏、紫苏籽、葛根、黑芝麻、黑胡椒、槐米、槐花、蒲公英、蜂蜜、榧子、酸枣仁、鲜白茅根、鲜芦根、蝮蛇、橘皮、薄荷、薏苡仁、薤白、覆盆子、藿香、人参、山银花、芫荽、玫瑰花、松花粉、粉葛、布渣叶、夏枯草、当归、山柰、西红花、草果、姜黄、荜茇、党参、肉苁蓉、铁皮石斛、西洋参、黄芪、灵芝、天麻、山茱萸、杜仲叶。

这份名单更是体现出中华民族固有的"草本"文化传统。

二、益寿延年的中药

益寿延年的中药按其功用可分为补气、养血、滋阴、补阳四类。
1. 补气类的中药主要有人参（西洋参、党参）、黄芪、山药、茯苓、薏苡仁、白术。
2. 养血类的中药主要有当归、熟地黄、何首乌、龙眼肉、阿胶、紫河车。
3. 滋阴类的中药主要有麦冬、龟板、鳖甲、灵芝草、枸杞子、黄精、女贞子。
4. 补阳类的中药主要有菟丝子、淫羊藿、鹿茸、肉苁蓉、杜仲等。

上述这些药物，一般均有补益作用。具体使用时，应根据动静结合、补泻结合、寒热结合、相辅相成的原则进行组方，当然也可根据情况单味服用。道教用于"救亏缺"的草木之药大概就是这些药食同源的物品。

药食同源并非药食不分，养生要吃饭而不是吃药。药强调的是偏性，而食强调的则是平和之性。自然界中天然食品的保健功效与营养价值与其颜色密切相关。其顺序为：黑色、红色、黄色、白色。目前，"黑色革命"正席卷全国，而"鉴于人工合成药物的毒副作用，制药也转向从动植物提取天然医药成分"。

三、"国医大师"的饮食养生歌诀

"男女之欲，所关甚大；饮食之欲，于身尤切"，基于此认识，"金元四大家"之一的朱丹溪在其《格致余论》中专门作饮食、色欲二篇，以示弟侄，并告诸同志云。中医家历

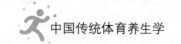

来对饮食、房事这两件人之大欲极为重视。

现今，"国医大师"对饮食养生多有总结，其中以张学文的《食疗歌》和李玉奇的《饮食小歌诀》较具代表性。

张学文，出生于1935年10月27日，被誉为"年轻的国医大师"，陕西省汉中人，陕西中医学院教授，在中医急症、温病学疑难病等领域有较高的造诣。关于饮食养生，他曾归纳有《食疗歌》如下：

生梨润肺化痰好，苹果止泻营养高。黄瓜减肥有成效，抑制癌症猕猴桃。
番茄补血助容颜，莲藕除烦解酒妙。橘子理气化痰好，韭菜补肾暖膝腰。
萝卜消食除胀气，芹菜能治血压高。白菜利尿排毒素，菜花常吃癌症少。
冬瓜消肿又利尿，绿豆解毒疗效好。木耳化石消瘀血，山药益肾浮肿消。
海带含碘散瘀结，蘑菇抑制癌细胞。胡椒驱寒兼除湿，葱辣姜汤治感冒。
鱼虾猪蹄补乳汁，猪牛羊肝明目好。益肾强腰食核桃，健胃补脾吃红枣。

李玉奇，1917年生于辽北银州城。辽宁中医药大学教授，博士生导师。从医六十余载，工精内、妇、儿科三科，精研脾胃病三十余载。是国家人事部、卫生部遴选全国首批五百名老中医之一，他总结的《饮食小歌诀》如下：

米醋当先少加盐，姜丝必备胡椒全，料酒味素适可止，糖放过量脾不安。
菜宜清淡汤宜鲜，清炖红烧贵在烂，油腻过分损脾胃，凉菜虽美要少贪。
生冷油腻忌为先，细嚼慢咽进食选，佳肴虽美应限度，粗粮细做也新鲜。
对酒当歌应慎行，酗酒为患该警醒，香烟味香何相识，须知焦油是灾星。
偏食习惯要纠正，蔬菜营养应先行，智商固然有天赋，热量计算乃根基。

张学文的《食疗歌》和李玉奇的《饮食小歌诀》对常见食物的疗效和禁忌等进行了概括和总结，朗朗上口，颇为实用。

第四节　平衡膳食——饮食养生的基本原则

健康饮为先，疗疾食为首，"饮食者，人之命脉也"。合理安排饮食，能够保证人体有充足的营养供给，从而使人气血充足，五脏六腑功能旺盛。就一日三餐来说，中国自古以来就强调"早吃好，午吃饱，晚吃少"。早晨是胃经当令的时间，此时吃好有利于人体充分地吸收、补充营养。午饭要为下午繁重的工作储备能量，所以应吃多一点。而晚饭进食一般要求要少，否则会影响睡眠，造成营养过剩，并诱发很多疾病。

一、合理搭配均衡营养

"多食甘者，有益于肉而骨不利；多食苦者，有益于骨而筋不利；多食辛者，有益于筋而气不利。"不同的食物有不同的营养价值，其对脏腑的营养作用也各有侧重。《素问·至真要大论》说："五味入胃，各归所喜。故酸先入肝，苦先入心，甘先入脾，辛先入肺，咸先入肾，久而增气，物化之常也。"此外，食物对人体的营养作用，还表现在其对人体脏腑、经络的选择上，即通常所说的"归经"问题。如茶入肝经、梨入肺经、粳米入脾胃经、黑豆入肾经等。基于此，饮食的基本要义就是平衡。

平衡膳食要求饮（酒、茶）与食的平衡、食物的平衡、口味的平衡等三个方面。只有三个方面都兼顾到了，食物才不但能为我们"提供足够数量的热量和各种营养素以满足人体正常生理需要"，而且还能"保证各种营养素之间的平衡，以利于人体的吸收和利用达到合理营养"。一般而言，主食（又叫热力食品）主要是供给人体热能的，而副食（又叫保护性食品）则主要是更新、修补人体组织，调节生理功能的。著名医学杂志 The Lancet（《柳叶刀》）的研究显示，"全球早逝群体中，有47%的人源于饮食失衡"，而如果"吃得正确，进而形成良好的生活方式，可使全球人均寿命增加9岁。其中，发达国家人均增加4岁，而包括中国在内的发展中国家可增加近16岁"。

"吃得正确"首先要吃食物的"自然冲和之味"。元代医学家朱丹溪在其《茹淡论》中强调"味有出于天赋者，有成于人为者。天之所赋者，若谷菽菜果，自然冲和之味，有食人补阴之功，此《内经》所谓味也。人之所为者，皆烹饪调和偏厚之味，有致残伐命之毒，此吾子所疑之味也"，即是此意。

"食取称意，衣取适体，即是养生之妙药。""不知食宜者，不足以生存也。"食物具有酸、苦、甘、辛、咸五味和寒、凉、平、温、热五性。生活中，我们所吃的大多数食物是平性或温和的。而按照平衡膳食的原则，以年龄而言，年轻人应多吃些祛火的食物，老年人精血亏耗应以滋补肝肾为主，而中年人则应滋阴和祛火两手都要抓；以体质而言，如果是寒性体质，就不适合吃太多寒性的食物。否则会"雪上加霜"，导致身体不适。

"胃以喜为补"。追求营养的均衡是指整体而言，并非要求每一餐都要面面俱到。相反，中国传统饮食养生对此是持反对态度的。清代养生家袁开昌在《养生三要》中就指出了"食忌多品，一席之间，遍食水陆，浓淡杂进，自然损脾"的观点。

二、掌握火候烹调有方

"太古之人饮露食草木实。圣人为火食，号燧人，饮食以通血气"。饮食通血气且重火食，这是中国传统饮食养生的基本特点。《寿世保元》曰："物有三化：一火化，烂煮也；一口化，细嚼也；一腹化，入胃自化也。"这里的"火化"强调不吃生冷的食物，"口化"强调吃饭时要细嚼慢咽，"腹化"则提出了饭后摩腹的养生方法。

合理的烹调可以使食品色香味俱全，不仅增加食欲，而且有益健康。中国饮食的烹饪方法有五六十种，但大体离不开炒、熘、烧、爆、炸、酥、烤、蒸、烩、焖、烩、炖、涮、卤、拔丝等十五种。

"会吃才健康"。烹饪火候主要有旺火、中火、微火三种。其中，旺火适合炒、爆、蒸等烹饪方法。一般主料多以脆、嫩为主。如果是荤菜，一般用旺火能够烹饪，这样肉纤维急剧收缩，从而使肉内的水分不易浸出，这样做出来的菜脆嫩。而如果是素菜，比如炒白菜，用旺火不但能保留住营养，还能使口感更脆嫩。中火又称文火，适合于煎、炸、贴、塌等烹饪方法；微火又称小火，适合烧、炖、煮、焖等烹饪方法。一般情况下，食材越大，火宜越小，这样才能让热量慢慢渗进食材内，达到里外都软烂的效果。

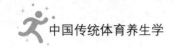

三、饮食卫生知识宜忌

"病从口入",1988 年上海爆发的甲肝大流行至今让人们心有余悸。大教育家孔子早就提出一些食物不宜吃:"食饐而餲,鱼馁而肉败,不食;色恶,不食;臭恶,不食;失饪,不食;不时,不食;割不正,不食;不得其酱,不食;肉虽多,不使胜食气;唯酒无量,不及乱;沽酒市脯,不食;不撤姜食,不多食;祭于公,不宿肉;祭肉不出三日。出三日,不食之矣;食不语,寝不言。"这里,孔子特别提到了不要吃腐败变质的食物。食物腐败变质后,会生成强致癌物质。另外,一些人喜欢用旧报纸、杂志、书包装食品,这是特别不卫生的一种做法。因为报纸、书上印满了油墨字,油墨中含有多氯联苯,是一种毒性很强的物质。

四季变化,饮食要因之而调整。《周礼·天官》中指出:"春发散,宜食酸以收敛;夏解缓,宜食苦以坚硬;秋收敛,宜吃辛以发散;冬坚实,宜吃咸以和软。"《饮膳正要》进一步阐释了这种思想,认为:"春气温,宜多食麦以凉之;夏气热,宜食菽以寒之;秋气燥,宜食麻以润之;冬气寒,宜食黍以热性治其寒。"

"四时惟夏难调理,阳神在外阴在里。"四季养生中,夏季养生最难。此时饮食宜温忌生冷、过饱,要自然纳凉,注意护好肚子。

关于四季中的饮食,中国传统养生一般还强调不吃不当季的东西。如汉儒董仲舒在《春秋繁露·循天之道》中指出:"男女体其盛,臭味取其胜,居处就其和,劳佚居其中,寒暖无失适,饥饱无过平,欲恶度理,动静顺性,喜怒止于中,忧惧反之正,此中和常在乎其身,谓之得天地泰。得天地泰者,其寿引而长;不得天地泰者,其寿伤而短。"北京师范大学教授周桂钿先生亦认为:"什么季节,自然生长什么东西,就吃什么东西,就是最好的。不与季节相应,可能破坏平衡,也许不利于健康。"这也就是说,一些反季节蔬菜、反季节食品,甚至一些转基因食品"可能破坏平衡,也许不利于健康",还是慎重为好。

食物之间存在相生相克的关系,饮食中我们要引起注意。如鸡蛋忌糖精(同食易中毒)、豆腐忌蜂蜜(同食易耳聋)、猪肉忌菱角(同食肚子疼)、马铃薯忌香蕉(同食面部生斑)、黄瓜忌花生(同食伤身)、羊肉忌西瓜(同食伤元气)、柿子忌白酒(同食心闷)、牛肉忌栗子(同食呕吐)、兔肉忌芹菜(同食脱发)、鸡肉忌芹菜(同食伤元气)、鹅肉忌鸡蛋(同食伤元气)、洋葱忌蜂蜜(同食伤眼睛)、萝卜忌木耳(同食得皮炎)等。

"国医大师"程莘农特别强调"饮食七律",即饮食养生的七个原则:"合五味""宜清淡""吃暖食""饿才吃""讲卫生""七分饱""食有节"。这七个原则可看作饮食养生"平衡膳食"原则的进一步具体化。

第九章　运动处方

第一节　运动处方概述

一、运动处方简史

世界上最早的运动处方（exercise prescription）可追溯到我国战国时期（公元前475至公元前221年）的作品《行气玉佩铭》。公元前460年至公元前377年，古希腊医学家希波克拉第（Hippocrates）最早用体操来治疗疾病，他的论著《运动疗法》《健身术》是运动处方的萌芽。

中国早期的资料有汉代（公元前168年）的《导引图》。这套帛画彩图是从长沙马王堆三号汉墓出土的珍贵文物。图画高50厘米，长约100厘米，上绘有44个男女老少分四行排列练功的各种姿势和动作，形象生动、逼真。《五禽戏》是三国时期的华佗（公元141—203年）提出的一套既可合又可分的医疗体操，这是世界上最早的医疗保健体操。"五禽戏"是模仿虎、鹿、熊、猿、鸟五种动物的姿态、行动特征、象形编制的。华佗认为，人要经常活动，就可以血脉流通不生疾病，如果觉得身体不舒适，就起来做一种模仿禽兽动作的体操，稍出汗就停止，这样就可以感觉轻松。宋明以后，易筋经、八段锦等成套的康复体操在民间流传甚广。

现代运动处方始于20世纪50年代，至今仅有50余年的历史。现在运动处方已发展成为指导人们进行健身、康复的重要方法。中国、日本、美国、德国等国在运动处方的理论和应用方面进行了大量的研究工作。

随着社会的发展，人们对健康的重视程度不断提高，科学、合理的运动成为人们的需求。人们在进行健身和康复的过程中，运动处方能提供有目的、有计划、科学的指导。

二、运动处方的概念

运动处方概念最早是美国生理学家卡波维奇（Kapovich）在20世纪50年代提出的。60年代以来，随着康复医学的发展，对冠心病等疾病的康复训练的开展，运动处方开始受到重视。1969年，世界卫生组织（World Health Organization，WHO）开始使用运动处方术语，从而在国际上得到认可。

运动处方是指对从事体育锻炼的人（含患者），根据其医学检查资料，按健康、体力

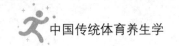

以及心血管功能状况，结合生活环境条件和运动爱好等个体特点，用处方的形式规定健身活动适当的运动种类、时间和频率，并指出运动中的注意事项，指导其有计划地经常性锻炼，达到健身或治病目的的方法。

运动处方是在身体检测的基础之上，根据锻炼者身体的需求，按照科学健身的原则，为锻炼者提供的量化指导方案。康复医师、体疗师、健身教练对从事体育锻炼者或患者，根据医学检查资料（包括运动试验和体力测验），按其健康、体力和心血管功能状况制定运动处方，以指导人们有目的、有计划、科学地开展健身活动。

第二节　运动处方的分类

一、运动处方的分类

按不同的标准运动处方可以分为不同的种类，通常来说可以分为以下几类。

（一）按照应用目的和对象分类

1. 竞技训练类运动处方

竞技训练类运动处方也称运动训练计划，是针对运动员所从事的专项训练、个人现在的体能或技术水平及其年龄、性别而制定的运动处方。如大周期训练计划、训练周计划、训练课计划。运动员根据运动处方（运动训练计划）进行科学训练，以提高身体素质和运动技术水平。

2. 体育教学类运动处方

在体育课的教学中，根据教学班中全体学生测试的结果（包括形态、功能、身体素质、健康状况等方面的内容）进行分析比较，针对本教学班存在的主要问题，结合学校的场地器材条件和教学班的人数及学生的生理特点和心理倾向而制定的运动处方，通过运动处方进行教学来完成教学目标。体育教学中设计的运动处方应当是生动活泼的，能使学生积极地投入到锻炼中去，并感到身心愉快。

3. 预防保健类运动处方

健康人和中老年人利用运动处方进行锻炼以增强体质和提高健康水平。例如，健康运动处方：针对所有人不同年龄段的生理特点和心理特点而制定的运动处方，利用运动处方进行锻炼而达到身体健康的目的；健美运动处方：针对18~59岁青年人、中年人全面制定的，根据这一阶段人的年龄、性别、职业而制定的运动处方，利用运动处方进行锻炼，加强身体各部位肌肉、韧带的力量，使肌肉富有弹性，保持健美的体形；长寿运动处方：人到老年，身体功能衰退，制定此类运动处方时，要选择轻松、有趣、大多数老年人喜爱的活动，如气功、太极拳等，应严格控制运动的负荷，做到循序渐进，以达到健身的效果。

4. 临床治疗类运动处方

临床治疗类运动处方又称康复运动处方，用于患者和残疾者，以治疗疾病、提高康复医疗的效果。如心血管系统康复的运动处方、运动系统康复的运动处方、神经系统康复的运动处方、呼吸系统康复的运动处方、消化系统康复的运动处方、内分泌系统康复的运动处方等。

（二）按照构成体质的要素分类

1. 改善身体形态类的运动处方

身体形态主要包括身高、体重、坐高、胸、腰和臀等部位相关围度及皮脂厚度等数据，对不同的身体形态制定相应的运动处方，利用运动处方进行锻炼使之得到改善。如改善身高的运动处方、改善胸围的运动处方等。

2. 增强身体功能类的运动处方

身体功能又称之为人体生理功能，是人的整体及其系统、器官所表现出来的生命活动现象。针对它们制定相应的运动处方，从而保持和强化身体功能，维持体质状况与健康水平。如，增强心血管功能的运动处方、增强肺功能的运动处方等。

3. 增强身体素质类的运动处方

通常把人体在肌肉活动中所表现出来的力量、速度、耐力、灵敏性及柔韧性等功能能力统称为身体素质，它是人体为适应运动的需要而储存的身体能力要素。针对它们制定的运动处方，如增强力量素质的运动处方、增强速度素质的运动处方、增强耐力素质的运动处方、增强灵敏性素质的运动处方等。

4. 调节心理状态类的运动处方

健康的心理可以维持和增进人的正常情绪，保持人的正常生理状态，以适应外界的各种刺激。利用运动处方进行锻炼，可以保持健康的心理。如提高心理素质的运动处方、培养意志品质的运动处方、增进健康情感的运动处方、健全个性特征的运动处方等。

5. 提高适应能力类的运动处方

适应是指人与周围环境的关系发生较大变化时人体采取的一系列被动性与主动性的调整行为，这些行为大部分属于保护性反应。利用运动处方进行锻炼，可以提高人体对各种体内外环境变化的调整适应能力，对疾病和有害生物因素的抵抗能力，以及对各种社会心理性紧张刺激的应激能力。

（三）按照年龄段分类

1. 幼儿类运动处方

此为根据 3~6 周岁儿童的身体形态、功能、素质等特点而制定的运动处方。通过简单又快乐的运动达到拥有健康身体的目的。处方的内容应着重于基本能力及动作的学习，同时应注意运动场地的安全性。

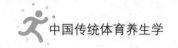

2. 青少年类运动处方

根据青少年（7~19周岁）的生长发育特征，针对其身体素质发育的敏感期而制定的运动处方。通过运动处方的实施，使青少年的身体得到更好的发展。处方内容以伸长肢体练习、动力性力量练习为主，运动负荷要适宜。

3. 成年类运动处方

成年类运动处方又分为两类：一类是青年类运动处方（20~44周岁），为了防止身体过早衰退而制定的运动处方，利用运动处方进行锻炼以保持青春活力；另一类是中年类运动处方（45~59周岁），针对中年人身体主要生物系统的功能已从最高水平下降10%~30%，患慢性疾病的概率也随年龄而逐渐增加的特点制定的运动处方。如果人到中年才开始参与身体锻炼，必须先做整体的健康检查，然后再进行身体功能的评估，以自己的身体状况作为制定运动处方的依据。

4. 老年类运动处方

针对老年人生理特征发生显著的退化性变化，然后根据情况而制定的运动处方，利用运动处方进行锻炼以达到延缓衰老的目的。运动项目多为太极拳、太极剑、步行、老年健体舞等，运动强度人以每分钟105~115次的心率为理想。

（四）按照运动处方实施的目标及内容分类

1. 单一类运动处方

单一类运动处方是指目标单一或项目单一的运动处方，通常都是针对某一种运动能力（身体素质）的提高而制定的。具体可以分成以下几种模式：①"单一目标，单一项目"的运动处方，如为发展人的速度素质而设计的以30米快速跑项目为内容的运动处方。②"单一目标，多个项目"的运动处方，如为发展人的柔韧性素质而设计的以前压腿、侧压腿、后压腿等多个项目组成的运动处方。③"多个目标，单一项目"的运动处方，如为发展人的耐力素质、心肺功能以及意志品质而设计的匀速跑运动处方。

单一类运动处方项目较为单一，内容枯燥，方法与手段不灵活，不能充分调动人的积极性，使人容易产生厌烦情绪，同时也不利于全面素质的协调发展。因此，单一类运动处方多数用在青少年时期，以提高专门运动能力或者弥补青少年过于低下的素质而进行的时间较短的训练。

2. 多项类运动处方

多项类运动处方是指具有两个以上目标的运动处方。它可以使人进行较为系统的练习，通过一系列的练习活动使各项活动能力相互促进、相互影响、相互作用，从而全面促进人的身体素质发展，增强体质，同时它也可以为发展青少年的某几项指标而设计出专门性的运动处方。值得注意的是，运动处方在设计过程中，要注意各项目之间搭配的科学性和趣味性，特别在运动量和强度的制定中，应根据人的生理、心理特点，采用行之有效的方法进行练习，并根据实施中的具体情况随时进行调整，确保运动处方的有效性以及人参与的主动性。

3. 综合类运动处方

综合类运动处方是指在多项目标中确定一项为主攻目标的处方。综合类运动处方由单一运动处方和多项运动处方演变而来，目的也是为了达到更好的效果。综合类运动处方的目标可以是活动内容中的一项，也可以是活动内容之外的目标，如减肥处方。

（五）按实施运动处方的环境分类

1. 社区健身类运动处方

社区健身是以基本社区为区域范围，以辖区的自然环境和体育设施为物质基础，以全体社区成员为主体，以满足社区成员的体育需求、增进成员感情为主要目的就地就近开展的区域性体育活动，针对社区健身领域制定的运动处方称为社区健身运动处方。由于社区健身活动的内容极其丰富，形式多种多样。因此，运动处方的制定有一定的针对性，应综合考虑年龄、身体状况、器材使用的适宜人群等情况。应通过社区健身运动处方的制定和推广，使社区健身更好地成为我国扩大体育人口、强健国民体质、实现全民健身计划的重要途径。

2. 健身房健身类运动处方

近年来，随着经济的快速发展和人们观念上的改变，健身房正在世界范围内迅速兴起。针对这一领域制定的运动处方有两类，一类为竞技健美类运动处方；另一类为群众性健美类运动处方。利用运动处方进行健美锻炼，能够发达肌肉、增大肌力，增进健康、增强体质，改善身体形态、矫正畸形，调节心理活动、陶冶情操，提高心肺系统、神经系统的功能。运动处方分为徒手练习和轻重不同的运动器械练习。

3. 家庭健身类运动处方

家庭健身是以家庭成员为主要参与者，以自己的住处为环境而进行的健身练习，针对家庭健身而制定的运动处方为家庭健身运动处方。运动处方的制定因人而异，家庭健身运动处方要在充分利用环境条件的基础上，结合年龄、性别的特点而制定。利用运动处方进行健身活动，以达到发达肌肉、增强体质、改善形体、陶冶情操等目的。

4. 学校健身类运动处方

学校健身是以学校为区域范围，以学校的体育设施为物质基础，以全体学生成员为主体开展的区域性体育活动，针对学校健身领域制定的运动处方为学校健身运动处方。运动处方的内容应针对各个班大部分学生存在的问题，根据学校的场地器材、条件相当教学班的学生人数而制定。实施运动处方时，应充分考虑学生的性别差异、个体差异，要进行适当的分组并有针对性地把学生的自我感觉和生理、心理测定结合起来，全面考察对学生身体的影响。

（六）其他的分类方法

还有许多学者按照体质与健康、体质与弱体质、体质与慢性非传染性疾病的关系进行分类。将运动处方与医学治疗、康复治疗、行为教育、营养指导、健康教育、健康辅导等

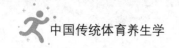
结合起来，分为健康人群类运动处方、亚健康人群类运动处方、弱体质患者类运动处方。还有的按照运动类型、运动部位分类。这些分类方法尚不完善，尚未得到一致的认同。

运动处方的分类到目前为止还没有统一的标准。不同的分类采用的观察角度不同，因此不易比较不同分类方法的优劣。在诸多运动处方的研究中，按照应用的目的和对象进行分类是使用频率最高、效果最好的一种。从另外的角度来说，不同的运动处方由于研究角度各异，侧重点也各不相同，比较这些方法的优劣也没有太大的现实意义。在具体的使用过程中，应根据研究的目的、条件、需要的相对能力来选择合适的分类标准。总的来说，按照应用的目的和对象分类，从宏观上概括了运动处方的内容。但是每个分类又同时包含或被包含着另一类运动处方，如按实施运动处方的环境分为社区健身运动处方、健身房健身运动处方、学校健身运动处方、家庭健身运动处方；而在其中任何一个运动处方中又可以按年龄分为幼儿类运动处方、青少年类运动处方、成年类运动处方、老年类运动处方；而在任何年龄段的运动处方又可以按照运动处方实施的目的和内容分为单一类运动处方、多项类运动处方、综合类运动处方；或者按照每一个年龄构成体质的基本要素，将运动处方分为改善身体功能的运动处方、增强身体素质的运动处方等。因此，运动处方的分类是多种多样的，同一个运动处方可能属于不同的类型。

二、运动处方的特点

（一）目的性

运动处方有明确的远期目标和近期目标，其实施都是围绕运动处方的目的而进行的。

（二）计划性

运动处方中运动的安排有较强的计划性。

（三）大众性

运动处方简明易懂，容易被大众所接受而进行健身和康复的理想方法。

（四）多功能性

运动处方把体育和美育结合起，来使之融为一体。一般体育运动的主要作用是促进健康、增强体质。而运动处方则不同，它既要增强"体质"，又要"康复"，还要"美体"。从它训练动作的手段、内容和方法上得到了充分的体现。所以，在锻炼中，绝不应该单纯地追求把肌肉练得大一些，还要陶冶美好的情操。不仅要注意培养好的体型、体态，而且要注意培养语言美、行为美、心灵美，使体育和美育更好地融合在一起。

（五）科学性

所谓科学性，是指运动处方的制定和实施过程严格按照训练学、教育学、心理学、康复体育学、临床医学等综合学科要求进行的，有较强的科学性。采用适当的锻炼方式，保持安全有效的运动强度、时间和额度，以增强体质为目的。这就如同医生开出的处方一样，规定健身锻炼参加者最适当的锻炼手段、方法和运动员（如运动强度、持续时间、重复次数、锻炼频率等）。

（六）针对性

每个人的具体情况不同，运动处方也要因人而异，并不是传统观念中认为所有的人都需要一局 n 次的慢跑（或快跑），同样的年龄，无论性别、体能状况差异多大，锻炼时心率的控制都是（220-年龄）×（65%~85%）。而在实际中，为什么同样年龄的老人一起锻炼，有的人增强了体质，而有的人却出危险呢？如果是"30 岁的年龄 60 岁的心脏"，又应该制定什么样的锻炼计划呢？所以说，运动处方必须根据每个参加锻炼者的具体情况进行制定和实施，必须要有很强的针对性，这样的训练计划才能真正带来健康。

（七）调节性

由于个人的身体条件、锻炼效果都有所不同。所以，运动处方的有效性不会是永久的。比如，当个体的体能有了进步之后，以前的运动处方制定的运动强度可能就太低了，再按照以往的运动处方进行锻炼，效果肯定不甚理想。所以说，定期做评测，定期调整运动处方，既可以及时掌握身体功能的变化情况，又能制定最新的、最有效的健身计划。

（八）安全性

运动时所采用的运动强度或负荷量应根据健康状况、肥胖程度和心肺功能而定，绝不能损害人的身体健康。对于儿童，要在不影响其生长发育的前提下进行运动锻炼，一般以有氧锻炼为主。

三、运动禁忌证

急性疾病一般均为运动禁忌证，如急性传染性疾病、感染性疾病、化脓性疾病，急性心、肾、胃、肠、肝、胆、胰疾病，创伤未愈等。此外，严重贫血、有出血倾向、月经过多、严重痛经、未能控制的代谢性疾病（包括甲状腺功能亢进）等，均应暂时停止运动。某些畸形伴有功能障碍者不能从事一般体育运动，患急性病者应积极治疗，待痊愈后，再逐步恢复健身锻炼。有些慢性病患者的病情严重，预后不良者，如慢性肾炎、心肾功能受损时不宜参加体育运动，但可以配合医疗体育，减慢病情发展，防止肾功能急剧恶化。此时的医疗体育活动必须在专人指导下进行。慢性病患者中，特别是那些病情稳定，各系统和器官功能处于代偿阶段，能正常学习、工作和生活的患者，不仅可以进行体育运动，甚至能参加比赛。由于疾病种类不同，病情轻重不等，患者身体功能状况各异，既往运动习惯有差别，运动项目和运动量不同。因此，慢性病患者的运动方式和运动量具有显著的个性特点，安排体育运动时要严格遵守个别对待原则，一般只能从事运动量较小的技巧性项目和有氧运动。

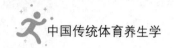

第三节　制定运动处方的基本原则与程序

一、制定运动处方的基本原则

（一）科学性原则

科学性原则即所设计的运动处方必须符合人体的生理和心理特点，运动处方中的运动时间和运动强度要符合处方对象的身体特点及健身重点要求。

（二）个别对待原则

要根据每个人的具体情况，制定适当的运动处方，必须因人而异，切忌千篇一律。要根据每一个参加锻炼者或患者的具体情况，制定出符合个人身体客观条件及要求的运动处方。不同的疾病，运动处方应有所不同；同一疾病在不同的病期，运动处方应有所不同；同一人在不同的功能状态下，运动处方也应有所不同。

（三）趣味性原则

兴趣是锻炼的原动力，运动处方中选择搭配的运动内容要有趣、多样，切忌枯燥的训练式运动处方。

（四）调整性原则

运动处方使用一段时间后，要根据锻炼者适应的情况和体质状况进行及时调整。

（五）有效性原则

运动处方中运动强度和运动量的安排要保证对身体刺激有效，运动处方的制定和实施应使参加锻炼者或患者的功能状态有所改善。在制定运动处方时，要科学、合理地安排各项内容，在运动处方的实施过程中，要保质保量认真完成锻炼。

（六）安全性原则

按运动处方运动，应保证在安全的范围内进行，若超出安全的界限，则可能发生危险。在制定和实施运动处方时，应严格遵循各项规定和要求，以确保安全。

二、制定运动处方的程序

为确保健身运动的安全性和有效性，制定运动处方时应严格按照运动处方的制定程序进行，首先应对参加锻炼者或患者进行系统的检查，以获得制定运动处方所需的全面资料。

运动处方的制定程序包括：一般调查、临床检查、运动负荷试验及体力测验、制定运动处方、实施运动处方、运动中的医务监督、运动处方的修改和微调等步骤（图9-3-1）。这样所制定的运动处方才能切实符合个人的身体条件。

一般调查 → 临床检查 → 运动负荷试验及体力测验 → 制定运动处方 → 预实施运动处方
实施运动处方 ← 运动处方的修改和微调 ← 运动中的医务监督

图 9-3-1 运动处方制定程序

（一）一般调查

通过运动处方的一般调查（commonly investigation）可了解参加锻炼者或患者的基本健康状况和运动情况。一般调查应包括：询问病史及健康状况、了解运动史、了解健身或康复的目的、了解社会环境条件等。

1. 询问病史及健康状况

询问病史及健康状况应包括：既往病史、现有疾病、家族史、身高、体重、目前的健康状况、疾病的诊断和治疗情况，女性还须询问月经史和生育史。

2. 了解运动史

在一般调查中应了解：参加锻炼者和患者的运动经历、运动爱好和特长、目前的运动情况（是否经常参加锻炼、运动项目、运动量、运动时间，运动中、后的身体反应等）、在运动中是否发生过运动损伤等。

3. 了解健身或康复的目的

应了解参加锻炼者和患者健身或康复的目的、对通过运动来改善健康状况的期望等。

4. 了解社会环境条件

了解参加锻炼者或患者的生活条件、工作环境、基本的经济状况、可利用的运动设施和条件、有无健身和康复指导等。

（二）临床检查

运动处方的临床检查主要包括：运动系统的检查、心血管系统的检查、呼吸系统的检查、神经系统的检查等，其目的是掌握被检查者的身体健康状况，评定其体质等级，排除体育运动禁忌证，为运动负荷实验提供有效的安全系数。

1. 运动系统的检查

（1）肌肉力量的检查和评定

肌肉力量的检查方法主要有：手法肌力试验、器械测试、围度的测试等。

（2）关节活动度的检查

关节活动度（range of motion，ROM）是评定肢体运动功能的基本指标和评定关节柔韧性的指标。

2. 心血管系统的检查

心血管系统的检查包括：静态检查和动态检查。常用的心血管系统的指标有心律、心率、心音、心界、血压、心电图等。心血管系统的功能检查一般采用定量负荷试验，常用的有：台阶试验、一次负荷试验、联合功能试验、PWC_{170}等。

3. 呼吸系统的检查

呼吸系统的功能检查包括：肺容量测定、通气功能检查、呼出气体分析、屏气试验、日常生活能力评定等多方面。常用的指标有：肺活量（VC）、五次肺活量试验、时间肺活量（TVC）、最大通气量（MVC）等。

4. 神经系统的检查

神经系统的检查包括自主神经系统功能检查，视、听、位、味觉，体表感觉神经功能检查、反射检查、神经肌肉功能检查等。

5. 其他系统功能的检查

其他系统功能的检查有：肾功能检查、肝功能检查、代谢功能检查等。

（三）运动负荷试验

运动负荷试验（exercise testing）用于评定心脏功能、体力活动能力，是制定运动处方的重要程序和依据。运动试验方法的选择应根据检查的目的和被检查者的具体情况而定。目前，最常用的运动试验是用逐级递增运动负荷的方法测定，测定时采用活动平板（跑台）和功率自行车。递增负荷运动试验（graded exercise testing，GET），是指在试验的过程中，逐渐增加负荷强度，同时测定某些生理指标，直到受试者达到一定运动强度的一种运动耐量试验。

1. 运动试验的方法

目前，运动试验常用的方法有活动平板（跑台）和功率自行车。

（1）活动平板运动试验

活动平板（treadmill）是一种可以改变坡度和速度的步行器。活动平板运动试验最常用的是 Bruce 方案，即：让受试者在活动平板上行走，每 3 分钟增加一级负荷（包括速度和坡度），共分七级，运动中不休息，运动中连续用心电监护。表 9-3-1 为 Bruce 方案。

表 9-3-1　活动平板心脏负荷实验 Bruce 方案（常用的活动平板心脏负荷实验方案）

级	速度（mph）	坡度（%）	时间（min）	代谢当量（METs）	总运动时间（min）
1	1.7	10	3	4	3
2	2.5	12	3	7	6
3	3.4	14	3	9	9
4	4.2	18	3	13	12
5	5.0	18	3	16	15
6	5.5	20	3	19	18
7	6.0	22	3	22	21

（汤亚明，郭涛，刘健. 心脏负荷试验［M］. 昆明：云南科学技术出版社，2005：36.）

活动平板运动实验的优点是：运动方式自然，较接近日常活动的生理特点；运动为全身运动，容易测得最大运动强度；诊断的敏感性和特异性较高；运动强度固定，可直接测得 MET 值；可供儿童测试；在实验中连续用心电监测，提高了安全性。

活动平板运动试验的主要缺点有：噪音大，价格较贵，占地面积较大；运动强度较大时，不易测定生理指标；在运动中要加强保护等。

（2）功率自行车运动试验

功率自行车（bicycle ergometer）运动试验是让受试者连续蹬功率自行车，逐步增加蹬车的阻力而增加运动负荷，共有七级运动负荷，每级运动 3 分钟。在测定的过程中，连续心电图监测，并定时测量血压。男性从 300 千克·米/分钟开始，每级增加 300 千克·米/分钟；女性从 200 千克·米/分钟开始，每级增加 200 千克·米/分钟。表 9-3-2 为功率自行车运动试验运动负荷分级表。

表 9-3-2 功率自行车运动试验运动负荷分级表

分级	运动负荷（千克·米/分钟）		时间
	男性	女性	
1	300	200	3
2	600	400	3
3	900	600	3
4	1200	800	3
5	1500	1000	3
6	1800	1200	3
7	2100	1400	3

（曲绵域，高云秋，浦钧宗，等. 实用运动医学 [M]. 北京：科学技术出版社，1996.）

功率自行车运动试验的优点是：噪音小，价格较低，占地面积较小；运动时上身相对固定，测量心电图、血压等生理指标较容易；受试者的心理负担较小，运动较安全，适合年龄较大、体力较弱的受试者使用等。

功率自行车的主要缺点有：对体力较好的人（如经过系统训练的运动员），常达不到最大的心脏负荷；对体力较差尤其是两侧下肢肌肉力量不足者，常不能达到运动试验的目的；由于局部疲劳，所测得的结果低于活动平板运动试验等。

2. 运动试验的禁忌证

（1）严重的心脏病（如：心力衰竭、严重的心律失常、不稳定的心绞痛和心肌梗死、急性心肌炎、严重的心瓣膜病等）。

（2）严重的高血压。

（3）严重的呼吸系统疾病、内分泌系统疾病、肝肾疾病，以及贫血等（如：严重的糖尿病、甲亢等）。

（4）急性炎症、传染性疾病等。

（5）下肢功能障碍、骨关节病等。

（6）精神疾病发作期间。

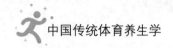

3. 运动试验的中止指标

在运动试验中出现以下症状应立即中止运动：

（1）运动负荷增加，而收缩压降低。

（2）运动负荷增加，而心率不增加或下降。

（3）出现胸痛、心绞痛等。

（4）出现严重的运动诱发的心律失常。

（5）出现头晕、面色苍白、冷汗、呼吸急促、下肢无力、动作不协调等。

（6）患者要求停止运动。

4. 运动试验的注意事项

（1）避免空腹、饱餐后立即进行运动试验。

（2）运动试验前两小时禁止吸烟、饮酒。

（3）试验前停止使用影响试验结果的药物，如因病情需要不能停药的，在分析试验结果时应充分考虑药物的影响因素。

（4）运动试验前一天内不进行剧烈的运动。

（5）运动试验前休息半小时左右。

（四）体力测验

体力测验（physical force examination）必须是运动负荷试验无异常的人才能进行。体力测验包括运动能力测验和全身耐力测验。全身耐力测验的运动方式是采用有氧运动，包括走、跑、游泳三种方式。目前，较多采用的有定运动时间的耐力跑（如 12 分钟跑测验），以及定运动距离的耐力跑（如跑 2400 米）。现介绍应用最广泛的 12 分钟跑测验。

1. 参加测验者的条件

（1）35 岁以下，身体健康。

（2）有半年以上运动经历。

（3）按库珀介绍的锻炼计划（见 12 分钟跑测验的准备练习）进行 6 周以上的锻炼。

2. 测验的方法

为了保证 12 分钟跑测验的安全性和准确性，在进行 12 分钟跑测验前，应先进行 6 周的准备练习。

（1）准备练习

可安排 6 周的准备练习时间，每周练习 1~3 次，练习的内容可参考库珀介绍的锻炼计划，即分 4 个阶段进行以下练习：

①12 分钟以快走为主，中间穿插慢跑。

②12 分钟步行与慢跑交替。

③12 分钟慢跑。

④12 分钟按测验要求尽力跑。

普通人在进行一个阶段的锻炼后，应感到有信心或不疲劳，才能从上一阶段进入到下一阶段的练习；经常进行耐力练习的人，可以直接从第 2 阶段、第 3 阶段或第 4 阶段开始；经过系统训练的人，至少也应在正式测验前进行一次测验跑。

（2）测验须知

①最好用 400 米的田径跑道，每隔 20 米或 50 米用标志表示。

②测验前应做充分的准备活动。

③测验中出现不适或异常症状，应减慢速度或停止运动。

④完成 12 分钟跑后，应该进行放松整理活动，不要立即停止运动。

⑤记录受试者在 12 分钟内所跑的距离。

3. 测验的评定标准

12 分钟跑测验的评定标准是按不同年龄及性别的受试者在 12 分钟内所跑的总距离来进行评定的。评定标准如表 9-3-3 所示。

表 9-3-3　12 分钟跑体力测验的评定标准（单位：米）

年龄（岁）	1 级（很差）		2 级（差）		3 级（及格）	
	男	女	男	女	男	女
13～19	<2080	<1600	<2080	<1600	<2190	<1890
20～29	<1950	<1540	<1950	<1540	<2100	<1775
30～39	<1890	<1500	<1890	<1500	<2080	<1680
40～49	<1825	<1410	<1825	<1410	<1985	<1570
50～59	<1650	<1345	<1650	<1345	<1855	<1490
60 以上	<1390	<1250	<1390	<1250	<1630	<1375

年龄（岁）	4 级（好）		5 级（很好）		6 级（优秀）	
	男	女	男	女	男	女
13～19	2500	2065	2750	2290	>2975	>2415
20～29	2385	1950	2625	2145	>2815	>2320
30～39	2320	1890	2500	2065	>2705	>2225
40～49	2225	1775	2450	1985	>2640	>2145
50～59	2080	1680	2305	1890	>2530	>2080
60 以上	1920	1570	2110	1745	>2480	>1890

（刘纪清，李国兰. 实用运动处方 [M]. 哈尔滨：黑龙江科学技术出版社，1993.）

（五）制定运动处方

根据以上检查的结果，可以掌握体育运动参加者的健康状况，体力水平及运动能力等，针对其具体情况制定个体化运动处方。处方中主要应规定运动强度的安全界限和有效界限、运动项目、一次必要运动量（运动时间）以及一周的运动频度等内容。

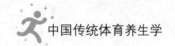
（六）运动中的医务监督

在运动处方的实施过程中，应对受试者应进行医务监督，以确保实施运动处方的安全性。健康状况良好的锻炼者，可在自我监督的情况下进行运动；心血管系统疾病、呼吸系统疾病、慢性病、临床症状不稳定的患者等，在实施运动处方时，应在有医务监督的条件下进行运动。

1. 自我监督

一般健康人实施运动处方时，可采用自我监督的方法，在运动过程中注意观察自己的健康状况和身体功能状态。观察的内容有：主观感觉（包括：运动心情、不良感觉、睡眠、食欲、排汗量等）和简单的客观检查（包括：脉搏、体重、运动效果等）。

2. 医务监督

有较严重疾病的患者实施运动处方时，须在有医生指导、有医务监督的条件下才能进行运动。如：心脏病患者（尤其是在住院期和门诊期）实施运动处方时，应具有心电监测条件和抢救条件。

（七）运动处方的修改和微调

运动处方的制定最初并不固定，首先设一个"观察期"。使锻炼者习惯于运动，并能对实施运动处方所引起的身体反应等进行观察研究。然后设一个"调整期"，对运动处方的内容，反复调整、修改，逐步确定。在以后的一个时期，相对固定地实施。在相对固定的时期，对运动处方也要进行必要的调整。

在运动处方的实施过程中，可根据锻炼者具体情况的变化，对运动处方进行微调，使锻炼者找到最适合自己条件的运动处方，以不断提高锻炼效果。

第四节　运动处方的基本内容

运动处方的内容应包括运动项目、运动强度、运动时间、运动频度，以及注意事项等。

一、运动项目

（一）运动项目选择的依据

运动项目的选择，主要应根据运动者所要达到的目的而定。一般应考虑以下几个方面内容：

1. 康复或健身的主要目的。
2. 临床检查和功能检查的结果。
3. 受试者的运动经历、兴趣、爱好和特长。

4. 进行运动的环境、条件，是否有同伴和指导等。

例如，在制定目的是改善和维持心肺功能状态的运动处方时，应选择有氧练习，如慢跑。若锻炼者的年龄较大，各系统功能状况一般，可先采用走跑交替的运动。

（二）运动项目的分类

运动处方的运动项目可分为以下三类：

1. 耐力性（有氧）运动

耐力性（有氧）运动是运动处方最主要和最基本的运动手段。在治疗性运动处方和预防性运动处方中，主要用于心血管、呼吸、代谢、内分泌等系统慢性疾病的康复和预防，以改善和提高心肺、代谢、内分泌等系统的功能。在健身、健美运动处方中，耐力性（有氧）运动是保持全面身心健康、保持理想体重的有效运动方式。

有氧运动的项目有：步行、慢跑、走跑交替、登山、上下楼梯、游泳、自行车、室内功率自行车、步行车、跑台、跳绳、划船、滑冰、滑雪、球类运动等。

2. 力量性运动

力量性运动在运动处方中，主要用于运动系统、神经系统等肌肉神经麻痹或关节功能障碍的患者，以恢复肌肉力量和肢体活动功能为主。在矫正畸形和预防肌力平衡破坏所致的慢性疾患的康复中，通过有选择地增强肌肉力量、调整肌力平衡，从而改善躯干和肢体的形态和功能。

力量性运动根据其特点可分为：电刺激疗法（通过电刺激增强肌力，改善肌肉的神经控制）、被动运动、助力运动、免负荷运动（即在减除肢体重力负荷的情况下进行主动运动，如在水中运动）、主动运动、抗阻运动等。抗阻运动包括：等张练习、等长练习、等动练习和短促最大练习（即等长练习与等张练习结合的训练方法）等。

3. 伸展运动及健身操

伸展运动及健身操较广泛地应用在治疗、预防和健身、健美各类运动处方中，主要的作用有放松精神，消除疲劳，改善体型，防治高血压及神经衰弱等疾病。

伸展运动及健身操的项目主要有：太极拳、保健气功、五禽戏、广播体操、医疗体操、矫正体操等。

二、运动强度

运动强度对运动效果和安全有直接的影响，因此，确定适宜的运动强度是制定运动处方的重要一环。

（一）运动强度确定的依据

在制定运动强度时应考虑以下几个方面内容：
1. 康复或健身的目的。
2. 临床检查和功能检查的结果。
3. 运动试验及体力测验的结果。

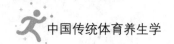

4. 所选择的运动内容。

5. 受试者的年龄、性别、运动经历等。

评定运动强度的指标有：最大吸氧量（VO$_{2max}$）心率、代谢当量（METs）、自觉疲劳分级（RPE）等。目前，在运动处方的制定中，确定运动强度时常采用靶心率和自觉疲劳程度相结合的方法，即先按适宜的心率范围进行运动，然后在运动中结合自觉疲劳分级来掌握运动强度。

（二）常见运动项目运动强度和运动量的确定

1. 耐力性（有氧）运动的运动强度

运动强度是运动处方的核心及设计运动处方中最困难的部分，需要适当的监测来确定运动强度是否适宜。运动强度是指单位时间内的运动量，即：运动强度＝运动量/运动时间。而运动量是运动强度和运动时间的乘积，即：运动量＝运动强度×运动时间。运动强度是以功能的百分数来表示，运动强度可根据最大吸氧量的百分数、METs、心率、自觉疲劳程度等来确定。目前在健身运动中多以心率和自觉疲劳程度来确定运动强度。

（1）最大吸氧量的百分数

在运动处方中常用最大吸氧量的百分数（即%VO$_{2max}$）来表示运动强度，50%～70% VO$_{2max}$是最合适的运动强度范围。小于50%VO$_{2max}$的运动对老年人和心脏病患者有较好的效果；小于70%VO$_{2max}$的持续运动血液中乳酸不增高，血液中的肾上腺素和去甲肾上腺素保持在较低水平，运动强度最适宜；而80%VO$_{2max}$的运动有一定的危险。

（2）代谢当量（METs）

代谢当量是指运动时代谢率对安静时代谢率的倍数，代谢当量（metabolic equivalent of energy，简称METs，按音译称之为"梅脱"）。1MET是指每千克体重、从事1分种活动消耗3.5毫升的氧，其活动强度称为1MET（1MET＝3.5mLO$_2$/kg·min）。1MET的活动强度相当于健康成人坐位安静代谢的水平。（注意写法：METs是MET的复数，所以，除1MET以外都是METs）任何人从事任何强度的活动时，都可测出其吸氧量，计算出每分钟、每千克体重的吸氧量，即可计算出METs数，用于表示其运动强度。在制定运动处方时，如已测出某人的适宜运动强度相当于多少METs，即可找出相同METs的活动项目，写入运动处方。

（3）心率

除去环境、心理刺激、疾病等因素，心率与运动强度之间存在线性关系。达最大运动强度时的心率称为最大心率（HR$_{max}$）；达最大功能的60%～70%时的心率称为"靶心率"（target heart rate，简称THR）或称为"运动中的适宜心率"，日本称为"目标心率"，是指能获得最佳效果并能确保安全的运动心率。为精确地确定锻炼者的适宜心率，须作运动负荷试验，测定运动中可以达到的最大心率，或症状限制性运动试验以确定最大心率。该心率的65%～85%为运动的适宜心率。用靶心率控制运动强度是简便易行的方法，推算方法有：

①公式推算法。以最大心率的65%～85%为靶心率，即：靶心率＝（220－年龄）×

（65%～85%）。年龄在 50 岁以上，有慢性病史的可用：靶心率=170-年龄；经常参加体育锻炼的人可用：靶心率=180-年龄。

例如：年龄为 40 岁的健康人，其最大运动心率为：220-40=180 次/分钟，适宜运动心率为：下限 180×65%=117 次/分钟，上限 180×85%=153 次/分钟，即锻炼时心率在 117～153 次/分钟之间，表明运动强度适宜。

②耗氧量推算法。人体运动时的耗氧量、运动强度与心率有着密切的关系，可用耗氧量推算靶心率，以控制运动强度。大强度运动时相当于最大吸氧量的 70%～80%（即 70%～80%VO_{2max}），运动时的心率为 125～165 次/分钟；中等强度运动相当于最大吸氧量的 50%～60%（即 50%～60%VO_{2max}），运动时的心率为 110～135 次/分钟；小强度运动相当于最大吸氧量的 40%以下（即<40%VO_{2max}），运动时的心率为 100～110 次/分钟。在实践中可采用按年龄推测适宜心率，结合锻炼者的实践情况来规定适宜的运动强度。

（4）自觉疲劳分级

自觉疲劳分级（rating of perceived exertion，RPE）是 Borg 根据运动者自我感觉疲劳程度衡量相对运动强度的指标，是持续强度运动中体力水平可靠的指标，可用来评定运动强度。在修订运动处方时，可用来调节运动强度。RPE 分级运动反应与心肺、代谢的指标有高度相关，如吸氧量、心率、通气量、血乳酸等。表 9-4-1 是由 Borg 设计的 15 级分类表。

表 9-4-1　RPE 的 15 级分类

RPE 分级	6	7	8	9	10	11	12	13	14	15	16	17	18	19	20
主观感觉		非常轻		很轻		有点累		稍累		累		很累		非常累	

（曲绵域，高云秋，浦钧宗，等. 实用运动医学 ［M］. 北京：科学技术出版社，1996.）

Borg 的分级表中 12～13 相当于最大心率的 60%（即 60%HR_{max}），16 相当于最大心率的 90%（即 90%HR_{max}）。大部分参加锻炼者的运动强度应在 12～16 之间。在开始训练阶段，锻炼者可掌握运动中心率和 RPE 之间的关系，在以后的运动中可用 RPE 来调节运动强度。15 级计分表的计分乘以 10 约等于该运动强度的心率，如 13 级的心率约等于 130 次/分。

2. 力量性运动的运动强度和运动量

（1）决定力量练习运动量的因素

参加运动的肌群的大小：大肌肉群运动的运动量大，小肌肉群运动的运动量小。如：肢体远端小关节、单个关节运动的运动量较小；肢体近端大关节、多关节联合运动、躯干运动的运动量较大。

运动的用力程度：负重、抗阻力运动的运动量较大；不负重运动的运动量较小。

运动节奏：自然轻松的运动节奏其运动量较小；较快或较慢的运动节奏其运动量较大。

运动的重复次数：重复次数多的运动量大。

运动的姿势、位置：不同的运动姿势、位置对维持姿势和克服重力的要求不同，运动

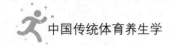

量也不同。

（2）力量练习的运动强度及运动量

力量训练的运动强度以局部肌肉反应为准，而不是以心率等指标为准。

在等张练习或等动练习中，运动量由所抗阻力的大小和运动次数决定。在等长练习中，运动量由所抗阻力和持续时间决定。

在增强肌肉力量时，宜逐步增加阻力而不是增加重复次数或持续时间（即大负荷、少重复次数的练习）；在增强肌肉耐力时，宜逐步增加运动次数或持续时间（即中等负荷、多次重复的练习）。在康复体育中，一般较重视发展肌肉力量，而肌肉耐力可在日常生活活动中得到恢复。

3. 伸展运动及健身操的运动强度和运动量

（1）有固定套路的伸展运动及健身操的运动量

有固定套路的伸展运动及健身操，如太极拳、广播操等，其运动量相对固定。如：太极拳的运动强度一般在 4～5METs 或相当于 40%～50% 的最大吸氧量，运动量较小。增加运动量可通过增加套路的重复次数或动作的幅度，身体姿势的高低等来完成。

（2）一般的伸展运动及健身操的运动量

一般的伸展运动及健身操的运动量可分为大、中、小三类。小运动量是指做四肢个别关节的简单运动、轻松的腹背肌运动等，运动间隙较多，一般在 8～12 节；中等运动量可做数个关节或肢体的联合动作，一般在 14～20 节；大运动量是以四肢及躯干大肌肉群的联合动作为主，可加负荷，有适当的间歇，一般在 20 节以上。

三、运动时间

（一）运动时间确定的依据

确定运动处方的运动时间，主要应考虑以下几个方面内容：

1. 临床检查和功能检查的结果。
2. 运动试验及体力测验的结果。
3. 所确定的运动内容。
4. 所确定的运动强度。
5. 受试者的年龄、运动经历等。

例如，一般的有氧运动健身运动处方，其运动时间在 20～60 分钟。健康成人可采用中等运动强度、稍长运动时间的配合；体力弱者可采用小运动强度、长时间的配合。

（二）常见运动项目运动时间的确定

1. 耐力性（有氧）运动的运动时间

运动处方中的运动时间（duration）是指每次持续运动的时间。每次运动的持续时间为 15～60 分钟，一般须持续 20～40 分钟；其中达到适宜心率（THR）的时间须在 12～15

分钟。在计算间歇运动的持续时间时，应扣除间歇时间。间歇运动的运动密度应视体力而定，体力差者运动密度应低；体力好者运动密度可较高。

运动量由运动强度和运动时间共同决定（运动量＝运动强度×运动时间），在总运动量确定时，运动强度与运动时间成反比。运动强度较大则运动时间较短；运动强度较小则运动时间较长。前者适宜于年轻及体力较好者；后者适宜于老年及体力较弱者。年轻及体力较好者可由较高的运动强度开始锻炼；老年及体力较弱者可由较低的运动强度开始锻炼。运动量由小到大，增加运动量时，应先延长运动时间，再提高运动强度。

2. 力量性运动的运动时间

力量性运动的运动时间主要是指每个练习动作的持续时间。如：等长练习中肌肉收缩的维持时间一般认为在 6 秒以上较好，最大练习是负重伸膝后再维持 5~10 秒。在动力性练习中，完成一次练习所用时间实际上代表动作的速度。

3. 伸展运动和健身操的运动时间

成套的伸展运动和健身操的运动时间一般较固定，而不成套的伸展性运动和健身操的运动时间有较大差异。如：24 式太极拳的运动时间约为 4 分钟；42 式太极拳的运动时间约为 6 分钟；第八套广播体操的运动时间约为 8 分钟；8~12 节伸展性运动的运动时间约为 12 分钟。伸展运动或健身操的总运动时间由一套或一段伸展运动或健身操的运动时间、伸展运动或健身操的套数或节数来决定。

四、运动频度

确定运动处方的运动额度，主要应考虑的依据与确定运动时间类似。常见运动项目运动频度的确定依据如下。

（一）耐力性运动的运动频度

在运动处方中，运动频度（frequency）常用每周的锻炼次数表示。运动频度取决于运动强度和每次运动持续的时间。一般认为，每周锻炼 3~4 次，即隔天锻炼 1 次，这种锻炼的效率最高。最低的运动频度为：每周锻炼 2 次。运动频度更高时，锻炼的效率增加并不多，而有增加运动损伤的倾向。小运动量的耐力运动可每天进行。

（二）力量性运动的运动频度

力量练习的频度一般为每日或隔日练习 1 次。

（三）伸展运动和健身操的运动频度

伸展运动和健身操的运动频度一般为每日 1~2 次。

五、注意事项

为了确保安全，在运动处方中，要根据参加锻炼者或患者的具体情况，提出相应的注意事项。

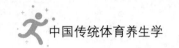

（一）耐力性（有氧）运动的注意事项

用耐力性（有氧）运动进行康复和治疗的疾病多为心血管、呼吸、代谢、内分泌等系统的慢性疾病，在进行运动处方的锻炼时，要根据各类疾病的病理生理特点、每个参加锻炼者的具体身体状况，提出有针对性的注意事项，以确保运动处方的有效性和安全性。一般的注意事项应包括以下几个方面：

1. 运动的禁忌证或不宜进行运动的症状。在耐力性（有氧）运动处方中，应有针对性地提出运动的禁忌证。例如，心脏病患者运动的禁忌证有：病情不稳定的心力衰竭和严重的心功能障碍、急性心包炎、心肌炎、心内膜炎、严重心律失常，不稳定型、剧增型心绞痛，心肌梗死后不稳定期、严重高血压、不稳定的血管栓塞性疾病等。

2. 在运动中应停止运动的症状。在耐力性（有氧）运动处方中应指出须立即停止运动的症状。例如，心脏病患者在运动中出现以下症状时应停止运动：运动时出现胸闷，运动中感到无力、头晕、气短等。

3. 运动量的监控。在耐力性（有氧）运动处方中，须对运动量的监控提出具体的要求，以保证运动处方的有效和安全。

4. 要求做充分的准备活动。

5. 明确运动疗法与其他临床治疗的配合。例如，糖尿病患者的运动疗法须与药物治疗、饮食治疗相结合，以期获得最佳的治疗效果。运动的时间应避开降糖药物血浓度达到高峰的时间；在运动前、运动中或运动后，可适当增加饮食，以避免出现低血糖等。

（二）力量性运动的注意事项

1. 力量练习不应引起明显疼痛。
2. 力量练习前、后应做充分的准备活动及放松整理活动。
3. 运动时保持正确的身体姿势。
4. 必要时给予保护和帮助。
5. 注意肌肉等长收缩引起的血压升高反应，以及屏气用力时心血管的负荷增加。有轻度高血压、冠心病或其他心血管系统疾病的患者，应慎做力量练习；有较严重的心血管系统疾病的患者忌做力量练习。
6. 经常检修器械、设备，确保安全。

（三）伸展运动和健身操的注意事项

1. 根据动作的难度、幅度等，应注意循序渐进，量力而行。
2. 指出某些疾病应慎用的动作。例如，高血压病患者、老年人等应不做或少做过分用力的动作，以及幅度较大的弯腰、低头等动作。
3. 运动中注意正确的呼吸方式和节奏。

第五节　运动处方的格式

一、运动处方的基本格式

目前，运动处方的格式没有统一的规定，但运动处方应全面、准确、简明易懂。运动处方应包括以下内容：

1. 一般资料。
2. 临床诊断结果。
3. 临床检查和功能检查结果。
4. 运动试验和体力测验结果。
5. 运动的目的和要求。
6. 运动项目。
7. 运动强度。
8. 运动时间。
9. 运动频度。
10. 注意事项。
11. 医师或教练签名。
12. 复查日期。
13. 运动处方的制定时间。

力量性练习运动处方的基本格式如表 9-5-1 所示。

表 9-5-1　力量性练习的运动处方

姓名：　　　　性别：　　　　年龄：　　　　日期：
诊断：
病史：
临床检查结果：
全身功能状况：
运动系统功能：
康复或健身的远期目的：
康复或健身的近期目的：
练习方法：
负荷用器械：
负荷的重量：
每组完成次数：
完成组数：
每次持续时间：
各组间休息时间：
每周练习次数：
注意事项：
处方者签名：

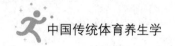

二、运动处方举例

（一）健康成人一般的健身运动处方

健康成人一般的健身运动处方应以发展和保持心肺功能为主。表9-5-2是日本推荐的健身运动处方。

表9-5-2　健康成人的健身运动处方

姓名：　　　　性别：　　　　年龄：　　　　日期：
临床检查结果：
功能检查结果：
运动试验结果：
体力测验结果：
运动目的：发展和保持心肺功能，提高健康状况
运动内容：耐力性（有氧）运动
运动强度：$40\% \sim 70\% VO_{2max}$
运动时间：超过20分钟，每周合计70~90分钟
运动频度：每周3~6次。
注意事项：
处方者签名：

（二）中青年人减肥的运动处方

中青年人减肥应以低强度长时间运动为主，其运动处方格式见表9-5-3。

表9-5-3　中青年人减肥运动处方

姓名：　　　　性别：　　　　年龄：　　　　日期：
身高：　　　　体重：
临床检查结果：
功能检查结果：
运动试验结果：
体力测验结果：
运动目的：减轻体重，增强和保持体力，预防肥胖并发症。
运动内容：耐力性运动，如长距离步行、游泳、慢跑等。
运动强度：$50\% \sim 60\% VO_{2max}$ 或心率在120~130次/分。
运动时间：30~45分钟。
运动频度：每周3~5次。
注意事项：锻炼时感觉轻松或吃力，可以适当调节运动强度或时间。每周适当增加运动量。运动中或运动后，身体有不适，应停止运动。锻炼期间应适当控制饮食，注意膳食平衡。
处方者签名：

第六节 自我评价与健康处方范例

有些心理—行为问题在不同人群中普遍存在，如焦虑症、抑郁症、强迫症、神经官能症、异常情绪、异常性格、人际交流障碍等；有些则具有鲜明的年龄、性别特征。例如，青壮年男子中，冲动情绪、A 型和 C 型性格、各种成瘾行为（如吸烟、酗酒、滥用药物）等较普遍；妇女人群中软弱被动心理、感情用事行为、爆发情绪、自卑依赖心理、猜疑心理等较多见；老年男子中，性格执拗、人格偏离、角色变更困难（如老年离退职综合征）、老年情感障碍（如隔绝感、孤独感、自怨自艾、濒死感等）等比较突出。

范例一：A 型性格自我评价与健康处方

（一）A 型性格特征

1. 时间紧迫感。工作速度快，不但怕误事，而且总想提前，经常在短时间里同时进行几项工作。

2. 敌意。容易将事情往坏处想，老是把别人当敌人看。

3. 争强好胜，雄心勃勃，专横独断，行为刚毅。只考虑实现目标，不顾其他后果。

4. 语言有突发性，经常打断别人说话。大量调查证实，A 型性格者的冠心病发病率、复发率和死亡率比其他人高 2~4 倍。因此，A 型性格者具有致病性行为模式，又叫"冠心病易发件行为"。

诊断 A 型行为不能只根据一些表面现象确定，时间紧迫感强、工作积极负责、喜欢自行其是的人也不等于就是 A 型性格。可根据表 9-6-1 做自我评价：

表 9-6-1 A 型性格行为自我评价表

1. 我有雄心勃勃的计划，我一定要完成它，即使别人都不同意我也不在乎 ②经常感到 ①偶尔感到 ⓪从未感到
2. 我遇事喜欢自己做主，因为这样做事的效率高，任务能尽快完成 ②经常如此 ①偶尔如此 ⓪从未如此
3. 我经常自主加班加点，甚至午夜里爬起来干，因为事情实在太多 ②经常如此 ①偶尔如此 ⓪从未如此
4. 我觉得自己周围的环境很差：干实事的人少，磨洋工的人多 ②经常感到 ①偶尔感到 ⓪从未感到
5. 我的工作速度和效率在单位里没有几个人赶得上 ②经常感到 ①偶尔感到 ⓪从未感到
6. 我感到有人在背后暗算我，让我实现自己的宏伟目标 ②经常感到 ①偶尔感到 ⓪从未感到
7. 我承认我有爱发脾气的缺点，但我为了把工作做好不得不这么做 ②经常如此 ①偶尔如此 ⓪从未如此

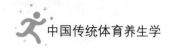

8. 我老嫌别人说话啰唆，所以经常打断其他人讲话 　　②约常如此　　①偶尔如此　　⓪从未如此
9. 我经常莫名其妙地出汗，尤其在前额和口角处 　　②经常如此　　①偶尔如此　　⓪从未如此
10. 我发现自己的眼圈发黑，眼睛周围有色素沉着 　　②非常明显　　①有些表现　　⓪从无表现

注：表中②、①、⓪为选项得分。

统计该评价结果，若得分在 12 分以上属可疑，应进一步检查确诊；得分在 16 分以上为高度可疑，应按下文介绍的健康处方矫治。

（二）A 型性格者健康处方

应看到 A 型性格者的行为有许多积极面，如事业心强，工作认真负责，坚毅果断，敢做敢当。他们中大多数人明知自己有缺点，怕的是一旦失去这些特点，会招致工作和人生目标的失败，因此，对他们的矫治重点是提高认知，重塑个性。方法包括：

1. 接受心理治疗，解除顾虑。有些人性格温和，做事有条不紊，人际关系好，照样很有成就，可作为正面参照；一些 A 型性格者事业有成，却因为过早患冠心病，导致英年早逝，加上患者自己可能已出现血压增高，血管内脂质加快沉积等现象，可作为反面参照。通过正反事例比较，使患者提高认知水平，了解 A 型性格对健康的危害，激发纠正自身缺点的决心和信心。

2. 暂时回避不良刺激，不与别人攀比，不赌气。遇事多从好处想，学会体贴别人，善于用平和的方式解决分歧。经常回忆美好的青年时代，多想自己取得的成就，建立自信。努力减少过强的自尊心和不安全感。

3. 通过集体活动等方式重新塑造个性，发展温和、镇静、随和、豁达等个性品质，减少冲动、焦虑、敏感、易激怒等不良个性品质。

4. 每天早晚 1 次，每次 20 分钟，做放松练习。方法有静坐、节奏呼吸等。

5. 每周 3 次有氧锻炼，活动强度可较平缓。主要是愉悦身心，减轻心理压力。

6. 每天按计划集中做几件事情。一件件事情去做，不要同时展开。对每件事情，计划完成的时间适当长一些，以免过度紧张。

7. 结交几位知心朋友，周末参加一些文化沙龙式的聚会，促进人与人间的交流，建立良好的人际关系。

8. 定时作息，力争早睡早起，不开夜车。

范例二：C 型性格自我评价与健康处方

（一）C 型性格特征

在性格上强烈地自我克制，情绪上持续处于压抑状态。时间长了，易导致由自主神经系统主导的各器官职功能失调，体内神经—体液水平紊乱，更严重的是导致免疫功能下降。研究证明，这些人发生胃癌、食道癌、结肠癌、宫颈癌、肝癌、恶性黑色素瘤的概率比其他人高 3 倍以上。因此，C 型性格的行为表现，又叫"肿瘤易发性行为"。

C 型性格者应与那些沉默寡言、胆小怕事、唯唯诺诺的人相区别。后者并非良好性格特征，但他们的外表行为和内心情绪基本上是一致的。表 9-6-2 可用于进行 C 型性格的自我评价。

表 9-6-2　C 型性格行为自我评价表

1. 我没有雄心壮志，但我应该有自尊，并得到别人尊重 　②经常感到　①偶尔感到　⓪从未感到
2. 我讨厌那些人的霸道，但实在无力和他们拼个高下 　②经常感到　①偶尔感到　⓪从未感到
3. 别人都说我老实、听话，可是我对他们只有厌恶，没有好感 　②经常如此　①偶尔如此　⓪从未如此
4. 我感到头晕、心慌、吃不下饭，但又查不出病来 　②经常感到　①偶尔感到　⓪从未感到
5. 我不愿和亲人诉说自己的烦闷。他们解决不了问题，还会说我没用 　②经常如此　①偶尔如此　⓪从未如此
6. 我感到心烦时就喝酒；喝醉了能好受一些 　②经常感到　①偶尔感到　⓪从未感到
7. 我有时一坐就是大半夜，能连着抽半包多香烟 　②经常如此　①偶尔如此　⓪从未如此
8. 我觉得最难受的事情就是我恨一件事或一个人，可是还得装作没事 　②经常感到　①偶尔感到　⓪从未感到
9. 世界上没有绝对的公平，要想生存下去就得顺着别人 　②经常感到　①偶尔感到　⓪从未感到
10. 我的工作并不很重，但是我每天下班时都觉得非常累 　②非常明显　①有些表现　⓪从无表现

注：表中②、①、⓪为选项得分。

统计该评价结果。若得分在 13 分以上属可疑，应进一步检查确诊。若得分在 17 分以上为高度可疑。两类人都可按下面介绍的健康处方矫治。

（二）C 型性格者健康处方

C 型性格者的产生原因，内因是其原有的性格弱点（内向、善思、安静、被动、胆小、善克制，通称内倾黏液质个性），从外因来说是不良的生活经历或恶劣的周围环境。他们的内在心理远比外在行为丰富、生动。适用于他们的健康处方是：

1. 创造良好的家庭、社交和工作环境，鼓励他们大胆提出自己心中的意见，周围的人提供支持，在单位中树立正气，在同事中建立邪不压正的氛围。

2. 结交一两个知心朋友，相互谈心，互相倾吐心中的郁闷和不平，各自介绍自己的成功感受和失败教训，并相互鼓励。

3. 出现剧烈的情绪波动时，不要强压在心里，可独待一处放声大哭，或向自己信赖

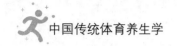

的人倾诉。

4. 通过行为指导，克服软弱、被动、胆怯等消极个性品质，重塑勇敢、坚定、自信、果断、刚毅等积极个性品质。

5. 余暇时尽量不要独处，多与亲人在一起，可向他们讲述自己的不快和苦恼，争取支持。

6. 定期出门旅游，最好是游历名山大川，既舒展身心，又通过大自然的熏陶，唤醒自己对生活的热爱相对理想的追求。

7. 培养一两项兴趣爱好，如钓鱼、养花、饲养小动物，用以愉悦身心，纾解压抑情绪。

8. 每天参加体育锻炼。以集体方式为主，建立良好的人际关系，促进人与人间的相互信任。如果身体允许，运动强度可剧烈一些，以锻炼意志和坚韧性。

9. 尽快戒烟，尽量少喝酒。

范例三：疑病症自我评价与健康处方

（一）疑病症的症状特征

患者出于对自身健康的过度关注，总担心自己患有某种病，甚至是"癌症"或"艾滋病"等，已到不治阶段。这些患者有知识，但对医学一知半解，喜欢将自己的感觉与疾病"对号入座"，容易将轻度不适、正常生理现象、单项诊断依据和疾病混为一谈。他们的疑病表现在即便经过多次检查和医生的反复解释，也无法解脱。对疑病症，目前还没有标准的自我评价问卷，但可根据以下症状初步发现问题。如果问题严重，应到医院做进一步检查。

1. 突然出现的疑病症通常有一些诱因，如近来有亲人或好友患病死亡，误信一些道听途说的事情，对某些医学知识和科普宣传产生误解。

2. 具有敏感、多疑、善思的性格特征。

3. 因对生活环境不适应，或因生活环境发生变化由工作和环境向身体的转移。

4. 一旦对某事表现出关注，常会过分相信自己的判断力。

5. 疑神疑鬼，这儿也不舒服，那儿也不舒服。越注意越神经过敏，越过敏越坚信身体有病。

6. 按自己有限的医学知识对身体情况"对号入座"。比如，将局部的淋巴结肿大、血管的搏动、正常的骨筋隆起等也当成患病的证据。

7. 因心理负担加重而引起食欲差、失眠、头晕、乏力，使疑病症状受力加重。

8. 如果某段时间因其他事情干扰而使注意力转移，原有疑病症状将明显减轻。

9. 已经因为疑病症而影响到工作，失去与人交往兴趣，忽视体育锻炼，生活规律被打乱，体质逐步下降。

10. 缺乏与医生间的交流和互信，对医生的话将信将疑。

11. 任其发展下去，将交替出现焦虑和抑郁症状，严重者可出现精神异常或自杀倾向。

（二）疑病症健康处方

处方的核心是通过心理诱导，实现情境转移，加强人际交流和体育锻炼，解除不必要的精神负担。具体措施如：

1. 接受心理咨询，与心理医生实事求是地讨论自己最担心的症状，配合医生寻找引起疑病症的原因。

2. 与医生建立互信关系，接受医生忠告。如果确实医患有交流困难，可转换医生或医疗机构。

3. 在信赖的医生指导下，做全面的病史询问和体格检查。但不要强求医生做重复的不必要的检查。

4. 转变一下生活环境（例如，可暂时搬出爱人去世前的居室），消除原有环境中的不良刺激因素。这是实现情境转移的重要一环。

5. 强化原有的生活兴趣，或培养新的兴趣爱好，如养花种草、养小动物、听音乐、下棋、读书、打扑克等，全身心地投入，将注意力从身体转移到兴趣活动方面，这是实现情境转移的另一重要环节。

6. 每天早晚各锻炼一次，以集体活动方式为主。通过活动愉悦身心，舒展筋骨，可有效消除身体的不适感。

7. 早起早睡，定时作息。增加营养，促进食欲。正如俗话所说"吃得好，睡得香，百病皆消"，对减轻疑病心理有很大助益。

8. 结交一些知心朋友，互相交流信息，开阔视野，使精神生活充实升华，眼睛就不会紧盯在几个小小的身体部位。

范例四：焦虑症自我评价与健康处方

（一）焦虑症的主要表现

焦虑症的主要表现有下述 3 种：

1. 终日忧心忡忡，紧张担心。有引起担心的理由，但没那么严重。

2. 出现各种自主神经系统症状。

3. 运动性不安，自己无法控制。在此基础上急性发作，会出现惊恐万分之感，仿佛死亡已经临近，剧烈的心慌、心跳、胸闷、心口疼等自主神经系统症状，容易被人误认为是心脏病发作。

焦虑症可利用（表 9-6-3）自我评价作初步筛选：

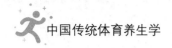

表 9-6-3　焦虑症自我评价表

---

1. 是否预感有灾难将降临，明知此事不会发生，或事态不会非常严重，也无法自我抑制
   ②经常感到　①偶尔感到　⓪从未感到
2. 是否平时比较敏感、内向，遇事容易紧张，也不容易适应环境的变化
   ②是　①偶有　⓪从无
3. 最近是否经常感到莫名的担心、害怕和紧张，整日忧心忡忡？
   ②是　①偶有　⓪从无
4. 对声音和别人的动作敏感，脸色时时紧张
   ②经常出现　①偶尔出现　⓪从未出现
5. 感到疲乏但睡不着；睡着后又特别容易被一点小声音惊醒
   ②经常出现　①偶尔出现　⓪从未出现
6. 有时在阵发性的担心、惊恐、紧张症状过后，又出现情绪低落、无动于衷和心情沉闷等抑郁症状
   ②经常出现　①偶尔出现　⓪从未出现
7. 坐立不安，想做事又感到疲乏，真的做事又总是出错
   ②经常出现　①偶尔出现　⓪从未出现
8. 嘴干、腹胀、胸前有紧张感、小便多，月经失调（女），出现阳痿（男）
   ②经常出现　①偶尔出现　⓪从未出现
9. 有时出现严重的心慌、心口疼、四肢麻木
   ②是　①偶有　⓪从无
10. 感到脑力不够用；注意力和记忆力都有明显减退
    ②是　①偶有　⓪从无

注：表中②、①、⓪为选项得分。

若得分在 12 分以上为可疑，应进一步检查确诊；得分在 16 分以上为高度可疑，两类人都应按下面介绍的健康处方矫治。

（二）焦虑症健康处方

健康处方的核心是通过心理支持和改善生活环境，消除可能产生焦虑的因素，尽早治愈焦虑症状。具体措施有：

1. 接受安慰、解释、鼓励等心理支持，讲出引起自身焦虑症的原因。通过分析，明白这些原因可能并不存在，即使有，也并不可怕。解除产生焦虑的心理压力，是彻底治愈焦虑症的关键。

2. 通过心理治疗、明白自己身上的种种不适都是因焦虑症而引起、身体没有严重的器质性病变。焦虑症可以治好，而且不会留下后遗症。

3. 与心理医生畅所欲言地交谈，分析可能引起焦虑的环境刺激因素，如不良的家庭关系、恶劣的人际状况、对环境的不适应，以及工作压力等。在医生帮助下制定消除这些不良刺激的办法和措施。

4. 许多药物可迅速、安全地控制焦虑症状。慢性焦虑症可口服安定，急性焦虑发作或同时发生抑郁症者可用甲基三唑氯安定，应遵医嘱。

5. 体育锻炼是治疗焦虑症最积极有效的方法。方法以活动强度中等、持续时间长的

有氧运功（如步行、慢跑、游泳、有氧体操等）较适宜。这与治疗情绪抑郁用的节奏感强、活动舒缓的集体活动方式有明显不同。

6. 急性、严重的焦虑症状，可接受行为治疗。方法如：操作性条件反射法、生物自反馈疗法、催眠暗示疗法等。通过这些方法，让患者学会肌肉自主性松弛技术，逐步达到今后即使出现紧张刺激也不再会出现焦虑的目的。

7. 建立良好的生活制度，按时作息，尽量减轻工作压力，生活节奏要适当放慢，生活内容和形式要尽量丰富。注意对自己的修饰、打扮。

8. 根据自身焦虑症状的发作特点和规律，或清晨，或夜晚，或刚下班后，边休息边听轻音乐。音乐曲目以古典式为佳，尽量舒缓、流畅。

范例五：神经衰弱自我评价与健康处方

（一）神经衰弱的特征

神经衰弱，是神经官能症的一种，是因长期精神压力和情绪紧张所导致的心理活动紊乱。主要症状可归纳为易疲劳、易激怒、易失眠、紧张性头痛等，许多患者还同时兼有自主神经功能紊乱症状，如饮食、便秘、月经紊乱（女）等。据调查，由于长期超负荷的脑力劳动，忽视体育锻炼，精神生活单调，我国脑力劳动者（尤其是中高级知识分子）中，神经衰弱的患病率达 45% 以上。不仅妨碍了他们提高工作效率，对他们的身心健康也带来严重危害，神经衰弱表现多种多样，程度轻重不一，但存在许多共同规律，可根据（表9-6-4）自我评价表做出初步判断：我有没有神经衰弱的表现？主要表现在哪些方面？严重程度如何？

表 9-6-4　神经衰弱自我评价表

1. 我的工作负担重，而见诸事忙乱、繁杂，我一天忙到晚，可是总做不完 　②经常出现　①偶尔出现　⓪从未出现
2. 我经常加班加点，开夜车，有时都弄不清白天还是夜晚 　②经常出现　①偶尔出现　⓪从未出现
3. 我经常头痛。头痛没有固定的部位，有时在太阳穴，有时在颈脖处，有时像戴紧箍咒，一蹦一蹦地疼。如果休息好，会减轻 　②经常感到　①偶尔感到　⓪从未感到
4. 我经常用喝咖啡、喝浓茶、冷水洗脸、冷水浇头的方法来减轻疲劳 　②经常如此　①偶尔如此　⓪从未如此
5. 我经常躺在床上半天也睡不着。好容易睡着了又会被别人吵醒，或做噩梦惊醒，所以睡的时间再长也不解乏 　②经常出现　①偶尔出现　⓪从未出现
6. 我在用脑的时候，脑子里经常出现莫名其妙的回忆和联想，所以注意力老是不能集中 　②经常出现　①偶尔出现　⓪从未出现
7. 我特别讨厌工作环境周围的嘈杂、噪音、强光和拥挤 　②经常出现　①偶尔出现　⓪从未出现

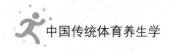

8. 我最近几次和别人发生争吵都是我挑起的，为此我感到后悔和内疚 　②是　①偶尔　⓪无
9. 我感到自己的记忆力和想象力比以前差，说话做事经常抓不住中心 　②经常感到　①偶尔感到　⓪从未感到
10. 我最近（男）不时出现遗精、阳痿、（女）月经不调的症状 　②有　①偶尔　⓪无
11. 我有便秘、恶心、心慌心跳等症状，血压时高时低 　②经常出现　①偶尔出现　⓪从未出现

注：表中②、①、⓪为选项得分。

体力劳动者得分超过 12 分、脑力劳动者（包括行政干部）得分超过 14 分，应引起重视；两者得分超过 18 分都应引起高度警惕，到医院做进一步检查确诊。按健康处方进行身心保健，无论对神经衰弱治疗或是预防都有作用。

（二）神经衰弱健康处方

神经衰弱起病缓慢。由于患者全身心地投入工作，对开始出现的症状多不引起重视，一旦发现往往已到慢性。因此，本处方的重点是通过合理安排生活制度，实现劳逸结合，建立良好的身心保健机制。换言之，处方中没有万应灵药，它需要终身不懈的努力。

1. 接受心理支持疗法。认清本症的长期危害，坚信通过努力以使神经衰弱症状逐步消除，恢复健康。还应去除实行劳逸结合等方式会耽误工作的疑虑，因为如果放任神经衰弱发展，等于慢性自杀，将更严重影响工作效率和取得工作成果。

2. 通过心理治疗，重塑个性。克服主观、固执、任性、敏感、过于要强、对自己能力过于自信等弱点，培养开朗、活跃、有朝气等良好的个性品质。

3. 合理安排生活作息制度，实现劳逸结合。每天保证按时睡眠，按时锻炼，工作（包括上班）时间不要超过 10 小时。其余时间尽量安排活动性内容，如做家务，购买生活用品，和朋友、家人娱乐。余暇时间尽量做些轻松、活泼、方式丰富多彩的活动，消除各种紧张刺激。

4. 不通过延长时间而通过提高效率来完成工作目标。工作时高度集中注意力，每隔 1 小时休息 10 分钟。休息主要指活动，使大脑皮层各部分呈现兴奋和抑制的合理轮换，避免使一部分脑细胞持续处于紧张状态。

5. 进行多种形式的体育锻炼。有氧锻炼可提高对疲劳和心理压力的承受力，球类活动有助实现体力和脑力活动的兴奋交替，舞蹈等集体活动可愉悦身心和舒展筋骨，都是治疗神经衰弱的主动、积极方式。

6. 注意睡眠卫生。睡前 1～2 小时就停止工作，最好不要再全神贯注地读书看报。可先做好睡眠的环境准备，然后洗个热水澡，喝杯热牛奶，做些轻松活动，听听节奏舒缓的轻音乐，使身体自然从活动进入抑制状态，然后入睡。

7. 药物对神经衰弱多无特效。持续且症状严重的失眠，可口服安定、利眠宁等。服药是临时性的，避免产生药物依赖。应抓准服药时机，调整好日常生活节律，使之符合体内的"生物钟"规律。

8. 注意营养。多吃水果和蔬菜，其中所含的各种 B 族维生素能帮助促进脑神经细胞的功能和代谢。适量吃些核桃仁、葵花籽等坚果类小食品，其中含有的卵磷脂、多不饱和脂肪酸、钙、铁等能帮助消除神经紧张，促进思维和记忆。

范例六：强迫症自我评价与健康处方

（一）强迫症的特征

强迫症是一种以强迫观念和强迫动作为特征的神经官能症。强迫观念是一种情绪障碍，强迫动作是在这种情绪支配下所表现出来的一连串无意义的、重复的行为。

1. 强迫观念的表现

（1）强迫性怀疑

无根据地怀疑自己某件事没做好，如出门后怀疑未把门关好，怀疑刚才没把信塞入邮箱。在这种怀疑的驱使下，自己不得不反复去查对，不仅浪费了时间，而且做重要事时反而心不在焉。

（2）强迫性追忆

正做某件须要集中全部精力去完成的事情时，突然莫名其妙地出现对另一件无关往事、某句歌词、某个人物的追忆。表明这种追忆没有意义而已影响注意力，也无法摆脱，弄得情绪十分混乱。

（3）强迫性想象

上述症状即属此类，表明这种想象荒唐可笑，如同身临同样的场景时又会出现。

（4）强迫性忧虑

对一些非常明白的自然现象，如"人有男女之分"和"闪电后有雷雨"等，出现无法摆脱的、无目的的苦苦思索。

（5）强迫性对立思维

反复出现概念记忆的对立现象。如明明路牌指明是朝西，却觉得自己是往东走。为此经常提心吊胆，怕说错话，做错事。

在强迫观念的驱使下，有些人会出现各种强迫行为。如：强迫洗手。一天要洗无数次；强迫记数，数的内容如电杆、地上的方砖、商店柜台有几个糖果盒等；强迫仪式，如打开家门后，先退两步，然后再向里走。明知没有必要做这些事，但无法自制。如果别人不让他做，会发脾气，或像丢掉重要东西一样失魂落魄。多数强迫症患者的症状很轻，即使有更严重的症状也不会影响到身体健康。但是，强迫症像是个幽灵，影响人的自信，妨碍灵活、机智、坚定、果敢等优良个性培养；有时还会造成很尴尬的局面，引起患者焦虑和烦躁不安；少数严重患者，会导致人格上的障碍。由于强迫观念和强迫行为表现形式多样，程度轻重不一，难以归纳，故迄今没有统一的自我评价标准。可根据以下线索作初步筛查。如果筛查结果比较严重，可道医院做进一步的检查。

2. 强迫观念筛查的线索和迹象

（1）自幼受到过于严厉的管教。成人经常使用恐吓手段，使孩子从小形成错误的联想，助长了强迫观念和行为的产生和发展。

（2）具有胆小谨慎、优柔寡断的个性。喜欢把事情做得尽善尽美。爱钻牛角尖，不善随机应变，对环境的适应较慢。

（3）生活单调、刻板，诸事安排井井有条，与社会隔绝，缺乏丰富的生活情趣。

（4）经常莫名其妙地产生各种追忆、无聊的怀疑、不着边际的想象。心里越烦闷，越摆脱不了这些观念的纠缠。

（5）出现各种无意义的、刻板的、重复的、仪式化的动作，方式和种类比较固定，没有明确的结果期望。

（6）因强迫观念、行为而产生沉重心理负担。主观上想用集中注意力、动作对抗等方式加以克服，后果却是越来越严重。

（7）因为强迫症状的存在，使自己在遇到各种机遇时，容易优柔寡断，坐失良机，使生活、爱情、事业受到不利影响。

如果筛查结果比较严重，须到医院进一步检查和诊断。

3. 使用本处方时须注意

（1）对强迫症状应尽量淡化，而不是使之受关注，也不要急于去克服它。欲速则不达，越是企图用某种机械方式去纠正，越可能使其反被强化。

（2）建立远大的生活目标，丰富生活情趣，有助于患者克服生活刻板、谨小慎微的不良个性品质，是纠正强迫症状最有效的方法，也是本健康处方的主要目标。

（二）具体措施

1. 加强自信心，建立远大生活目标，培养积极向上的志向容易使人目光远大，使原来谨小慎微的弱点得到纠正。

2. 学会在处理具体事物时，抓大事，抓关键，不求样样完美无缺。

3. 学习各种应对压力的生活技能和方法，遇事相信自己能做好，不回避困难。培养敢于承受挫折的心理品质，对消除强迫症状或是预防发生，都有积极意义。

4. 药物辅助治疗。药物对强迫症本身无效，但通过安定、利眠宁等药物的抗焦虑作用，氟西汀等的抗抑郁作用，可以舒缓心理压力，起到间接治疗的作用。

5. 培养多项生活兴趣，使它们之间经常转换。日常活动宜多种多样，不要集中在一两件活动上。活动方式可随时变换，如有时坐车，有时骑车，有时步行上班。避免生活的单调、刻板，有利于强迫症状的纠正。

6. 提供家庭—社会保护屏障。发现有病态强迫症状时，不要讥讽、嘲笑，不要表现出过度的关注，更不能横加干涉。过度关注、急于矫正的结果往往适得其反，反而使病情加重。

7. 经常参加体育锻炼对纠正强迫症状有积极意义。尽量不要选择比较机械的有氧锻炼活动方式，要使锻炼方式集体化、多样化。如果体力条件允许，可多参加球类活动。这些体育活动的动作多样，有助增加大脑皮层的兴奋点，促进它们之间的有机联系，使强迫观念和行为被淡化。

8. 行为疗法是迄今为止最有效的强迫症治疗措施，方法如：厌恶疗法、操作性消退法、暴露疗法、冲击疗法和正向加强疗法等。这些方法必须按严格的操作强度和程序进行。如果患者知道原理，会显著降低疗效，所以不宜进行自我治疗，应在心理医生指导下完成。

范例七：提高大学生心肺耐力的有氧运动处方

（一）运动处方

全处方分六个阶梯、32 个单元实施。每周锻炼 3 次，66 周完成。

第一阶梯 4 个单元，每周完成 1 个单元，运动强度 55% 心率储备。作为起始阶段，每次运动 20~30 分钟。

第二阶梯 6 个单元，每 2 周完成 1 个单元，运动强度 60% 心率储备，每次运动 30 分钟左右，距离由 50 米逐步增加到 350 米。

第三阶梯 6 个单元，每 2 周完成 1 个单元，运动强度 65% 心率储备，每次运动时间从 25~35 分逐步增加到 30~40 分钟，距离由 400 米增加到 600 米。

第四阶梯 5 个单元，每 2 周完成 1 个单元，运动强度 70% 心率储备，每次运动时间从 25~30 分逐步增加到 30~35 分钟，距离由 650 米逐步增加到 750 米。

第五阶梯 6 个单元，每 3 周完成 1 个单元，运动强度 75% 心率储备，运动时间 35~45 分钟，距离由 800 米增加到 850 米。

第六阶梯 5 个单元，每 2 周完成 1 个单元，运动强度 75% 心率储备，运动时间 35~45 分钟，距离 900 米。

本处方的第一至第三阶梯在（表 9-6-5）展现，与（表 9-6-6）内容结合，构成整个处方安排。

表 9-6-5 提高心肺耐力的游泳有氧运动处方（第一至第三阶梯部分）

阶梯/单元	主要运动方式	运动时间（分钟）	游泳距离（米）
1/1	水中步行 10 分钟，水中跑步 50 米。中间休息 2 次，每次 30 秒；再次水中步行 10 分钟	20~25	
1/2	水中步行 10 分钟，水中跑步 100 米，中间休息 4 次，每次 30 秒；再次水中步行 10 分钟	25~30	
1/3	水中步行 6 分钟，水中跑步 200 米，中间休息 8 次，每次 30 秒；再次水中步行 10 分钟	25~30	
1/4	水中步行 3 分钟，水中跑步 300 米，中间休息 6 次，每次 30 秒；再次水中步行 5 分钟	25~30	

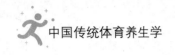

续表

阶梯/单元	主要运动方式	运动时间（分钟）	游泳距离（米）
2/1	水中跑步 200 米，其中休息 3~4 次，每次 30 秒；然后游 50 米，其中休息 2 次，每次 30 秒；最后连续水中步行 10 分钟，争取不休息	30~40	50
2/2	水中跑步 250 米，其中休息 2~3 次，每次 30 秒；然后游 100 米，其中休息 4 次，每次 30 秒；最后连续水中步行 6 分钟，争取不休息	25~30	100
2/3	水中跑步 150 米，其中休息 1 次，30 秒；然后游 200 米，其中休息 8 次，每次 30 秒；最后连续水中步行 3 分钟，不休息	25~30	200
2/4	水中跑步 100 米，不休息，然后游 250 米，其中休息 10 次，每次 30 秒；最后连续水中步行 3 分钟，不休息	25~30	250
2/5	水中跑步 50 米，不休息，然后游 300 米，其中休息 12 次，每次 30 秒；最后连续水中步行 3 分钟，不休息	25~30	300
2/6	先游 350 米，其中休息 14 次（25 米/次），每次 30 秒	25~30	350
3/1	先游 200 米，其中休息 8 次（25 米/次），每次 30 秒。然后再游 200 米，其中休息 8 次，每次 30 秒	25~35	400
3/2	先游 200 米，其中休息 8 次（25 米/次），每次 30 秒。然后再游 200 米，其中休息 4 次，每次 1 分钟	25~35	400
3/3	先游 100 米，其中休息 4 次，每次 20~30 秒；然后再游 350 米，其中休息 7 次，每次 1 分钟	25~35	450
3/4	先游 100 米，其中休息 4 次，每次 20~30 秒；然后再游 400 米，其中休息 8 次，每次 1 分钟	30~40	500
3/5	游 600 米，其中休息 4~5 次，每次不超过 1 分钟	30~40	600
3/6	游 600 米，其中休息 3~4 次，每次不超过 30 秒	30~40	600

表 9-6-6　提高心肺耐力的游泳有氧运动处方（第四至第六阶梯部分）

阶梯/单元	主要运动方式	运动时间（分钟）	游泳距离（米）
4/1	先游 500 米，其中休息 10 次，每次 30 秒。然后再游 150 米，其中休息 2 次，每次 45~60 秒	25~30	650
4/2	先游 450 米，其中休息 9 次，每次 30 秒。然后再游 200 米，其中休息 4 次，每次 45~60 秒	25~30	650
4/3	先游 400 米，其中休息 8 次，每次 20 秒。然后再游 300 米，其中休息 4 次，每次 30~45 秒	30~35	700
4/4	先游 350 米，其中休息 7 次，每次 20 秒。然后再游 350 米，其中休息 4 次，每次 30~45 秒	30~35	700

阶梯/单元	主要运动方式	运动时间（分钟）	游泳距离（米）
4/5	先游 300 米，其中休息 6 次，每次 20 秒。然后再游 450 米，其中休息 4 次，每次 30~45 秒	30~35	750
5/1	先游 200 米，其中休息 4 次，每次 15 秒。然后再游 600 米，其中休息 8 次，每次 30 秒	35~45	800
5/2	先游 150 米，其中休息 3 次，每次 15 秒。然后再游 650 米，其中休息 8 次，每次 20~30 秒	35~45	800
5/3	先游 100 米，其中休息 2 次，每次 15 秒。然后再游 700 米，其中休息 8 次，每次 20~30 秒	35~45	800
5/4	先游 100 米，其中休息 2 次，每次 15 秒。然后再游 750 米，其中休息 8 次，每次 30~45 秒	35~45	850
5/5	游 850 米，其中休息 6~7 次，每次 30~45 秒	35~45	850
5/6	游 850 米，其中休息 4~5 次，每次 30~45 秒	35~45	850
6/1	先游 500 米，其中休息 10 次，每次 20 秒。然后再游 400 米，其中休息 5~6 次，每次不超过 30 秒	35~45	900
6/2	先游 500 米，其中休息 10 次，每次 20 秒。然后再游 400 米，其中休息 3~4 次，每次不超过 30 秒	35~45	900
6/3	先游 400 米，其中休息 8 次，每次 10 秒。然后再游 500 米，其中休息 4~5 次，每次不超过 30 秒	35~45	900
6/4	先游 400 米，其中休息 8 次，每次 10 秒。然后再游 500 米，其中休息 3~4 次，每次不超过 30 秒	35~45	900
6/5	先游 300 米，其中休息 6 次，每次 10 秒。然后再游 600 米，其中休息 3~4 次，每次不超过 30 秒	35~45	900

（二）本处方特点和注意事项

前三个阶梯要求比后三个阶梯单元完成时间缩短一半；其中第一阶梯（4 周）为起始阶段。第一至第三阶梯对年轻、体质水平高，熟谙水性的锻炼者来说都不难，但仍应严肃对待每一环节（强度、内容、时间），保质保量完成，不能再缩短通过时间，原因是处方以提高心肺耐受性和肌耐力为主要目的，无论心肌收缩力提高、肺通气量增大及肌纤维增粗，都有一个逐步过程，其进展和各单元持续时间大体一致。前几个阶梯尽管运动强度不是太大，都在为后几个阶梯奠定基础。不按科学规律办事，盲目缩短甚至随意跳跃部分单元，无论在提高心肺功能和肌耐力方面，结果都将适得其反。

多数锻炼者的最大困难可能来自第九阶梯。此时已进入游泳有氧运动的高级阶段，分段和全程距离越来越长，间歇时间越来越短。因此，我们延长每单元完成时间（每单元 3周），若届时仍达不到要求还可顺延。若顺利完成并进展到第六阶梯，体质水平将有明显提高，如肺活量可能达到人群一般水平，最大有氧能力（综合反映心血管、肺呼吸和肌耐力）能提高 20% 左右，对提高人一生的生活质量，预防心血管疾病发生有深远意义。

锻炼中要高度重视规范动作和运动质量，不要只追求阶梯的高度，更应严格禁止各种形式的比赛、相互攀比、相互仿效。处方的任何单元，无论阶梯高低对锻炼者都有益。即便停留在较低单元，也比在条件不成熟时勉强跻身于较高阶梯，对提升心血管和肌耐力的帮助更大。

处方主要针对青壮年、体质水平较高者设计，40~60 岁中年人可参照此方案锻炼，但单元完成时间可显著延长，甚至可将此作为终身锻炼的项目。60 岁以上老年人一般只要求完成第四阶梯。对他们最重要的不是增强肌耐力，而是通过长久的有氧运动，维持高水平的心肺功能，预防各种老年常见病发生。

处方的"处方后运动"比其他运动处方更有重要意义。心肺功能和肌耐力的提高过程缓慢，有时在运动后很长一段时间还将逐步显现。因此，在处方完成后仍保持一定运动水平，效果将更大。

处方的高阶梯阶段内容变换多，锻炼前要熟悉其规律，或有教练在旁指导。锻炼者多数年轻力壮、水性好，更应注意场地安全，预防意外事故。

处方全程一年以上。难免因某种原因（如外出、生病）而中断。如处在第一、第二阶梯，小断 2~3 次后可从原单元重新开始；如果处在第四至第六阶梯，即便只中断两三次，也应倒退一两个单元，中断 3 周以上者有必要作更大调整，甚至从头开始。

范例八：提高大学生肌耐力和心肺功能的有氧运动处方

（一）运动处方

分五个阶梯、17 个单元实施，每周锻炼 3 次，其中第五阶梯为高级阶段，只要求有长期跑步基础、素质水平高者达到。一般青壮年通过至少 31 周锻炼完成第四阶梯即可。

第一阶梯 3 单元：为起始阶段，每 2 周完成 1 单元。运动强度 5~6METs（55% 心率储备）；方式以快走为主，慢走为辅，每次运动 40~45 分钟。

第二阶梯 3 单元：每 2 周完成 1 单元、运动强度 6.5METs，快/慢走相互交替进行，每次运动 40 分钟左右。

第三阶梯 2 单元：每 2 周完成 1 单元，运动强度 6.5METs，快走和跑频繁交替进行，每次运动 40 分钟左右。

第四阶梯 5 单元：每 3 周完成 1 单元，运动强度 8~9METs，持续慢跑为主，每次跑步总距离从 2.5 公里逐步增加到 4 公里。

第五阶梯 4 单元：每 3~5 周完成 1 单元；运动强度 9~9.5METs，以持续慢跑为主，每次距离 4.5~5 公里。

处方的第一至第三阶梯在（表 9-6-7）展现，和（表 9-6-8）内容结合，构成全处方。

表 9-6-7　提高肌耐力和心肺功能的走、跑交替有氧运动处方（第一至第三阶梯）

阶梯/单元	主要运动方式	运动时间（分钟）	运动强度（METs）
1/1	快步走 20 分钟；然后分 4 次，每次跑 30 秒后快走 30 秒；快走 10 分钟，慢走 10 分钟	44	5.2
1/2	快步走 15 分钟；然后分 6 次，每次跑 30 秒后快走 30 秒；快走 10 分钟，慢走 10 分钟	41	5.6
1/3	快步走 15 分钟；然后分 6 次，每次跑 45 秒后快走 30 秒；快走 8 分钟，慢走 10 分钟	40.5	6.0
2/1	快步走 10 分钟；然后分 8 次，每次跑 45 秒后快走 30 秒；快走 10 分钟，慢走 10 分钟	40	6.5
2/2	快步走 10 分钟；然后先分 4 次，每次跑 45 秒后快走 30 秒；再分 4 次，每次跑 1 分钟后快走 30 秒；快走 8 分钟，慢走 10 分钟	39	6.5
2/3	快步走 10 分钟；然后先分 2 次，每次跑 45 秒后快走 30 秒；再分 6 次，每次跑 1 分钟后快走 30 秒；快走 6 分钟，慢走 10 分钟	37.5	6.5
3/1	快步走 10 分钟；然后先分 2 次，每次跑 45 秒后快走 30 秒；再分 7 次，每次跑 1 分钟后快走 30 秒；快走 8 分钟，慢走 10 分钟	41	6.5
3/2	快步走 10 分钟；然后先分 2 次，每次跑 45 秒后快走 30 秒；再分 8 次，每次跑 1 分钟后快走 30 秒；快走 8 分钟，慢走 10 分钟	42.5	6.5

表 9-6-8　提高肌耐力和心肺功能的走、跑交替有氧运动处方

阶梯/单元	主要运动方式	跑步总离（km）	运动强度（METs）
4/1	利用约 18~20 分钟时间跑完 2.5 公里；中间可以快走方式间歇 1 次，间歇 1 分钟	2.5	8.0
4/2	利用约 20~22 分钟时间跑完 3 公里；中间可以快走方式间歇 1 次，间歇 1 分钟	3.0	8.5
4/3	利用约 20 分钟时间跑完 3 公里；中间不间歇	3.0	8.5
4/4	利用约 25~30 分钟时间跑完 3.5 公里；中间可以快走方式间歇 1~2 次，每次间歇不超过 1 分钟	3.5	9.0
4/5	利用约 20~30 分钟时间跑完 4 公里；中间可以快走方式间歇 1~2 次，每次间歇不超过 1 分钟	4.0	9.0
5/1	利用约 30~35 分钟时间跑完 4.5 公里；中间可以快走方式间歇 2~3 次，每次间歇不超过 1 分钟	4.5	9.0
5/2	利用约 30~35 分钟时间跑完 4.5 公里；中间可以快走方式间歇 1~2 次，每次间歇不超过 1 分钟	4.5	9.0
5/3	利用约 35~40 分钟时间跑完 5 公里；中间可以快走方式间歇 1~2 次，每次间歇不超过 1 分钟	5.0	9.5
5/4	利用约 35~40 分钟时间跑完 5 公里；中间尽量不间歇	5.0	9.5

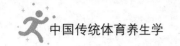

（二）本处方特点和注意事项

设计目的是改善大学生心肺功能和肌耐力。这两种素质水平相辅相成，但本处方通过从步行向慢跑过渡，更有助于提升全身肌耐力，而本节范例七游泳有氧运动更着重于通过水中克服阻力的活动，提高心肌收缩力，增加肺通气量和血液循环，使心肺功能增强。此外，游泳需要游泳池等条件，慢跑则对运动环境要求较低，也适用于那些不谙水性者。这些差别可供有不同素质条件、实现不同体质增强目标者选用处方时参考。

前三阶梯内容和方式通过时间略短。但这不意味着可以忽视前三个阶梯。大学生尽管年轻，但速度素质差，必须通过至少16周、8单元的走、跑结合，快、慢交替，才能进入第四阶梯。该阶梯中4/4和4/5已到高级有氧运动阶段，运动强度达9METs，总距离超过4公里，是多数锻炼者较难克服的"台阶"。大学生一方面要努力把第一、第二阶梯基础打好，另一方面，在第四阶梯的各单元要按质按量完成，条件不成熟时宁可顺延完成时间，也不能急躁冒进。

自第四阶梯后2个单元起，需按男子8.7公里/小时，女子9.2公里/小时的快跑速度运动。故处方的第五阶梯只要求那些有长期跑步锻炼基础、体质水平高的大学生达到。对一般大学生只要通过努力达到第四阶梯，已属相当高水平。他们进行有氧运动的目的是养成锻炼习惯，增强体质，改善生活质量，而不是提高竞技体育成绩。必须经常提醒他们注意这点，不能相互仿效、攀比。

完成第四阶梯后，可维持4/1单元水平，进行长期的"处方后运动"，使肌耐力继续提高。如果就此养成锻炼习惯，把慢跑作为生活的一部分，对预防早衰和各种中老年常见病发生，更具深远意义。

范例九：提高大学生灵敏性和协调能力的运动处方

（一）运动处方

分五阶梯、15个单元实施，每周锻炼5~6次，32周完成（表9-6-9）。
第一阶梯5单元，为起始阶段，每周完成1单元，每次运动4~8分钟。
第二阶梯3单元，每周完成1单元，每次运动6~7.5分钟。
第三阶梯4单元，每2周完成1单元，每次运动8~12分钟。
第四阶梯2单元，每4周完成1单元，每次运动12~15分钟。
第五阶梯2单元，每4周完成1单元，每次运动18~21分钟。

表9-6-9　提高灵敏性和协调能力的间歇式跳绳运动处方

阶梯/单元	主要运动方式	运动时间（分钟）
1/1	跳8次，每次20秒，休息10秒	4
1/2	跳10次，每次20秒，休息10秒	5
1/3	跳12次，每次20秒，休息10秒	6

续表

阶梯/单元	主要运动方式	运动时间（分钟）
1/4	跳 14 次，每次 20 秒，休息 10 秒	7
1/5	跳 16 次，每次 20 秒，休息 10 秒	8
2/1	跳 9 次，每次 30 秒，休息 10 秒	6
2/2	跳 10 次，每次 30 秒，休息 10 秒	7
2/3	跳 11 次，每次 30 秒，休息 10 秒	7.5
3/1	跳 12 次，每次 30 秒，休息 10 秒	8
3/2	跳 8 次，每次 45 秒，休息 15 秒	8
3/3	跳 10 次，每次 45 秒，休息 15 秒	10
3/4	跳 12 次，每次 45 秒，休息 15 秒	12
4/1	跳 8 次，每次 1 分钟，休息 30 秒	12
4/2	跳 10 次，每次 1 分钟，休息 30 秒	15
5/1	跳 12 次，每次 1 分钟，休息 30 秒	18
5/2	跳 14 次，每次 1 分钟，休息 30 秒	21

（二）本处方特点和注意事项

跳绳运动能引起女大学生兴趣。它需要全身肌肉和踝、膝、髋等关节参与，对提高灵敏性和协调能力有积极意义。本处方属于有氧运动，但对心脏有较强刺激，故当运动到 6、7 分钟后心跳相当激烈，但实际运动强度并不大；运动持续时间太长，容易因腿部疲劳而造成运动效率衰减，甚至导致伤害。所以心功能不良或耐力素质很差者不宜实施本处方。

阶梯间的过渡通过增加运动持续时间实现。较高单元的运动次数少，但持续时间长，故运动负荷比前面单元强。平素缺乏锻炼的人通过各单元时要量力而行，自我感觉以运功后 1 小时身心恢复正常，第二天出现肌肉酸痛为准；若发现某单元分量太大，可推后一个单元。届时达不到要求可顺延时间。有些女大学生可能在 3、4 单元后难以提高，仍只要在该水平坚持锻炼也有很好的效果，因为毕竟处方的目的是改善灵敏性和协调性，而不是提高心肺耐受性。

做好充分准备。首先选好绳子：长度应是用脚踩住中间时，两端刚够到腋窝；握把重量适宜；最好绳上套有塑料圈，便于保持重量平衡：学会随着绳子的摆动有规律地跳动。光用双脚跳（同时起跳并落地）；脚尖落地后紧跟一次轻弹（高度低而膝盖弯曲度大）；然后可用单脚跳（相同脚起跳落地）和交替跳（一脚起跳另一脚落地），以明显减轻单纯双脚跳引起的疲劳。摆振绳子时前臂宜放松，身体保持直立，两眼注视前方而不是双脚；脚着地动作越轻盈越好。当以 80 圈/分钟的速度摆振绳子、每圈做一次双脚跳和轻弹时，相当于有氧运动的强度（75% 心率储备），所以对女大学生这样的体质条件，以每分钟摆振 55~66 圈的速度最适宜。

锻炼的基本体质条件是能以轻快的步伐持续不停地走完 3 公里。热身运动包括伸展操，原地跑或跳跃动作，用以提升体内温度，使肌肉充分放松。

范例十：提高大学生上肢肌力的重量负荷运动处方

（一）运动处方

分五阶梯、22 个单元实施，每周锻炼 3 次，40 周完成（表 9-6-10）。主要运动方式为立式抓举、坐式挺举、仰卧推举和头后挺举。

第一阶梯 4 单元，起始阶段，负荷重量 6 千克，每周完成 1 单元。

第二阶梯 4 单元，负荷重量 7~8 千克，每周完成 1 单元。

第三阶梯 4 单元，负荷重量 9~10 千克，每 2 周完成 1 单元。

第四阶梯 6 单元，负荷重量从 11 千克增至 16 千克，每 2 周完成 1 单元。

第五阶梯 4 单元，负荷重量 17~18 千克，每 3 周完成 1 单元。

表 9-6-10　提高上肢肌力的杠铃重量负荷训练运动处方

阶梯/单元	主要运动方式	负荷重量（kg）
1/1	连续 10 次，每次立式抓举；坐式挺举、仰卧推举、头后挺举各 1 次	6
1/2	连续 12 次，方式同上	6
1/3	连续 15 次，方式同上	6
1/4	连续 18 次，方式同上	6
2/1	连续 15 次，方式同上	7
2/2	连续 18 次，方式同上	7
2/3	连续 15 次，方式同上	8
2/4	连续 18 次，方式同上	8
3/1	连续 15 次，方式同上	9
3/2	连续 18 次，方式同上	9
3/3	连续 15 次，方式同上	10
3/4	连续 18 次，方式同上	10
4/1	连续 15 次，方式同上	11
4/2	连续 15 次，方式同上	12
4/3	连续 15 次，方式同上	13
4/4	连续 15 次，方式同上	14
4/5	连续 15 次，方式同上	15
4/6	连续 15 次，方式同上	16
5/1	连续 15 次，方式同上	17

阶梯/单元	主要运动方式	负荷重量（kg）
5/2	连续 18 次，方式同上	17
5/3	连续 15 次，方式同上	18
5/4	连续 18 次，方式同上	18

（二）本处方特点和注意事项

重量负荷训练通过对肌肉施加压力，激活新陈代谢，使肌纤维增粗，肌力增强。杠铃提供的负荷便于调节重量，用力均匀，是最好的训练方式之一。通过重复循环练习，在提高耐力（而不是爆发力）的基础上达到发展肌肉、实现体型线条优美化的目标。因此，男女都可使用，尤其适用于青年女子。中老年人则应慎重，因为随着负荷逐步加重，须要在短时间里屏气用力，易使血压上升，给心脏造成过大压力。适宜的起始重量负荷为体重的1/8，故第一阶梯负荷很轻。第二阶梯增加也很慢，但仍应严格按规范动作，保质保量完成。不要急于增加杠铃重量，因为增加肌耐力的主要途径是运动次数而不是重量负荷。第四阶梯中重量负荷增加较快，规定的完成时间相应延长，阶梯完成时重量负荷已达体重1/3，能对身体产生较大刺激。届时达不到要求的人不必用更高的阶梯勉强自己。

处方重量负荷远未达到有氧运动的要求（成年男子60千克以上，成年女子50千克），不会造成过重负担；对肌肉的刺激依靠反复多次活动实现。挺、抓、推、举等动作可快些，还原时速度则应缓慢舒展。因此，对动作的要求可归纳为"负荷轻、次数多、快收缩、慢伸展"。规定的4项动作须顺序、交替进行，各完成一回合后再开始第二次。因为每项动作的作用肌肉部位不一，如果不及时轮换，容易因局部肌肉过度疲劳而影响该动作的次一回合训练。

训练应严格按科学原则进行，预防创伤事故。应学习杠铃的正确使用方法，如怎样推、举、拉、控。例如：上举杠铃时腿应靠近杠铃，弯腿使身体下蹲，然后伸直双腿提起杠铃；下蹲时低头直背，则上举时着力点将不是腿而是腰背，很容易扭伤腰背部的肌肉。对杠铃的棒和铁片重量、杠铃端的栓环是否已上紧等都要仔细检查：训练初期应有教练指导，锻炼时最好两人相互配合。仰卧推举、头后挺举时，都应有人帮助将杠铃摆放在适当位置，有突然不适或其他异样感觉时召唤同伴帮助。穿宽松的运动服和薄胶底鞋，不让脚底打滑。步行、跑步时用的厚海绵底运动鞋在身体负重时稳定性差，容易立足不稳而前后晃动，应该更换。

范例十：提高大学生下肢爆发力和协调性的运动处方

（一）运动处方

分六阶梯、27 个单元实施，每周锻炼 4~5 次，36 周完成。
第一阶梯 5 单元，为起始阶段，每周完成 1 单元，每次运动 4~8 分钟。

第二阶梯 3 单元，每周完成 1 单元，每次运动 6~7.5 分钟。

第三阶梯 4 单元，每周完成 1 单元，每次运动 8~12 分钟。

第四阶梯 6 单元，每周完成 1 单元，每次运动 12~20 分钟。

第五阶梯 6 单元，每 2 周完成 1 单元，每次运动 20~30 分钟。

第六阶梯 3 单元，每 2 周完成 1 单元，每次运动 24~32 分钟。

第一至第三阶梯内容和方法见（表 9-6-9），连同（表 9-6-11）构成完整处方。

表 9-6-11　提高协调性和下肢爆发力量的间歇性跳绳运动处方

阶梯/单元	主要运动方式	运动时间（分钟）
4/1	跳 8 次，每次 1 分钟，休息 30 秒	12
4/2	跳 9 次，每次 1 分钟，休息 30 秒	13.5
4/3	跳 10 次，每次 1 分钟，休息 30 秒	15
4/4	跳 8 次，每次 1 分半钟，休息 30 秒	16
4/5	跳 9 次，每次 1 分半钟，休息 30 秒	18
4/6	跳 10 次，每次 1 分半钟，休息 30 秒	20
5/1	跳 8 次，每次 2 分钟，休息 30 秒	20
5/2	跳 9 次，每次 2 分钟，休息 30 秒	22.5
5/3	跳 10 次，每次 2 分钟，休息 30 秒	25
5/4	跳 8 次，每次 2 分半钟，休息 30 秒	24
5/5	跳 9 次，每次 2 分半钟，休息 30 秒	27
5/6	跳 10 次，每次 2 分半钟，休息 30 秒	30
6/1	跳 6 次，每次 3 分半钟，休息 30 秒	24
6/2	跳 7 次，每次 3 分半钟，休息 30 秒	28
6/3	跳 8 次，每次 3 分半钟，休息 30 秒	32

（二）本处方特点和注意事项

第一至第三阶梯与范例九（表 9-6-9）相同，为大学生掌握跳绳技巧打基础。因为能否完成各单元运动要求，与跳绳技巧关系很大。如果其他锻炼者跳绳基础好，可舍去第一阶梯，直接以第二阶梯作为起始阶段。由于锻炼的目的是提升下肢爆发力，不是提高灵敏素质，所以对大学生的动作要求：绳的摆振速度不必快，达到 45~50 圈/分钟即可；以双脚跳为主，着地尽量轻盈；每次跳到将结束时，用力跃高 1~2 次（幅度大于轻弹，膝盖弯度更大）。换言之，对高度的要求重于速度。

阶梯过渡通过逐步增加每次跳的持续时间实现，到第五阶梯时、无论是运动强度或持续时间，都已接近有氧运动水平因为只有当个体全身肌耐力达到较高水平时，爆发力才能得到持久而明显提高。因此那些耐久力比较差的人不必非勉强自己完成第六阶梯，事实上，只要能将运动水平维持在 5/3 和 5/4 单元，努力提高跳绳动作质量，其纵跳成绩（反映下肢爆发力）即能达到人群平均水平的 85%以上。

严格遵守对跳绳动作有利的规定。还应特别注意；场地干燥松软，着装宽松。穿运动鞋，不能穿皮洗鞋和硬底鞋。起跳时量力而行，不要用力过猛，以免摔倒；起跳动作不要在运动结束时进行，以免因疲劳导致运动效率衰减，造成腿部肌肉和关节损伤。

附录 交流展示的组织与评判

　　传统体育养生功是人民群众喜闻乐见的运动。它不仅对中老年人的慢性疾病的治疗以及身体免疫能力的增强具有较好的功效，而且对提高青少年智力水平也有帮助。随着练习人群的增多以及人民群众对传统体育养生功法的进一步认识，需要一个平台进行交流与展示。因此，开展交流展示活动，首先能为这类人群在公共场合进行规模较大的体育健身养生功法提供一种合法的交流与展示平台；其次，能够使练习者以及观众以科学的态度看待传统体育养生的功效和练功方法，起到一种示范和引导的作用；再次，通过交流展示活动，可以相互借鉴，取长补短，促进传统体育养生功法技术水平的提高。

　　开展交流展示活动的意义：一是能够提高广大人民群众练习传统体育养生功法的积极性，二是对树立正确的传统体育养生观起到一个引导作用，三是能为国家积极倡导科学健身、推广示范功法提供一个有效的途径和手段。此外，更为深远的意义在于，交流展示活动对树立科学发展观以及构建和谐社会将会起到有益的补充。因此，适时地开展传统体育养生功法的交流展示活动是非常必要的。

　　从运动的形式和运动的目的而言，传统体育养生功法与竞技体育运动存在较大的区别和差异。因此，在交流的过程中需要一个合适的名称概论。它既不能类似竞技体育比赛具有浓厚的竞技性，同时它也不能没有任何的规则而形同随意练习。"交流展示"名词正是基于这样的一个思想应运而生，它既能表达一种在统一平台中进行比较的内涵，同时还能弱化竞技的味道，彰显一种群众参与活动的真正主旨。所以"交流展示"旨在为广大热衷于传统体育养生功法的练习者提供一个交流的平台，通过这个平台提高对传统体育养生功法、功理以及技法的认识，同时还能对传统体育养生功法进行科学的宣传，进而正确引导人民群众练习传统体育养生功法，培养正确的传统体育养生观。

一、交流展示活动的组织

（一）制定交流展示活动的规程

　　交流展示活动规程是组织者开展交流展示活动的纲领性文件，它反映了组织者开展体育养生功法交流展示活动的主旨思想、目的、意义以及实施办法，同时也是指导参与者理解交流展示活动的基本依据。虽然体育养生功法的交流展示活动并不张扬竞技性，但体育养生功法规程中的奖励方法以及评判员的选取则占有重要的位置，它直接关系交流展示活动的成败。在制定交流展示规程中，主办单位应该给予高度的重视。此外，交流展示活动规程应当在活动之前的较长一段时间进行拟订，当组织者确定规程的文字表达能够完全说明相关信息之后，才能发送给相关单位或个人，并且要留有足够的时间让参加者或者参与者充分理解规程并组织参加人员。一般而言，体育养生功法交流展示活动规程包括如下内容：

1. 交流展示名称。
2. 交流展示的目的和任务。
3. 主办单位和承办单位。
4. 交流展示的日期和地点。
5. 参加单位和参加办法。
6. 交流展示内容。
7. 报名、报到。
8. 奖励办法。
9. 评判委员会、仲裁委员会、监督委员会的组成。

（二）注意事项

交流展示的名称中不应该出现诸如"比赛""赛""竞赛"等竞技色彩浓厚的词语，应当以"交流展示"作为主要落脚词语。

奖励办法的基本思想和奖励设置：体育养生功法的交流展示应当淡化竞技气氛，突出重在参与、体现大众体育养生与休闲的思想。另外，传统体育养生功法的交流展示是以集体为单位进行展示。因此，在交流展示活动中，不主张突出名次的排列，而是以设立各种奖项的方式达到对练习者练习质量的肯定与表彰，同时还能对积极参与体育养生功法的练习者进行鼓励。所设立的奖项应当以鼓励为主，以模糊性的奖项应对竞技的模式。例如当评判奖项的等级由高到低可设立优秀奖、示范奖、表演奖。另外，在设立以技术为标准的评奖方式外，还应该设立"体育道德风尚奖"的奖项。交流展示活动虽然淡化了竞技色彩，但毕竟还存在一种比较。任何一种奖项都有"物欲"的表征，因此体育道德本没有奖项可言，但基于体育养生功法的目的与自身的特点，以及参加交流展示活动的群体，设立非技术性奖项是一种顺利开展交流展示活动的必要手段。它能充分调动技术演练水平不是很高，但积极性却极高的练习群体。这也恰恰体现出重在参与及追求科学的体育养生和休闲方式的思想。

交流展示的内容应该以动功为主。由于静功主要表现内在的意识与呼吸的运动，并以自我感受和体会为主，其功法练习的效果在即时的现场不易被外人所观察，对合理评判可能会造成较大的障碍。如果对功法评判不当，就会有许多争议，会对交流展示工作的顺利开展带来负面影响。本着体现大众养生与休闲，正确引导人民群众练习体育养生功法，动功作为交流展示的主要内容是较为适宜的。

交流展示参加者以集体为单位，不设立个人展示。对于集体人数的安排，如果每个代表队人数太少，交流展示则不足以体现集体性和规模化；如果每个代表队人数过多，虽然容易产生较好的气势，但对组织评判会带来一定的困难，尤其在活动经费的支出方面，可能会有相当的难度。

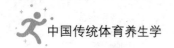

（三）交流展示组织机构

交流展示活动的组织委员会是交流展示活动的领导机构，属于临时机构。它对交流展示活动的全过程负责，一旦交流展示活动结束，这个领导机构也就随即自然解散。交流展示组织委员会主要由主办单位、承办单位、参加单位、评判组织、仲裁组织、监督组织组成。从工作性质的角度，交流展示活动组织委员会设主任委员 1 名，副主任委员若干名，委员若干名。组委会下设有秘书处、交流展示处、评判委员会、仲裁委员会、监督委员会。

1. 秘书处

秘书处是交流展示组织委员会的管理和服务机构，它的主要职责是安排具体的各项活动：经费预算、组织宣传教育、医疗卫生、安全保卫、组织开幕式与闭幕式及观众等各项事务。秘书处可以下设宣传组、总务组、接待组、保卫组、医疗组等具体工作组。其下设的各组织职责明确，协调配合，为交流展示活动做好服务工作。

2. 交流展示处

交流展示处是分管交流展示工作的主管部门，主要职责是协同裁判委员会共同做好交流展示的工作。因此，交流展示处的工作性质具有一定的非技术性和服务性的特点，主要完成交流展示过程中的具体管理和组织以及协助任务。

3. 评判委员会

评判委员会是一个较为独立的机构，委员会一旦产生，一般而言它不受任何组织领导，但受监督委员会的制约。评判委员会由总评判长、副总评判长、评判长以及评判员组成，负责交流展示中的评判任务。

4. 仲裁委员会

仲裁委员会也是一个较为独立的机构，委员会一旦产生，一般而言也不受任何组织的领导，但受监督委员会的制约。其主要职责是受理代表队对评判委员会的评判提出的质疑。这种质疑应当以书面的形式由代表队提出上诉报告，仲裁委员会负责作出最后的判决。

5. 监督委员会

监督委员会是为保证交流展示大会的公正、公平、公开以及民主性而成立的一个专门组织，直接受委员会主任的领导，对委员会主任负责，用以监督、制约评判委员会和仲裁委员会权力的不正当使用。监督委员会不直接也不间接参与仲裁委员会和评判委员会职责范围内的工作，同时也不干涉两个委员会工作人员的正确行使他们的权力。尤其须要注意的是，监督委员会不改变仲裁委员会或者评判委员会的裁决结果，但它具有终止仲裁委员会、评判委员会各成员行使权力的权力。监督委员会行使终止权力的前提条件，必须有代表队或者监督委员会成员提出书面报告，在调查之后证实监督委员会或者评判委员会人员有不正当行为。两个条件缺一不可。

（四）评判人员的组织

评判人员的基本条件：首先，必须熟悉交流展示功法技术以及规则；其次，具有良好的思想品德，作风正派，并具有敬业精神；最后身体状况能够胜任交流展示评判的工作。

1. 总评判组

总评判组设总评判长 1 人，副总评判长 1~2 人。总评判长负责交流展示活动评判的全面工作，组织和指导各评判组学习交流展示规程以及评判规则，并对评判规则进行解释说明，但无权修改评判规则。组织评判组熟悉各代表队的技术水平，以提高评判队伍宏观把握能力。宏观控制交流展示活动的进程，协调各评判组成员的评判工作，有权处罚出现评判严重错误的评判员。审核评判长给予代表队功法创意的晋级，并有权撤销评判长给予代表队的晋级嘉奖，审核并公布评判结果，做好交流展示的技术与评判总结工作。副总评判长协助总评判长工作，如遇总评判长缺席，可代行其职责。

2. 评判组

（1）评判长

评判长负责组织评判组成员进行业务学习。做好评判前的准备工作，组织评判人员上、下场。临场要把握好评判的尺度，及时纠正评判人员出现的错误，解决展示过程中出现的问题。对在展示中表现出的功法创意给予晋级。

（2）评判员

评判员依据评判规则，对场上展示活动进行公正、公平、准确的独立评判。评判员的评判不受任何人的制约与限制。

（3）记录员

记录员及时、准确无误地记录评判员的评判结果，并报告给评判长。

3. 编排记录组

编排记录组设组长 1 名，记录人员若干名。负责编排记录的全部工作，审核报名资格，准备大会需要的各种登录表格，审查核实评判结果以及评判奖项。

4. 检录组

检录组设检录长 1 名，检录员若干名。负责交流展示代表队的检录工作，将代表队带入展示现场，并将检录表分别交给评判长、记录员、宣告员、总评判组、仲裁委员会、监督委员会。

5. 其他

宣告员、播音员、摄像员的安排依据具体交流展示活动而确定，他们直接受总评判长的指挥。

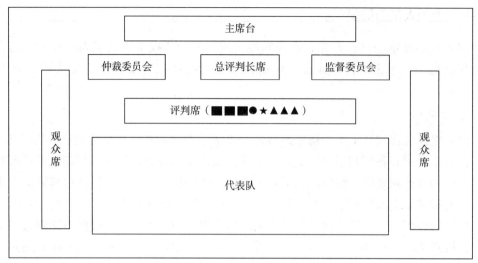

说明：体育养生功法的交流展示一般设置在公园或广场之中，具体的展示位置视具体环境而确定。此图仅勾画了一个基本框架图。其中★代表评判长，■代表Ⅰ类评判员，▲代表Ⅱ类评判员，●代表记录员。

传统体育养生功法交流展示活动人员布局图

（五）交流展示活动的编排与记录

交流展示活动的编排与记录是活动之前的一项重要基础工作，它直接关系到交流展示活动能否顺利进行。如果前期编排得科学、合理，交流展示活动就会进展顺利，同时还能为参加交流展示的代表队提供一定的技术方面的保障。因此，编排必须充分酝酿，考虑周密细致，一定要在交流展示活动之前完成。另外，编排过程中还要尽可能为观众提供更为合理的欣赏平台。

1. 编排的一般步骤与方法

（1）熟悉交流展示规程。根据交流展示规程，编排基本方案，尤其要注意交流展示的起止日期与交流展示办法，以及交流展示中的注意问题。

（2）审核与统计。根据参加的代表队填报的报名表，认真细致地审核其报名资格。如与规程中的规定不相符，要及时上报主办单位，联络报名单位，给予妥善的解决。对审核通过的报名代表队进行统计，统计代表队队数和人数。

（3）制定交流展示日程表。首先根据交流展示规程提供的起止日期和交流展示的内容，确定交流展示的场次。然后依据总场次，将交流展示的内容合理地分布到每一个场次中。

（4）代表队分组。根据交流展示的内容和场次，将每一个要参加的代表队合理地分配到每一个场次中，并以抽签的方式排好出场的先后顺序。

（5）检查校对工作。制定好交流展示日程表之后，要进行认真细致的校对工作，主要任务是防止遗漏和重复编排的现象。

（6）打印、编辑秩序册。

2. 编排的一般原则

（1）一般而言，每个场次的总时间应该大体相同。

（2）一般安排两个代表队同场展示，也可一个代表队单独展示，视具体情况确定。

（3）同一展示内容应该集中在一起完成，中间不安排其他内容。

3. 编排记录工作

（1）交流展示期间，要及时从评判组收回记录单，检查核实，着重检查评判长是否签名，收回后归档备查。

（2）及时将评判结果送交交流展示处公布。

（3）交流展示结束后，及时做好奖项录取记录工作，并交交流展示处。

二、交流展示活动评判

（一）交流展示评判的规则

体育养生功法交流展示规则是交流展示的指导性文件，对体育养生功法的交流展示具有直接的导向作用。

1. 交流展示性质

由于体育养生功法的运动特点，交流展示一般只设立集体交流展示，不主张个人的交流展示。一些体育养生功法可能针对不同年龄的群体或者不同的性别，要视具体功而确定。但参加交流展示的成员一般不区分年龄和性别，全部一视同仁，以彰显体育养生功法交流展示贵在参与的精神。

2. 交流展示内容

凡功法成熟、适合交流展示的体育养生功法均可作为交流展示内容。某些体育养生功法的内容虽然对人体有益，但由于它们的特殊行功方式，不能给观众带来美感，因此，这类体育养生功法并不适宜在大庭广众之下进行交流展示。

3. 礼仪、公示结果、弃权

（1）代表队上场站定进行展示之前，全体队员应该向评判长和观众致礼，以示虚心向大家学习和与大家交流。展示结束，退场之前还要向评判长和观众致礼，以示感谢。

（2）代表队场上展示结束之后，评判组应根据展示情况，当场公示评判结果。

（3）代表队没有按时参加检录，应按照弃权处理。

4. 展示结果的授奖

评判组按照场上评判结果，依据等级或者分值由高到低排列。主办方依据每项展示内容的评判结果高低排列，授予代表队优秀奖、示范奖、表演奖。应该授予积极参与交流展示并体现出良好道德风貌的代表队"体育道德风尚奖"。

5. 团体奖励

根据主办方制定的规程进行团体奖励。

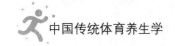
6. 等级相同的处理

体育养生交流展示的精神倡导重在参与，科学健身。交流展示结果的评判也是对积极参加体育养生功法交流展示的代表队的一种鼓励和表彰，并非进行竞技比赛。所以，如果等级相同，不进行详细区分处理，可授予相同的奖项。

7. 交流展示的相关规定

体育养生功法的展示必须有音乐伴奏。但是有些功法主要靠意念引导为主，受内隐劲力控制较强，不宜受外界的任何引导，这些功法则不适宜进行外界展示。交流展示功法重点为展示与交流，功法在音乐的配合下，其气氛更为和谐活跃。因此，交流展示必须有音乐伴奏，这对体育养生功法的推广更为有利。

交流展示的服饰：参加交流展示的代表队应当穿着统一的、适合体育养生功法的练功服。如果条件允许，评判人员也应当穿着统一的、区别于交流展示代表队的服装。

交流展示的场地：一般应设置在公共休闲娱乐的场所，例如公园、休闲广场等。功法展示与四周场景容易形成一种景观体育，符合体育养生交流展示精神。交流展示场地一般不设置在体育场馆内，这也是交流展示淡化竞技色彩，倡导科学体育健身和参与精神的一种体现。

两队同场展示：如果代表队所用音乐相同，功法相同，可以同场进行展示。如果功法相同，但音乐不同，则不能进行同场展示。

（二）评判标准与方法

体育养生功法交流展示的评判分为五个级别，每个级别又分为三个档次，共十五个档次。由高到低排序为 A 级（A⁺、A、A⁻）、B 级（B⁺、B、B⁻）、C 级（C⁺、C、C⁻）、D 级（D⁺、D、D⁻）、E 级（E⁺、E、E⁻）。

场上评判共分为两类。Ⅰ类评判，占总评结果的 30%；Ⅱ类评判，占总评结果的 70%。Ⅰ类评判内容主要包括功法结构与内容的合理程度、是否遗忘动作或者出现错误动作、是否出现非正常移动、场上队员是否东张西望注意力不集中、上下场是否致礼、伴奏音乐是否与动作和谐匹配、服装是否适宜功法练习、服装是否一致等；Ⅱ类评判内容主要为演练水平，包括动作饱满度、动作流畅度、劲力运化程度、动作与呼吸协调配合程度、动作与意念配合程度、精神面貌、队形整齐程度等。

场上评判员共 6 名，3 名进行Ⅰ类评判，3 名进行Ⅱ类评判，评判长不直接参与评判，但评判长具有为代表队功法创意晋升档次的权力。如果是两队同场展示，则 6 名进行Ⅰ类评判（3 名评判 1 队，3 名评判 2 队），6 名进行Ⅱ类评判（3 名评判 1 队，3 名评判 2 队）。

Ⅰ类评判结果的确定：此类评判结果由 3 名评判员根据评判标准与要求给出评判等级，通过等级—数值对照表。对等级进行赋值求出 3 名评判员的平均结果，然后再依据等级—数值对照表，将数值转化为等级，得出等级评判结果。等级—数值对照表如下。

等级	档次	数值
A	A⁺	15
	A	14
	A⁻	13
B	B⁺	12
	B	11
	B⁻	10
C	C⁺	9
	C	8
	C⁻	7
D	D⁺	6
	D	5
	D⁻	4
E	E⁺	3
	E	2
	E⁻	1

Ⅱ类评判结果的确定：此类评判结果的确定与Ⅰ类评判结果的确定相同。

功法创意的确定：此结果由评判长确定，但须要总评判长审核通过后方能生效。评判长在评判员最后给予的评判结果所处的等级和档位上，提升一档。例如，6 名评判员给予代表队综合等级是 B⁺，那么评判长可为代表队功法创意嘉奖，将其档位提升到 A⁻，如果代表队已处在 A⁺，评判长虽然不能再为代表队晋级，但应在评判结果中注明其功法具有创意并在报告最后评判结果时进行宣布。

代表队实际获得评判结果：Ⅰ类评判结果的 30%和Ⅱ类评判结果的 70%的总和即为代表队实际获得评判结果。计算过程须要利用等级—数值对照表。

代表队最后获得的评判结果：代表队实际评判结果与功法创意结果的总和，为最后评判结果。

（三）交流展示评判

体育养生功法的交流展示评判工作虽然不着重体现竞技色彩，但毕竟是一种带有比较性质的展示活动。交流展示虽然已经淡化了竞技色彩，但在内部操作时还应有一个能够进行比较的方法，否则评判不能开展。体育养生功法评判规则是评判的依据和准绳，评判人员依据规则的要求，对参加展示的代表队进行公正、公平、公开的评判。淡化竞技色彩无形中为评判人员的评判制造了多重困难，为了使评判相对准确，能弱化竞技性，在评判中以粗线条评判为主，采用定性评估与定量处理相结合的评判方法。

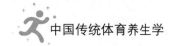

1. 定性评估一般方法

定性评估是根据规则以及评判人员对功法的理解与对参加展示交流的代表队给予总体性的等级判断。然后根据等级的初始判断，依据具体练习与展示功法的情况，在具体的等级系列中再分出具体的档次。具体等级评估的一般方法如下。

A 级：对功法练习与展示感觉非常满意，归入 A 级，并评为 A 档，以此为基准，认为更加完美则评为 A⁺ 档，认为稍弱则评为 A⁻ 档。

B 级：对功法练习与展示感觉满意，归入 B 级，并评为 B 档，以此为基准，认为稍强则评为 B⁺ 档，认为稍弱则评为 B⁻ 档。

C 级：对功法练习与展示感觉一般，归入 C 级，并评为 C 档，以此为基准，认为稍强则评为 C⁺ 档，认为稍弱则评为 C⁻ 档。

D 级：对功法练习与展示感觉不满意，归入 D 级，并评为 D 档，以此为基准，认为稍强则评为 D⁺ 档，认为稍弱则评为 D⁻ 档。

E 级：对功法练习与展示感觉非常不满意，归入 E 级，并评为 E 档，以此为基准，认为稍强则评为 E⁺ 档，认为稍弱则评为 E⁻ 档。

2. Ⅰ 类评判

Ⅰ 类评判员对是否遗忘动作或者出现错误动作、是否出现非正常移动、队员是否东张西望注意力不集中三项内容评判，队员每出现一次则降低一个档次，直至扣到最后一个档次为止；上下场是否致礼、服装是否一致两项内容，是则给予 A⁺，否则不给任何等级；服装是否适宜功法练习与展示，评判员只有两个选择，是则给予 A⁺，否则给予 D（注意：除此部分内容按照降级的评判方法进行评判以外，其余 Ⅰ 类评判内容和 Ⅱ 类评判内容的评判方法均按照定性评估方法的思路进行评判）。

功法结构和内容的合理程度：主要考查功法动作是否符合体育养生功法的运动特点以及是否能够达到健身目的而设定。判断功法结构和内容的合理程度主要从调身、调气、调神三方面考查其功法是否能够充分表达健身功效或者达到健身目的。由于功法的目的不同，具体结构与内容会有很大的差异。一般而言，传统体育养生功法应遵循如下规律：结构要简洁、合理，内容由简到繁，功法由浅入深，达到三调。其评判方法参照定性评估一般方法。例如：评判员对其功法结构和内容的合理程度感到非常满意，即将其归入 A 级，评为 A 档；认为比 A 档稍弱一些，又不能将其归入 B 级，即可评为 A⁻ 档。

伴奏音乐与动作和谐匹配程度：是指伴奏音乐的韵律与动作是否协调一致。一般而言，较好的伴奏音乐应以柔和、缓慢、轻松为主旋律，根据功法动作安排，调整旋律的快与慢、高与低，运动中的旋律应比静养时要快一些，音调要高一些。在练习过程中，如果有适宜的音乐介入，容易让练习者集中思想，提高健身功效。其评判方法参照定性评估一般方法。

传统体育养生功法交流展示评判表（Ⅰ类评判）

序号	评判内容	评判等级	
1	遗忘动作	A⁺A A⁻B⁺B B⁻C⁺C C⁻D⁺D D⁻E⁺E E⁻	
2	错误动作	A⁺A A⁻B⁺B B⁻C⁺C C⁻D⁺D D⁻E⁺E E⁻	
3	非正常移动	A⁺A A⁻B⁺B B⁻C⁺C C⁻D⁺D D⁻E⁺E E⁻	
4	东张西望注意力不集中	A⁺A A⁻B⁺B B⁻C⁺C C⁻D⁺D D⁻E⁺E E⁻	
5	上下场是否致礼	A⁺	无
6	服装是否一致	A⁺	无
7	服装是否适宜功法练习与展示	A⁺	D
8	功法结构和内容的合理程度		
9	伴奏音乐与动作的和谐匹配程度		

记录员评判日期：

填表说明：1~4 行，每出现一次划掉一档，直至扣完为止；5~7 行，是在 A⁺画√，否则在"无"或者"D"画√；8~9 行，由评判员直接填写等级档次。

3. Ⅱ类评判

从评判人员的角度来观察，展示水平实则是评判人员感官满意程度的体现。展示水平高，评判人员的满意程度也相应较高。基于体育养生功法的运动特点以及评判的可能因素，展示水平评判主要分为 7 个方面：动作饱满度、动作流畅度、劲力运化程度、动作与呼吸协调配合程度、动作与意念配合程度、精神面貌和队形整齐程度。评判方法是通过评判人员的认识与理解对各内容作出等级评判。其评判方法参照定性评估一般方法。

动作饱满度：是指功法动作展示是否做到位，每一动作是否做到最适宜的位置或者停留适宜的时间之后再进行下一个动作。例如，两掌心相对，抱圆养气动作，做到两臂抬起与肩同高，外撑似圆才为饱满。

动作流畅度：是指动作之间的衔接是否柔和、舒缓，没有停顿感。例如迈步动作，只有重心先下降再迈步，运动速度才能均匀而不突然，其动作流畅度才强。

劲力运化程度：是指贯注在功法动作中的内劲是否充盈。虽然体育养生功法的动作不注重劲力体现，但每一个动作的完成都离不开内隐劲力的运化，它对气感的产生具有强大的影响作用。劲力运化充盈，气感则较为强烈，健身效果会更好。例如，双手掌心朝下按的动作，如果让人感觉练习者双手似乎在缓慢压按弹簧而没有凝滞现象，则可认为运化程度较高。

动作与呼吸协调配合程度：是指动作与呼吸配合的状况。呼吸的问题要依据具体的行功方法来确定，一般而言，开的动作要吸气，合的动作要呼气；上提的动作要吸气，下沉的动作要呼气；向外的动作要呼气，向内的动作要吸气。如果做到上述要求，并且呼吸的速度与动作的速度相互匹配，则可以认为动作与呼吸协调配合程度好。

动作与意念配合程度：是指动作与意念配合的状况。一般而言，意念总是先于肢体的运动。一方面通过意念的引导来引领气息，进而达到内气的运化作用于目标；另一方面，

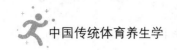

通过动作间接指引意识的贯注，使意识在行功中发挥最佳的水平。意念是比较难以观察的指标，在评判过程中，评判员只有通过展示者的精神贯注程度来考查。精神集中以及神态与动作相融则可认为动作与意念配合较好。

精神面貌：指代表队各成员的精神状态。较好的精神状态一般会表现出沉稳、祥和的气氛，而较差的精神状态则会表现出焦躁、兴奋以及低迷的状态。就体育养生功法的练习要求，精神面貌既不能表现过度的喜悦也不能表现出过度的低迷，居中最佳。在评判过程中，主要观察展示集体的整体气势、个体气质、面容表情的总和，如整体气势恢宏、个体气质高雅、面目表情柔和，则可认为精神面貌积极向上。

队形整齐程度：交流展示是以代表队为单位，各成员之间动作的一致性直接影响到展示的效果。一致性不仅代表了展示水平，而且也代表了一种团队精神。在评判过程中，如果队形整齐划一，则可认为队形整齐度最高。

传统体育养生功法交流展示评判表（Ⅱ类评判）

序号	评判内容	评判等级
1	动作饱满度	
2	动作流畅度	
3	劲力运化程度	
4	动作与呼吸协调配合程度	
5	动作与意念配合程度	
6	精神面貌	
7	队形整齐程度	
8	功法结构和内容的合理程度	
9	伴奏音乐与动作的和谐匹配程度	

记录员评判员日期：

填表说明：在评判等级一栏中，评判员对评判内容直接填写等级档次。

4. 对功法创意的评判

功法创意是指功法创编具有创新性，是以前没有创编过的功法，其功法设计合理，对身体健康有益，并对体育养生功法的进一步提高具有理论和实践意义。功法创意的确定由评判长执行，最后需要总评判长的审核才能正式生效。总评判长依据功法创意程度，有权取消评判长的决定。

5. 最后等级导出方法

最后等级结果：［Ⅰ类的3名评判员评判数值总和（注：此数值不是代表队的分值，它是为了处理评判员平均等级的工具，参照等级—数值对照表）/3］×0.3+［Ⅱ类中3名评判员评判数值总和/3］×0.7，参照等级—数值对照表进行等级转换+功法创意。

例如：一代表队Ⅰ类评判获得了 A⁺、A⁻、B⁺；Ⅱ类评判获得了 A、B、B；获得功法创意。

参照等级—数值对照表，将上述等级档次换算为数值，即 Ⅰ 类评判获得了等级数 15、13、12；Ⅱ 类评判获得了等级数值 14、11、11，然后进行比例分配：［（15＋13＋12）／3］×0.3+［（14+11+11）/3］×0.7 = 4+8.4 = 12.4，转换等级 B$^+$（如果数值有小数点，按照四舍五入的方法进行转换），裁判长为其功法创意提升一级，即这个代表队最后获得等级结果为 A$^-$。

【复习思考题】

1. 开展传统体育养生交流展示活动的目的与意义是什么？
2. 传统体育养生交流展示奖励办法的基本思想以及奖励设置。
3. 你认为什么样的传统体育养生功法可以进行交流展示？
4. 传统体育养生功法的交流展示评判等级和档次的划分有哪些？
5. Ⅰ 类评判和 Ⅱ 类评判的具体内容是什么？
6. 如何导出交流展示代表队的最后等级结果？

主要参考文献

［1］《亳州中医药文化研究》编委会．亳州中医药文化研究［M］．合肥：黄山书社，2018．

［2］《沧州武术志》编纂委员会．沧州武术志［M］．石家庄：河北人民出版社，1991．

［3］《汉语格言分类词典》组．汉语格言分类词典［M］．呼和浩特：内蒙古人民出版社，1991．

［4］《健康时报》编辑部．脾胃健康说明书［M］．石家庄：河北科学技术出版社，2013．

［5］《中医大辞典》辑委员会．中医大辞典：基础理论分册［M］．试用本．北京：人民卫生出版社，1982．

［6］《中医堂》编委会．《老老恒言》全书［M］．哈尔滨：黑龙江科学技术出版社，2015．

［7］白巍．《道德经》的公关思想［M］．北京：中国经济出版社，2016．

［8］班固．汉书［M］．赵一生，点校．杭州：浙江古籍出版社，2000．

［9］班固．汉书艺文志［M］．颜师古，注．北京：商务印书馆，1955．

［10］班固．汉武帝内传［M］．北京：中华书局，1985．

［11］包泉万．跟着古诗学养生［M］．长沙：湖南科学技术出版社，2017．

［12］北京师范大学交叉学科研究会．中国老年百科全书［M］．银川：宁夏人民出版社，1994．

［13］蔡俊，李文坤．性科学与中国传统性修炼［M］．北京：中国中医药出版社，1998．

［14］蔡元培．中国伦理学史［M］．北京：北京联合出版公司，2014．

［15］曹廷栋．老老恒言［M］．北京：人民卫生出版社，2006．

［16］曾亦，陈文嫣．国学经典导读：礼记［M］．北京：中国国际广播出版社，2011．

［17］苌乃周．苌氏武技书［M］．太原：山西科技出版社，2006．

［18］常学辉．《黄帝内经》饮食法［M］．天津：天津科学技术出版社，2013．

［19］巢元方．诸病源候论［M］．黄作阵，点校．沈阳：辽宁科学技术出版社，1997．

［20］陈兵．道教修炼养生学［M］．西安：陕西师范大学出版总社，2015．

［21］陈独秀．王阳明先生训蒙大意的解释［M］//李印东．武术释义：武术本质及功能价值体系阐释．北京：北京体育大学出版社，2006．

［22］陈居渊．易章句导读［M］．济南：齐鲁书社，2002．

［23］陈君慧．中国通史悬疑档案：第3册［M］．长春：吉林出版集团有限责任公司，2013．

［24］陈可冀，周文泉．中国传统老年医学文献精华［M］．北京：科学技术文献出版社，1987．

［25］陈乐平．出入命门：中国医学文化学导论［M］．上海：三联书店上海分店，1991．

［26］陈明，邓中好．国学经典200句［M］．武汉：长江文艺出版社，2013．

［27］陈平原．中国现代学术之建立：以章太炎胡适之为中心［M］．北京：北京大学出版社，2005．

［28］陈其泰，赵永春．班固评传［M］．南京：南京大学出版社，2002．

［29］陈山榜，邓子平．颜李学派文库：5　颜氏学记；颜习斋哲学思想述［M］．石家庄：河北教育出版社，2009．

［30］陈寿．三国志全鉴［M］．东篱子，解译．北京：中国纺织出版社，2017．

［31］陈蔚松，仲煊维．中国养生知识精华［M］．武汉：湖北人民出版社，1997．

［32］陈祥明，蒯大申．走向美的家园：青年审美哲学［M］．北京：中国青年出版社，1995．

［33］陈晓霞．新时代传统文化创新性发展研究［M］．北京：中国国际广播出版社，2018．

［34］陈薛俊怡．中国古代书院［M］．北京：中国商业出版社，2015．

［35］陈直，邹铉．寿亲养老新书［M］．广东省老年人体育协会，中山医科大学老年人体育协会，点校注释．广州：广东高等教育出版社，1985．

［36］陈柱．陈柱讲诸子［M］．北京：长征出版社，2008．

［37］成叶．体质自我评价和健康运动处方［M］．北京：北京体育大学出版社，2001．

［38］崔乐泉，杨向东．中国体育思想史：古代卷［M］．北京：首都师范大学出版社，2008．

［39］单纯．三松堂主：名人笔下的冯友兰，冯友兰笔下的名人［M］．上海：东方出版中心，1999．

［40］邓铁涛．中医名言录［M］．广州：广东科技出版社，1986．

［41］邓沂，徐传庚．中医养生学［M］．西安：西安交通大学出版社，2014．

［42］翟双庆．内经讲义［M］．北京：中国中医药出版社，2016．

［43］丁福保．坛经［M］．陈兵，导读．哈磊，整理．上海：上海古籍出版社，2011．

［44］丁青艾，伍后胜．养生保健大辞典［M］．北京：科学技术文献出版社，1997．

［45］东莞图书馆．伦明全集：一［M］．广州：广东人民出版社，2012．

［46］董沛文．修道要集［M］．北京：宗教文化出版社，2014．

［47］董志新．毛泽东品《论语》［M］．沈阳：万卷出版公司，2015．

［48］董仲舒．春秋繁露［M］．北京：中华书局，2011．

［49］杜占明．中国古训辞典［M］．北京：北京燕山出版社，1992．

［50］段逸山，王庆其．中医名言通解［M］．长沙：湖南科学技术出版社，2018．

［51］鄂嫩吉雅泰．家庭宝典：家庭科学报选萃［M］．北京：中国商业出版社，1989．

［52］方春阳．中国养生大成［M］．长春：吉林科学技术出版社，1992．

［53］方立天．中国佛教散论［M］．北京：宗教文化出版社，2003．

［54］方立天．中国佛教哲学要义：中［M］．北京：宗教文化出版社，2015．

［55］冯克诚．原始儒家教育学说与论著选读：下［M］．北京：人民武警出版社，2010．

［56］冯天瑜，彭池，邓建华．中国学术流变［M］．上海：上海人民出版社，2019．

［57］付粉鸽．自然与自由：老庄生命哲学研究［M］，北京：人民出版社，2010．

［58］傅季重，黄万盛．道德的理论和实践［M］．上海：上海社会科学院出版社，1987．

［59］盖建民．道教医学［M］．北京：宗教文化出版社，2001．

［60］高海波．慎独与诚意：刘蕺山哲学思想研究［M］．北京：生活·读书·新知三联书店，2016．

［61］高利．黄帝内经教你学养生［M］．北京：中国中医药出版社，2015．

［62］高濂．遵生八笺：上［M］．王大淳，点校．杭州：浙江古籍出版社，2017．

［63］高思华．养生堂《黄帝内经》养肾速查全书［M］．北京：中国轻工业出版社，2017．

［64］高文强．中国文论经典导读［M］．武汉：武汉大学出版社，2015．

［65］高也陶．言而可知问诊［M］．北京：中医古籍出版社，2016．

［66］葛洪．抱朴子［M］．上海：上海古籍出版社，1990．

［67］葛洪．抱朴子内篇全译［M］．顾久，译注．贵阳：贵州人民出版社，1995．

［68］龚居中．福寿丹书［M］．北京：中国医药科技出版社，2012．

［69］龚鹏程．道教新论［M］．北京：北京大学出版社，2009．

［70］龚鹏程．龚鹏程讲道［M］．北京：东方出版社，2015．

［71］龚鹏程．仁者寿：儒门养生法要［M］．北京：世界图书出版司，2013．

［72］龚鹏程．儒门修证法要［M］．北京：东方出版社，2015．

［73］龚鹏程．饮馔丛谈［M］．北京：东方出版社，2015．

［74］龚廷贤．寿世保元［M］．鲁兆麟，主校．2版．北京：人民卫生出版社，1993．

［75］管曙光，马明，阎德亮．养生经［M］．武汉：湖北人民出版社，2006．

［76］管勇生．大学生传统体育养生学［M］．北京：中国农业出版社，2011．

［77］管勇生．现代大学体育［M］．北京：中国农业出版社，2017．

［78］管勇生．现代大学体育教程［M］．北京：线装书局，2008．

［79］管仲．管子［M］．房玄龄，注．刘绩，补注．刘晓艺，校点．上海：上海古籍出版社，2015．

［80］郭成．名人养生经［M］．海口：海南出版社，2004．

［81］郭广瑞，贪梦道人．永庆升平全传［M］．北京：华夏出版社，1995．

［82］郭预衡，郭英德．新版校评唐宋八大家散文总集：卷2　欧阳修：一［M］．刘德清，萧东海，刘伙根，校评．修订本．石家庄：河北人民出版社，2013.

［83］国家体育总局武术研究院，中国体育科学学会武术分会．武术研究：第3集［M］．北京：人民体育出版社，2007.

［84］国家体育总局武术运动管理中心，国家体育总局武术研究院．1996—1997全国武术获奖论文集［C］．北京：人民体育出版社，1999.

［85］韩寿山，徐文艳．修身齐家治国平天下诗文绝唱镜鉴［M］．北京：东方出版社，2017.

［86］何少初．抱朴子妙言论养生［M］．北京：中国医药科技出版社，2000.

［87］何文彬，谭一松．素问［M］．北京：中国医药科技出版社，1998.

［88］何永，丁克．2008年全国硕士研究生入学统一考试中医综合辅导全书［M］．济南：山东人民出版社，2007.

［89］何裕民，倪红梅．你会管理自己的健康吗［M］．上海：上海科学技术出版社，2014.

［90］河上公，杜光庭，等．道德经集释：上册［M］．北京：中国书店，2015.

［91］洪修平．儒佛道思想家与中国思想文化［M］．南京：江苏人民出版社，2015.

［92］忽思慧．饮膳正要［M］．刘正书，点校．北京：人民卫生出版社，1986.

［93］胡春申．中华气功学［M］．成都：四川大学出版社，1991.

［94］胡孚琛，吕锡琛．道学通论：道家·道教·丹道［M］．增订版．北京：社会科学文献出版社，2004.

［95］胡海牙．仙学指南［M］．北京：中医古籍出版社，1998.

［96］胡洪波．儒家原典与现代人生：以《论语》为中心［M］．南京：东南大学出版社，2014.

［97］胡建平．旧笺别痕：辑二　二冷堂近现代名人手札札记［M］．济南：山东文艺出版社，2014.

［98］胡文焕．类修要诀［M］．孙春芳，点校．北京：中医古籍出版社，1987.

［99］滑伯仁．校注十四经发挥［M］．承澹盦，校注．上海：上海卫生出版社，1956.

［100］黄霖，邬国平．追求科学与创新：复旦大学第二届中国文论国际学术会议论文集［C］．北京：中国文联出版社，2006.

［101］黄漫远．蒙以养正泽后世：王阳明与王氏家风［M］．郑州：大象出版社，2018.

［102］黄荣华．义者之言：《孟子》选读［M］．上海：上海教育出版社，2017.

［103］黄文东．1960—1985建院二十五周年论文选：上［C］．上海：上海中医学院附属龙华医院，1985.

［104］黄勇．唐诗宋词全集：第2册［M］．北京：北京燕山出版社，2007.

［105］慧思．南岳佛道作选［M］．长沙：岳麓书社，2012.

［106］嵇康．嵇康集注［M］．殷翔，郭全芝，注．合肥：黄山书社，1986.

［107］季福堂．世界名企业企业家经营谋略全书［M］．太原：山西经济出版社，1993.

［108］江绍伦．活用孔子安身立命［M］．北京：新华出版社，2017．

［109］江幼李．道家文化与中医学［M］．北京：中国中医药出版社，2017．

［110］姜国厚．文化养心与健康［M］．北京：金盾出版社，2013．

［111］姜正成．万世师表：孔子［M］．北京：中国财富出版社，2016．

［112］矫浩然．《黄帝内经》养生速查全书［M］．天津：天津科学技术出版社，2013．

［113］竭宝峰．中华养生宝典：第1册［M］．北京：线装书局，2008．

［114］解缙．永乐大典：第7卷［M］．全新校勘版．北京：大众文艺出版社，2009．

［115］金晖，丽君．新人生蒙学宝鉴［M］．北京：中国轻工业出版社，1995．

［116］晋真人．晋真人语录［M］//张宇初，张宇清，邵以正．正统道藏．明刊本．上海：商务印书馆，1923-1926．

［117］康有为．中国现代学术经典：康有为卷［M］．朱维铮，编校．石家庄：河北教育出版社，1996．

［118］克珠群佩．佛教止观法略述［J］．西藏研究，1990（4）：71-77．

［119］克珠群佩．西藏佛教研究［M］．北京：宗教文化出版社，2009．

［120］孔令谦．黄帝内经之养生三十六计［M］．北京：世界图书北京出版公司，2009．

［121］孔子．论语［M］．杨伯峻，杨逢彬，注译．杨柳岸，导读．长沙：岳麓书社，2018．

［122］赖永海．中国佛性论［M］．北京：中国青年出版社，1999．

［123］老子．道德经［M］．溪谷，编著．北京：华夏出版社，2017．

［124］雷禄庆．李鸿章新传：上［M］．新北：文海出版社，1983．

［125］冷谦．修龄要指［M］．北京：中国中医药出版社，2016．

［126］黎靖德．朱子语类：一［M］．杨绳其，周娴君，校点．长沙：岳麓书社，1997．

［127］李白．李白集校注：二［M］．瞿蜕园，朱金城，校注．上海：上海古籍出版社，1980．

［128］李聃．老子［M］．范永胜，译注．合肥：黄山书社，2005．

［129］李峰，马捷，张煜．睡方安眠保健康：睡眠养生十二讲［M］．上海：上海科学技术文献出版社，2017．

［130］李桂英．人生格言精华［M］．长春：吉林文史出版社，1999．

［131］李剑，曾召．中国中医药学术语集成：治则治法与针灸学［M］．北京：中医古籍出版社，2006．

［132］李俊德．国医大师谈养生［M］．北京：学苑出版社，2010．

［133］李敏．黄帝内经养生智慧［M］．北京：中医古籍出版社，2018．

［134］李鹏飞．三元延寿参赞书［M］．上海：上海古籍出版社，1990．

［135］李时珍．本草纲目［M］．汕头：汕头大学出版社，2018．

［136］李双璧，陈常锦，于民雄．为学慧言：中华大智慧［M］．贵阳：贵州人民出版社，1994．

［137］李梴．医学入门［M］．金嫣莉，注．北京：中国中医药出版社，1995．

［138］李希绩．中老年养生保健集萃［M］．昆明：云南大学出版社，1996．

［139］李修生，朱安群．四书五经辞典［M］．北京：中国文联出版公司，1998．

［140］李一冉．大学［M］．北京：中国广播电视出版社，2008．

［141］李永明，吴志坤．传统体育［M］．北京：中国中医药出版社，2016．

［142］李远国．道教气功养生学［M］．成都：四川省社会科学院出版社，1988．

［143］李耘．天之木铎：孔子传［M］．北京：台海出版社，2017．

［144］李志庸．中国气功史［M］．郑州：河南科学技术出版社，1988．

［145］梁启超．孔子与儒家哲学［M］．北京：中华书局，2019．

［146］林乾良，刘正才．养生寿老集［M］．上海：上海科学技术出版社，1982．

［147］凌耀星．实用内经词句辞典［M］．上海：上海中医药大学出版社，1994．

［148］刘安．淮南子［M］．许慎，注．陈广忠，校点．上海：上海古籍出版社，2016．

［149］刘家全．健康的革命［M］．北京：军事医学科学出版社，2004．

［150］刘少雄，周淑华，刘晓俊．中国慈善文化与养生［M］．北京：中医古籍出版社，2016．

［151］刘松来．诗经［M］．青岛：青岛出版社，2011．

［152］刘完素．素问玄机原病式［M］．石学文，点校．沈阳：辽宁科学技术出版社，1997．

［153］刘晓峰，陈子杰．摄生消息论；修龄要指；摄生三要［M］．北京：中国医药科技出版社，2017．

［154］刘杨，江泳．中国百年百名中医临床家丛书：国医大师卷　郭子光［M］北京：中国中医药出版社，2011．

［155］刘一明．道教龙门派刘一明修道文集之一：下册　悟元汇宗［M］．腾胜军，张胜珍，点校．北京：宗教文化出版社，2015．

［156］刘英林．正常人体学基础［M］．北京：人民卫生出版社，2001．

［157］刘云帀，张云鹏．中国历代中医格言大观［M］．上海：文汇出版社，1992．

［158］刘占文．中医养生学［M］．上海：上海中医学院出版社，1989．

［159］刘兆伟，王雷，马立武，等．中外教育管理史略［M］．大连：辽宁师范大学出版社，1999．

［160］刘正清．《黄帝内经》养生全书［M］．天津：天津科学技术出版社，2012．

［161］栾锦秀．咬文嚼字读《论语》［M］．北京：中国青年出版社，2011．

［162］罗国杰．道德经典文库：上［M］．北京：国防大学出版社，2002．

［163］罗仁，张乐．我的健康我做主［M］．北京：人民军医出版社，2012．

［164］罗英桓．中华文化大智慧：嘉言篇［M］．北京：华文出版社，2015．

［165］吕不韦．吕氏春秋［M］．高诱，注．毕沅，校．徐小蛮，标点．上海：上海古籍出版社，2014．

［166］吕红梅．孟子及《孟子》思想探微［M］．北京：知识产权出版社，2015．

［167］马洪莲．老年人饮食＋运动＋中医调养全书［M］．天津：天津科学技术出版社，2016．

[168] 马烈光，李英华．养生康复学［M］．北京：中国中医药出版社，2005.

[169] 马全福，陈燕．中老年性与健康［M］．北京：华语教学出版社，1995.

[170] 马一弘．大学；中庸［M］．长沙：湖南大学出版社，2013.

[171] 蒙绍荣，张兴强．历史上的炼丹术［M］．上海：上海科技教育出版社，1995.

[172] 孟轲．孟子［M］．长春：时代文艺出版社，2008.

[173] 牟钟鉴，白奚，常大群，等．全真七子与齐鲁文化［M］．济南：齐鲁书社，2005.

[174] 牟钟鉴．道家和道教论稿［M］．北京：宗教文化出版社，2014.

[175] 牟宗三．中国哲学十九讲［M］．上海：上海古籍出版社，2007.

[176] 缪天绶．宋元学案［M］．上海：商务印书馆，1928（民国十七年）．

[177] 南怀瑾．南怀瑾选集：第4卷［M］．上海：复旦大学出版社，2013.

[178] 潘高岭．鬼打墙之茅山秘术［M］．上海：文汇出版社，2011.

[179] 潘启明．周易参同契解读［M］．北京：光明日报出版社，2004.

[180] 潘霨伟．十二段锦：康健之路［M］．天津：天津市古籍书店，1987.

[181] 潘旭澜．当代散文精品珍藏本：下［M］．沈阳：沈阳出版社，1995.

[182] 潘雨廷．易老与养生［M］．张文江，整理．上海：上海古籍出版社，2017.

[183] 秦道宽．中华道德哲学论衡［M］．北京：团结出版社，2009.

[184] 秦越人．难经［M］．北京：科学技术文献出版社，1996.

[185] 邱处机．邱处机集［M］．赵卫东，辑校．济南：齐鲁书社，2005.

[186] 邱处机．摄生消息论［M］．上海：上海古籍出版社，1990.

[187] 邱慧芳．五禽戏［M］．长春：吉林科学技术出版社，2009.

[188] 邱丕相．中国传统体育养生学［M］．北京：人民体育出版社，2007.

[189] 曲铁华．中国教育发展史纲［M］．长春：东北师范大学出版社，2006.

[190] 瞿汝稷．指月录：下［M］．德贤，侯剑，整理．成都：巴蜀书社，2006.

[191] 任法融．周易参同契释义［M］．北京：东方出版社，2009.

[192] 任继愈．念旧企新：任继愈自述［M］．敏泽，主编．太原：山西人民出版社，1997.

[193] 任宗权．王重阳与全真道［M］．北京：宗教文化出版社，2016.

[194] 僧祐．弘明集［M］．上海：上海古籍出版社，1991.

[195] 沙洛．长命百岁不是梦：论达尔文养生学与天人合一理念［M］．太原：山西科学技术出版社，2012.

[196] 商育民．《道德经》的逻辑［M］．武汉：武汉大学出版社，2018.

[197] 上海中医学院医古文教研组．医古文讲义［M］．北京：人民卫生出版社，1960.

[198] 尚启东．华佗考［M］．尚煦，整理．合肥：安徽科学技术出版社，2005.

[199] 邵雍．皇极经世书［M］．北京：九州出版社，2012.

[200] 申笑梅，王凯旋．诸子百家名言名典［M］．沈阳：沈阳出版社，2004.

[201] 沈继泽．文白对照中医古典名著精品丛书：金匮要略［M］．北京：中国医药科技出版社，1998.

［202］沈秀涛．国学名句故事绘：《老子》名句［M］．成都：天地出版社，2009．

［203］盛克琦．仙道口诀：道教内丹学修炼秘诀典籍［M］．北京：宗教文化出版社，2012．

［204］史林．曾国藩修身与用人之道［M］．北京：新星出版社，2011．

［205］史菘．灵枢经［M］．戴铭，金勇，员晓云，等，点校．南宁：广西科学技术出版社，2016．

［206］释慧琳，释希麟．一切经音义［M］．台北：大通书局，1985．

［207］释永信．关于少林寺文化的研究方法［C］//释永信．少林学论文选．登封：少林书局，2006．

［208］释永信．少林功夫［M］．北京：中华书局，2006．

［209］司马承祯．天隐子［M］．上海：上海古籍出版社，1990．

［210］司马迁．史记全本：下［M］．顾长安，整理．沈阳：万卷出版公司，2016．

［211］四川省彭山县志纂委员会．彭山县志［M］．成都：巴蜀书社，1991．

［212］宋晶如．广注语译古文观止［M］．上海：世界书局，1936（民国25年）．

［213］宋龙兴．古今中外长寿秘传真诀［M］．南宁：广西人民出版社，1991．

［214］宋全林．图解养生茶［M］．北京：中医古籍出版社，2017．

［215］宋三弦，李孟苏．健康蓝宝书生命探幽：名国民党元老的延命养生心经［M］．北京：东方出版社，2004．

［216］苏树华．中国宗教与人生修养［M］．济南：齐鲁书社，2004．

［217］孙敬武．道德经全评［M］．北京：群言出版社，2016．

［218］孙叔平．中国哲学史稿下［M］．上海：上海人民出版社，1981．

［219］孙思邈，千金方［M］．刘清国，校注．北京：中国中医药出版社，1998．

［220］孙思邈．千金食治［M］．吴受琚，注释．北京：中国商业出版社，1985．

［221］孙思邈．千金翼方［M］．彭建中，魏嵩有，点校．沈阳：辽宁科学技术出版社，1997．

［222］孙思邈．摄养枕中方［M］．上海：上海三联书店，1990．

［223］孙文鹏．《道德经》解玄：老子是西周历史人单速［M］．北京：九州出版社，2018．

［224］孙中堂．中医必读百部名著：养生卷［M］．北京：华夏出版社，2008．

［225］谭一松，何文彬．灵枢经［M］．北京：中国医药科技出版社，1998．

［226］唐克军．康乐人生：图说古代养生文化［M］．扬州：广陵书社，2004．

［227］唐明邦，边智中，赵中道，等．华山陈抟丹道修真长寿学［M］．太原：山西科学技术出版社，2012．

［228］唐容川．血证论［M］．金香兰，校注．北京：中国中医药出版社，1996．

［229］陶崇华．长寿有道：《老老恒言》养生智慧［M］．北京：中医古籍出版社，2016．

［230］陶弘景．养性延命录［M］．宁越峰，注释．朱德礼，校译．赤峰：内蒙古科学技术出版社，2002．

［231］体育史编写组．体育史［M］．北京：高等教育出版社，1987.

［232］田昌五．论衡导读［M］．北京：中国国际广播出版社，2008.

［233］童一秋．新菜根谭：养生卷［M］．延吉：延边人民出版社，2001.

［234］万全．养生四要［M］．北京：中国医药科技出版社，2018.

［235］万玉纲．杨氏太极拳 85 式传统套路行拳走架进阶［M］．南京：东南大学出版社，2016.

［236］王冰．黄帝内经素问［M］．戴铭，张淑贤，林怡，等，点校．南宁：广西科学技术出版社，2016.

［237］王冰．王冰医学全书［M］．太原：山西科学技术出版社，2012.

［238］王冰．重广补注黄帝内经素问序一［M］//张登本，孙理军．全注全译黄帝内经．北京：新世界出版社，2008.

［239］王传龙．中国人的思想源泉：儒释道［M］．北京：北京语言大学出版社，2016.

［240］王道正．易经全本详解［M］．成都：四川大学出版社，2014.

［241］王夫之．张子正蒙注［M］．北京：中华书局，1975.

［242］王夫之．周易外传［M］．李一忻，点校．北京：九州出版社，2004.

［243］王付．伤寒杂病论讲稿［M］．北京：人民军医出版社，2013.

［244］王贵元，邵淑娟．中华养生文献精华注译［M］．北京：北京广播学院出版社，1992.

［245］王国成．传统武术文化传承与发展研究［M］．北京：华文出版社，2017.

［246］王红，王燕．中国传统养生学二种［M］．北京：书目文献出版社，1993.

［247］王竞成．中国历代名人家书：第 2 卷［M］．北京：国际文化出版公司，2001.

［248］王敬浩．中国运动养生理论与技术体系研究［M］．桂林：广西师范大学出版社，2015.

［249］王履．医经溯洄集［M］．北京：中华书局，1985.

［250］王明．太平经合校［M］．北京：中华书局，1960.

［251］王其先，徐淑琴．新编家庭医疗保健大全［M］．呼和浩特：内蒙古人民出版社，1998.

［252］王清任．医林改错［M］．李天德，张学文，点校．北京：人民卫生出版社，1991.

［253］王涛．失传的营养学：远离疾病［M］．修订版．南昌：江西科学技术出版社，2016.

［254］王维林，曹红旗．名人养生之道与百岁人瑞的故事［M］．济南：山东画报出版社，2007.

［255］王文禄．医先［M］．北京：中华书局，1985.

［256］王阳明．传习录［M］．张怀承，注译．长沙：岳麓书社，2004.

［257］王毅，盛瑞裕．黄帝阴符经全书［M］．西安：陕西旅游出版社，1992.

［258］王颐中．丹阳真人语录［M］．上海：上海古籍出版社，1990.

［259］王振华．四季养生［M］．北京：中国言实出版社，2005.

［260］王治宝.《老子》问道：王治宝读《老子》笔记［M］.天津：天津古籍出版社，2016.

［261］王子寿，薛红.神农本草经［M］.成都：四川科学技术出版社，2008.

［262］韦以宗.中国骨伤科学辞典［M］.北京：中国中医药出版社，2001.

［263］韦政通.中国思想史：下［M］.上海：上海书店出版社，2003.

［264］韦政通.中国哲学辞典［M］.王冰，校勘.长春：吉林出版集团有限责任公司，2009.

［265］魏承思.我们时代的中庸：《中庸》解读［M］.上海：上海人民出版社，2016.

［266］魏承思.荀子解读［M］.上海：上海人民出版社，2019.

［267］魏华存.黄庭经［M］.务成子，梁邱子，注.上海：上海古籍出版社，1990.

［268］文子.文子［M］.长春：时代文艺出版社，2008.

［269］翁藻.医钞类编［M］.崔为，王姝琛，苏颖，等，校注.北京：中国中医药出版社，2015.

［270］巫怀征，苏华仁，刘继洪，等.药王孙思邈道医养生［M］.太原：山西科学技术出版社，2009.

［271］吴朝军，刘肖娜.温文载道［M］.西安：陕西师范大学出版社，2012.

［272］吴光.中华文化研究集刊：第五辑　中华道学与道教［M］.上海：上海古籍出版社，2004.

［273］吴光远.听大师讲哲学：活着究竟为什么［M］.插图版.北京：中国民航出版社，2006.

［274］吴凌.国医养生精华：长寿良方身上找［M］.西安：陕西科学技术出版社，2018.

［275］吴普.吴普本草［M］.北京：人民卫生出版社，1987.

［276］吴学昭.吴宓与陈寅恪［M］.北京：清华大学出版社，1992.

［277］吴迎君.国学名句故事绘：《孟子》名句［M］.成都：天地出版社，2009.

［278］吴志菲.百岁名流［M］.北京：中共党史出版社，2008.

［279］吴忠匡.史记太史公自序注说会纂［M］.哈尔滨：黑龙江人民出版社，1985.

［280］奚潘良.中华武功体疗法入门和释疑［M］.上海：华东师范大学出版社，1989.

［281］向明波，易惠军.中医养生精华［M］.精华版.长沙：湖南科学技术出版社，2013.

［282］项扬惠，吴德华，张鉴若，等.达摩洗髓易筋经：少林空悟禅师嫡传［M］.重庆：科学技术文献出版社重庆分社，1990.

［283］萧圣中.四书五经详解：周易［M］.北京：金盾出版社，2009.

［284］谢似颜.评《大公报》七日社评［J］.体育周报，1932（30）：23.

［285］徐才.武术学概论［M］.北京：人民体育出版社，1996.

［286］徐树楠.李东垣医方精要［M］.石家庄：河北科学技术出版社，2005.

［287］徐陶.当代哲学导论［M］.长沙：湖南大学出版社，2014.

［288］徐文弼．寿世传真［M］．吴林鹏，点校．北京：中医古籍出版社，1986．

［289］徐雅．中医基础理论快记［M］．北京：中国中医药出版社，2016．

［290］徐益棠．历代名贤处世家书［M］．海口：三环出版社，1991．

［291］许亮．道德经［M］．北京：当代世界出版社，2007．

［292］许彦来．现代家庭疾病防治手册：失眠自助防治方案［M］．北京：中国人口出版社，2015．

［293］荀况．荀子［M］．沈阳：万卷出版公司，2009．

［294］荀悦．申鉴［M］．龚祖培，校点．沈阳：辽宁教育出版社，2001．

［295］鄢良．中华养生经籍集成［M］．北京：中医古籍出版社，2012．

［296］颜之推，国学经典丛书：第二辑　颜氏家训［M］．程燕青，注译．武汉：长江文艺出版社，2019．

［297］杨克新．健身气功全书［M］．天津：天津科学技术出版社，2014．

［298］杨士孝．二十六史医家传记新注［M］．沈阳：辽宁大学出版社，1986．

［299］杨士瀛．仁斋直指方［M］．孙玉信，朱平生，校．上海：第二军医大学出版社，2006．

［300］杨锡让．实用运动生理学［M］．北京：北京体育大学出版社，1998．

［301］杨祥全．中国传统养生学［M］．太原：山西科学技术出版社，2015．

［302］杨祥全．中国武术思想史［M］．太原：山西科学技术出版社，2017．

［303］杨晓光，赵春媛．会睡才健康［M］．北京：中国中医药出版社，2012．

［304］杨永杰，龚树全．黄帝内经［M］．北京：线装书局，2009．

［305］杨玉岐．太极拳浅悟直指［M］．青岛：中国海洋大学出版社，2011．

［306］杨源兴．禅和之声："2008年广东禅宗六祖文化节"学术研讨会论文集［C］．北京：宗教文化出版社，2009．

［307］杨仲明．精神病可以治愈［M］．北京：中国农业出版社，2007．

［308］姚思廉．梁书［M］．陈苏镇，标点．长春：吉林人民出版社，1995．

［309］叶向东．太极运动养生理论与科学方法研究［M］．长春：吉林大学出版社，2018．

［310］韩婴．韩诗外传集释［M］．许维遹，校释．北京：中华书局，1980．

［311］易亚乔．五脏养生智慧：人体不同脏腑的保健养生［M］．北京：中国中医药出版社，2015．

［312］尤乘．寿世青编［M］．杨柳竹，宁越峰，注释．朱德礼，校译．赤峰：内蒙古科学技术出版社，2002．

［313］于石，王光汉，徐成志．常用典故辞典［M］．上海：上海辞书出版社，1985．

［314］喻嘉言．医门法律［M］．韩飞，杜寿龙，李西成，等，点校．太原：山西科学技术出版社，2006．

［315］袁黄．袁了凡静坐要诀［M］．严蔚冰，导读．上海：上海古籍出版社，2013．

［316］袁开昌．养生三要［M］．杨柳竹，宁越峰，注释．白恒慧，校译．赤峰：内蒙古科学技术出版社，2002．

［317］袁了凡．摄生三要［M］．周扬，注评．北京：中华书局，2013．

［318］詹石窗．百年道学精华集成：第四辑　大道修真：卷1［M］．上海：上海科学技术文献出版社，2018．

［319］张春林．苏轼全集：上［M］．北京：中国文史出版社，1999．

［320］张从正．《儒门事亲》校注［M］．徐江雁，刘文礼，校注．郑州：河南科学技术出版社，2015．

［321］张存悌，程嘉艺．寿亲养老新书白话图解［M］．沈阳：辽宁科学技术出版社，2013．

［322］张岱年．中国哲学大辞典［M］．上海：上海辞书出版社，2011．

［323］张登本．轻轻松松学内经［M］．北京：人民军医出版社，2013．

［324］张广德，张玉松．养生太极掌：第一套［M］．北京：北京体育大学出版社，1998．

［325］张广德．导引养生功标准教程：基础篇［M］．北京：北京体育大学出版社，2001．

［326］张广德．导引养生功功理［M］．北京：北京体育学院出版社，1990．

［327］张广德．导引养生功全书：养生卷5［M］．济南：山东文艺出版社，1991．

［328］张国玺．养生八法：健康长寿的保健秘诀［M］．长春：吉林科学技术出版社，2009．

［329］张湖德，曹启富，王铁民．黄帝内经抗衰老宝典［M］．3版．北京：中国科学技术出版社，2018．

［330］张金华．中华文典［M］．北京：北京出版社，2008．

［331］张景岳．景岳全书：杂证谟选读［M］．《景岳全书·杂证谟选读》编写点校组，点校．重庆：重庆大学出版社，1988．

［332］张景岳．景岳全书系列：之一　传忠录［M］．北京：中国医药科技出版社，2017．

［333］张景岳．类经［M］．北京：人民卫生出版社，1965．

［334］张景岳．类经图翼；类经附翼评注［M］．西安：陕西科学技术出版社，1996．

［335］张君房．云笈七签：上［M］．北京：中央编译出版社，2017．

［336］张君房．云笈七签：中［M］．北京：中央编译出版社，2017．

［337］张立强，郑静芬．长寿必读［M］．上海：第二军医大学出版社，2013．

［338］张其成，曲黎敏．中华养生智慧［M］．北京：华夏出版社，2005．

［339］张其林，关秉达，钟声．老年人科学常识大全［M］．天津：天津科学技术出版社，1988．

［340］张钦．道教炼养心理学引论［M］．成都：巴蜀书社，1999．

［341］张晓军．近代国人对西方体育认识的嬗变（1840—1937）［M］．长春：东北师范大学出版社，2015．

［342］张瑶．《颜氏家训》中的教育思想［M］．长春：吉林文史出版社，2014．

［343］张英，张廷玉．聪训斋语澄怀园语：父子宰相家训［M］．江小角，陈玉莲，

点注．合肥：安徽大学出版社，2013．

［344］张仲景．金匮要略［M］．于志贤，张智基，点校．北京：中医古籍出版社，1997．

［345］张仲景．伤寒论［M］．叶磊，张庆凯，周鸿飞，校．郑州：河南科学技术出版社，2017．

［346］张仲源，林敬．中医养生速查手册［M］．上海：上海科学技术文献出版社，2013．

［347］赵寿毛．赵缉庵针灸按摩真传［M］．北京：人民军医出版社，2007．

［348］赵献可．医贯［M］．北京：人民卫生出版社，1959．

［349］赵之心，王严，等．想对健身者说：健身健美运动实用指南［M］．北京：化学工业出版社，1996．

［350］甄隐．儒家内圣修持辑要［M］．北京：中国发展出版社，2015．

［351］郑慧生．先秦史要籍介绍［M］．开封：河南大学出版社，2010．

［352］郑岐山．心曲：哲学照亮生命［M］．上海：上海社会科学院出版社，2011．

［353］郑淑媛．先秦儒家的精神修养［M］．北京：人民出版社，2006．

［354］郑天挺，谭其骧．中国历史大辞典：壹［M］．上海：上海辞书出版社，2010．

［355］郑湧．读法和活法：《坛经》的哲学解读［M］，北京：中国社会科学出版社，2009．

［356］智生．开元释教录校注［M］．罗凌，校注．武汉：崇文书局，2017．

［357］中共济宁市委宣传部，济宁市文学艺术界联合会．儒学经典三百句［M］．济南：山东人民出版社，2016．

［358］中国法制出版社．中华人民共和国食品安全法［M］．北京：中国法制出版社，2019．

［359］中国武术大辞典编辑委员会．中国武术大辞典［M］．北京：人民体育出版社，1990．

［360］中国营养学会．中国居民膳食指南［M］．拉萨：西藏人民出版社，2008．

［361］中医研究院中医研究生班．中医专题讲座选：第2集［M］．北京：人民卫生出版社，1983．

［362］仲富兰．中国民俗学通论：1　民俗文化论［M］．上海：复旦大学出版社，2015．

［363］周爱群，郑思思．图解老人延年益寿按摩法［M］．长沙：湖南科学技术出版社，2014．

［364］周殿富．礼记新编60篇［M］．白文版．北京：北京时代华文书局，2016．

［365］周公旦．周礼［M］．崔高维，校点．沈阳：辽宁教育出版社，1997．

［366］周桂钿．中国传统哲学［M］．福州：福建教育出版社，2017．

［367］周瀚光，朱幼文，戴洪才．管子直解［M］．上海：复旦大学出版社，2000．

［368］周际明．中国古代养生史略［M］．上海：东华大学出版社，2009．

［369］周萍．中医学基本常识及针灸学［M］．合肥：安徽科学技术出版社，1985．

［370］周晴．五脏养生除百病：养肺病自除［M］．上海：上海科学技术出版社，2014.

［371］周守忠．养生类纂［M］．韩靖华，校点．上海：上海中医学院出版社，1989.

［372］周文炯．国学名句故事绘：《论语》名句［M］．成都：天地出版社，2009.

［373］周学海．读医随笔［M］．阎志安，校注．北京：中国中医药出版社，1997.

［374］朱大银．时号本事考［M］．合肥：黄山书社，2019.

［375］朱丹溪．朱丹溪医学全书［M］．太原：山西科学技术出版社，2014.

［376］朱浩熙．彭祖［M］．北京：作家出版社，1995.

［377］朱清国．老子本义［M］．长沙：湖南大学出版社，2017.

［378］朱熹，吕祖谦．近思录［M］．王广，注．济南：山东画报出版社，2014.

［379］朱小云．中国武术发展研究［M］．北京：光明日报出版社，2017.

［380］朱贻庭．中国传统道德哲学6辨［M］．上海：文汇出版社，2017.

［381］朱义禄．颜元、李塨评传［M］．南京：南京大学出版社，2006.

［382］朱震亨．格致余论［M］．刘更生，点校．天津：天津科学技术出版社，2000.

［383］庄周．庄子［M］．萧无陂，导读注译．长沙：岳麓书社，2018.